DEUTSCHE DEMOKRATISCHE REPUBLIK
DEUTSCHE AKADEMIE DER LANDWIRTSCHAFTSWISSENSCHAFTEN ZU BERLIN
INSTITUT FÜR LANDWIRTSCHAFTLICHE INFORMATION UND DOKUMENTATION

Landwirtschaftliches Zentralblatt

ABTEILUNG IV

VETERINÄRMEDIZIN

9. JAHRGANG

1964

AKADEMIE-VERLAG · BERLIN

LZ. IV VETERINÄRMEDIZIN · JG. 1964 · NR. 4 · SEITE 673–896 · BERLIN · APRIL 1964

INHALTSVERZEICHNIS

Bibliographische Angaben von Büchern und Dissertationen am Schluß eines jeden Kapitels

LZ. IV/4/64

NAMENVERZEICHNIS
4–64/04–0001 bis 0591

Ab Jahrgang 1964 beziehen sich die hinter dem Autorennamen angegebenen Zahlen auf die Signatur des Dokumentationsmaterials

Signatur in [Klammern] bedeutet Bibliographie, mit Stern * bedeutet Buchbesprechung

LANDWIRTSCHAFTLICHES ZENTRALBLATT
ABTEILUNG VETERINÄRMEDIZIN

1964 **NR. 4** **APRIL**

I. ALLGEMEINES

4-64/04-0001 Anonym. Tenth anniversa;y of the Faculty of Veterinary Medicine 1962. Statement of the dean. **(Zehnjähriges Jubiläum der Veterinärmedizinischen Fakultät der Hokkaido Universität 1962. Bericht des Dekans.)** Jap. J. veterin. Res. **10** (1962) Nr. 3. S. 103–108. – Orig.: engl. 20.

4-64/04-0002 Ritchie, John; Tolworth, Min. of Agric., Fisheries and Food. The future of the veterinary profession, preventive medicine. **(Die Zukunft des tierärztlichen Berufes, die präventive Medizin.)** Brit. veterin. J. **118** (1962) Nr. 12. S. 499–503.
Ihre Hauptaufgaben sind wie folgt zusammenzufassen: 1) die Bekämpfung akuter Seuchen; 2) die ständige Gesundheitskontrolle der Herden; 3) die gesundheitliche Überwachung der Zucht und anderer Faktoren der tierischen Produktion; 4) die Durchführung einer regelmäßigen, einwandfreien Tierseuchenberichterstattung, die sich auf den Befunden sämtlicher Untersuchungszentren aufbaut und auch Jungtiererkrankungen einschließt; 5) die Beobachtung des Wildes und seiner Gesundheit im Hinblick auf die Bekämpfung der Krankheiten der Haustiere; 6) die sachkundige Bearbeitung der Zoonosen bei guter Zusammenarbeit zwischen Ärzten und Tierärzten. Berichterstattung und Information als zweckmäßige Hilfsmittel.
H. Busse. 100.

4-64/04-0003 Afonskij S. I. Podgotovku veterinarnych specialistov – na uroveń novych zadač. **(Die Ausbildung von tierärztlichen Spezialisten für neue Aufgaben.)** Veterinarija, Moskva **40** (1963) Nr. 5. S. 1–4.
Die grundlegende Verbesserung der Zucht und Haltung der landwirtschaftlichen Nutztiere erfordert eine gute Zusammenarbeit zwischen Tierärzten und Zootechnikern. Beide benötigen eine gute, spezialisierte Ausbildung mit weniger allgemein-theoretischen als vielmehr praxisverbundenen Fragen. Die bisherigen Ergebnisse der biologischen Wissenschaften, besonders der Mikrobiologie, der Biochemie, der Virologie, der Physiologie müssen schnell in der Praxis angewandt werden. Um den in Zukunft erhöhten Ansprüchen gerecht werden zu können, müssen jetzt schon spezialisierte Ausbilder herangebildet werden; deswegen sollten die Aspiranturen erhöht werden. Für die Veterinärmedizin gilt es besonders, neue Maßnahmen zur Bekämpfung der Seuchen, der Jungtierkrankheiten, der Kälberdyspepsien, der Acetonämien bei Milchkühen und der Sterilität zu erarbeiten. Alle Probleme sollten komplex untersucht werden, und die Methoden der Labor-Diagnostik sollten verbessert werden. Zur Ausbildung, Anleitung und Weiterbildung erscheint die Gründung einer wissenschaftlichen veterinärmedizinischen Gesellschaft erforderlich zu sein. E. Werner. 100.

4-64/04-0004 Aharoni, C. Animal diseases and veterinary services in Israel. **(Tierseuchen und Veterinärwesen in Israel.)** Veterin. Rec. **75** (1963) Nr. 25. S. 655–658.
Israel hält gegenwärtig 70000 Milchkühe, 13000 Mastrinder, 100000 Milchschafe und 20000 Milchziegen, die in ihren Durchschnittsleistungen denjenigen in England, Holland und Nordamerika entsprechen. Hinzukommen

60000 Rinder, 1000000 schwarze Weideziegen und 30000 Awassi-Fettsteißschafe der eingeborenen Araber. Mit den umgebenden Ländern Ägypten, Syrien, Transjordanien und Libanon entwickelte sich kein Handels- oder Grenzverkehr, aber die Epizootien machten nicht Halt vor den Landesgrenzen. Daher stellen alle in den umgebenden Ländern herrschenden Tierseuchen eine ständige Bedrohung dar, zumal ein Tierseuchen-Nachrichtendienst mit den Nachbarländern nicht besteht. Die MKS herrscht endemisch im Mittleren Osten und verursacht nur geringe Schäden bei dem primitiven Rindern der Nachbarstaaten, die keine Bekämpfungsmaßnahmen ergreifen. Dagegen sind die aus Europa importierten Hochleistungsherden Israels sehr bedroht. Ein Ausbruch der MKS erfordert daher eine Vaccination in großem Umfange, die dank der geringen Entfernungen, der guten Straßen und Fernsprechverbindungen mit einem bereits vorrätig gehaltenen oder auf dem Luftwege bezogenen Impfstoff relativ schnell durchgeführt werden kann. Das Auftreten des asiatischen Typs der MKS stellte das Land 1959 vor ein ernstes Problem, da es eine industriell hergestellte Vaccine nirgends gab. Kemron gelang es jedoch, mit einer vom ihm geschaffenen, neuen Lebendvaccine den Rinderstapel und damit den weiteren Aufbau der Landwirtschaft zu schützen. 1962 verursachte ein afrikanischer Typ der MKS großen Schaden, weil keine geeignete Vaccine vorrätig war und ein Totimpfstoff sich als unwirksam erwies. Erst als große Mengen Lebendvaccine beschafft und angewendet werden konnten, kam der Ausbruch zum Stillstand. Die Tollwut ist ebenfalls im Mittleren Osten endemisch. Infizierte Hunde und Schakale kommen über die Landesgrenzen und infizieren Rinder, Schweine, Schafe und Hunde hauptsächlich in den Grenzortschaften (Höchststand 150 Fälle jährlich). Alle Hunde müssen angelegt werden; es besteht Impfzwang. Die Schutzimpfung wird alljährlich vorgenommen mit einer im Lande hergestellten avianisierten Vaccine vom Stamm „Kelew“. Im Jahre 1948 zeigten sich die Rinderbestände in den ländlichen Ansiedlungen frei von Brucellose; nur in den städtischen Gebieten gab es bis zu 25% Reagenten. Von 1950–52 wurden mehr als 14000 Milchkühe und Färsen aus USA und Europa importiert und auf alle neu gegründeten Ansiedlungen verteilt. Einige dieser Importrinder erwiesen sich später als Quelle für eine erneute Ansteckung. Man entschied sich daher 1954 für eine allgemeine Schutzimpfung mit Stamm 19, die vom Staatlichen Tierärztlichen Dienst durchgeführt wurde. Bis zum Jahre 1956 war die Brucellose in ihrer klinischen Form fast gänzlich verschwunden. Die regelmäßige Impfung der 5–8 Mon. alten Kälber wird während des ganzen Jahres durchgeführt. Die AB-Ringprobe kommt systematisch und in großem Umfange in den Milchanlieferungszentren zur Anwendung. Interessierende Einzelheiten über die durch Zecken übertragenen Tierkrankheiten, über die Tuberkulose und andere Infektionskrankheiten, über Tierärzte, Tierärztliche Institute und den Staatlichen Veterinärdienst, die von den Rinderzüchtern ins Leben gerufene Tierversicherungs-Gesellschaft „Ha-Khaklaith“, über den gemeindetierärztlichen Dienst, Besamungszentren, den Export von Tieren und die gegenwärtigen und künftigen Aufgaben des Veterinärwesens in Israel müssen im Original nachgelesen werden. K. Reinhardt. 120.

4-64/04-0005 Animal Health Yearbook 1962. **(Tiergesundheits-Jahrbuch 1962.)** Roma: FAO–WHO–OIE. **1963** 399 S.

Das Welt-Jahrbuch über Tierkrankheiten erscheint zum siebenten Male, wiederum als Gemeinschaftsarbeit der genannten drei Weltorganisationen. Es enthält in bewährter Anordnung wesentliche Angaben über Tierkrankheiten und Tierseuchenvorkommen in der ganzen Welt. Eine kurze Übersicht zählt die hauptsächlichsten Veränderungen in der epizootiologischen Gesamtlage des Jahres 1962 auf, zwei Karten lassen die Verteilung der Erregertypen von MKS und Stomatitis vesiculosa in Asien und Afrika bzw. in Nord- und Südamerika erkennen. Über das erneute Auftreten einer roten Meeresverfärbung (Haemothalasia), die durch giftige Dinoflagellaten im Plankton in Südafrika ein Fischsterben verursacht haben soll, (Red Tide, Eaux rouges, Purga de Mar) wird kurz berichtet. Ein neuer und wesentlicher Beitrag von hohem Interesse ist eine vorläufige Übersicht über die durch Tierkrankheiten verursachten wirtschaftlichen Verluste mit einem Textteil und 38 Tabellen. Die zur Verfügung stehenden Informationen waren wegen ihrer statistischen Unterschiedlichkeit nur schwer vergleichbar. Immerhin konnten die amtlichen Veröffentlichungen von acht Staaten (darunter England, USA, Dänemark, Italien, Schweiz und Uruguay) einer mehr als nur repräsentativen statistischen Erfassung zugrunde gelegt werden. Die Einheitlichkeit der Terminologie und die Festlegung bestimmter Begriffe wie „unmittelbare Verluste" (direct losses) und „Folgeschäden" (consequential losses) ist um so mehr anzustreben, als damit auch der Vergleich von Land zu Land leichter möglich ist; ein erläuterndes Schema verdeutlicht das. In Ländern, in denen bereits seit vielen Jahren eine fortschreitend sich intensivierende tierärztliche Tätigkeit entfaltet werden konnte, bewegen sich die Tierverluste zwischen 15 und 20% des Gesamtwertes der jährlichen tierischen Produktion. In Ländern dagegen, in denen eine weniger intensive tierärztliche Tätigkeit stattfindet oder überhaupt erst kürzlich eingeführt worden ist, belaufen sich die Verluste auf 30–40%, wie die allgemeine Erfahrung beweist. Am eindrucksvollsten sind immer noch die Verluste durch die großen Epizootien: MKS, Schweinepest und Pseudogeflügelpest (Newcastle Disease)! Demgegenüber erscheinen die Verluste durch chronische und interkurrente Krankheiten weniger schwerwiegend, sind aber immer noch sehr groß. Man ist doch stark beeindrukt von den Verlustzahlen für Tuberkulose, Brucellose und Mastitis oder von denen für parasitäre Krankheiten. Tierverluste sind gleichzeitig Verluste an verdaulichem tierischen Eiweiß für die menschliche Ernährung. Die Aufmerksamkeit aller Länder sollte gerichtet sein auf die Notwendigkeit und den Nutzen von Informationen über die wirtschaftlichen Verluste, die durch Tierseuchen und Tierkrankheiten verursacht werden. FAO hofft mit dieser Publikation eine Ausgangsstellung für weitere Erörterungen geschaffen und damit gleichzeitig den Anreiz zu einem Gedankenaustausch über diese ebenso umfassende wie wichtige Angelegenheit gegeben zu haben. K. Reinhardt. 140.

4-64/04-0006 *Singhvi, M. L.* und *Shrimali, D. S.*, Bearb. **References sources in agriculture: an annotated bibliography.** Udaipur: Rajasthan College of Agriculture, Consumers Co-Operative Society Ltd. 1962. (424 S.).

II. ANATOMIE, HISTOLOGIE, EMBRYOLOGIE

4-64/04-0007 Kapper, Günter; Berlin, Humboldt-Univ., Veterinärmed. Fak., Inst. für Veterin.-Anatomie. **Beitrag zur topographischen Anatomie der Brustwand beim Schwein.** Diss. Berlin **1963** 74 S. – 10 Abb., 4 Tab., 33 Lit.

Vf. versucht, die Brustwand des Schweines topographisch-anatomisch zu beschreiben und darzustellen. Die Ergebnisse der Arbeit werden durch Präparationen an neun Schweinen erzielt. Die Methode der regionär-stratigraphischen Beschreibung steht hierbei im Vordergrund. Widersprüche im gesichteten anatomischen Schrifttum sind besonders beachtet und untersucht worden. E. Wiesner. 300.

4-64/04-0008 Schilling, E.; Mariensee/Trenthorst, Max-Planck-Inst. für Tierzucht und Tierernähr. **Rassenunterschiede am Skelett des Beckens und der Hinterextremitäten beim Schwein. Ein Beitrag zum Problem der Arthrosis deformans im Sprunggelenk von Schweinen der holländischen Zuchtrichtung.** Z. Tierzücht. Züchtungsbiol. 78 (1963) Nr. 4. S. 293–324.– 15 Abb., 23 Lit. Zus. in Engl.

Die vergleichende Untersuchung der Hinterextremitäten und des Beckens von vL-Schweinen der holländischen Zuchtrichtung und Schweinen der Anglerrasse zeigte für die ersteren eine Reihe bemerkenswerter Umbildungen an den Knochen auf. Dabei handelte es sich in erster Linie um Veränderungen der medial gelegenen Knochenpartien. Diese waren im Rollbein und Fersenbein des Sprunggelenkes stark ausgeprägt. Die vorliegende Untersuchung hat gleichartige Umbildungen auch an den anderen Beinknochen nachgewiesen; sie waren im Kniegelenk vorhanden, wo Hypoplasien und Verformungen an den inneren Condylen der Tibia und des Femurs vorkamen. An manchen Stellen waren sogar osteoporotische Degenerationen der Gelenkflächen zu beobachten. Man konnte diese schon am proximalen, beckennahen Abschnitt des Femur feststellen, der in seiner medialen Partie, dem Caput femoris, kniewärts abgeknickt und nach kranial versetzt war. Weiterhin besaßen die vL-Schweine der holländischen Zuchtrichtung stark vergrößerte Epiphysenabschnitte sowie einen weniger festen Verschluß der Epiphysenfugen, was auf einen jüngeren Zustand in der Skelettentwicklung hinweist. Auch der Ober- und Unterschenkel waren relativ kürzer. R. Berg. 385.

4-64/04-0009 Dio, L. J. A. di und Boyden, E. A.; Seattle, Univ. of Washington. The spincter of Oddi in the horse. **(Der Oddische Sphincter des Pferdes.)** Anatom. Rec. **142** (1962) Nr. 2. S. 302.

Der einzige Konstriktionspunkt beim Pferd ist das choledochale Fenster — der ovale Schlitz in der Darmmuskulatur, durch welchen der Gallen- und Bauchspeicheldrüsengang die Duodenalwand betreten. Die Papilla major enthält nur die Spur eines Muskelbandes, das den Gallengang komprimieren könnte. Die kleine Papille, die bei einigen Tieren gefunden vorkam, wurde mittels der Mazeriertechnik untersucht. Aus den Untersuchungen kann angenommen werden, daß der Gallefluß beim Pferde ein kontinuierlicher ist, daß die spastischen Kontraktionen des Duodenums das Fließen der Galle temporär unterbrechen können, jedoch eine derart fein ausgerichtete Reaktion der Verbindungsmuskulatur im Hinblick auf die Aufnahme verschiedener Nahrungsarten, wie es beim Menschen der Fall ist, nicht vorhanden ist.
R. Berg. 425.

4-64/04-0010 Diaconescu, N.; Timisoara, Rumänien, Lehrstuhl für Anatomie, Inst. für Med. **Die Rolle der Wirbelsäulendynamik in der Lobierung des Leberparenchyms.** Anatom. Anz. **113** (1963) Nr. 3. S. 214–220. — 7 Abb., 1 Tab., 6 Lit.

In der Absicht, den determinierenden Faktor aufzudecken, warum die Lebern einiger Säuger gelappt bzw. nicht gelappt sind, wurden Untersuchungen an 23 Wirbeltierarten vorgenommen (davon 13 Säugetierarten). Bei diesen Untersuchungen konnte festgestellt werden, daß alle Tiere, bei denen die Wirbelsäule im dorsalen Segment Extensions- und Hyperextensionsbewegungen zuläßt, eine gelappte Leber haben. Tiere, bei denen der anatomische Bau der Wirbelsäule Extensions- und Hyperextensionen nicht ermöglicht, haben eine einheitliche, ungelappte Leber (Hyperextensionsbewegungen im dorsalen Segment der Wirbelsäule). Es wird angenommen, daß aus der einheitlichen oder zweigelappten Leber der niederen Wirbeltiere sich durch Anpassung an die durch die Lebensweise bedingte Hyperextensionsbewegung bei einigen Säugern eine Aufteilung der Parenchymmasse in mehrere Lappen herausbildet. R. Berg. 427.

4-64/04-0011 Simić, V. und Prpović, S.; Belgrad, Univ., Veterinmed. Fak., Anatom. Inst. **Morphologische Grundmerkmale und Verschiedenheiten der Nieren bei den kleinen Wiederkäuern und Fleischfressern (Ovis aries, Canis familiaris et Felis domestica).** Anatom. Anz. **113** (1963) Nr. 3. S. 224–231. — 5 Abb., 8 Lit.

In Anbetracht der Tatsache, daß die morphologischen Unterschiede zwischen kl. Wiederk. und Fleischfr. nur schwach ausgeprägt sind, wird versucht, makro- und mikromorphologische Merkmale festzulegen, welche als sicherer Beweis bei der Bestimmung und Unterscheidung dienen können. Beim Schaf fehlen die kapsulären Arterien. Das Korrosionsmodell der Arterien der Schafnieren ist typisch. Die Nierenarterien bilden dichte und lockere Ästchen, die sich an der Peripherie bürstenartig verzweigen. Beim Hund sind die Nierenarterien im Korrosionsmodell ebenfalls charakeristisch angeordnet. Sie sind nicht so dicht zusammengedrängt und verzweigt wie beim Schaf, auch nicht gekräuselt, sondern mehr gerade und enden an der Peripherie bürstenförmig. Die subkapsulären Nierenvenen sind beim Hund oft gut zu sehen. Sie sind in Form verschiedenartig verzweigter, geschlängelter oder gerader Zweige über die ganze Niere verbreitet, während sie sich beim Schaf in unkonstanter Anzahl um den Hilus anordnen. R. Berg. 445.

4-64/04-0012 Leeson, Th. S. und Adamson, L.; Toronto, Ontario, Univ. of Toronto. The nature and function of the mammalian tunica vaginalis propria testis. **(Die Natur und Funktion der Tunica vaginalis propria testis bei den Säugern.)** Anatom. Rec. **142** (1962) Nr. 2. S. 252.
Es wurde dieses Gebilde bei der Ratte, dem Kaninchen und Menschen licht- und elektronenmikroskopisch untersucht. Die Untersuchungen wurden in verschiedenen Intervallen nach der Injektion mit Tusche in die Höhle der Tunica serosa bei Ratte und Kaninchen vorgenommen. Bei allen ist die Visceralschicht zwar sehr dünn, aber vollständig. Nach der Tuscheinjektion erscheinen die Partikeln in Bläschen des Mesothels innerhalb von 2 Min. und in den Makrophagen, tief im Mesothel, innerhalb von 5 Min. Die Partikeln wurden auch in den Mitochondrien der Makrophagen gefunden. Die Untersuchungen zeigen, daß das viscerale Mesothel eine vollständige und sehr aktive Schicht im Prozeß der Pinocytose-Phagocystose darstellt.
R. Berg. 458.

4-64/04-0013 Bharadwaj, M. B. und Calhoun, M. L.; East Lansing, Michigan State Univ., Coll. of Veterin. Med. Histology of the bulbourethral gland of the domestic animals. **(Histologie der Gl. bulbourethralis der Haussäugetiere.)** Anatom. Rec. **142** (1962) Nr. 2. S. 216.
Die Untersuchungen erstrecken sich auf 6 Species mit Ausnahme des Hundes, dem diese Drüse fehlt. Unter den insgesamt 27 Tieren waren 7 Pferde, jeweils 4 Rinder, Ziegen, Schafe, Schweine und Katzen. Die sich unter dem M. bulbourethralis befindende Drüsenkapsel ist fibroelastisch und enthält glatte als auch quergestreifte Muskulatur beim Hengst und Eber. Beim Kater ist die fibröse Kapsel sehr dünn, und die Drüse ist ausgedehnt vom M. bulbourethralis bedeckt. Die Wiederkäuer besitzen eine dichte bindegewebige Kapsel, die beim Bullen am dicksten ist. Die fibroelastischen Drüsensepten enthalten glatte und gestreifte Muskelfasern beim Hengst, Eber und Kater. Die quergestreiften Muskelfasern fehlen in der Kapsel der Wiederkäuer. Interlobulär gelegene Fettzellen und Räume wurden häufig beim Kater gesehen. Die Drüse ist bei allen Tieren mit Ausnahme des Hengstes und Ebers tubulär, während sie bei den beiden letzteren tubuloalveolär ist. Die Tubuli und Ductus sind von einem einfachen Zylinderepithel bei allen Tieren ausgekleidet. Die Sekretion variiert bei den einzelnen Spezies beträchtlich. Der Hengst zeigt eine seröse mit Spuren muköser Sekretion. Der Bulle und Eber zeigen eine muköse Sekretion, während der Ziegen-, Schafbock und Kater hauptsächlich eine muköse und Spuren seröser Sekretion aufweisen. R. Berg. 458.

4-64/04-0014 Michel, Günther; Leipzig, Karl-Marx-Univ., Veterin.-Anatom. Inst. **Zum Bau der Herzmuskulatur bei Haus- und Wildschweinen.** Zbl. Veterinärmed., R. A **10** (1963) Nr. 5. S. 381–396. — 5 Abb., 42 Lit. Zus. in Engl., Franz., Span.

Die Herzmuskelfasern des Hausschweines zeigen trotz des allgemeinen geringeren Herzgewichtes einen größeren Durchmesser als beim Wildschwein. Daraus wird gefolgert, daß sich beim Wildschwein bedeutend mehr Fasern im Herzen befinden als beim Hausschwein. Der relativ große Durchmesser der Herzmuskelfasern weist beim Hausschwein auf eine gewisse Hypertrophie hin. Die Kernverhältnisse in den Herzmuskelfasern des Hausschweines sind verändert, wobei aber diese Veränderungen meist nicht durch Krankheiten, sondern durch die infolge Hochleistungszüchtung enorm gesteigerte Beanspruchung hervorgerufen werden und somit eine Anpassungserscheinung darstellen. Dabei ist zu bemerken, daß die die reihenförmige Ausbildung der Zellkerne in Form der sog. Kernreihen besonders bei älteren Ferkeln und Schlachtschweinen auftritt. Die Zellkerne zeigen eine auffallend unterschiedliche, auf rasch ablaufende Teilungsvorgänge hinweisende Form.

R. Berg. 500.

4-64/04-0015 Červený, Č. und Kaman, J.; Brno, Fac. of Veterin. Med. Common stem of coronary arteries in a calf. **(Gemeinsamer Stamm der Coronararterien beim Kalb.)** Anatom. Anz. **113** (1963) Nr. 1. S. 29–35. – 4 Abb., 33 Lit.

Bei einem 12 Wochen alten Kalb wurde festgestellt, daß die beiden Coronararterien gemeinsam aus dem Ostium arteriae coronariae dextr. hervorgehen und einen 7 mm starken Stamm bilden, der zwischen der A. pulmonalis und dem re. Herzohr verläuft und sich nach 1 cm in zwei Zweige teilt. Der kleinere entspricht der A. coronaria dextra, der größere der A. coronaria sinistra. Letzterer zieht über den Conus arteriosus und teilt sich auf der li. Seite im Gegensatz zur normalen Aufzweigung in einen schwächeren R. descendens sinister und einen stärkeren R. circumflexus. Die evtl. mögliche Entstehung dieser Gefäßanomalie wird kurz erörtert. G. Michel. 510.

4-64/04-0016 Lewin, N. A.; Jaroslawl, Med. Hochschule, Lehrkanzel für Anatomie des Menschen; Moskau, Technol. Inst. der Fleischverarb. und der Molkerei-Ind. **Die Blutversorgung des Innenohres des Schafes.** Wiener tierärztl. Mschr. **50** (1963) Nr. 8. S. 743–747. – 2 Abb., 10 Lit. Zus. in Engl. Franz., Ital.

Als Untersuchungsmaterial standen Schafembryonen und erwachsene Schafe zur Verfügung. Das Arteriensystem des Gehirns und der Sinnesorgane des Schafes steht auf einer sehr primitiven Stufe der Säugetiere. Es nimmt seinen Ursprung fast ausschließlich aus der A. carotis ext. Die Funktion des Gehör- und Gleichgewichtsorgans ist in hohem Maße von seiner Blutversorgung abhängig. Aus der A. basilaris ziehen Zweige zur Brücke, zum Kleinhirn, zu den Wurzeln der Gehirnnerven und zum Innenohr. Die A. labyrinthi dringt zusammen mit dem N. vestibulocochlearis in den Porus acusticus internus ein und teilt sich in ihre Endzweige. Die beobachtete Aufzweigung war variabel; sie zeigte im wesentlichen folgende 3 Typen: I. A. labyrinthi, die eine A. vestibularis und A. cochlearis propria abgibt. II. A. labyrinthi, die eine A. vestibularis und A. cochlearis communis abgibt, aus der dann wiederum eine A. vestibulocochlearis und A. cochlearis propria entspringen. III. A. labyrinthi, die eine A. vestibulo-cochlearis und A. cochlearis propria abgibt. R. Berg. 510.

4-64/04-0017 Rauch, R.; Berlin-Dahlem, Univ., Inst. für Veterin.-Anatomie. **Beitrag zur arteriellen Versorgung der Bauch- und Beckenhöhle bei Katze und Hund.** Zbl. Veterinärmed., R. A **10** (1963) Nr. 5. S. 397–429. – 10 Abb., 34 Lit. Zus. in Engl., Franz., Span.

Unklarheiten in vergleichend-anatomischer Hinsicht im Bereich der A. ileocaecocolica waren Anlaß, vornehmlich die vordere Gekrösearterie und ihre Äste zu untersuchen. Desweiteren wurden die Verhältnisse im Hinblick auf die

arterielle Versorgung in der Beckenhöhle bei beiden Geschlechtern von Katze und Hund überprüft. Dabei konnten mehrere Abweichungen von den bisherigen Auffassungen über die von der A. mesenterica cran. und ihren Ästen versorgten Organe, besonders die Ileum–Caecum–Colon-Gegend betreffend, festgestellt werden. Weitere Abweichungen wurden im Bereich der Harnblase, Vagina, Prostata sowie des Darmes beobachtet. Neue Befunde ergaben sich für die A. umbilicalis und für die Harnblasenarterien. Für die Arterien der Dammgegend wird ein Überblick ihrer Variabilität gegeben.
R. Berg. 510.

4-64/04-0018 Freedman, S. L. und Sturkie, P. D.; New Brunswick, N.J., Rutgers State Univ. Blood vessels of the chicken's uterus (shell gland). **(Blutgefäße des Uterus des Huhnes [Schalendrüse].)** Amer. J. Anatomy **113** (1963) Nr. 1. S. 1–7. – 2 Abb., 2 Tab., 11 Lit.
An 86 legenden Hennen der Rasse „Weißes Leghorn" wurden nach Injektion mit verschiedenfarbigem Latex die Arterien und Venen des Beckenbereiches untersucht. Die größeren Gefäße werden beschrieben und dabei tabellarisch die angewandte Nomenklatur derjenigen anderer Autoren gegenübergestellt. Der besonders berücksichtigte „uterine Teil" des Oviduktes (Schalendrüse) wird von 3 Arterien, die alle auf der linken Körperseite ihren Ursprung haben und von den Vff. als A. hypogastrica, welche sich am Uterus sofort in mehrere Äste aufzweigt, mittlere Uterusarterie und hintere Uterusarterie bezeichnet werden, versorgt. Die Venen zeigen bis auf wenige, kurz angeführte Unterschiede das gleiche Verhalten wie die entsprechenden Arterien.
G. Michel. 510.

4-64/04-0019 Booz, K. H.; Homburg/Saar, Univ. des Saarlandes, 1. Anatom. Inst. **Die Bedeutung eines Serumfaktors für die Tätigkeit der aktiv pulsierenden V. portae der Nagetiere.** Anatom. Anz. **113** (1963) Nr. 1. S. 81–86. – 13 Lit.
Zur Vervollständigung früherer Untersuchungen über die Regulationsmechanismen der autonom kontraktilen V. portae von Kaninchen und Meerschweinchen untersuchte Vf., angeregt durch die Beobachtungen von Mislin an den Flughautvenen der Fledermaus, in der vorliegenden Arbeit den Einfluß der kreislaufaktivierenden Substanzen L-Arginin, Recosenin und Corhormon an der überlebenden Vene in situ, an der überlebenden Vene in situ nach Injektion kreislaufaktivierender Substanzen, an der isolierten V. portae und an der isolierten, einem Intravasaldruck unterworfenen V. portae. Das Ergebnis war enttäuschend, denn bei allen Versuchen zeigten die kreislaufaktivierenden Substanzen keine frequenzsteigernde Wirkung sowie auch keine Verlängerung der aktiven Tätigkeitszeit. G. Michel. 510.

4-64/04-0020 Booz, K. H.; Homburg/Saar, Univ. des Saarlandes, 1. Anatom. Inst. **Experimentelle Untersuchungen zum Problem der kontraktil aktiven V. portae des Meerschweinchens.** Anatom. Anz. **113** (1963) Nr. 1. S. 68–80. – 6 Abb., 51 Lit.
Ähnlich, wie in früheren Untersuchungen für die Pfortader der Ratte nachgewiesen, besitzt auch die des Meerschweinchens, welche 2–3 Einkerbungen zeigt, zwischen denen sich die Gefäßwand sinusartig vorwölbt, die Fähigkeit einer rhythmisch automatischen Tätigkeit. Die rhythmische Kontraktilität dauert postmortal stundenlang an und zeigt sich auch bei der isolierten Pfortader in warmer Ringerlösung. Es läßt sich eine lineare Abhängigkeit von der Temperatur sowie eine Abhängigkeit vom intravasalen Druck, dessen Steigerung frequenzerhöhend wirkt, feststellen. Vf. neigt dazu, die rhythmische Kontraktilität als ein phylogenetisches Relikt aufzufassen, das in jedem Gefäßrohr existent, im differenzierten Gefäß als latente Potenz vorhanden und in der Lage ist, sich funktionellen Gegebenheiten anzupassen und evident zu werden. G. Michel. 510.

4-64/04-0021 Lierse, Werner. **Über die Beeinflussung der Hirnangioarchitektur durch die Morphogenese.** Acta anatom. [Basel] **53** (1963) Nr. 1/2. S. 1–54. 545.

4-64/04-0022 Hughes, Howel V. **Die Haut als heterogenes Organ und einige neuere Ergebnisse ihrer Erforschung.** Wiener tierärztl. Mschr. **50** (1963) Nr. 8. S. 735–742. — 16 Lit. Zus. in Engl., Franz., Ital.

Die Haut ist ein zusammengesetztes und lebenswichtiges Organ, das aus verschiedenen Unterorganen besteht, von denen alle ihre eigenen Formen des Wachstums, der Differenzierung und der Aktivität haben. Die Melanoblasten werden zu Melanocyten differenziert, die dadurch charakterisiert sind, daß sie eine Anzahl feiner Dendriten besitzen. Entlang den Dendriten wandern die Melaninkörnchen, nachdem sie im Zelleib gebildet worden sind, in die tieferen Zellen der Epidermis. Es werden Zweifel über die Haut als Exkretionsorgan geäußert, da es scheint, daß die Schweißdrüsen nicht die Fähigkeit haben, Harnsäure und Kreatinin in hohen Konzentrationen auszuscheiden. Die Ausdehnung der reticulären Schicht des Corium kann nicht leicht bestimmt werden, denn sie geht unmerklich in die Fascia supf. des Körpers über. Die Mastzellen bilden sicher ein Antikoagulans wie Heparin, vielleicht aber auch Histamin. Besonders reichlich sind sie in Hautcarcinomen und scheinen eine Schranke zwischen dem Tumor und dem normalen Gewebe zu bilden. Das gesamte Hautgefäßsystem mit dem gewundenen Verlauf seiner größeren Gefäße ist offensichtlich mit dem Ziel geplant, den äußeren Einwirkungen und Stress zu begegnen und wenigstens bei manchen Tierarten ein Reservoir zu bilden, von dem die Körperwärme abgegeben werden kann. Die Aufnahme der Empfindungen für Hitze, Kälte und Schmerz durch physiologisch-spezifische Nervenendigungen wird in Zweifel gezogen. Es wird ein besonderes Erregungsmuster angenommen, daß das Gehirn erreicht und irgendwo zwischen Haut und Gehirn selbst entstehen kann. R. Berg. 600.

4-64/04-0023 Dolnick, Ethel M.; Beltsville, Md., Landwirtsch.-Min. der USA. **Über das Wachstum des Haares beim Nerz.** Dtsch. Pelztierzüchter **37** (1963) Nr. 9. S. 163–166. — 6 Abb., 3 Lit.

Das Fell des Nerzes setzt sich aus 3 Haartypen oder -formen zusammen: aus dem kräftigen und geraden Leithaar, dem dazwischen liegenden ebenfalls kräftigen Grannen- oder Deckhaar und dem feinen Wollhaar oder der Unterwolle. Kurz vor der Geburt sind die Follikel der Leithaare innerhalb der Haut gut entwickelt. Auf beiden Seiten von jedem Follikel eines solchen Haares befindet sich der Follikel eines Grannenhaares. Diese 3 Follikel bilden eine Trias als Einheit. Das Haarfollikelmuster ist genetisch festgelegt. Die Qualität des Proteins im Futter ist für die Dichte des Haares innerhalb der Fellstruktur von außerordentlicher Bedeutung. Versuchsgruppen von Nerzen, die mit Protein von besserer Qualität gefüttert wurden, wiesen mehr Haare auf, als jene, die die geringste Proteinqualität erhielten. Zur Zeit des Pelzens betrug der Durchschnitt bei der ersten Versuchsgruppe 25–32 und bei der zweiten Versuchsgruppe nur 14–24 Haare je Follikelbüschel. Die Frage, ob es möglich ist, die Zahl der Haare der Unterwolle bei einem Nerz, der mit minderwertiger Eiweißkost ernährt wurde, dadurch zu steigern, daß die Qualität der Nahrung in einer bestimmten Zeit, z. B. während der Periode des Haarwachstums, geändert wird, ist noch ungeklärt. R. Berg. 600.

4-64/04-0024 Bel'kevič, V. I. und Rombe, S. M. Prostoe prisposoblenie k zamoraživajuščemu mikrotomu dlja nepreryvnogo ochlaždenija noža. **(Eine einfache Vorrichtung zum Gefrier-Mikrotom für die Dauerkühlung des Messers.)** Trudy Vsesojuznogo naučno-issledovatel'skogo instituta životnovodstva, Moskva **24** (1962) S. 434–436. — 1 Abb., 3 Lit.

Es wird eine einfache Vorrichtung beschrieben, bei der mit Hilfe der Verdunstungskälte von CO_2 eine dauernde Kühlung des Messers am Gefrier-

Mikrotom erreicht wird. Sie besteht aus einem arretierbaren Halter, der um den Tisch des Gefrier-Mikrotoms gelegt wird. An ihm ist ein Gasverteilungsrohr befestigt, welches 10–12 Öffnungen besitzt und in einem Winkel von 110–120° aus der Gaszufuhrleitung abzweigt. Der Halter muß so am Mikrotomtisch befestigt werden, daß das aus dem Gasverteiler austretende CO_2 ständig das Messer des Mikrotoms kühlt. Auf diese Weise kann bei längerem Arbeiten das Auftauen der Gefrierschnitte verhindert werden.

E. Grün. 710.

4-64/04-0025 Kraus, W. und Schäfer, W.; Tübingen, Max-Planck-Inst. für Virusforsch. **Apparatur zur Herstellung von primären Kulturen animaler Zellen.** Zbl. Veterinärmed., R.B **10** (1963) Nr. 4. S. 394–399. – 4 Abb., 3 Lit.

Für die Herstellung größerer Mengen primärer Zellkulturen wurde eine Apparatur entwickelt, die es ermöglicht, die einzelnen Arbeitsgänge in einem weitgehend geschlossenen System ablaufen zu lassen. Das in der Kaumaschine zerkleinerte Gewebe gelangt als Gewebebrei in das Trypsinierungsgefäß, in dem er gewaschen und mit Trypsin behandelt wird. Anschließend wird der Gewebebrei über ein Meßgefäß in eine Zentrifuge geleitet, in der die Zellen von dem trypsinhaltigen Medium abgetrennt und danach im Kulturmedium suspendiert werden. Aus der Zentrifuge wird die Zellsuspension zur Entfernung der noch vorhandenen größeren Zellagglomerate über einen Filter in das Mischgefäß gesaugt, in dem die gewünschte Zellkonzentration und der pH-Wert des Mediums eingestellt werden können. Unter Verwendung einer automatischen Pipette erfolgt abschließend die Verteilung der Zellsuspension auf die einzelnen Kulturgefäße. Die in ihrem Aufbau und der Handhabung ausführlich beschriebene Apparatur kann von jeder normal ausgestatteten Institutswerkstatt hergestellt werden. Eine technische Hilfskraft kann mit dieser Apparatur in 3 Std. 500 bis 1000 Petrischalen mit Hühner-Embryonen-Zellkulturen herstellen. Die Zellrasen waren sehr einheitlich. Seit der Einführung der Apparatur wurden Verunreinigungen durch Bakterien oder Pilze nur ausnahmsweise festgestellt. E. Kunter. 710.

4-64/04-0026 Sokolovskaja, I. I. und Rombe, S. M. Primenenie mureksida dlja gistochimičeskogo opredelenija kal'cija. **(Die Verwendung von Murexid für die histochemische Calciumbestimmung.)** Trudy Vsesojuznogo naučno-issledovatel'skogo instituta životnovodstva, Moskva **24** (1962) S. 392 bis 395. – 4 Lit.

Vff. arbeiteten eine histochemische Methode aus, bei der Ca mit Hilfe von Murexid nachgewiesen wird. Zu einem Teil einer gesättigten Murexidlösung gibt man 15 Teile 5% Formalinlösung und legt in diese Mischung die histologischen Schnitte kurze Zeit ein. Zur Untersuchung von Eiern und Zygoten von Säugetieren verwendet man auf 1 T. Murexidlösung nur 7 T. Formalinlösung. Eine andere Modifikation besteht darin, daß die Schnitte bei 40 °C innerhalb von 24 Std. getrocknet, fixiert und durch Zugabe wäßriger Murexidlösung (1 T. gesättigte Murexidlösung + 15 T. Aqua dest.) gefärbt werden. Mit Hilfe dieser Methode konnte Ca in der Muskelschicht des Uterus und des Eileiters, in geringerer Menge auch in der Schleimhaut dieser Organe, in der Rindenschicht des Ovars, in der Theca externa und interna des Follikels und im Protoplasma verschiedener Oocyten nachgewiesen werden. Diese Methode erlaubt, die Rolle von Ca bei der Gametogenese und der Vereinigung der Gameten sowie in der frühen Entwicklung der Säugetiere zu ermitteln.

E. Grün. 710.

4-64/04-0027 Wohlfarth-Bottermann, K. E.; Bonn, Univ. **Grundelemente der Zellstruktur.** Naturwissenschaften **50** (1963) Nr. 7. S. 237–249. – 19 Abb., 25 Lit.

Alle Differenzierungen des Cytoplasmas und alle Zellorganellen werden aus 3 Grundelementen, nämlich der Membran, dem Granulom und dem Faden aufgebaut. Elementarmenbranen bilden z. B. die Zellmenbran und auch das endoplasmatische Reticulum. Sie setzen auch die Mitochondrien, den Golgi-Apparat und das Cytoplasma zusammen, das als granuläres Grundelement die ribonucleinsäurehaltigen Ribosomen enthält. Das fädige Grundelement findet sich in den DNS-haltigen Strukturen des Zellkerns sowie als Bauelemente des Centriols, der Cilien und der Geißeln. Fädige Elemente bilden schließlich auch die Matrix, in die die Bestandteile der Zelle eingelagert sind. Zwei neue Erkenntnisse werden hervorgehoben: die Bildung von hochgeordneten Oberflächensystemen aus den Strukturelementen der Membran sowie das Vorhandensein zahlreicher, auf engstem Raume im Zelleib nebeneinander liegender, voneinander getrennter Räume. Es werden weiterhin Struktur und Bedeutung der in der Kernhülle vorhandenen Poren, des Ergastoplasmas, des Golgi-Apparates und der Mitochondrien erläutert. Der Zelleib wird durch Membranen in verschiedene, für den intracellulärenStofftransport bedeutungsvolle Räume aufgeteilt: äußeres und inneres Chondrioplasma, Golgi-Plasma, Reticulumplasma, perinucleäres Plasma und Nucleoplasma. Durch tiefe Einfaltungen der Zellmembran wird das sog. basale Labyrinth im Basalteil gewisser Epithelzellen wie z.B. den Tubulusepithelzellen der Niere oder der Salzdrüsen gebildet. Die Organisation des Protoplasmas gibt auch Aufschluß über Bewegungsvorgänge wie z.B. für den Mechanismus der Muskelbewegung, der Cilien- und Geißelbewegung sowie der Protoplasmaströmung. Den Anforderungen dieser Dynamik des lebenden Protoplasmas kommt auch die Fähigkeit der Neubildung von Membranen entgegen, die durch Flächenwachstum vorhandener Membranen zustandekommt, aber auch als Neuentstehung von Membranstrukturen aus dem Grundcytoplasma erfolgen kann. Das an mehreren Beispielen aufgezeigte Ineinanderfließen verschiedener Strukturen während der Lebensaktivität einer Zelle zeigt, daß Struktur und Dynamik miteinander vereinbar sind. Die bei Amöben und bei Schleimpilzen im Grundcytoplasma vorhandenen fadenförmigen Plasmafilamente lagern sich zu Fibrillen von lichtmikroskopischer Größe zusammen, die ATP-ase-Aktivität besitzen. Sie können als die gestaltlichen Elemente der Protoplasmakontraktilität angesehen werden. D. Matthias. 730.

4-64/04-0028 Schultze, Brigitte und Maurer, Werner; Köln, Univ., Inst. für Med. Isotopenforsch. **Größe der RNS-Synthese in Nukleolus und Karyoplasma bei einigen Zellarten der Maus.** Z. Zellforsch. mikroskop. Anatom. **60** (1963) Nr. 3. S. 387–391. – 1 Abb., 1 Tab., 21 Lit.
Es wurde die rel. Größe der Inkorporation von H-3-Uridin und H-3-Cytidin im Nucleolus und im Karyoplasma bei einigen Zellarten der Maus autoradiographisch bestimmt. Unter vergleichbaren Bedingungen zeigten die Autoradiogramme mit H-3-Uridin etwa fünfmal kleinere Silberkorndichten als mit H-3-Cytidin. Uridin wird offenbar in geringerem Maße in RNS eingebaut als Cytidin. Das stimmt mit den biochemischen Beobachtungen anderer Autoren überein, die fanden, daß N-15-Uridin in viel geringerem Maße in RNS eingebaut wird als N-15-Cytidin. Im Gegensatz zu Cytidin wird Uridin überwiegend abgebaut und ausgeschieden. Vf. konnte feststellen, daß Nucleolus und Karyoplasma offenbar Orte einer RNS-Synthese sind und ihre Markierung nicht auf einer Migration von RNS von der einen zur anderen Struktur beruht. R. Berg. 730.

4-64/04-0029 Marotti, Gastone; Bari, Univ., Inst. of Human Anatomy. Quantitative studies on bone reconstruction. I. The reconstruction in homotypic shaft bones. **(Quantitative Untersuchungen über die Knochenneubildung. 1.Mitt. Die Neubildung in homotypischen Röhrenknochen.)** Acta anatom. [Basel] **52** (1963) Nr. 4. S. 291–333. – 15 Abb., 4 Tab., 54 Lit. Zus. in Franz., Dtsch.

Jungen und alten Hunden wurde an 3 aufeinanderfolgenden Tagen per os 30–40 mg pro kg Kgw. Demethylchlortetracyclin (Ledermycin) verabreicht. 7 Tage später wurden die Tiere getötet und an entsprechenden Regionen verschiedener Paare von homotypischen Röhrenknochen (Os fermoris, Tibia, Humerus, Radius, Ulna) die Neubildung des Knochengewebes eingehend untersucht. Dabei konnte an entsprechenden Zonen von Knochen der rechten und linken Körperseite eine deutliche Übereinstimmung bezüglich der Menge des neu angelagerten Knochengewebes sowie der Anzahl und Verteilung der neugebildeten Osteone festgestellt werden. In der Diskussion werden die gewonnenen Ergebnisse vor allem im Hinblick auf die funktionelle Bedeutung der Knochenbildungsprozesse eingehend erörtert. G. Michel. 805.

4-64/04-0030 Quigley, M. B. und Curtis, A.; Birmingham, Univ. of Alabama; School of Dentistry. Straining changes in sodium chloride treated isolated dental pulps. **(Veränderungen bei Färbung der isolierten Zahnpulpa, die mit NaCl behandelt wurde.)** Anatom. Rec. **142** (1962) Nr. 2. S. 296.

Obwohl quergebändertes Kollagen bei jungen Hunden und Hamstern mit dem Elektronenmikroskop nach Osmiumfixierung in der Zahnpulpa nicht nachgewiesen werden konnte, war 640 Å-Perioden-Kollagen leicht in der Prädentinzone mit dem gleichen Fixierungsmittel zu demonstrieren. Die Intercellularspalten waren von filamentösen Stäbchen, die dem Tropokollagen ähnlich sind, ausgefüllt. Da Tropokollagen zu Kollagen verschiedener Periodizitäten mit 1%iger und 2%iger NaCl-Lsg. aggregiert werden kann, wurden ähnliche Behandlungen auch an Pulpen extrahierter, noch nicht durchgebrochener Molaren junger Hunde vorgenommen. Die mit Salz behandelten Teile zeigten bedeutende Farbveränderungen, besonders deutlich im Bereich kleiner Arteriolen und Kapillaren, während dieses bei den Kapillaren nicht der Fall war. Diese perivasculären Bereiche färbten sich nach Masson blau, nach Wilders braun, konnten im Phasenkontrastmikroskop beobachtet werden, waren intensiv PAS-positiv, orthochromatisch mit Toluidinblau und färbten sich mit Gomori-Methenamin-Silber, nach Hale-Rinehard, nach Abul-Haj und mit Alcian-Blau. Das deutet auf Veränderungen der Polysaccharide der Grundsubstanz hin. R. Berg. 830.

4-64/04-0031 Grzycki, S.; Lublin, Poland, Med. Acad. Refractometry and phase contrast microscopic observations on the transitional epithelium of the rat urinary bladder. **(Refraktometrie und phasenkontrastmikroskopische Untersuchungen am Übergangsepithel der Harnblase der Ratte.)** Z. mikroskop.-anatom. Forsch. **70** (1963) Nr. 1. S. 10–20. — 3 Abb., 17 Lit. Zus. in Franz., Dtsch.

Präparate der Harnblase der Ratte wurden nach Fixierung in Hellyscher und Schafferscher Flüssigkeit in Paraffin eingebettet und die angefertigten 3–5μ dicken Schnitte nach Entparaffinierung refraktometrisch bei Phasenkontrastbeleuchtung untersucht. Die Auswertung der Bilder zeigt, daß das Epithel einer dünnen Basalmembran aufsitzt, die aus einem Netzwerk von Fasern besteht, deren RI der gleiche ist wie der der Fasern der Lamina propria. Unter den Epithelzellen findet sich eine unterschiedliche Anzahl von Zellen, welche, vor allem perinucleär, verschieden große Granula enthalten. Eine evtl. sekretorische Tätigkeit dieser Zellen als Bildner des die Oberfläche bedeckenden Schleimfilmes wird erwogen. G. Michel. 850.

4-64/04-0032 Elftman, Herbert; New York, Columbia Univ., Coll. of Physicians and Surgeons. Sertoli cells and testis structure. **(Sertoli-Zellen und Hodenstruktur.)** Amer. J. Anatomy **113** (1963) Nr. 1. S. 25–33. — 13 Abb., 14 Lit.

Die Sertolischen Fußzellen, deren Struktur vor allem nach Silberimprägnation untersucht wurde, stellen neben der Basalmembran die einzigen dauernden Elemente des Epithels der Samenkanälchen dar. Die Fußzellen sind selbständige Zellen und bilden kein Syncytium. Ihre Anordnung sowie die Lagebeziehungen zu den Keimzellen sind auffallend regelmäßig. Die Besonderheiten der Beziehungen zu den verschiedenen Vorstufen der Spermien sowie Merkmale von zyklischen Veränderungen an den Sertolischen Fußzellen werden erörtert. Die Möglichkeit, daß die Fußzellen neben ihrer nutritiven Funktion auch einen endokrinen Einfluß haben, wird nicht für ausgeschlossen gehalten. G. Michel. 865.

4-64/04-0033 Feagans, William M., Belt, W. Duane und Sheridan, Michael N.; Richmond, Med. Coll. of Virginia. Fine structure of the acinar cell in the hamster bulbourethral gland. **(Feinstruktur der acinösen Zellen der Bulbourethraldrüse des Hamsters.)** Acta anatom. [Basel] **52** (1963) Nr. 4. S. 273–281. — 7 Abb., 6 Lit. Zus. in Franz., Dtsch.

An Goldhamstern im Alter von 10, 17, 21, 25 und 50 Tagen wird die Ultrastruktur der Drüsenzellen der Bulbourethraldrüse untersucht. Stets finden sich intercelluläre Canaliculi. Sie bilden sich aus flachen Krypten mit sehr kurzen Mikrovilli bei den 10 Tage alten Tieren durch Vertiefung sowie durch Zunahme der Zahl und Länge der Mikrovilli und sind mit 25 Tagen deutlich ausgebildet. An der freien lumenseitigen Oberfläche der Zellen finden sich nur wenige und kurze Mikrovilli. Die schon vom 10. Tage an nachweisbaren Sekrettröpfchen scheinen aus dem deutlich erkennbaren Golgi-Apparat hervorzugehen. Bei den 50 Tage alten Tieren sind die Zellorganellen mehr nach dem basalen und lateralen Rand der Zellen verlagert. Der Kern zeigt bei jüngeren Tieren eine unterschiedliche Form, bei den 50 Tage alten Hamstern findet man ihn als abgeflachtes halbmondförmiges elektronendichtes Gebiet an der Zellbasis. G. Michel. 865.

4-64/04-0034 Kaliner, Georg; Berlin-Dahlem, Univ., Inst. für Veterin.-Anatomie. **Messungen am Endometrium des Rindes im Oestrum und späten Postoestrum.** Zbl. Veterinärmed., R. A **10** (1963) Nr. 5. S. 430–439. — 2 Abb., 2 Tab., 8 Lit. Zus. in Engl., Franz., Span.

Das Oberflächenepithel hat während des späten Postoestrums die größte Höhe. Das Drüsenepithel nimmt vom Oestrum bis zum späten Postoestrum an Höhe zu. Danach wird es niedriger. Die Epithelien der terminalen Drüsenabschnitte erreichen dabei in allen Zyklusphasen nie die Höhe der Epithelien der mündungsnahen Drüsenabschnitte. Die Zu- und Abnahme der Höhe der Drüsenepithelzellen findet ihre Erklärung in der unterschiedlichen Stärke der Sekretion. Zur Zeit der Brunst beträgt der durchschnittliche Prozentsatz der Drüsenanteile 10,24%, für das späte Postoestrum 19,66%. Im Hinblick auf das Verhalten der Mucosa- und Drüsenfläche zueinander wurde festgestellt, daß größte Schleimhautvolumen sich zur Zeit des Oestrum ergab, die größten Uterindrüsenanteile zur Zeit des späten Postoestrum. Für das Ansteigen der Uterindrüsenanteile wird eine Hypertrophie und Hyperplasie der Uterindrüsen angenommen. R. Berg. 870.

4-64/04-0035 Prehn, Joachim; Berlin-Dahlem, Univ., Inst. für Veterin.-Anatomie. **Messungen am Uterus des nulliparen Schweines im mittleren Postoestrum und späten Interoestrum.** Zbl. Veterinärmed., R.A **10** (1963) Nr. 5. S. 440–456. — 1 Abb., 2 Tab., 37 Lit. Zus. in Engl., Franz., Span.

Die Veränderungen der Fläche der Uterusschleimhaut und damit ihres Volumens geben beim Schwein ein unerwartetes Bild. Die in den 4 Teilphasen des Zyklus planimetrierte Schleimhautfläche hat ihren höchsten Wert zur Zeit des späten Inoestrum, dem der Wert zur Zeit des Oestrum wenig nachsteht. Den niedrigsten Wert besitzt sie im mittleren Postoestrum, und zwar beträgt dieser wenig mehr als die Hälfte des höchsten Wertes. Im späten Interoestrum liegt der Wert etwa in der Mitte zwischen dem niedrigsten und höchsten Wert. Zur Zeit des Oestrum zeigt die Schleimhaut ein stark ödematisiertes Stroma, während die Falten niedrige Primärfalten sind. Im mittleren und späten Postoestrum ist keine Ödematisierung festellbar, während die Faltenbildung ihren Höhepunkt erreicht hat. Im späten Interoestrum ist das Ödem wieder stark ausgebildet. Die Falten haben ihre Tertiärfältelung verloren. R. Berg. 870.

4-64/04-0036 Gier, H. T. und Marion, G. B.; Manhattan, Kansas State Univ. Formation of the Corpus luteum of the cow and the dog. **(Gelbkörperbildung beim Rind und Hund.)** Anatom. Rec. **142** (1962) Nr. 2. S. 235.
Es wurden 40 Ovarien des Rindes und 30 des Hundes während des Oestrus und frühen Postoestrus untersucht. Bei der Kuh erscheint vor der Ovulation eine geringgradige Veränderung der Follikelwand. Nach der Ovulation kontrahiert sich die Theca externa, wodurch die Theca interna und Str. granulosum gefaltet werden. Fibroblasten, gefolgt von größeren Internazellen, durchdringen die Granulosa. 6 Tage nach der Ovulation ist das Zentrum der Höhle normal obliteriert. Die Granulosazellen sind zu typischen großen Luteinzellen geworden, während die nachfolgenden der Theca interna die mehr dunkel sich färbenden angulären Luteinzellen darstellen. Beim Hund erscheint das Anschwellen der Interna- und Granulosazellen 3 Tage vor der Ovulation, die in einer leichten inneren Faltung beider Schichten resultiert. Die Theca interna verteilt sich in Form dünner irregulärer Septen in der angeschwollenen Granulosa. Die Corpora lutea (C. l.) beider Tiere unterscheiden sich in folgendem: unterschiedlicher Zeitpunkt der Bildung des C. l., Art und Ausmaß der Faltung; deutliche Trabekelbildung beim Rd., fehlende beim Hd.; die Theca interna versorgt einen größeren Teil der Luteinzellen beim Rd.
R. Berg. 870.

4-64/04-0037 Fujita, Hisao; Kawaramachi, Kamikyoku, Kyoto, Japan, Kyoto Prefectural Med. Coll. Electron microscopic studies on the thyroid gland of domestic fowl, with special reference to the mode of secretion and the occurrence of a central flagellum in the follicular cell. **(Elektronenmikroskopische Untersuchungen der Schilddrüse des Haushuhnes mit besonderer Berücksichtigung des Sekretionsmodus und des Auftretens einer zentralen Geißel in den Follikelzellen.)** Z. Zellforsch. mikroskop. Anatom. **60** (1963) Nr. 4. S. 615–632. — 16 Abb., 24 Lit.
Es wurden normale und TSH-stimulierte Schilddrüsen bei Weißen Leghorns vom 19. Bebrütungstage bis zu einem Alter von 2 Jahren elektronenmikroskopisch untersucht. Die intracellulären Tropfen von hoher und geringer elektronenoptischer Dichte sind von einer 70–90 Å dicken Grenzmembran eingeschlossen, die aus 2 dichten und 1 weniger dichten Schicht zusammengesetzt ist. Die übrigen cytoplasmatischen Membransysteme einschließlich endoplasmatisches Reticulum, Golgi-Apparat und Plasmamembran weisen eine ähnliche Struktur auf. Granula von hoher Dichte bilden das Golgi-Feld, während die weniger dichten Abkömmlinge des endoplasmatischen Reticulums zu sein scheinen. Jedoch können auch einige weniger dichte Granula aus den Golgi-Vacuolen hervorgehen. Einige der weniger dicht erscheinenden Tröpfchen können durch eine Öffnung, die sich an der Verbindung der Plasmamenbran und Grenzmembran der Tröpfchen befindet, ins Follikellumen sezerniert werden. Es wird eine direkte Sekretion des Inhalts der weniger dichten Tröpfchen und der mit einer rauhen Oberfläche versehenen endoplasmatischen Säckchen in den perikapillären oder interfollikulären Raum des Basalteils der Follikelzellen angenommen. Eine zentrale Geißel mit einem Basalkörperchen konnte in einigen Follikelzellen junger und erwachsener Hühner beobachtet werden. R. Berg. 880.

4-64/04-0038 Kaminsky, N.; St. Louis, Mo., Washington Univ. Electron microscopy of the dog adrenal cortex during DDD administration. **(Elek-**

tronenmikroskopie der Nebennierenrinde des Hundes während der DDD-Verabreichung.) Anatom. Rec. **142** (1962) Nr. 2. S. 246.

Orale Verabreichung von DDD (2,2- bis -[p-chlorophenyl]-1,1-dichloroaethan) ruft eine Atrophie der Nebennierenrinde beim Hunde hervor und vermindert die Sekretion der 17-Ketosteroide und 17-Hydroxycorticosteroide. Bei Welpen war die cytoplasmatische Matrix der Zona fasciculata derart verändert, daß das gewöhnliche hahnenkammförmige Membransystem der Zellen völlig zerstört war und die Mitochondrien hochgeschwollene Hüllen ohne innere Struktur darstellten. Die Zona glomerusa war nicht so ausgeprägt verändert, jedoch waren auch hier die Mitochondrien geschwollen. Nach dem 12. Behandlungstag war die Nebennierenrinde atrophisch. Die Zona fasciculata war kollabiert, ihre restlichen Zellen klein mit anomalen globulären Anhäufungen von Lipoiden, cytoplasmatischen Myelinfiguren und gelegentlichen Mitochondrienspuren versehen. R. Berg. 910.

4-64/04-0039 Caramia, Felice; St. Louis, Mo., Washington Univ., School of Med. Electron microscopic description of a third cell type in the islets of the rat pancreas. **(Elektronenmikroskopische Beschreibung einer dritten Zellart in den Pankreasinseln der Ratte.)** Amer. J. Anatomy **112** (1963) Nr. 1. S. 53–64. – 8 Abb., 15 Lit.

Im zentralen Teil der Pankreasinseln der Ratte finden sich vorwiegend β-Zellen, während peripher die α-Zellen liegen. Bei diesen läßt sich bei erwachsenen Ratten eine helle und eine elektronendichtere Form unterscheiden. Letztere entspricht wahrscheinlich den lichtmikroskopisch festgestellten argentophilen α-Zellen, sie fehlt bei den jungen Ratten (3 und 13 Tage) und kann daher auch als eine alterierte Zelle angesehen werden. Außer diesen Zelltypen wird ein weiterer, bei jungen und alten Tieren vorkommender Zelltyp beschrieben, welcher durch die Anwesenheit von zahlreichen kleinen Granula geringer Elektronendichte und einen runden bis ovalen Kern charakterisiert ist. Die Untersuchungen ergaben, daß diese Zellen keine degenerierten Zellen darstellen, sondern den von Bloom (vgl. Anatom Rec. **49** [1931] S. 363.) erstmals beschriebenen D-Zellen entsprechen. G. Michel. 920.

4-64/04-0040 Quay, W. B.; Berkeley, Univ. of California. Cytologic and metabolic parameters of pineal inhibition by continuous light in the rat (Rattus norvegicus). **(Cytologische und metabolische Parameter der Pinealhemmung durch kontinuierliches Licht bei der Ratte [Rattus norvegicus].)** Z. Zellforsch. mikroskop. Anatom. **60** (1963) Nr. 3. S. 479–490. – 3 Abb., 8 Tab., 24 Lit.

Erwachsene Ratten wurden über 6 Wochen lang kontinuierlichem Licht oder Kontrollbedingungen (14 Std. Licht pro Tag) unterworfen. Danach wurden quantitative cytologische und Stoffwechseluntersuchungen an den Pinealorganen vorgenommen. Nach 11 wöchiger Einwirkung kontinuierlichen Lichtes waren die größten eosinophilen Kernmassen im Durchmesser signifikant reduziert. Dieses machte sich besonders im Mark des Organes bemerkbar. Das Auftreten der Stoffwechselhemmung schließt die Reduktion des pinealen Glykogengehaltes, der Succinindehydrogenaseaktivität ein. Der ATP-Gehalt der Zirbel, die ^{32}P-Phosphataufnahme sowie der 5 Hydroxindolessigsäuregehalt schienen nicht betroffen zu sein. Es wird angenommen, daß die Pinealhemmung durch kontinuierliches Licht primär den Citronensäurezyklus, die Akkumulation der Metaboliten und Lipoide sowie die Proteinsynthese betrifft. R. Berg. 940.

4-64/04-0041 Chaudhry, M. S.; Indianapolis, Indiana Univ., School of Med. Histochemical localization of sino-atrial node in the rat and dog. **(Histochemische Lokalisation des Sinoatrialknotens bei Ratte und Hund.)** Anatom. Rec. **142** (1962) Nr. 2. S. 222.

Es wurden histochemische Untersuchungen am Sinoatrialknoten (SAK) von 30 Ratten und 31 Hunden vorgenommen. Die saure Phosphataseaktivität ist im Hundeherzen größer als im Rattenherzen. Die Aktivität im SAK ist bei den Welpen w ieder etwas höherals bei den erwachsenen Hunden. Die Intensität und Uniformität dieser Aktivität ist bei beiden Species unterschiedlich. Die Alkaliphosphataseaktivität ist in allen Bereichen des Rattenherzens und bei den Welpen sehr ausgeprägt. Das zeigt ein Zunehmen der Alkaliphosphataseaktivität mit dem Alter. Die Succinindehydrogenaseaktivität des SAK der Ratte ist sehr groß und wesentlich höher als im atrialen Myocard. Diese Aktivität ist beim Hunde geringer. Welpen zeigen eine höhere Aktivität als erwachsene Hunde. Im Hundeherzen nimmt die Succinindehydrogenaseaktivität in der Vorkammerregion einschließlich des SAK ab.
R. Berg. 960.

4-64/04-0042 Carrow, R. E. und Calhoun, M. L.; East Lansing, Michigan State Univ., Coll. of Veterin. Med. The extent of cardiac muscle in the great vessels of the dog. **(Die Ausdehnung der Herzmuskulatur auf die großen Gefäße des Hundes.)** Anatom. Rec. **142** (1962) Nr. 2. S. 221.
Das Vorhandensein oder Fehlen sowie die Ausdehnung und die Anordnung der Herzmuskulatur in den großen Gefäßen wurde an 13 adulten Bastarden beiderlei Geschlechts untersucht. Herzmuskulatur kommt in den Vv. cavae sowie in der V. pulmonalis und V. azygos vor, sie fehlt in der Aorta und A. pulmonalis. Die durchschnittliche Ausdehnung in der V. cava cranialis, V. cava caudalis, V. pulmonalis und V. azygos beträgt: 1,9; 0,9; 0,5 und 0,6 cm. Die Messungen weisen darauf hin, daß die Herzmuskulatur graduell bis zur Aufteilung der Gefäße abnimmt. Die Vv. cavae und Vv. pulmonales enthalten Circulär-, Spiral- und Longitudinaltouren. Die Herzmuskulatur erstreckte sich kontinuierlich von der V. cava cranialis in die Wand der V. azygos. Die Muskulatur bildet in allen Fällen die Tunica media. Elastisches Gewebe und lockeres Bindegewebe erstreckt sich zwischen die einzelnen Muskelbündel. R. Berg. 970.

4-64/04-0043 Moe, Roger E.; Seattle, Univ. of Washington, School of Med. Fine structure of the reticulum and sinuses of lymph nodes. **(Feinstruktur des Reticulum und der Sinus der Lymphknoten.)** Amer. J. Anatomy **112** (1963) Nr. 3. S. 311–335. – 14 Abb., 55 Lit.
Nach elektronenmikroskopischen Untersuchungen an Lymphknoten der Maus wird die Ultrastruktur des Reticulum und der Lymphsinus beschrieben und am Schlusse in einer schematischen Abbildung dargestellt. Von den im Vergleich zu den bisher erhobenen Befunden eingehend erörterten Ergebnissen soll nur die Struktur der Lymphsinus kurz angeführt werden. Diese werden von stark abgeflachten reticuloendothelialen Zellen begrenzt, die zahlreiche Partikeln unbekannter Identität und Bläschen verschiedener Größe enthalten. Zwischen den angrenzenden Plasmamembranen findet sich gewöhnlich ein Zwischenraum von 140 Å. Gelegentlich sind aber auch größere 0,1–1,0 μ weite Lücken zwischen aneinandergrenzenden Zellen zu sehen. Das Lumen des Sinus wird von einem Reticulum durchzogen, welches von der Sinuswand ausgeht. An die den Sinus umgrenzenden reticuloendothelialen Zellen schließt sich außen ein 0,05–1,5 μ weiter perisinusoidaler Raum an, während das Vorhandensein einer Basalmembran als inkonstant angesehen wird. Gleichfalls ist eine perisinusoidale Scheide von Reticulumzellen nur unvollständig bzw. gefenstert. G. Michel. 980.

4-64/04-0044 Kuhlenbeck, H.; Philadelphia, Woman's Med. Coll. of Pennsylvania. Morphologic significance of the so called peripeduncular nucleus in the mammalian brain. **(Die morphologische Bedeutung des sogenannten Nucleus peripeduncularis im Gehirn der Säuger.)** Anatom. Rec. **142** (1962) Nr. 2. S. 314.

Die Substantia grisea der Peripeduncularregion wurde im Gehirn vom Menschen, *Macaca mulatta*, Kaninchen, von der Katze, Ratte und Maus untersucht. Der Terminus peripeduncular bezieht sich auf eine Region des ventralen Thalamus, die dorsal dem Fasertyp der Basis peduncularis anliegt. Die Pars ventralis des Corpus geniculatum laterale, die Pars ventralis des Corpus geniculatum mediale und die Zona incerta liegen in der Regio peripeduncularis. Sie sind darüber hinaus Derivate des embryonalen ventralen Thalamusprimordiums. Die Zona incerta bildet dagegen einen durch Zellansammlungen graduellen, aber kontinuierlichen Übergang zu den ventralen Teilen beider Corpora geniculata. Trotz der etwas undeutlichen lateralen Grenze der Zona incerta zeigen die 3 grauen Gebiete deutliche Strukturen, die durch ihre Konfiguration und Cytoarchitektonik charakterisiert sind. Um Verwechslungen zu vermeiden, ist es ratsam, die Regio peripeduncularis, der alle 3 grauen Substanzen angehören, vom Nucleus peripeduncularis zu unterscheiden. R. Berg. 1010.

4-64/04-0045 Johnson, F. H.; Elkhart, Ind., Miles Lab. The Nucleus cuneifornis and decerebrate rigidity. **(Der Nucleus cuneiformis und die decerebrale Rigidität.)** Anatom. Rec. **142** (1962) Nr. 2. S. 244.

Gehirnschnitte in Höhe des Corpus mammillare bewirken nicht die klassische decerebrale Rigidität wie an 32 Hunden festgestellt werden konnte. Jedoch die Ausführungen des intercollicularen Schnittes durch das Mittelhirn resultiert in einer decerebralen Rigidität. Bilaterale Zerstörung der Colliculi nasales, Nucleus ruber und Substantia nigra verursacht keine decerebrale Rigidität. An 20 Hunden mit Corpus mammillare-Schnitten wurden mit Hilfe stereotaktischer Instrumente bilaterale Läsionen des Nucleus cuneiformis gesetzt. In allen Fällen wurde eine decerebrale Rigidität nach Verletzung der Formatio reticularis beobachtet. R. Berg. 1010.

4-64/04-0046 Tewari, H. B. und Bourne, G. H.; Atlanta, Ga., Emory Univ. Histochemical studies on the distribution of monoamine oxidase in the cerebellum of rat. **(Histochemische Untersuchungen über die Verteilung der Monoaminoxydase im Kleinhirn der Ratte.)** Acta anatom. [Basel] **52** (1963) Nr. 4. S. 334–340. — 9 Abb., 16 Lit. Zus. in Franz., Dtsch.

Eine deutliche, positive Reaktion zeigen vor allem die Markscheiden der Fasern der weißen Substanz und die Glomerula der Körnerschicht. Die Körnerzellen weisen an dünnen Rändern des Cytoplasmas eine nur schwache Reaktion auf. Die im allgemeinen schwache Reaktion der Purkinjezellen offenbart eine unterschiedliche Verteilung der Monoaminoxydase; entweder ist diese perinuclear konzentriert oder gleichmäßig verteilt. In der Diskussion werden die gewonnenen Befunde im Vergleich zur Verteilung der Mitochondrien sowie anderer Fermente erörtert und festgestellt, daß die Lage der Monoaminoxydase im Kleinhirn identisch ist mit der Verteilung der Mitochondrien und der Succinodehydrogenase und Cytochromoxydase, jedoch nicht identisch ist mit der Verteilung der spez. Cholinesterase. G. Michel. 1010.

4-64/04-0047 Dahl, Hans A.; Oslo, Norway, Univ., Anatom. Inst. Fine structure of cilia in rat cerebral cortex. **(Feinstruktur der Cilien in der Hirnrinde der Ratte.)** Z. Zellforsch. mikroskop. Anatom. **60** (1963) Nr. 3. S. 369 bis 386. — 18 Abb., 61 Lit.

Während der Untersuchung der Fascia dentata, eines Teils der Hippocampusregion, wurden Cilien auf den granulären Ganglienzellen und auf der Astroglia gefunden. Es ist weniger bekannt, daß Cilien auf den neurosekretorischen Zellen im Nucleus praeopticus, auf den Ganglienzellen der Gehirnrinde der Katze vorkommen. Diese Cilien wurden auf den granulären Ganglienzellen der Fascia dentata der Ratte einer näheren elektronen- und lichtmikroskopischen Untersuchung unterzogen. Jede granuläre Zelle scheint ein Cilium zu besitzen, das ein 8 + 1 Muster (8 periphere + 1 zentrale, doppelte Fibrille) im größten Teil seiner Länge zeigt. Die Ganglienzellcilien zeigen eine 2-Basal-Centriol-Organisation und haben feine Ausläufer, die radiär vom eigentlichen Basalkörper in das Cytoplasma ziehen. R. Berg. 1010.

4-64/04-0048 Fujita, Hisao und Fujita, Setsuya; Kawaramachi, Kamikyoku, Kyoto, Japan, Kyoto Prefectural Med. Coll. Electron microscopic studies on neuroblast differentiation in the central nervous system of domestic fowl. **(Elektronenmikroskopische Untersuchungen über die Neuroblastendifferenzierung im ZNS des Haushuhnes.)** Z. Zellforsch. mikroskop. Anatom. **60** (1963) Nr. 3. S. 463–478. – 15 Abb., 19 Lit.
Unter Verwendung des Lobus opticus und des Telencephalons des Haushuhnes (2. Bebrütungstag – Erwachsenenalter) wurden die Feinstruktur der Nervenzellen und die mit der Differenzierung verbundenen morphologischen Veränderungen elektronenmikroskopisch untersucht. Die Matrix, früher auch primitive Ependymschicht genannt, setzt sich nur aus einer Zellart zusammen, den Matrixzellen. Das charakteristische in der Feinstruktur der Matrixzellen stellen die zahlreichen freien Ribosomen und ein spärlich entwickeltes intercelluläres Membransystem dar. Die Matrixzellen enthalten einen kleinen Golgi-Apparat und ein kleines, an seiner Oberfläche rauh gestaltetes endoplasmatisches Reticulum. Mehrere Mitochondrien liegen im Cytoplasma verstreut, während die Ribosomen kleine Anhäufungen über das ganze Cytoplasma bilden. Die Neuroblasten unterscheiden sich von den Matrixzellen bereits vom frühesten Stadium der Differenzierung. Wie die Neuroblasten heranreifen, entwickelt sich graduell das endoplasmatische Reticulum, die intracellulären Vacuolen und die Mitochondrien. Das endoplasmatische Reticulum scheint zur Nissl-Substanz zu werden.
R. Berg. 1010.

4-64/04-0049 Cammermeyer, Jan; Bethesda, Md., Nat. Inst. of Neurol. Diseases and Blindness. Similarities between oligodendrocyte and cerebellar granule cell nuclei in mammalia and aves. **(Ähnlichkeiten zwischen den Kernen der Oligodendrocyten und der Körnerzellen des Kleinhirnes bei Säugetieren und Vögeln.)** Amer. J. Anatomy **112** (1963) Nr. 1. S. 111–139. – 130 Abb., 1 Tab., 47 Lit.
In früheren Untersuchungen stellte Vf. ein auffallend ähnliches Aussehen der Kerne der Oligodendrocyten und der Körnerzellen des Kleinhirnes fest. In der vorliegenden Arbeit wird in umfangreichen Studien die Ähnlichkeit zwischen diesen beiden Kerntypen an 19 Tierarten überprüft. Nach den Ergebnissen ist die Chromatinanordnung in den beiden Kerntypen bei dem Einzeltier sowie auch bei mehreren Tieren einer Tierart die gleiche. Sie variiert zwischen verschiedenen Tieren. Bei dem Typ I (Meerschweinchen, Taube) findet sich das Chromatin vorwiegend zentral, während beim Typ II (u. a. Maus, Ratte, Hamster) das Chromatin teils peripher, teils zentral angeordnet ist und beim Typ III (u. a. Katze, Kaninchen, Hund) das Chromatin mehr verteilt liegt. Die strukturellen Charakteristika bleiben mit zunehmendem Alter erhalten, wenn das Chromatin auch mengenmäßig abnimmt. Bei kürzerer oder längerer experimenteller motorischer Tätigkeit weisen die Kerne keine Veränderungen in der Chromatinverteilung auf. Beide Kerntypen bilden Anhäufungen in den intervasculären Bindegewebssträngen vor allem entlang der Blutgefäße, deren Wand sie direkt anliegen können. Eine eventuell zu folgernde gemeinsame Funktion im Hinblick auf die Kontrolle der Blutzirkulation wird erörtert. G. Michel. 1010.

4-64/04-0050 Shanthaveerappa, T. R. und Bourne, G. H.; Atlanta, Ga., Emory Univ. New observations on the structure of the pacinian corpuscle and its relation to the perineural epithelium of peripheral nerves. **(Neue Beobachtungen über die Struktur der Pacinischen Körperchen und ihre Be-**

ziehung zum perineuralen Epithel der peripheren Nerven.) Amer. J. Anatomy **112** (1963) Nr. 1. S. 97–109. – 16 Abb., 1 Tab., 23 Lit.
In früheren Arbeiten (vgl. J. cellular Biol. **14** [1962] S. 343; J. Anatomy **96** [1962] S. 527.) beschreiben Vff. ein um die Nerven liegendes „perineurales Epithel", welches als Fortsetzung der Pia-Arachnoideamembran des Zentralnervensystems angesehen wird. In vorliegender Veröffentlichung wird vor allem nach Darstellung der Zellgrenzen mit 1%igem Silbernitrat gezeigt, daß dieses Epithel auch am Aufbau der sensiblen Endkörperchen beteiligt ist. Deren Lamellen sollen zusammenhängende Scheiden von Plattenepithel mit gezackten Rändern sein und die Fortsetzung des perineuralen Epithels darstellen. Zwischen diesen epithelialen Lamellen des Körperchens findet sich wenig Bindegewebe. Die Identität dieser Epithellamellen mit dem perineuralen Epithel wird nach den Angaben der Vff. außer durch die Größe, Form und die Grenzen der Zellen auch durch die Kernstruktur und die Verteilung des Geschlechtschromatins sowie durch das färberische Verhalten bestätigt.
G. Michel. 1030.

4-64/04-0051 Dolinar, Z. J., Ludwig, K. S. und Müller, E.; Basel, Univ., Anatom. Inst. **Ein weiterer Beitrag zur Kenntnis der Placenten der Ordnung Perissodactyla. Eine Geburtsplacenta von Equus asinus L.** Acta anatom. [Basel] **53** (1963) Nr. 1/2. S. 81–96. – 12 Abb., 25 Lit. Zus. in Engl., Franz.
Die Untersuchung einer geburtsreifen Placenta des sardininischen Zwergesels ergab, wie aus der Diskussion der Befunde hervorgeht, eine weitgehende Übereinstimmung des Baues mit dem der Placenten anderer Equiden. Die in den verschiedenen Abschnitten unterschiedlich dicke Allantois ist überall mit dem Chorion zum Allantochorion verschmolzen. Dieses bildet einen dreizipfligen Sack mit einem großen und einem kleinen Horn sowie einem dicht neben der Nabelschnurinsertion liegenden Cornu accessorium. Das Amnion dagegen ist nur zweizipflig. Die Verteilung und Größe der Zottenbüschel auf der Chorionaußenfläche ist in den einzelnen Abschnitten verschieden. Kleine, narbige, zottenfreie Stellen (ca. 1 mm Durchmesser) finden sich verstreut über die ganze Oberfläche des Chorion. Im histologischen Bau und histochemischen Verhalten zeigen die Zottenbüschel gegenüber denen anderer schon untersuchter, Equiden keine wesentlichen Unterschiede.
G. Michel. 1150.

4-64/04-0052 Blin, P. C. und Fournier, Cl.; Alfort/Seine, École Nat. Vétérin. Diagnose de l'age intramaternel et périodisation du développement dans l'espèce bovine. **(Die intramaternelle Altersbestimmung und die Entwicklungsabschnitte beim Rinde.)** Écon. Méd. animales **4** (1963) Nr. 1. S. 12–32. – 5 Abb., 1 Tab., 47 Lit.
Der Begriff „intramaternell" wird vom Vf. dem der fetalen Entwicklung vorgezogen, weil er die vorgeburtliche Entwicklung in das embryonale, das präfetale und das fetale Stadium einteilt. Der Begriff „intrauterin" trage den Verhältnissen insofern nicht exakt Rechnung, als die Tubenwanderung des Eies zu Beginn der Entwicklung hierbei keine Berücksichtigung findet. Das embryonale Stadium umfaßt 6 Etappen vom Zeitpunkt der Befruchtung bis zum 34. Tage. Die präfetale Periode wird in zwei Etappen durchlaufen, von denen die 7. die Zeitspanne vom 34. bis 45. und die 8. den Abschnitt vom 45. bis 60. Tage umfaßt. In der fetalen Periode gibt es ebenfalls zwei Etappen die 9. vom 61. bis 180. Tage und die 10. vom 181. Tage bis zur Geburt. Die Längen-, Gewichts- und histogenetische Entwicklung in den einzelnen Stadien und Etappen ist sorgfältig dargelegt und anhand vergleichender Abbildungen sowie tabellarischer Übersichten demonstriert. H. Busse. 1150.

4-64/04-0053 Vollmerhaus, B. **Zu einer embryologischen Zeichnung des Leonardo da Vinci.** Berliner Münchener tierärztl. Wschr. **75** (1962) Nr. 23. S. 455-460.; Nr. 24. S. 467–471. 1150.

III. PHYSIOLOGIE, PHYSIOLOGISCHE CHEMIE

4-64/04-0054 Ketz, H.-A.; Leipzig, Karl-Marx-Univ., Veterin.-Physiol. Inst. **Die Bedeutung der Endoradiosonden für die Veterinärmedizin.** Mh. Veterinärmed. **18** (1963) Nr. 17. S. 645–647. — 9 Lit.
Es werden die Möglichkeiten mit Hilfe der Endoradiosonden, wissenschaftliche Grundlagenforschung zu betreiben, aufgezeigt. Sie erlauben eine kontinuierliche Druck-, Temperatur- und pH-Wert-Registrierung bei allen Haustieren. Die Anwendungsmöglichkeiten der Endoradiosonden in der Diagnostik von Verdauungsstörungen und auf dem Gebiet der Pharmakologie der Haustiere werden beschrieben. Der ökonomische Nutzeffekt wird hierbei wie folgt gesehen: 1. Sammlung neuer Erkenntnisse in der Verdauungs- und Ernährungsphysiologie und deren Übertragbarkeit in die Praxis der Tierfütterung und -ernährung. 2. Verbesserung der Grundlagen der Diagnostik und Therapie von Verdauungsstörungen. Die Endoradiosonden werden „als Musterbeispiel für die Verbindungsmöglichkeiten zwischen angewandter Grundlagenforschung und deren praktischer Nutzanwendung" angesehen.
W. Richter/Kleinmachnow. 1220.

4-64/04-0055 Čečulin, Ju. S. und Wang, Kuo-hsiang; Moskau, Inst. für Herzgefäßchirurgie der Akad. der Med. Wiss. der UdSSR, Lab. für Pathophysiol. und Exp. Therapie. Kateterizacija arterij serdca sobaki v chroničeskom opyte. **(Katheterisierung der Herzarterie beim Hund im Dauerversuch.)** Fiziologičeskij žurnal SSSR imeni I. M. Sečenova, Moskva–Leningrad **59** (1963) Nr. 4. S. 510–512. — 3 Abb., 5 Lit.
Eine Methode zur Katheterisierung der Coronararterie mit einem elastischen Katheter ohne Verletzung der Gefäßwand für Dauerversuche am Hund wurde erarbeitet. Das narkotisierte Tier wird auf die linke Seite gelegt und ein Katheter durch die rechte A. carotis communis (nach Öffnung des Spatium intercostale IV und des Pericards) eingeführt. Die A. coronaria wurde mit einem Polyaethylenschlauch (äußerer ∅ 1 mm, Länge 50 cm) kathetierisiert. Genaue Beschreibung des Katheters s. Original. Die hauptsächliche Komplikation der Operation besteht in der Fibrillierung der Herzventrikel. G. Pose. 1220.

4-64/04-0056 Vedjaev, F. P.; Leningrad, Inst. für Exp. Med. der Akad. der Med. Wiss. der UdSSR, Lab. für Vergleichende Physiol. und Pathol. Rol' struktur striarnogo i talamičeskogo urovnja central'noj nervnoj sistemy ptic v reguljacii vnešnego dychanija i ich funkcional'naja charakteristika. **(Die Rolle der Striatum- und Thalamusstrukturen bei der Regulation der äußeren Atmung sowie ihre Charakteristik bei Vögeln.)** Fiziologičeskij žurnal SSSR imeni I. M. Sečenova, Moskva-Leningrad **49** (1963) Nr. 6. S. 666–676. — 6 Abb., 35 Lit. Zus. in Engl.
In Dauerversuchen an Tauben mit im Striatum oder Thalamus implantierten bipolaren Elektroden wurde der Einfluß elektrischer Reizungen dieser Gebiete auf die Atmung untersucht. Es treten drei Arten von Reaktionen auf die Reizungen ein: 1) primär-motorische und gemischte Effekte; hierbei kam es zu elementaren Bewegungen ohne Atmungsveränderungen oder mit kurzfristigen Veränderungen der Atmung; diese Reaktion trat bei 28% der Tiere auf und entstand bei Reizung der verschiedenen Thalamuskerne; 2) bei 58% der Tauben trat eine Verstärkung der Atembewegungen nach Reizung der meisten thalamischen Kerne auf. Die Reaktionen verliefen ein- oder zweiphasig; 3) bei 14% trat eine Hemmung der Atmung nach Reizungen im Mesostriatum auf; für 5–7 Sek. setzten die Atembewegungen aus. Die Besonderheiten der Atmungsreaktion auf elektrische Reizungen hängt von den physikalischen Parametern der Reizung ab. Im Gegensatz zum Kaninchen besteht bei Tauben keine strenge Konzentrierung der zenralen reflektorischen Atmungsmechanismen, und es gibt weniger Mechanismen, die die Atmungsbewegungen hemmen. G. Pose. 1280.

4-64/04-0057 Evdokimov, S. A., Isaakjan, L. A. und Maslenikova, L. S.; Leningrad, Pawlow-Inst. für Physiol. der Akad. der Wiss. der UdSSR. Elektrometričeskij metod opredelenija koncentracii kisloroda v vydychaemom vozduche melkich životnych. **(Elektrometrische Methode zur Bestimmung der Sauerstoffkonzentration in der ausgeatmeten Luft kleiner Laboratoriumstiere.)** Fiziologičeskij žurnal SSSR imeni I. M. Sečenova, Moskva-Leningrad **49** (1963) Nr. 6. S. 767–770. – 2 Abb., 7 Lit.

Beschreibung einer Vorrichtung zur elektrometrischen Bestimmung (geringe Latenzzeit, hohe Empfindlichkeit) des prozentualen Sauerstoffgehalts in der ausgeatmeten Luft von kleinen Laboratoriumstieren. Hierzu wurde eine galvanische Zelle mit Elektroden gebaut. Das Elektrodenpaar besteht aus einer polarisierenden Platinelektrode und einer nichtpolarisierenden Silberchloridelektrode. Die elektrolytische Zelle wird aus einem Glasrohr hergestellt, dessen unteres Ende mit einer Polyaethylenmembran geschlossen wird. Ein Chlorvinylring drückt die Membran fest an den Rand des Rohres. In das so gebildete Reagenzglas werden einige Tropfen KOH (0,5 n) getropft und die Elektroden hineingehängt. Außer der elektrolytischen Zelle gehören zur Meßvorrichtung ein elektrometrischer Verstärker und ein schnell reagierendes automatisches Potentiometer mit Schreibeinrichtung. Genauere Anfertigung und Meßtechnik s. Original. G. Pose. 1290.

4-64/04-0058 Kruta, V. und Bravený, P., Brno, Czechoslovakia, Univ., Fac. of Med. Rate of restitution and self-regulation of contractility in mammalian heart muscle. **(Über die Restitutionsrate und Selbstregulation der Kontraktilität des Herzmuskels bei Säugetieren.)** Nature [London] **197** (1963) Nr. 4870. S. 905–906. – 2 Abb., 5 Lit.

Das Problem der Restitution des Herzmuskels von Säugetieren und die Regulation der Kontraktionen war Gegenstand vorliegender Untersuchungen. In den Experimenten konnte bewiesen werden, daß innerhalb gewisser Grenzen die Geschwindigkeit der Kontraktilitätswiederherstellung nach einer Extrasystole ansteigt. Auf der anderen Seite bedeutet ein längeres Intervall einen Abfall in der Restitutionsrate. Es scheint, daß die Schnelligkeit der Kontraktilitätswiederherstellung abhängig ist von der Länge des vorangegangenen Intervalls. Schlußfolgernd aus den Versuchen und seinen Ergebnissen stellten Vff. fest, daß die Fakten eng verbunden sind mit der Membran-Depolarisation und eng gekoppelt mit dem Prozeß „Erregung-Kontraktion". Weiterhin konnte eine Verbindung mit dem Prozeß der Transformation und Umwandlung der gespeicherten Energie in eine nutzbare und ihr Verbrauch im mechanischen Verlauf der Kontraktion ermittelt werden.

W. Richter/Kleinmachnow. 1315.

4-64/04-0059 Schorer, Rudolf und Piiper, Johannes; Göttingen, Max-Planck-Ges., Med. Forsch.-Anst. **Herzzeitvolumen, venöse Beimischung und Atemtoträume bei Veränderungen des mittleren intrapulmonalen Druckes am künstlich beatmeten Hund.** Pflügers Arch. ges. Physiol. Menschen Tiere **277** (1963) Nr. 4. S. 404–421. – 6 Abb., 5 Tab., 24 Lit. Zus. in Engl.

An 17 Hunden wurde die Auswirkung der Veränderung des mittleren intrapulmonalen Druckes auf den Kreislauf untersucht. Neben der Analyse der Gasaustauschfunktion der Lunge, wobei vor allem die venöse Beimischung und die Atemtoträume gemessen wurden, kam es zu Untersuchungen über das Verhalten des Herzzeitvolumens. Es wurde festgestellt, daß das Herzzeitvolumen bei Verminderung des intrapulmonalen Druckes zunimmt. Die maximale Zunahme (im Mittel um 39%) wurde bei -40 cm H_2O erreicht. Bei einer 100% O_2-Beatmung wurde die venöse Beimischung bei negativem intrapulmonalem Druck bestimmt. Die venöse Beimischung betrug bei einem intrapulmonalen Druck von 0 im Durchschnitt 3,7% und nahm bei weiterer Senkung progressiv

zu. Bei Zunahme und Abnahme des intrapulmonalen Druckes trat eine Zunahme des effektiven Totraumes auf.
W. Richter/Kleinmachnow. 1315.

4-64/04-0060 Perlmutter, H. J.; Philadelphia, Hahnemann Med. Coll. Studies employing a remotely–operated valve for the elective control of coronary sinus outflow in the intact conscious dog. **(Untersuchungen mit einer beweglichen Klappe zur elektiven Kontrolle des aus dem Sinus coronarius ausströmenden Blutes bei nicht narkotisierten Hunden.)** Anatom. Rec. **142** (1962) Nr. 2. S. 266.
Druckmessungen des aus dem Sinus coronarius ausströmenden Blutes bei anaesthesierten, brusthöhleneröffneten Hunden sind schärfster Kritik ausgesetzt. Deshalb wurde eine spezielle intracardiale Kanüle mit einem Seitenarm und einer beweglichen Klappe entwickelt. Die Kanüle wird chirurgisch in das rechte Atrium gebracht und in der Öffnung des Sinus coronarius sicher angebracht. Röhren, die mit dem Seitenarm und der Klappe verbunden sind, wurden durch die Vv. jugulares nach außen geführt. Dem Tier wurde die Möglichkeit gegeben, sich vor den Druckmessungen zu erholen. Während der Öffnung der Klappe konnte das Blut frei in das rechte Atrium fließen, und der normale Pulsdruck des Sinus coronarius wurde gemessen. Bei Schluß der Klappe wurde ein vollständiger Verschluß des Sinus coronarius hervorgerufen, der ein deutliches Ansteigen des Koronarvenendruckes bewirkte. Die Höhe und Charakter des Pulses dieses hervorgerufenen Druckes wurden genau aufgenommen und mit Veränderungen im EKG verglichen. R. Berg. 1315.

4-64/04-0061 Vartapetov, B. A. und Novikova, N. V.; Charkow, Ukrain. Inst. für Exp. Endokrinol., Abt. Physiol. Vlijanie ganglioblokirujuščich veščestv (benzogeksonija i pirilena) na belki syvorotki krovi i arterial'noe davlenie životnych s postkastracionnoj gipertoniej. **(Die Wirkung von ganglienblockierenden Stoffen [Benzohexonium und Pyrilen] auf die Serumproteine und den Blutdruck von Tieren mit Hypertonie nach der Kastration.)** Problemy ėndokrinologii i gormonoterapii, Moskva **9** (1963) Nr. 4. S. 15–22. – 2 Abb., 3 Tab., 14 Lit. Zus. in Engl.
Kaninchen, die 3–5 Monate nach der Kastration eine Hypertonie zeigten, wurden längere Zeit mit Benzohexonium oder Pyrilen behandelt. Dabei konnte ein Abfall des gesteigerten Blutdrucks beobachtet werden, wobei Pyrilen doppelt so wirksam war wie Benzohexonium. Die nach der Kastration erhöhte Spitze der polarographischen Welle und der Albumin-Globulin-Quotient der Serumproteine erniedrigten sich unter dem Einfluß des Benzohexoniums und normalisierten sich unter der Wirkung von Pyrilen vollständig.
E. Grün. 1320.

4-64/04-0062 Lacroix, E.; Gand, Univ., Inst. de Physiol. Normal et Pathol. Influence de l'exercice musculaire sur le débit splanchnique chez le chien. **(Einfluß der Muskelbewegung auf das Eingeweide-Soll [Debitum splanchnicum] beim Hunde.)** Arch. int. Physiol. Biochim. [Liège, Belgique] **71** (1963) Nr. 1. S. 108–111.
Man nimmt an, daß die Herz-Gefäß-Rückwirkung (Reactio cardiovascularis) im Verlaufe der Muskelbewegung nicht nur durch ein Anwachsen des Herz-Solls (Debitum cardiacum), sondern gleichermaßen durch eine Wiederverteilung (Redistributio) des Blutkreislaufes gekennzeichnet ist. Die Perfusion der aktiven Muskeln würde sich in dem Maße erhöhen, wie sich das Soll (Debitum) in anderen Regionen verringern würde. Das Eingeweidegefäßnetz (Rete vasculare splanchnicum) würde durch seine Ausdehnung eine wichtige Rolle in diesem Mechanismus spielen und würde somit im Gefolge gefäßbewegender Rückwirkungen (Reactiones vasomotrices) sein Soll (Debitum) verringert und seinen Kreislaufwiderstand (Resistentia circulatoria) zum Nutzen der Muskelnetze erhöht finden. Diese klassische Betrachtung ruht in

der Tat nur auf ganz wenigen experimentellen Angaben, die übrigens unvollständig oder gar widersprechend sind. Die Untersuchungen wurden an Hunden durchgeführt, deren Gewicht zwischen 15,5 und 28,0 kg variierte; sie wurden während 36 Std. vor dem Versuch nüchtern gehalten und mit Morphin (1 mg/kg)-Chloralose (100 mg/kg) betäubt. In Verfolg gemäßigt provozierter Muskelbewegung wurde beim betäubten Hunde durch unmittelbare Muskelreizung der mittlere Schlagaderdruck (Pressio arterialis) nicht verändert, während das Herzsoll (Debitum cardiacum) klar erhöht und der periphere Gesamtwiderstand (Resistentia peripherica totalis) stark verringert war. Unter diesen Bedingungen sind Eingeweidekreislaufsoll und -widerstand (Debitum circulatorium splanchnicum et Resistentia circulatoria splanchnica) nicht nennenswert verändert; jedoch ist der Eingeweideanteil (Fractio splanchnica) des Herzsolls (Debitum cardiacum) klar verringert. W. F. Ebel. 1352.

4-64/04-0063 Gillot, G., Aaron, C., Michel, J., Touboul-Planchon, M. und Leroy, G.; Alfort, École Vétérin.; Vaugirard, Hôpital. La phlébographie occlusive expérimentale. **(Die experimentelle Verschlußvenenschreibung [Phlebographia occlusiva experimentalis].)** Écon. Méd. animales 4 (1963) Nr. 4. S. 213–217.

Die Methode der Okklusivphlebographie der hinteren Hohlvene (V. cava caudalis) wird vor allem zur Erforschung der Nieren- und Leberblutgefäße angewandt. Die Verschlußphlebographie ist zu einer Routinemethode beim Tier geworden: sie hat ihre Unschädlichkeit bewiesen, aber auch ermutigende Ausblicke durch die Qualität der in den verschiedensten Gebieten erhaltenen Bilder eröffnet. Die Anwendung beim Menschen ist im Gange; die Ergebnisse sind noch nicht entscheidend, aber die bemerkenswerte Toleranz einer auf den ersten Blick aggressiv anmutenden Untersuchung läßt eine weite Anwendungsbreite voraussagen. W. F. Ebel. 1352.

4-64/04-0064 Bauereisen, E., Lutz, J. und Peiper, U.; Würzburg, Univ., Physiol. Inst. **Reflektorische Milzentspeicherung nach adäquater Reizung venöser Receptoren im Mesenterialkreislauf der Katze.** Pflügers Arch. ges. Physiol. Menschen Tiere **277** (1963) Nr. 4. S. 397–403. – 2 Abb., 6 Lit. Zus. in Engl.

In vorliegenden Versuchen wurden die Receptoren im Mesenterialkreislauf der Katze durch infusionsbedingte Füllungszunahmen der V. mesenterica gereizt. Am Perfusionsdruck und am venösen Abfluß aus der isolierten und volumenkonstant perfundierten Milz wurde der Reizerfolg gemessen. Es wurde festgestellt, daß durch elektrische Reizung des zentralen Ischiadicusstumpfes am isolierten volumenkonstant perfundierten Milzkreislauf dieselbe Wirkung erzielt wurde wie beim Mesenterialkreislauf (Steigerung des venösen Abflusses bei gleichzeitiger Erhöhung des Perfusionsdruckes). Aus den Ergebnissen wurde geschlußfolgert, daß die Befunde für die Funktion venöser Mechanoreceptoren im Mesenterialkreislauf sprechen. Weiterhin wird auf die Beeinflussung der Milz im Sinne der Blutspeicherung und -abgabe von den Mechanoreceptoren aus eingegangen. W. Richter/Kleinmachnow. 1352.

4-64/04-0065 Scherrer, Harald; Vancouver, Canada, Univ. of Brit. Columbia. **Atem- und Kreislaufreaktion bei Injektion von hypertonischer Kochsalzlösung in die A. carotis der Ratte.** Pflügers Arch. ges. Physiol. Menschen Tiere **277** (1963) Nr. 4. S. 372–386. – 5 Abb., 2 Tab., 16 Lit.

Die Veränderungen der sympathischen Aktivität, des Blutdruckes, der Atmung und der Herzfrequenz nach Injektion hypertonischer Lösungen und deren Ursprung werden in vorliegender Arbeit behandelt. Den Ergebnissen der Untersuchungen mit Ratten konnte entnommen werden, daß diese Veränderungen durch Injektion hypertonischer Kochsalzlösung oder von Wasser in die A. carotis interna oder externa entstehen. Man nimmt an,

das diese Reaktionen sowohl vom intracerebralen als auch extracerebralen Strombett der A. carotis ausgelöst werden können. „Sie bleiben nach Unterbindung der A. basalis und der zur Injektion gegenseitigen A. carotis communis mit daraus resultierender präpontiner Ischämie bestehen."
W. Richter/Kleinmachnow. 1352.

4-64/04-0066 Nemeth, A. M. und Habe, G. de la; Philadelphia, Univ. of Pennsylvania. Enzyme formation in the newborn mammalian liver. **(Enzymbildung in der Leber neugeborener Säuger.)** Anatom. Rec. **142** (1962) Nr. 2. S. 262.
Frühere Arbeiten deuten darauf hin, daß alle Leberenzyme oder solche, die eine Leberfunktion ausführen, beim Fetus fehlen. Diesbezüglich wurde die Tryptophan-Pyrrolase als Beispiel untersucht. Die Tryptophan-Pyrrolase-Aktivität fehlt beim Feten, erreicht aber sehr schnell den Spiegel der Erwachsenen, nachdem der Fetus aus der Umgebung des Uterus – auf natürlichem Wege z. Zt der Geburt oder durch Sectio caesarea – herausgenommen wurde. Durch Anwendung von Puromycin und 5-Fluorouracil-Verbindungen, die mit der Protein- und Nucleinsäuresynthese interferieren, konnte gezeigt werden, daß die normale Entwicklungszunahme der Tryptophan-Pyrrolase-Aktivität beim neugeborenen Meerschweinchen das Resultat der Synthese zusätzlicher Enzymmoleküle von Aminosäuren ist, und daß diese de novo-Synthese der Enzyme von der Synthese der Nucleinsäure abhängt.
R. Berg. 1366.

4-64/04-0067 Magnusson, Göran und Orstadius, Kerstin; Stockholm, Sweden, Roy. Veterin. Coll. Relation between the plasma level of glutamic-oxaloacetic transaminase and the morphological status of skeletal muscle in pigs. **(Die Beziehung zwischen dem Gehalt des Plasmas an Glutaminsäure-Oxalessigsäure-Transaminase und dem morphologischen Status der Skelettmuskulatur beim Schwein.)** Acta veterin. scand. **4** (1963) Nr. 2. S. 113–127. – 3 Abb., 3 Tab., 9 Lit. Zus. in Schwed., Dtsch.
Im Hinblick darauf, daß die Muskeldystrophie mit sehr unterschiedlichen Störungen der Bewegung verknüpft ist und ein objektives Kriterium zur Beurteilung der Schwere der Erkrankung fehlt, wurden vergleichende Untersuchungen über den Plasmagehalt an Glutaminsäure-Oxalessigsäure-Transaminase (GOT) in Abhängigkeit von der Muskeldystrophie durchgeführt. Zwischen den Veränderungen des Fermentgehaltes und dem Ausmaß der Degeneration, die bei der Obduktion festgestellt wurde, bestand eine qualitativ gute Korrelation. Eine weniger gute Übereinstimmung bestand hingegen zwischen den GOT-Werten und den histologischen Befunden bei der Biopsie des M. longissimus dorsi. Es hat sich gezeigt, daß der genannte Muskel für die Feststellung der Muskeldystrophie des Schweines nicht sehr geeignet ist. Wahrscheinlich können auch mildere Muskelschädigungen entstehen, ohne daß diese in erhöhten Transaminasewerten zum Ausdruck kommen.
E. Kolb. 1372.

4-64/04-0068 Utzig, Jósef. Poziom kwasu mlekowego, glikogenu i fosforu w mięśniu szkieletowym w nieodwracalnym wstrząsie histaminowym. **(Milchsäure-, Glykogen- und Phosphorspiegel im Skelettmuskel bei irreversiblem Histaminschock.)** Zeszyty naukowe wyższej Szkoły rolniczej Wrocławiu, Weteryn. **11** (1962) Nr. 42. S. 247–254. – 1 Tab., 19 Lit. Zus. in Russ., Engl.
Vf. untersuchte das Verhalten des Milchsäure-, Glykogen-, und Phosphorspiegels im Skelettmuskel während des irreversiblen Histaminschocks. Diese Verbindungen spielen neben der Adenosintriphosphorsäure (ATP) eine grundsätzliche Rolle im energetischen Muskelmetabolismus. Der Versuch wurde an 72 Meerschweinchen und 64 Kaninchen ausgeführt. Histamin wurde in Mengen von 0,75 mg pro kg Kgw. Meerschweinchen und 0,5 mg pro kg Kgw. Kaninchen i. v. appliziert. Es konnte festgestellt werden, daß nach dem irre-

versiblen Histaminschock der Milchsäure-, Glykogen- und Gesamtphosphorspiegel abnimmt, dagegen der Mineralphosphorspiegel zunimmt. Nach Ansicht des Vf. sind diese Ergebnisse jenen bei der Jodessigsäuremuskelvergiftung ähnlich. Es wird angenommen, daß der Kohlenhydratmetabolismus während des irreversiblen Histaminschocks den Glukosemetabolismus bei der Jodessigsäurevergiftung ähnlich ist. Histamin inaktiviert während des irreversiblen Schocks ähnlich wie die Jodessigsäure die gesamten, während der Glykogenolyse auftretenden, oxydoreduzierenden Reaktionen.

PRL/CBR. 1372.

4-64/04-0069 Burt, A. M. und Wenger, B. S.; Lawrence, Univ. of Kansas. A quantitative study of glucose-6-phosphate dehydrogenase activity in the spinal cord of the developing chick. **(Eine quantitative Untersuchung der Glukose-6-Phosphatdehydrogenase-Aktivität im Rückenmark des sich entwickeluden Kükens.)** Anatom. Rec. **142** (1963) Nr. 2. S. 220.

Für die Analyse der Glucose-6-Phosphat-Dehydrogenase-(G6DH-)Aktivität, ein Index der Pentosezyklus-Funktion, während der Embryogenese des Brachialstranges wurden quantitative histochemische Methoden angewendet. Bestimmte Gebiete der brachialen Vergrößerung (5–10 Tage alte Küken) wurden an lyophylisierten Serienschnitten präpariert, auf einer Quarzfaserwaage (50–400 mg) gewogen und nach einer Modifikation der Lowryschen mikrochemischen Technik auf G6DH-Aktivität geprüft. Es handelt sich hierbei um die Anwendung des empfindlicheren fluorometrischen, streng alkalischen Verfahrens für die Messung von TPNH. Die Enzymaktivität wurde in Millimicromol reduzierter TPN/g Trockengewicht/h ausgedrückt. Cephalcaudal-Fluktationen der Aktivität konnten für die einzelnen Rückenmarkexemplare nachgewiesen werden. Während dieser Entwicklungsperiode nimmt die Totalaktivität dreifach ab. Die Flügel- und Basalplatten sind in ihrer Aktivität annähernd identisch, im Mantel ist sie beträchtlich höher als im Neuralepithel. Das letztere unterstützt die Auffassung, daß nach der zellulären Proliferation eine frühe Stufe in der neutralen Differenzierung aus einem vorübergehenden Anstieg der Pentosezyklusaktivität besteht.

R. Berg. 1376.

4-64/04-0070 Sadokova, A. P. Azotistye veščestva spermy i vosproizvoditel'nych organov byka i korovy. **(Stickstoffhaltige Stoffe des Spermas und der Geschlechtsorgane des Bullen und der Kuh.)** Trudy Vsesojuznogo naučnoissledovatel'skogo instituta životnovodstva, Moskva **24** (1962) S. 303–311. – 9 Tab.

In den Hoden von Bullen (Drüsengewebe bzw. Samenplasma), im Sperma von Bullen und Ebern, im Ovar, der Follikelflüssigkeit und den Gelbkörpern von Kühen wurde der N- und Eiweißgehalt bestimmt. Das Drüsengewebe des Hodens enthält den meisten Stickstoff, das Sperma des Ebers den geringsten. 72,6% des N wurden in der wasserlöslichen und 27,4% in der wasserunlöslichen Fraktion des Stierhodens gefunden. Die Zahl der sauren Proteine lag bei allen untersuchten Geweben in derselben Größenordnung (7,5–10,7 ml verbrauchte 0,1 n NaOH/g Eiweiß). Der N-Gehalt der sauren Proteine lag zwischen 14,8 und 15,8%. Ein Vergleich des Anteils an sauren bzw. alkalischen Proteinen im Gesamteiweiß ergab, daß im Drüsengewebe des Hodens, im Ovar und in der Follikelflüssigkeit der Anteil der alkalischen Eiweiße höher liegt, während im Samenplasma ein besonders hoher Anteil an sauren Eiweißen vorliegt. Die Histonfraktion des Stierhodens besaß einen N-Gehalt von 12,6–16,6%, wobei 36–41% Diamino- und 51–56% Monoaminoverbindungen darstellten. Eine Untersuchung der physikalisch-chemischen Eigenschaften (Bestimmung des isoelektrischen Punktes, der Viscosität, Oberflächenspannung, Refraktion und Fällbarkeit mit Ammonsulfat) der sauren Proteine und Histone wurde ebenfalls durchgeführt. E. Grün. 1378.

4-64/04-0071 Habel, R.; Ithaca, N.Y., Cornell Univ., New York State Veterin. Coll. Carbohydrates, phosphatase, and esterases in the mucosa of the ruminant forestomach during postnatal development. **(Kohlenhydrate, Phosphatase und Esterasen in der Vormagenschleimhaut der Wiederkäuer während der postnatalen Entwicklung.)** Anatom. Rec. **142** (1962) Nr. 2. S. 238.
Die Untersuchungen wurden an 20 Rindern, 2 Schafen und 3 Ziegen im Alter von 1 Tag–3 Jahren vorgenommen. Die PAS-Reaktion und Hilfstests zeigen an, daß die Intercellularsubstanz des Stratum corneum in allen Altersstadien ein neutrales Mukopolysaccharid enthält. Die Interzellarsubstanz der oberflächlichen Schichten des Stratum corneum wurde ebenfalls mit Alcianblau gefärbt. Die Resultate zeigen, daß mehr saure Verbindungen in Oberflächennähe zu finden sind. Glykogen war im normalen Epithel von Tieren, die älter als 4 Wochen waren, nie vorhanden. Glykogentropfen in der Lamina propria mucosae stehen in Beziehung zur fermentativen Funktion des Pansens. Nur Spuren waren bei milchgefütterten Tieren vorhanden. Eine bedeutende Zunahme wurde nach dem Wechsel zur Heu- und Strohfütterung gesehen. Eine starke Alkaliphosphatasereaktion wurde im oberen Stratum spinosum, in der Übergangszone und dem Stratum corneum beobachtet.
R. Berg. 1378.

4-64/04-0072 Lekarev, V. S. und Padučeva, A. L. Fotometričeskoe opredelenie deponirovanija sery (S^{35}) organičeskich i neorganičeskich soedinenij v organach i tkanjach životnych. **(Die photometrische Bestimmung der Schwefelablagerung [S^{35}] organischer und anorganischer Verbindungen in tierischen Organen und Geweben.)** Trudy Vsesojuznogo naučno-issledovatel'skogo instituta životnovodstva, Moskva **24** (1962) S. 386–391. – 3 Abb., 1 Tab., 6 Lit.
Mit Hilfe der Autoradiographie wurde die Ablagerung des radioaktiven Schwefels (^{35}S) aus verschiedenen organischen (Methionin, Cystin, Thiamin) und anorganischen (leichtlösliches Na-Sulfat, schwerlösliches Ba-Sulfat) Verbindungen in den Organen und Geweben des Meerschweinchens verfolgt. Die Stoffe wurden in Mengen von 1 μC/kg Kgw. per os verabreicht. Am 8. Tage nach der Gabe wurden die Tiere getötet und histologische Schnitte zur Untersuchung der Organe angefertigt. Aminosäure-S wurde am stärksten in die Organe eingelagert (3,2–0,65 μC/g Trockengewebe), Thiamin-S in geringerem Maße (1,15–0,09 μC/g) und Sulfat-S in noch geringeren Mengen, wobei Na-Sulfat 2–8mal stärker als Ba-Sulfat abgelagert wurde. Dabei war die Aktivität der einzelnen Organe unterschiedlich. Die höchste Markierung wiesen Schilddrüse, Nierenrinde, Hypophyse und Magenschleimhaut, die geringste die weiße Substanz des Gehirns und die Muskulatur auf. E. Grün. 1378.

4-64/04-0073 Sokolovskaja, I. I. und Padučeva, A. L. Raspredelenie radioaktivnoj sery v ovocitach i cigotach. **(Die Verteilung des radioaktiven Schwefels in den Oocyten und Zygoten.)** Trudy Vsesojuznogo naučno-issledovatel'skogo instituta životnovodstva, Moskva **24** (1962) S. 351–365. – 8 Abb., 1 Tab., 13 Lit.
Kaninchen erhielten vor sowie 3–56 Std. nach der Ovulation und Besamung 0,3–1 μC radioaktiven Schwefel (^{35}S) in Form von Methionin, Cystin, Thiamin oder Na-Sulfat. 21–49 Std. nach der Gabe wurden die Eileiter entnommen und die Radioaktivität der isolierten Zygoten mit Hilfe der Autoradiographie bestimmt. Erfolgte die S-Gabe vor bzw. während der Ovulation, so konnte nur wenig ^{35}S im Schleimhäutchen der Zygoten nachgewiesen werden, der stets in den tiefen Schichten enthalten war. Erfolgte die Verabreichung 17–25 Std. nach der Ovulation, so konnte in ihm eine hohe Radioaktivität nachgewiesen werden, die auf die äußeren Schichten begrenzt war. Diffusionsprozesse scheinen also im Schleimhäutchen nicht oder nur in geringem Maße

abzulaufen. Mit Thiamingaben konnte keine Markierung desselben erzielt werden. Nach Entfernung des Schleimes durch Einwirkung eines Fermentes konnte in der Tunica pellucida und im Ooplasma keine Radioaktivität festgestellt werden. Dies zeigt, daß ^{35}S 2–3 Tage nach der Einführung in den Organismus nur im Schleimhäutchen, nie jedoch in den Blastomeren oder der Tunica pellucida der Zygoten nachzuweisen ist. Das deutet darauf hin, daß das Schleimhäutchen aus Sekreten des Eileiters, dessen Schleimhaut ebenfalls markiert war, abstammt. E. Grün. 1378.

4-64/04-0074 Newberne, Paul M. und Salmon, W. D.; Auburn, Ala., Univ. Biochemical and morphological observations on cholinedeficient rats. Effects of various levels of beef fat and cholesterol, and of injections of sulfamerazine and parathyroid hormone. **(Biochemische und morphologische Untersuchungen beim Cholinmangel von Ratten. Der Einfluß verschiedener Konzentrationen an Rinderfett und Cholesterin sowie von Injektionen von Sulfamerazin und Parathormon.)** J. Nutrit. [Philadelphia] **79** (1963) Nr. 2. S. 179–187. – 4 Abb., 6 Tab., 8 Lit.

Untersuchungen an Ratten zeigen, daß die Aufnahme von weitgehend gesättigten Fetten beim Cholinmangel die pathologischen Veränderungen an den Coronargefäßen und in den Nieren verstärkt. Bei jungen Ratten wurde in vorliegenden Untersuchungen der Einfluß einer Nahrung mit verschiedenen Konzentrationen an Rinderfett mit oder ohne Zusatz von Cholesterin bei Cholinmangel untersucht. In den Nieren, den Coronargefäßen, dem Myocard und in der Aorta wurden durch eine Mangelperiode an Cholin von 7–8 Tagen krankhafte Veränderungen hervorgerufen; der zum Schutz benötigte Cholingehalt des Futters wurde durch Ersatz eines Fettanteils der Nahrung durch Cholesterin (5%) erhöht. Nach Ergänzung mit Cholin nahm der Gehalt der Leber an Lipoiden ab, während der des Plasmas anstieg. Der Gehalt des Serums an Protein nahm nach der Cholinergänzung des Futters zu. Nach Injektion von Sulfamerazin über einen Zeitraum von 7 Wochen traten Nierenschäden und Hyperplasie der Parathyreoidea ein, während Coronarveränderungen nicht nachweisbar waren. Die Verabreichung von insgesamt 4000 IE an Parathormon über einen Zeitraum von 8 Wochen führte zur geringfügigen Veränderung an den Coronargefäßen und im Myocard, bei ausreichender Zufuhr von Cholin. Die Verabreichung von 1200 IE über einen Zeitraum von 4 Wochen führte zu keinen wahrnehmbaren histologischen Veränderungen. E. Kolb. 1378.

4-64/04-0075 Cornelius, Charles E., Pangborn, Jack und Heckly, Robert J.; Davis, Univ. of California; Berkeley, Univ. of California, School of Public Health. Isolation and characterization of a urinary mucoprotein from ovine urine. **(Isolierung und Charakterisierung eines Mucoproteins aus Schafharn.)** Arch. Biochem. Biophysics **101** (1963) Nr. 3. S. 403–408.

Aus Schafharn wird ein Mucoprotein isoliert, das dem aus Menschenharn gewonnenen Mucoprotein von Tamm und Horsfall ähnelt. Dialysierter Schafharn wird durch Ultrafiltration eingeengt und das erhaltene Gel in wenig Wasser aufgenommen. Aus dieser Lösung läßt sich das Mucoprotein durch 0,58 m NaCl ausfällen. Es wird mehrfach umgefällt und abschließend gegen Wasser dialysiert. Bei der elektronenmikroskopischen Untersuchung des Mucoproteins werden Fäden von 150 Å Durchmesser und 2500–40000 Å Länge beobachtet, die aus Untereinheiten von 200 Å Länge zu bestehen scheinen. Das Präparat erweist sich in der Ultrazentrifuge als einheitlich; es hat einen Sedimentationskoeffizienten von $S_{20,w} = 29$. Die Viscosität gleicht derjenigen des Mucoproteins von Tamm und Horsfall. Die elektrophoretische Beweglichkeit beträgt bei pH 7,5–7,8 $-11,6 \cdot 10^{-5}$ $cm^2 \cdot sec^{-1} \cdot v^{-1}$. Die spektrophotometrische Untersuchung ergibt ein Absorptionsmaximum bei 277 mμ. J. Müller. 1400.

4-64/04-0076 Gáspár, Zs. und Cseh, S. Papirkromatografiás vizsgálatok a szarvasmarha cervicovaginális szekrétumának folyadékfázisából. **(Papierchromatographische Untersuchungen des cervico-vaginalen Sekrets von Rindern.)** Magyar Állatorvosok Lapja [Ung. veterinärmed. Bl.] 18 (1963) Nr. 1. S. 32–38. – Aus: Ung. Agrar-Rdsch. **1963** Nr. 4.

Vff. untersuchten das während der Brunst gewonnene Sekret von insgesamt 234 Rindern, und zwar von 155 Schlachtrindern, 69 Zuchtkühen und 10 zuchtuntauglichen Tieren. Das Versuchsmaterial wurde bei Zuchttieren zur Zeit der Besamung, also bei der Brunst, mit Hilfe einer Injektionsspritze entnommen, die mit einem Vakuum-Schlauch und einer Pipette ausgerüstet war und die Entnahme von Sekret unmittelbar vom Gebärmuttermund ermöglichte. Aus nichtbrünstigen Tieren wurde Sekret dadurch gewonnen, daß ein Wattebausch auf den Gebärmuttermund gelegt wurde und 3 bis 5 Std. zum Ansaugen dort blieb. Mit der gleichen Methode gewonnene Schleimproben wurden beim selben Tier in der Brunst und im Dioestrus untersucht. Die Vff. stellten fest, daß Citronensäure kein ständiger Bestandteil des Vaginalschleimes ist. In der Mehrzahl der untersuchten Fälle enthielt der in 0,1 bis 0,2 ml Proben untersuchte proteinfreie Schleim keine mit dem angewendeten Verfahren nachweisbare Citronensäure. Von den 234 Proben konnten in 98 Proben mit Hilfe eines semiquantitativen Verfahrens 2 bis 48 mg% Citronensäure nachgewiesen werden. In 30 von 79 brünstigen Tieren enthielt der Schleim Citronensäure. Trotz einer hohen Empfindlichkeit des Verfahrens konnte im Schleim von 49 Tieren, d. h. in 62% der Fälle keine Citronensäure nachgewiesen werden. In einem Teil der Schleimproben, die auch Citronensäure enthielten, zeigten sich im Chromatogramm ein oder auch mehrere Flecken. Sie konnten von der Citronensäure leicht unterschieden werden. Von dieser unbekannten Substanz konnte chemisch festgestellt werden, daß sie in ihrer ursprünglichen Form am leichtesten mit Wasser oder 1%iger Essigsäure eluiert werden kann, verhältnismäßig stabil und dialysierbar ist. Die Entwicklung mit Bromkesolgrün deutet auf eine Säure. Die Substanz enthält keinen mit dem Kjeldahlschen Verfahren nachweisbaren Stickstoff, sie ist aber dissoziierbar. Ihre Nachweisbarkeit ist unabhängig vom Verfahren, das zu der Fällung von Eiweiß der Schleimprobe verwendet wurde. Die bisher noch nicht identifizierte organische Säure kommt in größeren Mengen im Vaginalschleim nichtträchtiger Tiere vor. Mit der bisher üblichen Prüfung des Sekrets und der Geschlechtsorgane konnte ihr Vorhandensein nicht festgestellt werden. Auf Grund von Angaben, die sich auf Besamungsergebnisse bei Rindern stützen, sowie der makroskopischen Beurteilung von Schleimproben, die während der Brunst gewonnen wurden, und des Sektionsbefundes der Geschlechtsorgane kommen Vff. zu dem Ergebnis, daß die organische Säure, deren chemische Struktur vorläufig noch nicht bekannt ist, als Zeichen einer Funktionsstörung der Geschlechtsorgane betrachtet werden kann.

1450.

4-64/04-0077 Vandemark, N. L. und Ewing, L. L.; Urbana, Univ. of Illinois. Factors affecting testicular metabolism and function. I. A simplified perfusion technique for short-term maintenance of rabbit testis. **(Faktoren, die auf den Hodenstoffwechsel und auf die Hodenfunktion einwirken. 1. Mitt. Eine vereinfachte Durchströmungstechnik zur kurzfristigen Erhaltung von Kaninchenhoden.)** J. Reproduct. Fertility **6** (1963) Nr. 1. S. 1–8. – 3 Abb., 4 Tab., 4 Lit.

Es wird ein einfacher und wenig kostspieliger Apparat zur Durchströmung der Art. spermatica am isolierten Kaninchenhoden beschrieben. Die Durchströmungsflüssigkeit ist am Vortage des Versuchs durch Herzpunktion gewonnenes Kaninchenblut, das defibriniert, filtriert und mit Penicillin und Dihydrostreptomycin angereichert ist. Der pH-Wert des Durchströmungsmittels beträgt anfänglich 7,87 und am Ende des Versuches 7,55. Für den

Versuchsablauf ist der Durchströmungsdruck von Bedeutung. Erhöht sich der Blutdruck, so sinkt die Glukoseaufnahme (mg/100 ml Perfusat/g Hoden) und die Flüssigkeitsrate (ml/hr/g Hoden) steigt. Die Hauptversuche werden mit einem Durchströmungsdruck von 50–55 mm Hg durchgeführt. Der Glukosegehalt des Perfusats bleibt unter 1500 μg/ml. Die Hodentemperatur wird konstant auf 36,5 $\pm$ 0,5 °C gehalten. Vff. gelingt es, mit der angeführten Technik bestimmte Partien isolierter Kaninchenhoden 7 Std. am Leben zu erhalten. Die histologischen Bilder zeigen überwiegend eine Unversehrtheit des Hodengewebes. Der Glukosegehalt des Perfusats, die Glukoseaufnahme und die Flüssigkeitsrate bleiben über die genannte Zeitspanne fast konstant. Mit Hilfe dieser Versuchsanordnung können Nährstoffbestimmungen an Hoden erfolgreich sein. H. Harfenmeister. 1450.

4-64/04-0078 Jakimčuk, E. F. und Jakovenko, N. V.; Lwow, Zootechn. und Veterinärmed. Inst. O nervnoj i ėndokrinnoj reguljacijach obrazovanija sostavnych častej moloka. **(Die nervale und endokrine Regulation der Bildung von Milchbestandteilen.)** Životnovodstvo, Moskva **25** (1963) Nr. 7. S. 78 bis 80. — 1 Abb., 3 Tab.

Ziegen erhielten $Na_2H^{32}PO_4$ s.c. in der Dosierung von 15–20 μC pro kg Kgw. Der in der Milch enthaltene ^{32}P wurde 20, 30 und 60 Min. sowie 2, 3, 4 und 5 Std. nach der Injektion gemessen. Bei ZNS-Hemmung (Chloralose 0,035 g pro kg Kgw.) war die Radioaktivität der Milch auf $^1/_3$ verringert. Unter ACTH-Wirkung (1 IE pro kg Kgw.) wurde sie auf das 10fache gesteigert.
S. Willer. 1470.

4-64/04-0079 Velitok, I. G.; Dubrowizy, Gebiet Moskau, Unions-Forsch.-Inst. für Tierzucht. O deponirovanii ostatočnogo moloka v vymeni korov. **(Über die Speicherung der Restmilch im Kuheuter.)** Životnovodstvo, Moskva **25** (1963) Nr. 3. S. 74–77. — 2 Abb., 2 Tab.

An 189 Kühen wurde die Restmilch, die nach manuellem und mechanisiertem Melken im Euter bleibt, bestimmt, nachdem 1–2mal 6 ml Pituitrin, in dem 18 IE Oxytocin enthalten waren, injiziert wurden. Es stellte sich heraus, daß die Menge der Restmilch sowohl unter den einzelnen Tieren als auch bei ein und demselben Tier sehr variabel ist und 50–780 ml betragen kann. Es existiert kein bestimmtes Volumen der Restmilch für die einzelnen Tiere. Die Restmilch kann mittels des üblichen Melkvorganges entnommen werden; dann befindet sich innerhalb einer kurzen Zeit keine Restmilch in den Euteralveolen. In diesen Fällen kommt es auch nach 2maliger Pituitrinverabfolgung zu keiner zusätzlichen Milchabsonderung. Die Versuche zeigen, daß die Restmilch kein konstantes Attribut der sekretorischen oder synthetischen Prozesse in den Euterepithelzellen ist. G. Pose. 1470.

4-64/04-0080 Gilmore, H. C. und Gaunt, S. N.; Amherst, Univ. of Massachusetts. Variations in per cent of protein, milk fat, and solids-not-fat between milkings and during the milking process. **(Die Variabilität des Anteils an Eiweiß, Fett und fettfreier Trockensubstanz zwischen unterschiedlicher Milchentnahme und im Verlaufe des Melkens.)** J. Dairy Sci. **46** (1963) Nr. 7. S. 680 bis 685. — 6 Tab., 14 Lit.

Insgesamt 1290 Milchproben bei abendlicher bzw. morgendlicher Milchentnahme wurden auf den Gehalt an Eiweiß, Fett und fettfreier Trockensubstanz untersucht. Dabei wurde festgestellt, daß die Milchmenge morgens um durchschnittlich 4,21 lb höher lag als abends; der Gehalt an Milchfett lag dabei um 0,73%, der an Protein um 0,03% und der an fettfreier Trockensubstanz um 0,11% niedriger. Statistisch hochsignifikante Unterschiede bestanden zwischen Milchintervallen von 12:12 Std. gegenüber solchen von 10:14 Std. Die Untersuchung des Verhaltens der Konzentration der Hauptbestandteile der Milch während des Melkvorgangs zeigte, daß der Anteil des Milchfettes im Verlaufe des Melkvorgangs deutlich zunahm, während die Konzentration an

Protein und an fettfreier Trockensubstanz eine Tendenz zum Abfall zeigte. Zur Bestimmung des Proteingehaltes der Milch ist es nicht notwendig, Morgen- und Abendgemelk zu untersuchen; wohl ist diese Untersuchung aber bei der Bestimmung der fettfreienTrockensubstanz auf Basis der Milchfettbestimmung angezeigt. E. Kolb. 1470.

4-64/04-0081 Šichov, I. Ja.; Dubrowizy, Gebiet Moskau, Unions-Forsch.-Inst. für Tierzucht. Soderžanie nukleinovych kislot v moločnoj železe krupnogo rogatogo skota. **(Der Nucleinsäuregehalt in der Milchdrüse von Rindern.)** Životnovodstvo, Moskva **25** (1963) Nr. 3. S. 77–78. – 1 Abb., 1 Tab.
Vergleichende biochemische Untersuchungen (nach Schmidt-Tannhauser) des Nucleinsäuregehaltes der Milchdrüsen bei Kühen in verschiedenen Entwicklungsstadien. Zur Untersuchung kamen die Milchdrüsen von 3 geschlechtsreifen Kälbern, 5 nichtlaktierenden Tieren und 8 laktierenden Kühen. Die laktierenden Kühe wurden nach dem Milchertrag in zwei Gruppen unterteilt, über 700 Liter und unter 424 Liter je dt Kgw. Die Untersuchungen zeigten, daß der höchste Ribonucleinsäuregehalt pro 100 mg Frischgewebe in der Gruppe der Tiere mit hohem Milchertrag gefunden wurde und merklich weniger bei den schwach laktierenden Kühen betrug. Bei den nicht laktierenden Kühen war der RNS-Gehalt noch niedriger. Am stärksten unterschied sich der RNS-Gehalt der Kälber; er war 4mal niedriger als in der ersten Gruppe, 3,2mal geringer als in der 2. und 2,8mal geringer als in der 3. Gruppe. Der DNS-Gehalt steigt von der 1. bis zur 3. Gruppe an und ist bei der 4. Gruppe stark vermindert.
G. Pose. 1470.

4-64/04-0082 Tove, S. B. und Mochrie, R. D.; Raleigh, North Carolina State Coll. Effect of dietary and injected fat on the fatty acid composition of bovine depot fat and milk fat. **(Der Einfluß der Verabreichung von Fett mit der Nahrung bzw. durch Injektion auf die Fettsäurezusammensetzung des Depot- und Milchfettes beim Rind.)** J. Dairy Sci. **46** (1963) Nr. 7. S. 686–689. – 2 Abb., 2 Tab., 12 Lit.
Die Verabreichung von Fett mit dem Futter hat beim Wiederkäuer im allgemeinen wenig Einfluß auf die Fettsäurezusammensetzung des Depotfettes, wobei Umbauvorgänge und Hydrogenierungen in den Vormägen von Einfluß sind. Die Verabreichung von Sojaschrotöl führte zu einer deutlichen Erhöhung im Gehalt an Stearinsäure sowohl im Fettgewebe als auch im Milchfett; im Milchfett nahm auch der Ölsäureanteil zu, der an Linolsäure nur geringfügig. Nach intravenöser Verabreichung von Baumwollsaatöl kam es dagegen zu einer starken Zunahme des Linolsäuregehaltes im Milchfett. Die Untersuchungen lassen erkennen, daß bei der Hydrogenierung von ungesättigten C_{18}-Fettsäuren die Vormagenflora eine maßgebliche Rolle spielt. Die Zunahme des Ölsäuregehaltes im Milchfett, nicht dagegen im Depotfett, deutet darauf hin, daß die Dehydrogenierung in den verschiedenen Geweben in spezifischer Weise erfolgt und im Milchdrüsengewebe schneller vonstatten geht.
E. Kolb. 1470.

4-64/04-0083 Tindal, John S., Beyer, Carlos und Sawyer, Charles H.; Los Angeles, Univ. of California, Brain Res. Inst. Milk ejection reflex and maintenance of lactation in the rabbit. **(Der Milchabgabereflex und die Erhaltung der Laktation beim Kaninchen.)** Endocrinology **72** (1963) Nr. 5. S. 720 bis 724. – 1 Abb., 21 Lit.
Ausgehend von der Tatsache, daß die Aufrechterhaltung der Laktation abhängig ist von der Aktivität des neuroendokrinen Reflexes, der wiederum ausgelöst wird durch den Saugakt, sollte der neurohumorale Mechanismus am Kaninchen näher untersucht werden. Laktierende Kaninchen wurden tief narkotisiert, und die Jungen ließ man nur während dieser Zeit saugen. Oxytocininjektionen halfen bei der Milchabgabe. Die durch Oxytocin hervorgerufene tägliche Milchmenge ist sowohl bei den Muttertieren, die unter Anaesthesie

standen, als auch bei denjenigen ohne Anaesthesie oder exogen zugeführtes Oxytocin gleich hoch. In der Zusammenfassung und Schlußfolgerung stellten die Vff. fest, daß die Erhaltung der Laktation durch verschiedene Faktoren beeinflußt wird. W. Richter/Kleinmachnow. 1470.

4-64/04-0084 Uden, N. van; Lisbon, Portugal, Univ., Bot. Inst. The occurrence of candida and other yeasts in the intestinal tracts of animals. **(Das Vorkommen von Candida und anderen Hefen im Darmkanal von Tieren.)** Ann. New York Acad. Sci. **89** (1960) Nr. 1. S. 59–68. – 1 Tab., 17 Lit.
Die Hefen scheinen trotz weiter Verbreitung vorwiegend an ein Milieu angepaßt zu sein, in dem einfache Kohlenhydrate zur Verfügung stehen, wie im Verdauungskanal von Warmblütern. Darmhefen werden mittels qualitativer und quantitativer Untersuchungsmethoden erkannt, wobei geeignete Nährmedien mit bestimmten Wuchsfaktoren für besonders anspruchsvolle Species wie *C. slooffii* sowie entsprechende Temperaturen für thermophile Typen und exakte Differenzierungsmethoden Voraussetzung sind. Die Eignung des Digestionsapparates hängt von der Art des Wirtes sowie dem Ernährungsmodus ab. Vf. teilt die Darmhefen in 3 Gruppen: 1) obligate Saprophyten, 2) fakultative Saprophyten und 3) Species, die nur vorübergehend vorkommen. Erstere zeigen einen hohen Grad von Wirtsspezifität; sie können in der Außenwelt allenfalls als Sporen überleben, während die anderen Darmhefen in der Außenwelt mehr oder weniger lebens- und vermehrungsfähig sind. Der Ernährungsmodus des Wirtes hat offenbar großen Einfluß auf Menge und Art der Hefenflora im Darm. Die Hefen sind bestimmten Abschnitten innerhalb des Darmtraktes angepaßt. Beispiele werden angeführt.
I. Aurich. 1500.

4-64/04-0085 Fauconneau, G.; Jouy-en-Josas, Centre Nat. de Rech. Zootechn. Aspect agronomique de la digestion chez les ruminants. **(Die Verdauung beim Wiederkäuer im Blickpunkt der Landwirtschaft.)** Écon. Méd. animales **3** (1962) Nr. 5. S. 353–360. – 4 Tab.
Der Wiederkäuer vermag mit Hilfe der sich in seinem Pansen abspielenden mikrobiellen Fermentationsprozesse die im Futter enthaltene Cellulose abzubauen und auszunutzen, wofür das Tier selbst nicht die erforderlichen Enzyme besäße. Als Nachteil ist zu bewerten, daß hierbei Endprodukte in verschiedener Relation und von unterschiedlichem Nährwert entstehen. Bei den Energieträgern handelt es sich um die flüchtigen Fettsäuren, denen ein wesentlich geringerer Nährwert als der Glukose zu eigen ist; bei den Tieren mit einhöhligen Mägen ist diese der bei der Glucidverdauung entstehende hauptsächliche Energieträger. Bei den N-haltigen Substanzen sind 3 Arten von Endprodukten bekannt, der Ammoniak, das Mikrobeneiweiß und die nicht im Pansen, sondern im Labmagen und im Darm, wie bei den Tieren mit einhöhligem Magen, verdauten Nahrungseiweiße. Eine Grundlage zur Schätzung der Wertigkeit der Futtermittel für den Wiederkäuer stellt der Verdauungskoeffizient dar; aber er reicht hierfür nicht aus. Es wäre notwendig, die Futterstoffe entsprechend den Verdauungskoeffizienten zu ordnen und, falls unsere Kenntnisse hierfür ausreichen, dabei zu berücksichtigen, in welchem Umfange beim gleichen Verdauungskoeffizienten die Endprodukte in einem bestimmten Verhältnis zur Umwandlung kämen. Hierfür hätten die Endprodukte selbst, ihr Nährwert, ihre Variation und die zu dieser Variation führenden Faktoren Berücksichtigung zu finden. Der Gehalt der Futterstoffe an den verschiedenen Bestandteilen und die hierin bestehende Variation wird von ihrer biochemischen Beschaffenheit und ihrer physikalisch-chemischen Struktur beeinflußt. Ein ausgewogenes Verhältnis zwischen Fettsäuren und Glukose ist für bestimmte Leistungen günstig. Um die Ausnutzung der Futterstoffe durch den Wiederkäuer zu verbessern, erscheint es notwendig, hierüber weitere Berechnungen anzustellen. H. Busse. 1510.

4-64/04-0086 Sineščekov, A. D. Podkormka mikroorganizmov, naseljajuščich predželudki žvačnych životnych v celjach povyšenija ispol'zovanija kormov. **(Beifütterung der Pansenbakterien zur Erhöhung der Nährstoffverwertung bei Rindern.)** Životnovodstvo, Moskva **25** (1963) Nr. 5. S. 82–85.
Die Pansenbakterien zeigen eine hohe Aktivität, wenn in der Ration folgende Futtermittel enthalten sind: 40–50% Maissilage, 10–15% Rauhfutter, 50–75% Zuckerrüben, Futterbohnen. (50–75% der Kraftfutterration.) Die Beifütterung von Pelletts oder Granula, die Ammoniaksalze, Harnstoff, leichtverdauliche Kohlenhydrate und Spurenelemente enthalten, wird empfohlen.
S. Willer. 1510.

4-64/04-0087 Michajlova, M. M. Sostojanie piščevarenija u korov pri zamene sena v racione kukuruznym silosom. **(Die Verdauung der Kühe bei Ersatz des Heus in der Ration durch Silomais.)** Trudy Vsesojuznogo naučno-issledovatel'skogo instituta životnovodstva, Moskva **24** (1962) S. 218–222. — 5 Tab., 9 Lit.
An zwei Kühe mit Duodenalanastomose wurden jeweils 20 Tage zwei verschiedene Futterzusammensetzungen, die a) aus 46,6% Heu und 11,7% Silomais oder b) 12,2% Heu und 53,6% Silomais bestanden, verfüttert. Untersucht wurde das Verhältnis der Verdauung in Magen und Darm, die Verdaubarkeit von eiweiß- und nichteiweißgebundenem Stickstoff und Lipoiden sowie die Chymusevakuation und die Wiederkauzeit. Obwohl das Heu durch ein größeres Volumen Silomais (etwa 2,5mal größer) ersetzt wurde, stieg die Aufnahme an Trockensubstanz in der 2. Periode nur um 4,2%. Besonders stark stieg der Protein- (49%), Fett- (62%) und Mineralstoffverbrauch (50,7%). Der Cellulose-verbrauch war annähernd gleich bei beiden Rationen. Die Chymusmenge und -resorption stieg bei dem Silofutter nicht an. Die Gesamtmenge der Verdauungssäfte verringerte sich bei Silofutter um 14,6%. G. Pose. 1510.

4-64/04-0088 Sanford, J.; Bearsden, Univ. of Glasgow, Veterin. Hospital. Formation of histamine in ruminal fluid. **(Die Bildung von Histamin im Pansensaft.)** Nature [London] **199** (1963) Nr. 4895. S. 829–830. — 2 Abb., 5 Lit.
Die Histaminbildung im Pansensaft, der von Schafen mit Hilfe einer Pansenfistel gewonnen wurde, wurde nach Incubation mit Glukose (20 mg/ml) für einen Zeitraum von 3–72 Std. kontrolliert. Die Bestimmung der Histaminkonzentration erfolgte am Meerschweinchenileum im Vergleich zu der des gekochten Pansensaftes (0,1 µg/ml). Bei Incubation bis zu 24 Std. konnte nur wenig Histamin nachgewiesen werden, während bis zu 72 Std. eine deutliche Zunahme erfolgte. Die Zugabe von L-Histidin oder Pyridoxal-5-phosphat war ohne Einfluß. Wurden große Dosen Glukose (900 g in 6 Std.) in den Pansen der Schafe eingegeben, dann erreichte der Histamingehalt im Verlaufe von 24 Std. ein Maximum, dem ein zweites 48–52 Std. nach der Glukosegabe folgte. Nach 96 Std. hatte sich der Histamingehalt normalisiert. Der Anstieg der Histaminkonzentration scheint vom pH abhängig zu sein, da bei einer starken Acidität des Pansensaftes die Histaminbildung gefördert wird. Diese Veränderungen müssen als Folge der Änderungen der Bakterienflora angesehen werden, da sie erst innerhalb von 24 Std. eintreten. E. Grün. 1510.

4-64/04-0089 Sjaastad, Ø. V. und Stormorgen, H.; Oslo, Norway, Veterin. Coll. Diet and histamine in the ruminant. **(Fütterung und Histamine bei Wiederkäuern.)** Nature [London] **197** (1963) Nr. 4870. S. 907–908. — 1 Abb., 9 Lit.
Die Anwesenheit von Histaminen in der normalen Pansenflüssigkeit wurde bisher noch nicht genau untersucht. Es sollte geprüft werden, inwieweit das Histamin bei den acuten Indigestionen eine Rolle spielt. In vorliegenden Untersuchungen wurde das Histamin aus dem Pansensaft von Schafen eliminiert. Es konnte festgestellt werden, daß der Histaminspiegel sehr stark von der

Fütterung abhängig ist. Dabei wurde vor allem ein starker Anstieg bei der Silagefütterung beobachtet, wobei aber die Anstiegsdauer sehr kurz war. Die nächst höheren Histaminwerte lieferten Fütterungskonzentrate und Heu. Es wird im Weiteren auf die unterschiedlichen Ergebnisse der in vivo bzw. in vitro-Versuche sowie auf den Histaminstoffwechsel und die -ausscheidung eingegangen. W. Richter/Kleinmachnow. 1510.

4-64/04-0090 Kuseń, S. J., Šybystyj, A. I., Dorda, V. Ja. und Porodko, I. S.; Ukrain. Forsch.-Inst. für Biochem. und Physiol. Landwirtsch. Nutztiere. Syntez sečovyny v slyzovij oboloncі rubcja velykoï rogatoï chudoby. **(Die Synthese des Harnstoffs in der Schleimhaut des Pansens von Wiederkäuern.)** Dopovidi Akademiï nauk Ukraïnśkoï RSR, Kyïv **1963** Nr. 4. S. 508–511. – 1 Tab., 12 Lit. Zus. in Russ., Engl.
Die Schleimhaut sowie die Muscularis und Serosa des Pansens und die Leber von Rindern wurden mit Ammoniumbicarbonat incubiert. Dabei konnte nachgewiesen werden, daß nur in der Schleimhaut des Pansens eine Anhäufung von Harnstoff feststellbar ist, während in Muscularis und Serosa eine Abnahme eintritt. In der Leber wurde eine Erhöhung der Harnstoffkonzentration beobachtet, die jedoch statistisch nicht signifikant war. Die Konzentration an Gesamt-NPN und Amino-N der freien Aminosäuren nimmt ebenfalls während der Incubation zu. Dieser Effekt ist aber deutlicher ausgeprägt, wenn eine Incubation ohne Ammoniumbicarbonatzusatz erfolgt. Die Schleimhaut des Pansens ist daher als der Ort der Harnstoffsynthese anzusehen. E. Grün. 1510.

4-64/04-0091 Fridljand, I. B., Rambidi, M. I. und Lekarev, V. S.; Dubrowizy, Gebiet Moskau, Unions-Inst. für Tierzuchtforsch. Ispol'zovanie azota močeviny i fosforno-kislogo ammonija žvačnymi životnymi. **(Die Verwertung von Harnstickstoff und Ammoniumphosphat durch Wiederkäuer.)** Životnovodstvo, Moskva **25** (1963) Nr. 7. S. 23–26. – 3 Tab.
In Balanceuntersuchungen an 3 laktierenden Ziegen wurde ermittelt, daß der Verwertungsgrad für Harnstickstoff bei 46,1–50,3% und für Ammoniumphosphatstickstoff bei 50,2% liegt. Die Stickstoffverbindungen waren durch das stabile Isotop ^{15}N markiert. Die verwertete Gesamtmenge verteilte sich bei den einzelnen Tieren in unterschiedlicher Höhe auf die Organe und Gewebe sowie auf die Milch. S. Willer. 1510.

4-64/04-0092 Bush, L. J., Schuh, J. D., Tennille, N. B. und Waller, G. R.; Stillwater, Oklahoma Agric. Exp. Stat. Effect of dietary fat and minerals on the incidence of diarrhea and rate of passage of diets in the digestive tract of dairy calves. **(Der Einfluß von Fettrationen und Mineralstoffen auf das Auftreten von Durchfall und das Verhältnis der Durchgangszeit des Futters durch den Verdauungstrakt bei Saugkälbern.)** J. Dairy Sci. **46** (1963) Nr. 7. S. 703 bis 709. – 10 Abb., 1 Tab., 26 Lit.
Nach einer kurzen Zusammenstellung des Schrifttums zu diesem Thema berichten Vff. von ihren eigenen Versuchen. Dabei konnten sie in mehreren Untersuchungsgruppen feststellen, daß Kälber, welche einen hohen Mineralstoffanteil zugefüttert bekommen hatten, schneller an Durchfall erkrankten als die Tiere, welche eine fettreichere Nahrung (besonders Milchnahrung) erhalten hatten. Die Konsistenz des Kotes der Kälber wurde über eine Reihe von Tagen beobachtet und graphisch aufgezeichnet. – Zur Feststellung der Durchgangszeiten bei den verschiedenen Fütterungsarten wurden Röntgenaufnahmen in bestimmten Zeitabständen vom Verdauungstrakt angefertigt. Als Kontrastmittel wurde dafür Bariumsulfat benutzt. Die Zeitangaben sind tabellarisch erfaßt. E. Werner. 1510.

4-64/04-0093 Tyleček, Josef, Štěrba, Antonín und Zelenka, Jiří. Vliv toruly, močoviny a sušeného drůbežího trusu na koeficienty stravitelnosti

organických živin a dusikovou bilanci u přežvýkavců. **(Einfluß der Torulahefe, des Harnstoffes und der getrockneten Geflügelexkremente auf die Verdauungskoeffizienten organischer Nährstoffe und die Stickstoffbilanz bei Wiederkäuern.)** Živočišná Výroba **8(36)** (1963) Nr. 5. S. 295–302. – 7 Tab., 12 Lit. Zus. in Russ., Dtsch.
Aus den ausführlich beschriebenen exakten Versuchen mit Hammeln geht hervor, daß getrocknete Torulahefe sowie auch Torulamilch einen gleich günstigen Einfluß auf die Verdauungskoeffizienten der organischen Nährstoffe und auf die Stickstoffbilanz in den untersuchten Futterrationen der Versuchshammel aufwiesen. In den die Torulahefe enthaltenden Futterrationen wurde der aufgenommene Stickstoff um 3% besser ausgenützt als in Futterrationen, in welche als Hauptquelle des Stickstoffs extrahiertes Erdnußschrot eingesetzt wurde. Die Einreihung der getrockneten Geflügelexkremente in die Futterration der Versuchshammel bewirkte einen wesentlichen Abfall des Prozentsatzes des ausgenützten, verdauten und assimilierten Stickstoffs. Auch die Freßlust der Versuchstiere nahm ab. Der Harnstoff bewirkte eine signifikante Steigerung des Verdaulichkeitskoeffizienten der Stickstoffsubstanz. Die Ausnützung des Stickstoffs der Futterration war aber gering (17,52% vom gesamten aufgenommenen Stickstoff). ČSSR/ÚVTI. 1510.

4-64/04-0094 Dietl, Barbara. Wpływ jakości białka w diecie na gospodarkę witaminą A w wątrobie, nerkach i surowicy krwi seezura. **(Einfluß der Diätproteinqualität auf den Vitamin A-Gehalt in Rattenleber, -nieren und -blutserum.)** Roczniki państwowego Zakładu Hig. **14** (1963) Nr. 1. S. 117–128. – 4 Abb., 3 Tab., 21 Lit. Zus. in Russ., Engl.
Es besteht eine Abhängigkeit zwischen dem Vit. A- und Proteinstoffwechsel im Organismus des Tieres. Die A-Avitaminoseerscheinungen entstehen nicht nur und nicht immer infolge Vit. A- bzw. Carotinmangels, sondern auch aus quantitativem und qualitativem Proteinmangel. In der vorliegenden Arbeit wurden Untersuchungen an 46 jungen Ratten im Alter von 4 Wochen und einem Anfangsgewicht von 60 g durchgeführt. Die Ratten wurden in 5 Gruppen eingeteilt; jede Versuchsgruppe bekam eine in der Proteinqualität sich unterscheidende Diät; die Proteinmenge war dagegen in allen Gruppen dieselbe und betrug 12%, was für den normalen Wuchs das Minimum bildete. Außerdem bekamen die Tiere aller Gruppen je 60 IE Vit. A zweimal in der Woche. Nach Ablauf von 10 Wochen wurden die Ratten euthanasiert und der Vitaminspiegel bestimmt. Untersuchungsergebnisse: Ratten, die ein Protein von besserer Qualität (Gluten mit Casein, Gluten mit Eiweiß, Gluten mit Aminosäuren ergänzt) erhalten hatten, zeigten eine größere Körpergewichtszunahme und größere Leber-Vit. A.-Vorräte als jene, die ein Protein von schlechterer Qualität (Gluten sowie Gluten mit Gelatine) erhielten. Die schneller wachsenden Tiere benötigen wahrscheinlich mehr Vit. A für die mit dem Wachstum verbundenen Vorgänge. Bei besserer Proteinqualität war der Nieren- und Blutserum-Vit. A-Spiegel höher. Protein von besserer Qualität erleichtert den Übergang des Leber-Vit. A-Vorrats in andere Organe. Bei erwachsenen Tieren, die ein Protein höherer Qualität erhielten, war der Leber-Vit. A-Spiegel höher, was beweist, daß Protein die Vit. A-Absorption erleichtert. Das konnte nicht bei jungen Tieren wegen des größeren Vit. A-Bedarfs während des Wachstums beobachtet werden. Es wurden dagegen keine Unterschiede des Vit. A.-Spiegels im Blutserum in Abhängigkeit von der Fütterung mit Protein besserer oder schlechterer Qualität gefunden. PRL/CBR. 1585.

4-64/04-0095 Lofland jun., Hugh B., Goodman, Harold O., Clarkson, Thomas B. und Prichard, Robert W.; Winston-Salem, N. C., Wake Forest Coll., Bowman Gray School of Med. Enzyme studies in thiamine-deficient pigeons. **(Enzymatische Untersuchungen an Tauben bei Thiaminmangel.)** J. Nutrit. [Philadelphia] **79** (1963) Nr. 2. S. 188–194. – 2 Abb., 6 Tab., 19 Lit.

Es wurde festgestellt, daß die Rasse Weiße Carneau (WC) gegen Thiaminmangel empfindlicher ist als die Rasse Show Racer (SR). Es zeigte sich, daß der Thiamingehalt in Gehirn und Leber im Verlaufe einer 14tägigen Mangelfütterung in gleicher Weise absank, wobei jedoch nur Tiere der Rasse Weiße Carneau Mangelerscheinungen zeigten. Der Blutpyruvatspiegel war im ersteren Falle (WC) von ausgangs 2,6 mg% auf 4,8 mg% am 12. Tag angestiegen; er lag zum Zeitpunkt des Ausbruchs der Symptome des Thiaminmangels bei 8,8 mg%. Die SR-Rasse zeigte erst nach durchschnittlich 18,4 Tagen Mangelernährung Ausfallserscheinungen mit einem Pyruvatspiegel von 7,2 mg%. Die Oxydation von α-Ketoglutarat war im Gehirn und in der Leber bei beiden Rassen nach 14 Tagen nahezu in gleicher Weise durch die Mangelfütterung reduziert. Die Transketolase des Gehirns war demgegenüber bei beiden Rassen im Verlaufe des Thiaminmangels nicht verändert. Hinsichtlich der Beeinflussung der thiaminabhängigen Fermentsysteme bestehen bei Thiaminmangel erhebliche tierartliche Unterschiede. Es wird vermutet, daß bei der Entstehung der Funktionsstörungen des Gehirns, abgesehen von der Minderung der Oxydation von Pyruvat und α-Ketoglutarat, noch andere Faktoren eine Rolle spielen, worauf die rassenbedingten Unterschiede der Empfindlichkeit bei gleichen Fermentveränderungen in vorliegenden Untersuchungen hindeuten. E. Kolb. 1595.

4-64/04-0096 Schmandke, H., Kaludin, I. und Ketz, H.-A. **Über den Stoffwechsel von α-, β + γ- und δ-Tocopherol bei der Ratte.** Int. Z. Vitaminforsch. [Bern] **33** (1963) Nr. 3. S. 254–261. 1630.

4-64/04-0097 Kaplan, Nathan O.; Waltham, Mass., Brandeis Univ. Symposium on multiple forms of enzymes and control mechanisms. I. Multiple forms of enzymes. **(Symposium über multiple Formen von Enzymen und Kontrollmechanismen. 1. Mitt. Multiple Formen von Enzymen.)** Bacteriol. Rev. **27** (1963) Nr. 2. S. 155–169. – 8 Abb., 14 Tab., 49 Lit.

Vorliegendes Übersichtsreferat beschäftigt sich mit neueren Problemen der Bestimmung und der Bedeutung multipler Formen von Enzymen in der Regulation des Zellstoffwechsels und des Wachstums, unter besonderer Berücksichtigung NAD-haltiger Dehydrogenasen. Zur Bestimmung der molekularen Heterogenität von Enzymen werden folgende Methoden verwendet: Elektrophorese, Chromatographie, Aminosäurezusammensetzung, Aminosäuresequenz-Bestimmung, immunochemische Charakterisierung und katalytische Eigenschaften, Ermittlung der Peptide nach Verdauung mit proteolytischen Fermenten. Multiple Formen von Enzymen werden bei der Hexokinase, der Lactatdehydrogenase, der alkalischen Phosphatase etc. ermittelt. Bei Säugetieren wurden 5 Formen von Lactatdehydrogenase nachgewiesen; jedes Molekül der Lactatdehydrogenase aus Skelettmuskeln besteht aus 4 Untereinheiten, die gleiche Struktur aufweisen. Die Untereinheiten der LD aus Skelettmuskel sind von denen aus Herzmuskel verschieden. Bei Hybriden können Untereinheiten von 2 verschiedenen Formen des Enzyms auftreten. Auf die Bedeutung multipler Formen von Enzymen wird an Hand des Vorkommens und der Verteilung einer NAD- bzw. einer NADP-spezifischen Isocitricodehydrogenase hingewiesen. Bei der Malatdehydrogenase kommen 2 Enzyme im gleichen Gewebe vor, wobei eins in den Mitochondrien und ein zweites im löslichen Cytoplasma lokalisiert ist. Die in Mitochondrien lokalisierte Malatdehydrogenase besteht wiederum aus mehreren Isozymen. Multiple Formen von Enzymen wurden in den letzten Jahren besonders auch in Mikroorganismen nachgewiesen, so z. B. bei der Glykoldehydrogenase. E. Kolb. 1680.

4-64/04-0098 Keller, H.-U. und Stachelin, M.; Basel, CIBA Aktienges. **Über die Phosphorylase des Herzmuskels.** Helv. physiol. pharmacol. Acta **21** (1963) Nr. 2. S. 142–153. – 2 Abb., 2 Tab., 38 Lit. Zus. in Engl.

Eine Methode zur Reinigung von Phosphorylase b aus dem Herzmuskel des Kalbes wird beschrieben. Das Enzym erwies sich gegenüber Dialyse mit zunehmender Reinigung als unstabil; eine Zugabe von Pyridoxal-5-phosphat oder von AMP führte zu keiner Reaktivierung. Das pH-Optimum lag bei 6,6. Im Herzmuskel des Kalbes wurde ferner ein Enzym nachgewiesen, das Phosphorylase b in Phosphorylase a überführt und das als Phosphorylase-b-Kinase zu bezeichnen ist. Die Beziehungen der Herzphosphorylase zur Skelettmuskelphosphorylase und zur Leberphosphorylase werden diskutiert. Es ist wahrscheinlich, daß die Aktivierung der Phosphorylase b des Kalbes dem Verhalten der Herzphosphorylase und der Skelettmuskelphosphorylase des Kaninchens entspricht. Einmal sind die verschiedenen Enzymsysteme kreuzweise verwendbar und zum anderen ist auch die absolute Aktivität in Gegenwart von AMP deutlich gesteigert, entsprechend der höheren Spezifität der Phosphorylase a. E. Kolb. 1680.

4-64/04-0099 Naumenkov, A. I. und Paršutin, G. V.; Moskau, Unions-Forsch.-Inst. für Pferdezucht. K voprosu ob jodnom pitanii sel'skochozjajstvennych životnych. **(Die Jodversorgung der landwirtschaftlichen Nutztiere.)** Životnovodstvo, Moskva **25** (1963) Nr. 7. S. 31–32. — 2 Tab.

Im Gebiet Rjasan, wo der endemische Kropf des Menschen verstärkt auftritt, zeigten auch Tiere Zeichen einer Hypothyreose (Zurückbleiben im Wachstum, Sterilität, geringe Leistungen, Aborte oder Geburt von lebensschwachen Früchten sowie Kropfbildung). Im Vergleich mit Betrieben des Gebiets Woronesh (Schwarzerdegebiet) hatten die Futterpflanzen in den Betrieben des Rjasaner Gebiets einen um 50–80% verringerten Jodgehalt aufzuweisen (z. B. Hafer 110 und 610 μg, Maissilage 60 und 129 μg). Im Trinkwasser war der Unterschied noch bedeutend größer (11 bzw. 80 μg pro Liter). Zur Kompensation wird speziell für das Rjasaner Gebiet vorgeschlagen, die Rinder- und Schweinerationen mit 0,8–0,9 mg Kaliumjodid pro FE anzureichern. S. Willer. 1730.

4-64/04-0100 Maric, A. M.; Kischinjow, Inst. für Zool. der Akad. der Wiss. der Moldau. SSR, Lab. für Physiol. und Biochem. der Tiere. Čuvstvitel'nost' rostral'nogo otdela retikuljarnoj formacii k adrenalinu u normal'nych i tireoidektomirovannych sobak. **(Empfindlichkeit des rostralen Teils der Formatio reticularis gegen Adrenalin bei normalen und thyreoidektomierten Hunden.)** Fiziologičeskij žurnal SSSR imeni I. M. Sečenova, Moskva-Leningrad **59** (1963) Nr. 4. S. 434–439. — 4 Abb., 14 Lit.

An 3 Hunden mit in verschiedene Teile des Gehirns implantierten Dauer-Elektroden wurde die Reaktion auf Adrenalin vor und nach der Thyreoidektomie untersucht. In Abwesenheit der Schilddrüsenhormone besitzt das rostrale Gebiet der Formatio reticularis eine herabgesetzte Empfindlichkeit gegen Adrenalin; dadurch ist der tonisierende Einfluß auf die Hirnrinde herabgesetzt. Vorherige Verabreichung von Thyroxin steigert die Empfindlichkeit der Formatio reticularis gegen Adrenalin. Aus den Versuchen geht hervor, daß die erhöhte Empfindlichkeit der Formatio reticularis gegen Adrenalin von dem Gehalt an Schilddrüsenhormon im Blut abhängt. Bei Mangel oder Abwesenheit der Thyreoidhormone im Blut verliert sie die Empfindlichkeit, und bei Auftreten dieser erhöht sie sich erneut. G. Pose. 1730.

4-64/04-0101 Rosenberg, Lawson L., Dimick, M. K. und LaRoche, Gilles; Berkeley, Univ. of California. Thyroid function in chickens and rats. Effect of iodine content of the diet and hypophysectomy on iodine metabolism in White Leghorn cockerels and Long-Evans rats. **(Schilddrüsenfunktion bei Küken und Ratten. Die Wirkung des Jodgehaltes in der Nahrung und der Hypophysektomie auf den Jodstoffwechsel bei Weißen Leghornhähnchen und Long-Evans-Ratten.)** Endocrinology **72** (1963) Nr. 5. S. 749–758. — 6 Tab., 28 Lit.

Mit Hilfe der Jodisotope ^{127}J und ^{131}J sollte der Schilddrüsenstoffwechsel des Jods bei gesunden und hypophysektomierten Weißen Leghornhähnchen, die

einmal eine Fütterung mit niedrigem und zum anderen mit hohem Jodgehalt erhielten, untersucht werden. Es konnte festgestellt werden, daß die Schilddrüse bei den gesunden Tieren mit niedriger Jodernährung sehr aktiv war. Supplementierte man die Nahrung mit Jod, konnte ein sofortiger Aktivitäts-, abfall der Schilddrüse beobachtet werden. Nach einer Hypophysektomie der Tiere war noch eine ungewöhnlich hohe Schilddrüsen-Aktivität 1 ½ Mon. später vorhanden, was durch die Jodgaben in der Fütterung erklärt wurde. Ähnliche Versuche mit ähnlichen Ergebnissen wurden an Ratten durchgeführt.
W. Richter/Kleinmachnow. 1730.

4-64/04-0102 Rosenberg, Lawson L., LaRoche, Gilles und Dimick, M. K.; Berkeley, Univ. of California. Thyroid function in chickens and rats. Equilibration of injected jodide with existing thyroidal iodine in White Leghorn cockerels. **(Über die Schilddrüsenfunktion bei Küken und Ratten. Das Gleichgewicht von injizierten Jodiden mit der vorhandenen Menge von Schilddrüsenjod bei Weißen Leghornhähnchen.)** Endocrinology **72** (1963) Nr. 5. S. 759–763. – 3 Abb., 1 Tab., 14 Lit.
Es wurden an weißen Leghornhähnchen Untersuchungen über die Beeinflussungen bzw. die Bewegungsvorgänge von injizierten Jodiden auf das vorhandene Schilddrüsenjod angestellt. Bis zu 48 Std. konnte eine spezifische Jodaktivität festgestellt werden, während nach dieser Zeit die untersuchten Jodaminosäuren sich auf eine gleiche Reaktionsbasis einstellten. Die Erkenntnisanalyse ergab, daß die intrathyreodalen Jodinations- und Dejodinations-Reaktionen kontinuierlich verlaufen. W. Richter/Kleinmachnow. 1730.

4-64/04-0103 Šamraj, E. F. und Ivanjut, O. M.; Kiew, Med. Bogomolez-Inst., Lehrstuhl für Biol. Chemie. O fiziologičeskoj vzaimosvjazi vitaminov CiP i gormonov kory nadpočečnikov. **(Über die physiologischen Wechselbeziehungen zwischen den Vitaminen C und P und den Hormonen der Nebennierenrinde.)** Problemy ėndokrinologii i gormonoterapii, Moskva **9** (1963) Nr. 4. S. 3–6. – 2 Tab., 16 Lit. Zus. in Engl.
Der Einfluß des Präparates Galascorbin (Komplex aus Vitamin C und P) sowie der NNR-Hormone Cortison und DOCA auf den Glykogengehalt der Muskulatur epinephrektomierter Ratten wurde untersucht. Der durch die Epinephrektomie bedingte Schwund des Glykogens aus der Muskulatur kann durch die alleinige Gabe von Galascorbin nicht verhindert werden, aber durch die alleinige Gabe von Cortison. Die gleichzeitige Zufuhr beider Stoffe führt zu einer Anreicherung des Glykogens auf 150%. Das Mineralcorticoid DOCA erwies sich als nicht so wirksam. Zwischen den Vitaminen C und P und den NNR-Hormonen (Glucocorticosteroiden) scheint daher eine physiologische Wechselbeziehung zu bestehen, wodurch wahrscheinlich eine im Energiestoffwechsel wirksam werdende Substanz synthetisiert wird. E. Grün. 1745.

4-64/04-0104 Galojan, A. A.; Inst. für Biochem. der Akad. der Wiss. der Armen. SSR. O naličii kortikotropin – stimulirujuščego faktora v perednem gipotalamuse. **(Über das Vorkommen des Corticotropin-stimulierenden Faktors im vorderen Hypothalamus.)** Doklady Akademii nauk Armjanskoj SSR, Erevan **36** (1963) Nr. 1. S. 35–38. – 1 Tab., 17 Lit. Orig.: russ., Ausz.: Armen.
Eiweißextrakte des vorderen und hinteren Hypothalamusgebietes (25 g pro 100 cm³ Aqua dest. bei pH 7,2) wurden homogenisiert und 48 Std. gegen Aqua dest. dialysiert. An Ratten wurden 0,2 ml Extrakt i.p. injiziert; nach zwei Stunden wurden die Tiere getötet und der Ascorbinsäuregehalt der Nebennieren noch Mosinger bestimmt. Nach Injektionen des aus dem vorderen Hypothalamus gewonnenen Extraktes war der Ascorbinsäuregehalt der Nebennieren erniedrigt (von 500 auf 390 mg%). Verabreichungen des Extraktes aus dem hinteren Hypothalamusgebiet zeigten keinen Einfluß auf den Ascorbinsäuregehalt der Nebennieren. Vf. schließt, daß der die Corticotropinsekretion

stimulierende Faktor im vorderen Hypothalamusgebiet lokalisiert ist und daß die von anderen Autoren beobachtete Stimulierung durch den hinteren Hypothalamus nicht auf direktem Wege erfolgt. G. Pose. 1745.

4-64/04-0105 Wood, Joe G.; Galveston, Univ. of Texas. Identification of and observations on epinephrine and norepinephrine containing cells in the adrenal medulla. **(Die Identifizierung von und Beobachtungen über epinephrin- und norepinephrinhaltige Zellen des Nebennierenmarkes.)** Amer. J. Anatomy **112** (1963) Nr. 3. S. 285–303. — 13 Abb., 54 Lit.
Im NNM von Katzen, Kaninchen, Hühnern, Hamstern, Mäusen und Ratten wurden auf histochemischem Wege Epinephrin bzw. Norepinephrin bestimmt. Zur Anwendung kamen die Jodatmethode und die K-Chromat-Dichromat-Methode von Hillarp und Hökfelt, eine Fluoreszenzmethode und ein vom Vf. entwickeltes Verfahren (Eosingelb-Anilinblau-Färbung). Der Vergleich mit der Jodatmethode ergab, daß norepinephrinhaltige Zellen bei dem neuen Färbeverfahren eine gelbe Farbe annehmen, aber die gleiche Lokalisation und Beschaffenheit wie die jodatpositiven Zellen zeigen. Das neue Verfahren erwies sich dabei als spezifischer und empfindlicher. Zwischen beiden Zellarten des NNM bestehen spezifische Differenzen. Die epinephrinhaltigen Zellen nehmen eine braune bis purpurne Farbe an und besitzen ein granuliertes Cytoplasma, das jedoch eine homogenere Struktur besitzt als das norepinephrinhaltiger Zellen, die gelb gefärbt sind. Letztere besitzen eine geringere Größe, und ihr Kern ist zentraler gelegen. Diese Unterschiede bestanden bei allen Tierarten, während bei Hamstern und Hühnern noch Zellen gefunden wurden, die beide Farbreaktionen gleichzeitig ergaben. Im NNM chinesischer Hamster konnten schließlich sowohl stark als auch schwach epinephrinpositive Zellen festgestellt werden. Nach Reserpininjektion konnte bei Ratten eine Abnahme der Färbbarkeit norepinephrinhaltiger Zellen beobachtet werden, während die epinephrinhaltigen Zellen unbeeinflußt blieben.
E. Grün. 1746.

4-64/04-0106 Hellerström, Claes; Uppsala, Sweden, Univ. Enzyme histochemistry of the pancreatic islets in the duck with special reference to the two types of A cells. **(Enzymatisch-histochemische Untersuchungen an den Pankreasinseln der Ente, unter besonderer Berücksichtigung der 2 Typen von A-Zellen.)** Z. Zellforsch. mikroskop. Anatom. **60** (1963) Nr. 5. S. 688–710. — 14 Abb., 2 Tab., 70 Lit.
Die B-Zellen des Pankreas der Ente zeigen eine starke Reaktion der alkalischen Phosphatase, eine erheblich schwächere hingegen von saurer Phosphatase. Eine spezifische Glukose-6-phosphatase weist ein pH-Optimum von etwa 6,7 auf. Eine positive Reaktion von ATPase könnte durch die unspezifische alkalische Phosphatase bedingt sein. Gleichfalls wurden in den B-Zellen NAD-diaphorase, NADP-diaphorase und β-Hydroxybutyrat-Dehydrogenase mit starker Aktivität, Glukose-6-phosphat-Dehydrogenase und Lactat-Dehydrogenase mit mäßiger Wirksamkeit und Succinat-Dehydrogenase mit schwacher Aktivität nachgewiesen. Das Enzymmuster der silberpositiven A_1-Zellen und der silbernegativen A_2-Zellen war von dem der B-Zellen erheblich verschieden. Die A_1-Zellen wiesen eine sehr starke Aktivität an saurer Phosphatase auf, die in den A_2-Zellen schwächer ausgeprägt war. Alkalische Phosphatase war nur in wenigen Zellen in schwacher Wirksamkeit nachzuweisen; Glukose-6-phosphatase und ATPase waren nicht nachweisbar. Die A_1- und A_2-Zellen wiesen eine mittelmäßige Esteraseaktivität und die A_1-Zellen eine deutliche Aminopeptidaseaktivität auf. Vergleichsweise zu den B-Zellen war bei beiden Typen von A-Zellen eine beträchtlich schwächere Aktivität an Diaphorasen und Dehydrogenasen vorhanden; dabei erwiesen sich die A_1-Zellen hinsichtlich der Diaphorase- und der Lactat- sowie der Succinat-Dehydrogenase-Aktivität als etwas aktiver als die A_2-Zellen. E. Kolb. 1750.

4-64/04-0107 Gersch, Manfred. **Neurokrinie im Tierreich.** Forsch. u. Fortschr. **37** (1963) Nr. 10. S. 289–292.

Die Bedeutung der neurokrinen Koordination im Bereich niederer Tiere wird anhand einiger Beispiele erläutert. Als ein Beispiel wird die Metamorphose der Insekten genannt. Das Wachstum der Insekten vollzieht sich in Häutungsschritten. Erst die Stimulation durch das Gehirnhormon veranlaßt die Häutungsdrüse zur Ausschüttung des Häutungshormons. Dabei ist als weiteres Hormon das sog. Larvalhormon der Corpora allata beteiligt. Weiterhin werden die Häutungsvorgänge bei Krebsen besprochen. Dabei ist noch nicht endgültig geklärt, ob neben einem die Aktivität der Häutungsdrüse hemmenden Faktor auch ein häutungsförderndes Hormon wirksam ist. Es handelt sich dabei offensichtlich jedoch um Faktoren des neurokrinen Systems. Auch bei Tausendfüßlern konnten ähnliche Beobachtungen gemacht werden. Aus allen angeführten Untersuchungen läßt sich schlußfolgern, daß in vielseitiger Weise Hormone an der Steuerung der physiologischen Prozesse auch bei wirbellosen Tieren beteiligt sind, dabei kommt dem neurokrinen System eine primäre funktionelle Bedeutung zu. Allgemein kann festgestellt werden, daß sowohl für die wirbellosen Tiere als auch für Wirbeltiere die Prinzipien im Aufbau des Hormonsystems in ähnlicher Form erkennbar sind.

W. Richter/Kleinmachnow. 1755.

4-64/04-0108 Schubert, W.; Leipzig, Karl-Marx-Univ., Klin. und Poliklin. für Zahn-, Mund- und Kieferkrankh. **Beeinflußt regelmäßiger Verzehr heißer Nahrung im Wachstumsalter die Gewichtszunahme?** Arch. Tierernähr. **13** (1963) Nr. 2. S. 113–118. — 3 Tab., 10 Lit.

An 11 Läufern ein und desselben Wurfes wurden 7 Mon. lang Untersuchungen angestellt, inwieweit sich regelmäßiger Verzehr heißer Nahrung auf das Wachstum und speziell auf die Gewichtszunahme auswirkt. Zu Grunde lag die O-Hypothese, daß keine Wechselbeziehung zwischen Nahrungstemperatur und Gewichtszunahme feststellbar ist. Die Tiere wurden in eine Heiß- und eine Kaltgruppe geteilt. Die Ergebnisse vorliegender Experimente bestätigen eindeutig die O-Hypothese. Diese Tatsache bewertet der Vf. als Beweis dafür, daß die Temperatur der Nahrung primär als Stellgröße im Sinne der biologischen Temperaturregelung wirkt. Die beobachtete vorzeitige Sättigung, auch schon von anderen Autoren festgestellt, wird als Ausdruck der Kompensation einer akuten Hyperthermie angesehen.

W. Richter/Kleinmachnow. 1785.

4-64/04-0109 Hencken, H., Freese, H.-H., Addicks, J. und Lenkeit, W.; Göttingen, Univ., Inst. für Tierphysiol. und Tierernähr. **Untersuchungen über den Umsatz wachsender Schweine ab Geburt. 2. Mitt. Untersuchungen über den Stickstoffumsatz vom 56. Lebenstag ab.** Z. Tierphysiol., Tierernähr. Futtermittelkunde **18** (1963) Nr. 2. S. 81–98. — 23 Tab., 60 Lit. Zus. in Engl. 1. Mitt. vgl. 4-64/03-0093.

Die vorliegenden Stoffwechselversuche zur Erreichung des maximalen Eiweißansatzes setzen die ersten Untersuchungen (vgl. 1. Mitt.) mit dem 56. Lebenstag beginnend fort. An verdaulichem Rohprotein und bei einem Verhältnis von Eiweißenergie zu Gesamtenergie erhielten die Tiere ab 56. Lebenstag bei eiweißreicher Fütterung bis zum Gewicht von 40 kg 26% (1:2,8), bis zu 70 kg 22% (1:3,2), ab 70–100 kg 22% (1:3,5), demgegenüber bei der üblichen Fütterung in den entsprechenden Stadien 15% (1:4,2), 13% (1:4,7) und 12,4% (1:4,5) verdauliches Rohprotein. Futtermischungen mit einem höheren Caseinanteil erwiesen sich als höher verdaulich. Auch bei vorliegender Fütterung mit reichlich und hochwertigem Eiweiß wurde eine Abnahme des Ansatzkoeffizienten mit zunehmendem Gewicht und Alter gefunden. Nach Aufhören der Muttermilchaufnahme mit hochwertigem Beifutter nach 36 Tagen sinkt der Ansatzkoeffizient von 65–70 auf das Niveau um 50 ab. Die Analyse von 2 Schweinen (52 kg) ergab bei dem mit hohen Eiweißgaben gefütterten Tier einen höheren Eiweißgehalt (2,5% N) und ein engeres Verhältnis von Eiweißenergie zu Gesamtenergie (1:3,75) als bei dem in üblicher Weise gefütterten Tier mit 2,2% N und einem Verhältnis von 1:4,3; die Leber hatte im ersteren Falle ein höheres Gewicht. Der Eiweißbedarf für den Altersabschnitt vom 57. bis zum 180. Lebenstag zum Zwecke eines maximalen N-Ansatzes ist tabellarisch dargestellt. E. Kolb. 1790.

4-64/04-0110 Rappay, Gy. und Pósalaky, Z.; Budapest, Ung. Akad. der Wiss., Forsch.-Inst. für Exp. Med. **Versuch zur Verwendung von Eriochromschwarz T für den Nachweis von Proteinen.** Acta histochem. [Jena] **15** (1963) Nr. 5/8. S. 316–324. – 3 Abb., 2 Tab., 8 Lit. Zus. in Russ., Engl., Franz.

Vff. versuchten den in der Chemie wegen seiner chelatbildenden Eigenschaften für die qualitative und quantitative Bestimmung der Metallionen verwendeten Indikator Eriochromschwarz T (Reanal) als einen zum Nachweis der basischen Gruppen von Proteinen geeigneten Farbstoff anzuwenden. An Thymusschnitten von Säugetieren, Blutausstrichen von Amphibien und Modellpräparaten (Eiweiß, DNS, RNS) durchgeführte Untersuchungen zeigten, daß eine 0,5%ige Pufferlösung von Eriochromschwarz T unter kontrollierten Verhältnissen zum qualitativen Nachweis der Proteine geeignet ist.
I. Aurich. 1790.

4-64/04-0111 Hoover, W. H., Kesler, E. M. und Flipse, R. J.; University Park, Pennsylvania State Univ. Carbon sources for in vitro protein synthesis by rumen bacteria. **(Kohlenstoffquellen für die Proteinsynthese durch Pansenbakterien in vitro.)** J. Dairy Sci. **46** (1963) Nr. 7. S. 733–739. – 3 Abb., 3 Tab., 21 Lit.

Mit Hilfe markierter Verbindungen wurde die Einbaurate flüchtiger Fettsäuren und der Glukose in Proteine, Nucleinsäuren und Polysaccharide durch Pansenbakterien untersucht. Es zeigte sich, daß Acetat in einer Menge von 131 mg pro Liter und pro Stunde von den Mikroorganismen verwertet wurde; die Werte für Propionat betrugen 18,2, für Butyrat 13,2 und für Valeriansäure 0,6 mg pro Liter pro Stunde. Die Verwertung der Glukose erwies sich als konzentrationsabhängig: Bei einer Konzentration von 10 mg pro ml wurden 556 mg Glukose pro Liter Pansenflüssigkeit und pro Stunde verwertet, bei einer solchen von 20 mg pro ml dagegen 1155 mg pro Liter und Stunde. Acetat und Glukose wurden auch in größerem Umfange zur Nucleinsäuresynthese herangezogen, wenig oder gar nicht hingegen Propionsäure, Buttersäure und Valeriansäure. Hingegen waren alle markierten Metaboliten in den Proteinen bzw. Polysacchariden nachweisbar. Dabei wurden vom Acetat 2,5%, vom Propionat 2,1%, vom Butyrat 1,6%, vom Valerat 2,6% und von der Glukose 2,9% in die Proteine eingebaut. E. Kolb. 1790.

4-64/04-0112 Palfij, F. Ju. Rol' serosoderžaščich soedinenij v obmennych processach životnogo organizma. **(Die Rolle von schwefelhaltigen Verbindungen in den Stoffwechselprozessen des tierischen Organismus.)** Životnovodstvo, Moskva **25** (1963) Nr. 7. S. 20–23. – 4 Tab.

Tägl. Gaben von 30 g Glaubersalz bewirkten bei 4 Kühen, daß der Schwefelgehalt des Pansenbakterieneiweißes von 2,66 mg% auf 4,45 mg% stieg. Gleichzeitig erhöhten sich der Glutathiongehalt im Blut der Kühe von 43,3 auf 49,8 mg%, der prozentuale Milchfettgehalt von 3,54 auf 3,91% und die Milchmengenleistung von 11,65 auf 11,95 kg. Bei vier Kontrolltieren stieg der Glutathiongehalt von 38,5 auf 41,3 mg% und der Milchfettgehalt von 3,78 auf 3,84%, während die Milchmengenleistung von 11,05 auf 10,45 kg fiel. Der Schwefelgehalt im Bakterieneiweiß veränderte sich bei diesen Tieren nicht. In Maissilage diente Glaubersalz in der Dosierung von 2–3 kg pro t Grünmasse den Bakterien als Substrat zur Produktion mehrerer Aminosäuren.

Derartig behandelte Silage konnte gegenüber unbehandelter eine Steigerung des Cysteingehalts von 1,15 auf 2,15 g/kg Trockenmasse, des Lysingehalts von 1,83 auf 3,48 g und des Histidingehalts von 4,91 auf 8,25 g verzeichnen. In gleichem Maße stieg der Gehalt an Arginin, Alanin, Valin-Methionin, Phenylalanin und Leucin-Isoleucin. In einem weiteren Versuch wurde ermittelt, daß Glaubersalzfütterung in oben angegebener Dosierung den Schwefelgehalt des Plasmaeiweißes bei Kühen um 6–22 mg% steigert.

S. Willer. 1790.

4-64/04-0113 Otagaki, K. K., Black, A. L., Bartley, J. C., Kleiber, M. und Eggum, B. O.; Davis, Univ. of California, Coll. of Agric. Metabolism of uniformly labeled glucose-C^{14} introduced into the rumen of a lactating cow. I. Transfer of C^{14} to respired air, volatile fatty acids, and major milk constituents. **(Der Stoffwechsel einheitlich markierter Glukose-^{14}C nach Einführung in den Pansen einer Milchkuh. 1. Mitt. Der Übergang von ^{14}C in die Atmungsluft, in flüchtige Fettsäuren und in die Milch-Hauptbestandteile.)** J. Dairy Sci. 46 (1963) Nr. 7. S. 690–695. — 3 Abb., 2 Tab., 20 Lit.

Nach Verabreichung markierter Glukose wurde das Schicksal der Stoffwechselprodukte untersucht. Bereits nach 15 Min. wiesen die flüchtigen Fettsäuren des Blutes die höchste Markierung auf, was auf einen schnellen Abbau der Glukose in den Vormägen und auf eine rasche Resorption der Spaltprodukte hinweist; die spezifische Aktivität in der Atmungsluft erreichte bereits nach 45 Min. ein Maximum, die der Glukose des Plasmas nach etwa 2 Std. Nach Ablauf der ersten Stunde nach der Verabreichung nahm die spezifische Aktivität der flüchtigen Fettsäuren in den Vormägen jeweils nach etwa 4–5 Std. um die Hälfte ab; nach 24 Std. war kein ^{14}C mehr in der Fettsäurefraktion nachweisbar. Die spezifische Aktivität der Milchbestandteile nach intraruminaler Verabreichung der Glukose war ähnlich wie nach intravenöser Injektion markierter flüchtiger Fettsäuren. Demgegenüber bestanden Unterschiede zur Markierung nach intravenöser Applikation der Glukose. Aus den Untersuchungen gehen der sehr rasche Abbau der Glukose in den Vormägen und die schnelle Resorption der entstehenden flüchtigen Fettsäuren klar hervor.

E. Kolb. 1810.

4-64/04-0114 Gol'ber, L. M. und Runde, I. R.; Moskau, Unions-Inst. für Exp. Endokrinol.; Riga, Forsch.-Inst. für Traumatol. und Orthopädie. Glikemičeskaja reakcija i reaktivnost' protivoreguljatornoj sistemy na vvedenie adrenalina pod vozdejstviem tetramina. **(Die glykämische Reaktion und die Reaktivität des Gegenregulationssystems bei Adrenalinverabreichung nach Tetraminbehandlung.)** Problemy ėndokrinologii i gormonoterapii, Moskva 9 (1963) Nr. 4. S. 43–45. — 1 Tab., 2 Lit. Zus. in Engl.

Kaninchen erhielten eine Tetramininjektion (1 mg/kg), der 30 Min. später eine Adrenalininjektion (0,25 ml der 0,1%-Lösung/kg Kgw.) und 2 Std. später eine weitere folgten, wobei während eines Zeitraumes von 4 Std. das Verhalten des Blutzuckers kontrolliert wurde. Die Tetramingabe bewirkte eine Verminderung der hyperglykämischen Reaktion nach Adrenalinzufuhr und bedingte eine Steigerung der Reaktivität des Gegenregulationssystems. Damit wurden frühere Ergebnisse über eine Steigerung der Empfindlichkeit gegen Insulin nach Tetramingabe bestätigt. Es wird angenommen, daß unter Einwirkung des Ganglienblockers Tetramin eine verminderte Sekretion des Adrenalins im Nebennierenmark erfolgt.

E. Grün. 1810.

4-64/04-0115 Altszuler, N., Dunn, A., Steele, R., Bishop, J. S. und Bodo, R. C. de (unter techn. Mitarb. von Rathgeb, Isabel, Crewe, Susan und Matarese, Barbara); New York City, New York Univ., School of Med.; Upton, N.Y., Brookhaven Nat. Lab. Effect of 2-deoxyglucose on glucose turnover in normal and adrenalectomized dogs. **(Der Einfluß von 2-Desoxyglukose auf den Glukoseumsatz bei normalen und adrenalektomierten**

Hunden.) Amer. J. Physiol. **204** (1963) Nr. 6. S. 1008–1012. – 4 Abb., 1 Tab., 19 Lit.
Die Infusion von 2-Desoxyglukose (200 mg pro kg in 30 Min.) erzeugte bei normalen Hunden eine deutliche Hyperglykämie, die von einer Zunahme der Glukoseerzeugung begleitet war. Trotz der Hyperglykämie nahm die Glukoseverwertung nicht zu, was als relative Hemmung der Glukoseaufnahme in die Zellen gewertet wird. Dabei wurde der Insulineffekt hinsichtlich der Steigerung der Glukoseaufnahme und der -deponierung durch Infusion von 2-Desoxyglukose nicht beeinträchtigt. Die Vorbehandlung mit Dihydroergotamin, einem Stoff, der adrenergische Nerven blockiert, verhinderte die durch 2-Desoxyglukose induzierte Hyperglykämie. Ebenfalls wurde diese bei adrenalektomierten Hunden bei Behandlung mit DOCA und Cortisol nach Gaben von 2-Desoxyglukose nicht festgestellt. Die Befunde deuten darauf hin, daß die Hyperglykämie nach Verabreichung von 2-Desoxyglukose durch vermehrte Adrenalinsekretion ausgelöst wird, wobei zentrale Mechanismen eingeschaltet sind. Nach Verabreichung von 2-Desoxyglukose kommt es bei Hunden gelegentlich zu Krämpfen, die auf eine Hypoglykämie im Gehirn hindeuten.
E. Kolb. 1810.

4-64/04-0116 Preś, Jerzy, Curlanis, Jadwiga und Fritz, Zofia. Bilans wapnia i fosforu u krów mlecznych w różnych okresach fizjologicznych. **(Die Calcium- und Phosphorbilanz der Milchkühe in den verschiedenen physiologischen Zuständen.)** Zeszyty naukowe wyższej Szkoły rolniczej Wrocławiu, Zootechn. **9** (1962) Nr. 41. S. 97–108. – 6 Tab., 13 Lit. Zus. in Russ., Engl.
Die Untersuchung erfolgte an 8 schwarzbunten Niederungskühen während der Trockenperiode auf der Basis von zwei unterschiedlichen Ernährungsweisen, unter Zusatz von Knochenmehl. Die Calcium- und Phosphorbilanz wurde dreimal ermittelt, nämlich zu Beginn der Trockenperiode, etwa 10 Tage vor dem Kalben und 5 Wochen nach dem Kalben. Im ersten Zeitabschnitt war die Bilanz aller Kühe positiv (17–31 g Ca, 10–21 g P). Im 10tägigen Zeitabschnitt vor dem Kalben war die positive Auswirkung der besseren Ernährung und des Knochenmehlzusatzes erkennbar (Calciumbilanz etwa zweimal, Phosphorbilanz etwa dreimal höher). Im Zeitabschnitt nach dem Kalben stand die Calciumbilanz unter der Nachwirkung der Ernährungsweise während der Trockenperiode insofern, als Kühe, die vor dem Kalben weniger Calcium erhielten, in der 5. Laktationswoche eine positive Bilanz aufwiesen, und, umgekehrt, die Bilanz jener, die während der Trockenperiode mehr Calcium erhalten hatten, negativ war. Die Phosphorbilanz war bei allen Versuchstieren positiv. Die Verdaulichkeit von Calcium und Phosphor schwankte zwischen 36% und 50%. Im Zeitabschnitt vor dem Kalben hatte eine qualitative Ernährung das Ansteigen der Verdauungskoeffizienten von Calcium und Phosphor zur Folge. PRL/CBR. 1850.

4-64/04-0117 Ritchie, H. D., Luecke, R. W., Baltzer, Betty V., Miller, E. R., Ullrey, D. E. und Hoefer, J. A.; East Lansing, Michigan State Univ. Copper and zinc interrelationships in the pig. **(Die Beziehungen zwischen Kupfer und Zink in der Ernährung beim Schwein.)** J. Nutrit. [Philadelphia] **79** (1963) Nr. 2. S. 117–123. – 1 Abb., 4 Tab., 18 Lit.
An verschiedenen Gruppen von Ferkeln im Alter von 7 Wochen wurde der Einfluß der Beifütterung von Kupfer sowie von Zink bzw. von beiden Verbindungen über einen Zeitraum von 15 Wochen untersucht. Bei einem hohen Calciumgehalt (1,3%) des Futters förderte Kupfersulfat in Konzentrationen von 125 bzw. 250 ppm das Wachstum von Schweinen; mit Ausnahme der letzten Woche wurde auch durch die Kupfergaben das Auftreten der Parakeratose verhindert, wobei sich die höhere Konzentration als wirkungsvoller erwies. Nach 12 Wochen Beifütterung von 250 ppm Kupfer traten milde

Symptome einer „Vergiftung“ ein in Form einer Reduktion des Hämoglobingehaltes und des Hämatokritwertes; die Lebern enthielten sehr hohe Kupferkonzentrationen. Bei Zusatz von 100 ppm Zink trat eine Verbesserung des Wachstums ein, wobei die Erscheinungen der Kupferintoxikation nicht auftraten. Das Zink allein verbesserte gleichfalls das Wachstum und verhütete die Parakeratose. Zwischen den Konzentrationen an Eisen und Kupfer in der Leber bestand eine entgegengesetzte Beziehung. Durch Zinkgaben wurde der Kupfergehalt in der Leber erheblich reduziert. Bei einer Versuchsgruppe auf der Grundkost traten nach 10 Wochen schwere Symptome der Parakeratose auf, die durch Zulagen von 250 ppm Kupfer in erheblichem Umfange beseitigt werden konnten; gleichfalls nahm das Wachstum der Tiere zu.

E. Kolb. 1870.

4-64/04-0118 Vozár, Libor. Hladina medi u krýs a morčiat po zvýšenom príjme vitamínu C. **(Kupferspiegel bei Ratten und Meerschweinchen nach erhöhter Aufnahme von Vitamin C.)** Biológia [Bratislava] **18** (1963) Nr. 6. S. 455–463. – 2 Abb., 2 Tab., 24 Lit. Zus. in Dtsch.

Um den Einfluß hoher Vitamin C-Gaben auf die biochemischen Prozesse im Organismus zu untersuchen, wurde bei Ratten und Meerschweinchen die Wirkung einer peroralen Applikation von 5, 10 und 15 mg Vitamin C/100 g Kgw. auf den Kupferspiegel im Gewebe 20 Tage lang verfolgt. Es stellte sich heraus, daß die Wirkung der hohen Vitamin C-Gaben auf den Kupferspiegel bei Ratten und Meerschweinchen verschieden stark ist. Bei Ratten, die imstande sind, das Vitamin C zu synthetisieren, ändert sich der Kupferspiegel und steigt bereits nach 5 mg/100 g Kgw. in der grauen Rindensubstanz des Gehirns, während er in der grauen Gehirnsubstanz außerhalb der Rinde und in der Skelettmuskulatur entsprechend zurückgeht. In der Leber und Niere der Ratten blieb der Kupferspiegel unverändert. Bei den Meerschweinchen, die das Vitamin C nicht zu synthetisieren vermögen, blieb der Kupferspiegel im Gehirn, in der Leber, Niere und Skelettmuskulatur unverändert.

ČSSR/ÚVTI. 1870.

4-64/04-0119 Juhász, B. Nitrogénkörfolyamat kérődzőkben. **(Stickstoff-Kreisprozeß bei Wiederkäuern.)** Magyar Állatorvosok Lapja [Ung. veterinärmed. Bl.] **18** (1963) Nr. 1. S. 30–32. – Aus: Ung. Agrar-Rdsch. **1963** Nr. 4.

Vf. beschreibt die Herstellung des „kleinen Pansens“ bei Schafen. Die Ergebnisse von 56 Versuchen, die an derart präparierten Schafen durchgeführt wurden, werden tabellarisch zusammengefaßt. Vf. stellte fest, daß Harnstoff vom Blut durch die Pansenwand diffundiert und infolge der Urease-Aktivität der Zellen zu Ammoniak abgebaut wird. Die Menge des durch die Pansenwand diffundierenden Harnstoffs bzw. die Ansammlung von Ammoniak in der Flüssigkeit des Pansens war von der Harnstoffkonzentration des Blutes abhängig und stand mit dem Ammoniakgehalt des Blutes in keiner Verbindung. Aus leicht hydrolysierbaren Eiweißstoffen wird in einer Std. im Durchschnitt 40–60, vom Harnstoff 80 mg/100 ml NH_3-N gebildet. Der optimale Ammoniakverbrauch der Mikroorganismen, die in den Vormägen leben, erwies sich als 10–20 mg/100 ml NH_3-N. Die Verwertung des in den Pansen gelangten wasserlöslichen Eiweiß- und Amid-N (Carbamide) geschieht in zwei Etappen. Die Menge des Ammoniak-N, die vom Blut in den Pansen diffundiert, beträgt etwa das 5- bis 10fache des mit dem Speichel zurückbeförderten Stickstoffs. Das entspricht bei einer Konzentration von 30/100 ml Harnstoff einer täglichen Menge von 6 g Stickstoff. Die Versuche beweisen unmittelbar die Verwertung des aus Eiweiß bzw. Amid-N gebildeten und absorbierten Ammoniaks und dadurch den nur bei Wiederkäuern vorkommenden „Stickstoff-Kreisprozeß“. Die Diffusion von Harnstoff in den Pansen zeigt sich als ein „Stickstoff-Sparmechanismus“ und bildet in bestimmten Fällen in hungernden Tieren einen speziellen Eiweißregenerationsprozeß. 1875.

4-64/04-0120 Jondet, A. und Féo, C.; Alfort, École Nat. Vétérin., Inst. Nat. de la Rech. Agronomique. Phénomènes vaso-moteurs accompagnant la contraction musculaire. **(Die Muskelzusammenziehung begleitende vasomotorische Erscheinungen.)** Écon. Méd. animales **4** (1963) Nr. 4. S. 226–237.
Die Vermehrung der Durchblutung (Irrigatio) des Muskels während seiner Zusammenziehung scheint durch zwei wesentliche Mechanismen vor sich zu gehen. Der erste, erst jüngst entdeckte, ist ein unmittelbarer Hirnrindenbefehl der Vasomotoren, der den Bewegungsbefehl begleitet. Der zweite ist chemischer Natur; er unterhält die Hyperämie und scheint eine Intensität ausreichender Arbeit zu erheischen, um eine örtliche Anhäufung von Metaboliten fortzuspülen. Die genauen Modalitäten der Vermittlung dieser Metaboliten werden noch erörtert und sind gegenwärtig noch nicht geklärt. W. F. Ebel. 1900.

4-64/04-0121 Meščerskij, R. M., Fedorov, V. M. und Smirnov, G. D.; Moskau, Inst. für Höhere Nerventätigkeit und Neurophysiol. der Akad. der Wiss. der UdSSR; Sewerzow-Inst. für Tiermorphol. der Akad. der Wiss. der UdSSR. Ėfferentnye vlijanija zritel'noj kory na naružnoe kolenčatoe jadro u krolika. **(Efferente Einflüsse vom Sulcus calcarinus auf den Kern des Corpus geniculatum laterale bei Kaninchen.)** Fiziologičeskij žurnal SSSR imeni I. M. Sečenova, Moskva-Leningrad **49** (1963) Nr. 6. S. 649–658. — 5 Abb., 3 Tab., 9 Lit.
Bei 17 Kaninchen wurden vom Sulcus calcarinus (Silberchloridelektroden) und vom Kern des Corpus geniculatum laterale (Elektroden aus rostfreiem Stahl) die Potentiale nach Lichtreizungen abgeleitet. Am Ende des Versuchs wurde mittels Gleichstrom die Lokalisation der subcorticalen Elektrode markiert und anschließend das Gehirn histologisch untersucht. Die Reaktion des Corpus geniculatum laterale auf Lichtreize besteht aus fünf Komponenten: 1) niederamplitudige Zacke, 2) negative Komponente, 3) zweite Spitze der primären Antwort, 4) späte positive Welle und 5) negative Welle. Wird auf die Projektionsstelle des Sehanalysators Strychnin gebracht, so reagiert der Corpus geniculatum laterale mit einer Vergrößerung der Amplitude der 4. und 5. Komponente. Nach Beseitigung des Strychnins wird das Ausgangsniveau nicht völlig erreicht, was auf eine Diffusion des Strychnins in die Hirnrinde zurückgeführt wird. Anschließende Applikation von γ-Aminobuttersäure verursacht eine Hemmung der negativen Komponente und führt zur Wiederherstellung der Ausgangsreaktion des Corpus geniculatum laterale. Die Herkunft der einzelnen Komponenten wird diskutiert. Die Versuche sprechen für die Existenz spezifischer cortico-genicularer Leitbahnen. G. Pose. 1940.

4-64/04-0122 Kačuro, I. I.; Leningrad, Pawlow-Inst. für Physiol. O častotnoj lokalizacii v sluchovoj zone kory golovnogo mozga koški. **(Frequenzlokalisation im Hörfeld der Hirnrinde bei Katzen.)** Fiziologičeskij žurnal SSSR imeni I. M. Sečenova, Moskva-Leningrad **49** (1963) Nr. 6. S. 659–665. — 5 Abb., 2 Tab., 13 Lit.
In Versuchen mit mehreren implantierten Elektroden wurde die Frequenzlokalisation in der Großhirnrinde an nicht narkotisierten Katzen untersucht. Die Frequenzlokalisation wurde anhand der Schwellenwerte der primären Reaktion auf Lautreize verschiedener Frequenz (500–20000 Hz) in vier verschiedenen Punkten des Hörfeldes bestimmt. Die Versuche zeigten, daß die einzelnen Punkte maximal empfindlich gegen eine bestimmte, für sie spezifische Frequenz sind. Die Narkose besitzt keinen wesentlichen Einfluß auf die Frequenzlokalisation im Hörfeld der Hirnrinde. G. Pose. 1950.

4-64/04-0123 Lagutina, N. I., Urmančeeva, T. G. und Koroleva, L. V.; Suchumi, Inst. für Exp. Pathol. und Therapie der Akad. der Med. Wiss. der UdSSR, Lab. für Physiol. und Pathol. Höherer Nerventätigkeit. Izmenenija ėlektroėncefalogrammy nizšich obez̓jan raznogo vozrasta posle ėkstirpacii zatyločnych dolej. **(Veränderungen des EEG bei Affen verschiedenen Alters nach Exstirpation des Hinterhauptlappens.)** Fiziologičeskij žurnal SSSR imeni I. M. Sečenova, Moskva-Leningrad **59** (1963) Nr. 4. S. 419–426. – 4 Abb., 16 Lit.

An Affen (6 Paviane, 2 Rhesusaffen) verschiedenen Alters (4,5 Tage bis 2,5 Jahre) wurde untersucht, inwieweit die Störungen der Sehfunktion, die nach Exstirpation der Hinterlappen eintreten, sich auf die elektrische Aktivität des Gehirns und auf die Reaktionen auf Lichtreize auswirken. Ein- oder zweiseitige Entfernung der Hirnhauptlappen führt zu keinen spezifischen Veränderungen der elektrischen Aktivität. 1–2 Monate nach der Exstirpation werden bei jungen Affen im Ruhezustand hypersynchronisierte Wellen (4–6 und 6–8/sec) registriert, die mit der Zeit immer konstanter und regelmäßiger werden. Bei einseitiger Exstirpation führen rhythmische Lichtreize nur zu elektrischer Aktivität auf der gesunden Seite. Nach 4–6 Monaten ist auch die Reaktion auf der intakten Seite beeinträchtigt. Nach zweiseitiger Exstirpation wird im Laufe von 10 Monaten die herabgesetzte elektrische Aktivität der Hirnrinde nicht wiederhergestellt. Nach 7 Monaten tritt bei den Affen, die im Alter von 0,5 Monaten operiert wurden, die Angleichung an den Rhythmus der Lichtreize im Stirnlappen ein. G. Pose. 2010.

4-64/04-0124 Ruckebusch, Y.; Lyon, École Nat. Vétérin. Le cycle veille-sommeil chez les ruminants. **(Der Wach-Schlaf-Zeitkreis [Cyclus s. Circulus vigilia-somnus] bei den Wiederkäuern.)** Écon. Méd. animales **4** (1963) Nr. 4. S. 219–225.

Veranschaulicht man sich bei den Wiederkäuern die höhere Nerventätigkeit, so wie sie sich aufgrund ihrer elektro-encephalographischen Kriterien offenbart, so ist man überrascht festzustellen, daß das merizygische Verhalten gleichlaufend mit einer Linie im Schlafelektroencephalogramm ist. Auf der Grundlage beschreibender Untersuchungen war es gestattet anzunehmen, daß die pflanzenfressenden Wiederkäuer zu tiefem Schlafe unfähig seien. In der Tat ist es eine Ausnahme, einen Augenlidschluß und eine totale Erschlaffung der Haltung bei einer Kuh, einem Schafe oder einer Ziege in decubitu feststellen zu können. Umgekehrt sind Kalb, Lamm und Ziegenlamm gute „Schläfer“: sie zeigen während der ersten Wochen nach der Geburt alle Zeichen eines typischen Schlafes. Die Untersuchungen haben ergeben, daß bei den erwachsenen Wiederkäuern wie bei den Fleischfressern kurze Zeiträume tiefen Schlafes oder Schnellschlafes vorhanden sind, die durch eine EEG-Linie von Niederspannung, eine beträchtliche Verlangsamung der Motricität der Vormägen und auf dem Gebiete des Verhaltens durch einen vollkommenen Haltungssturz gekennzeichnet sind. Jedoch bleibt diese Erscheinung eine Ausnahme; denn in der Mehrzahl der Fälle beobachtet man auf dem Felde des EEG im Verlaufe des Schlafes langsame, für den langsamen Schlaf kennzeichnende Wellen. Diese Dissoziation zwischen elektroencephalographischem Schlafe und Haltungsschlaf erscheint in den ersten drei Monaten nach der Geburt fortschreitend. W. F. Ebel. 2020.

4-64/04-0125 Krnjević, K. und Phillis, J. W.; Babraham, Cambridge, A.R.C. Inst. of Animal Physiol. Acetylcholine-sensitive cells in the cerebral cortex. **(Acetylcholin-empfindliche Zellen in der Hirnrinde.)** J. Physiol. [London] **166** (1963) Nr. 2. S. 298–327. – 14 Abb., 83 Lit.

In der Hirnrinde von Katzen, Kaninchen und Affen wurde die Reaktion von Zellen auf die iontophoretische Zufuhr von Acetylcholin (ACh) mit Mikropipetten kontrolliert. Von allen geprüften Zellen waren jedoch nur 15% ACh-empfindlich. Ihre Auffindung ist von Tier zu Tier derselben Art in unterschiedlichem Maße möglich. Am leichtesten kann man sie in den primären sensorischen Rindenfeldern nachweisen, aber auch in allen anderen

Regionen sind sie vorhanden. Ihre Tiefenverteilung ist signifikant unterschiedlich von anderen Rindenzellen; in der Hauptsache liegen sie 0,8–1,3 mm unter der Oberfläche, nur wenige über 0,8 mm. Sie kommen meist in Gruppen vor und neigen dazu, spontane Impulse auf irreguläre Weise abzugeben, die sich von spontanen Erregungen unterscheiden. Obwohl sich die Zellen durch direkte afferente Impulse vom Thalamus und durch Stimulation der medialen Thalamuskerne erregen lassen, scheinen sie jedoch nicht spezifisch mit diesen Bahnen verbunden zu sein. Sie neigen dazu, verspätete Reaktionen auf sensorische Reize von der Peripherie oder Reize durch Stimulation der spezifischen Thalamuskerne zu geben. In der nahe der Hirnschenkel gelegenen Region werden viele Betz-Zellen durch ACh erregt, welche hinsichtlich ihrer Tiefenverteilung und Eigenschaften jedoch als cholinoceptive Zellen anzusehen sind. Es wird vermutet, daß die ACh-empfindlichen Zellen hauptsächlich tiefe pyramidale Zellen darstellen, welche wahrscheinlich von cholinergischen Fasern innerviert werden. Die mögliche Bedeutung dieser Befunde wird diskutiert. E. Grün. 2020.

4-64/04-0126 Bogdanov, O. V.; Leningrad, Inst. für Exp. Med. der Akad. der Med. Wiss. der UdSSR, Lab. für Vergleichende Physiol. und Pathol. Značenie proprioceptivnoj impul'sacii v funkcional'nom sozrevanii central'noj nervnoj sistemy kurinogo ėmbriona. **(Die Bedeutung proprioceptiver Impulse für die funktionelle Entwicklung des Zentralnervensystems beim Hühnerembryo.)** Fiziologičeskij žurnal SSSR imeni I. M. Sečenova, Moskva-Leningrad **49** (1963) Nr. 6. S. 701–705. — 3 Abb., 8 Lit. Zus. in Engl.
An 120 12- bis 19tägigen Hühnerembryonen wurde der Zustand des ZNS anhand der unipolar aus verschiedenen Teilen des Gehirns abgeleiteten elektrischen Aktivität gemessen. Bis zum 13. Tag ist trotz des Vorliegens von Bewegungsreaktionen keine elektrische Aktivität in den höheren Teilen des ZNS registrierbar. Vom 13. Tag an treten bei Bewegungen proprioceptive Entladungen auf, und vom 15. Tag an existiert eine konstante elektrische Aktivität im ZNS, die eng mit den von den Muskelproprioceptoren ausgehenden Impulsen zusammenhängen. Vom 17. Tag an verliert der proprioceptive Einfluß seine führende Rolle für den Tonus des ZNS. G. Pose. 2020.

4-64/04-0127 Matjuškin, D. P.; Leningrad, Pädiatr. Med. Inst., Lehrstuhl für Normale Physiol. Summacija i akkomodacija pri razdraženii korkovoj dvigatel'noj oblasti u vzroslych novoroždennych životnych. **(Summation und Akkomodation bei Reizungen des corticalen Bewegungszentrums bei erwachsenen und neugeborenen Tieren.)** Bjulleteń ėksperimental'noj biologii i mediciny, Moskva **55(28)** (1963) Nr. 6. S. 3–8. — 3 Abb., 15 Lit. Zus. in Engl.
Bei verschiedenaltrigen Kaninchen wurde unipolar das motorische Gebiet der Hirnrinde gereizt und die Schwellenreaktion des M. flexor carpi ulnaris der contralateralen Vorderpfote registriert. Bei erwachsenen Tieren können corticale motorische Reaktionen schon bei einzelnen kurzen Reizungen erhalten werden; die Schwellenwerte der Stromstärke liegen verhältnismäßig hoch. Bei rhythmischen Reizen liegen die Schwellenwerte niedriger, d.h., es kommt bei den Tieren leicht zu einer Summation. Bei Vergrößerung der Reizfrequenz (über 250 Imp./sec) kann die Reizschwelle auf 2fache Art verändert werden: manchmal wird ein weiterer beachtlicher Abfall beobachtet (Exponentialkurve), jedoch sehr viel öfter steigt sie an (Y-förmige Kurve). Ähnliche Summationskurven wie im letzten Fall werden sonst bei Reizungen subcorticaler (nach Entfernung der „motorischen Hirnrinde") Gebiete beobachtet. Die Akkomodationsfähigkeit der an der motorischen Reaktion beteiligten Neuronen ist sehr gering. In den ersten 24 Std. nach der Geburt werden Summationskurven vom Typ der Exponentialform beobachtet; vom 2. Tag treten beide Summationstypen (Exponential- und Y-förmige Kurven) auf, wobei die Y-förmigen

Kurven vorherrschen. Die Akkomodationsfähigkeit unterscheidet sich nicht wesentlich von der erwachsener Tiere. Der Ursprung der beiden Summationsarten wird diskutiert. G. Pose. 2020.

4-64/04-0128 Carroll, Mary Alice, Wolfe, H. R., Aspinall, R. L. und Meyer, R. K.; Madison, Univ. of Wisconsin. Effect of splenectomy or thymectomy on antibody formations in chickens. **(Die Wirkung der Splenektomie oder Thymektomie auf die Antikörperbildung beim Küken.)** Anatom. Rec. **142** (1963) Nr. 2. S. 221.

White Rock Küken wurden 1–11 Tage und Weiße Leghorn Küken 3 Tage nach dem Schlüpfen splenektomiert oder thymektomiert. Beiden Gruppen wurde i. v. Rinderserumalbumin inoculiert (White Rock 6. Woche und Weiße Leghorn 9. Woche). Die Präzipitine wurden aus täglichen Blutentnahmen bestimmt. Verzögerung im Verschwinden des zirkulierenden Antigens und Auftreten der Antikörper wurde bei den splenektomierten Vögeln beobachtet. Annähernd 50% der Küken besaß Milzreste, jedoch war ihre Reaktion die gleiche wie bei den vollständig splenektomierten Vögeln. Die Zeit, in der das Antigen aus dem Kreislauf verschwand und die Antikörper erschienen, war für die Kontrollen und auch die thymektomierten Tiere gleich. Es wurden quantitative Bestimmungen des Antikörperstickstoffs vorgenommen. Kleine Thymusreste von 12–470 mg wurden bei operierten Tieren gefunden. Das Gewicht des Thymus von Kontrolltieren betrug etwa 4500 mg. Die natürlichen Hämagglutinine der splenektomierten oder thymektomierten White Rocks waren ähnlich jener von 5 Wochen alten Kontrolltieren. Das Körpergewicht der operierten Tiere war geringer als das der Kontrollen. Die Entfernung anderer lymphoider Organe, z.B. Bursa Fabricii, in frühem Alter setzt die Präzipitinbildung herab und verhindert die Heranbildung natürlicher Hämagglutinine. R. Berg. 2090.

4-64/04-0129 Tiecco, G.; Roma, Ist. Superiore di Sanita. Metodi di controllo del $_4$-metil-$_2$-tiouracile. Nota 2. Ricerca nei liquidi organici del bovino „in vivo" e nei tessuti al macello. **(4-Methyl-2-thiouracyl-Kontrollmethoden 2. Mitt. Untersuchung in den Körperflüssigkeiten des Rindes in vivo und in den Geweben auf dem Schlachthof.)** Zooprofilassi [Rom] **17** (1962) Nr. 11. S. 857 bis 866. – 1. Mitt. vgl. LZ. Abt. IV **8** (1963) Nr. 6. S. 1284.

Vf. untersucht das 4-Methyl-2-thiouracyl in den Organlipoiden, im Kot von Rindern, die einer Behandlung über 30 Tage hindurch ausgesetzt waren, und in verschiedenen Organen derselben nach erfolgter Schlachtung (48 Std. nach beendeter Behandlung). Man erhält positive Ergebnisse im Serum, im Harn, in den wässerigen Auszügen der Schilddrüse, der Nieren und der Muskel. Nach erfolgter Prüfung der makroskopischen Veränderungen der Schilddrüse wurde eine mikroskopische Untersuchung dieser Organe vorgenommen. Vf. folgert abschließend, daß es mit Hilfe der Methylthiouracylbehandlung möglich ist, die Tiere zu identifizieren, sei es während des Lebens, sei es nach dem Tode des Tieres. W. F. Ebel. 2090.

IV. RADIOBIOLOGIE

4-64/04-0130 Šeremet, Z. I. und Kazanova, L. I. Vlijanie vitamina B_{12} na soderžanie nukleinovych kislot v krovotvornych organach oblučennych životnych. **(Der Einfluß des Vitamins B_{12} auf den Nucleinsäuregehalt in den blutbildenden Organen bestrahlter Tiere.)** Medicinskaja radiologija, Moskva 8 (1963) Nr. 1. S. 46–54. – 1 Tab., 22 Lit. Aus: Dok.-Dienst Kernforsch. u. Kerntechn.

Vergleichende Untersuchungen über die Veränderungen des Gehaltes an Nucleinsäure im Knochenmark und in der Milz von Meerschweinchen wurden 1) unter dem Einfluß von Röntgenstrahlung (180 kV, 10 mA, Entfernung 70 cm, Filter 0,5 mm Cu, Dosisleistung 13–26 r/min, Dosis 300 r), 2) bei Verabreichung von Vitamin B_{12} (10 μg jeden zweiten Tag), 3) bei gleichzeitiger Bestrahlung und Verabreichung von Vitamin B_{12} durchgeführt. Einen, drei und 7 Tage nach der Bestrahlung wurde eine deutliche Abnahme des Gehaltes an Nucleinsäure im Knochenmark beobachtet; die Abnahme der Nucleinsäure in der Milz der Versuchstiere zum gleichen Zeitpunkt war vergleichsweise geringer. Die Verabreichung von Vitamin B_{12} in der ersten Hälfte der Strahlenkrankheit führte bei 59% der untersuchten Tiere zu einer deutlichen Senkung des Gehaltes an DNS im Knochenmark, für die Veränderung des Gehaltes an RNS liegen keine zuverlässigen Werte vor. Die Veränderungen des Gehaltes an DNS und RNS in der Milz nach Gaben von Vitamin B_{12} sind nicht bemerkenswert. Im Knochenmark konnte ferner eine Aplasie beobachtet werden. L. Kaden. 2150.

4-64/04-0131 Gordeeva, K. V. O vzaimosvjazi meždu povyšeniem koncentracii fibrinogena u sobak pri lučevoj bolezni i aktivnost'ju fibrinogenazy. **(Über die Beziehung zwischen der Konzentrationserhöhung des Fibrinogens von Hunden bei Strahlenkrankheit und der Aktivität der Fibrinogene.)** Bjulleteń ėksperimental'noj biologii i mediciny, Moskva **54(27)** (1962) Nr. 11. S. 39–42. — 3 Tab., 8 Lit. Aus: Dok.-Dienst Kernforsch.- u. Kerntechn.
Bei Hunden mit mittelschwerer und schwerer Strahlenkrankheit wurde, abhängig vom Grad der Strahlenkrankheit, eine Erhöhung des Fibrinogengehaltes des Blutes beobachtet. Die Aktivität der Fibrinogene war bei schwerer Strahlenkrankheit vermindert, im Anfangsstadium und im Maximum der Krankheit beträchtlich; zwischen beiden besteht keine Korrelation.
P. Mazurek. 2150.

4-64/04-0132 Lbvicyna, G. M. und Balika, Ju. D. Izučenie antigennogo stroenija globulinovoj frakcii iz perfuzata tkanej oblučennych sobak. **(Untersuchung des antigenen Baues der Globulinfraktion aus dem Perfusat von Geweben bestrahlter Hunde.)** Radiobiologija, Moskva **2** (1962) Nr. 4. S. 590 bis 594. — 4 Tab., 12 Lit. Aus: Dok.-Dienst Kernforsch. u. Kerntechn.
Es wurden Hunde mit 800 r röntgenbestrahlt (17 r/min; 180 kV; 14 mA; 0,5mm Cu; 1 mm Al, FA. 90 cm) und die γ-Globulinfraktionen aus dem Gewebsperfusat untersucht. Folgende Methoden wurden angewendet: Anaphylaxie mit Desensibilisierung (nach Silber und Mitarbeitern) an Meerschweinchen; Erzeugung örtlicher Anaphylaxie an Kaninchen; Untersuchung der Antikörperbildung bestrahlter Hunde gegen γ-Globulin. Alle Methoden ergaben eine Abnahme der Antigenwirkung in der Globulinfraktion bestrahlter Hunde.
L. Steenbeck. 2150.

4-64/04-0133 Bogatov, L. V. O reakcii sistemy krovi u sobak na massivnuju krovopoterju v otdalennye sroki posle chroničeskogo vozdejstvija ionizirujuščej radiacii. **(Die Reaktion des Blutsystems von Hunden auf große Blutverluste in späteren Perioden nach dem chronischen Einfluß von Strahlung.)** Medicinskaja radiologija, Moskva 8 (1963) Nr. 2. S. 28–35. — 1 Tab., 12 Lit. Aus: Dok-Dienst Kernforsch. u. Kerntechn.
Vf. untersuchte den Einfluß eines starken Blutverlustes (ca. 3% des Körpergewichts) auf das Blutsystem von Tieren in späteren Zeiträumen nach der chronischen Einwirkung von ionisierender Strahlung in verhältnismäßig kleinen Dosen. Die Versuche wurden an 17 Hunden mit einem Gewicht von 17 bis 33 kg ausgeführt, von denen die 1. Gruppe 1½ Jahre vorher mit einer ^{60}Co-quelle bei einer täglichen Dosis von 10 r mit insgesamt 1300 r γ-bestrahlt wurde. Den Hunden der 2. Gruppe wurden 1½ Jahre vorher im Verlauf von 4 Mon. 0,2/μc/kg ^{239}Pu inkorporiert. Die Hunde der 3. Gruppe wurden 4 Jahre vorher bei 18 r täglich mit insgesamt 954 r bestrahlt. Die Versuche zeigten, daß die Regenerierung des peripheren Blutes im gleichen Zeitraum (wenn nicht sogar früher) einsetzt wie bei den unbestrahlten Kontrolltieren. Auf das von den Kontrolltieren abweichende Verhalten, z.B. fehlte bei den Hunden der 1. Gruppe eine posthämorrhagische Reticulocytose, wird näher eingegangen.
L. Kaden. 2150.

4-64/04-0134 Kondrat'eva, I. N. K voprosu o mechanizme dejstvija oblučennoj ščitovidnoj železy na koru golovnogo mozga. **(Über den Mechanismus der Einwirkung der bestrahlten Schilddrüsen auf die Gehirnrinde.)** Radiobiologija, Moskva 2 (1962) Nr. 4. S. 569–572. – 2 Tab., 7 Lit. Aus: Dok.-Dienst Kernforsch. u. Kerntechn.
Männlichen geschlechtsreifen Kaninchen (1,8–2,5 kg) wurde durch einen 3 cm langen Schnitt die Schilddrüse freigelegt und bei einem Teil der Tiere die Nervenverbindung zum Zentralnervensystem durchtrennt. 3 Std. nach Röntgenbestrahlung der Schilddrüse unter Pb-Abdeckung des Körpers (30 kV; 20 mA; 0,1 mm Al; FA. 10 cm; 10264 r in 4 min) wurde in 2minutigem Abstand der Aktionsstrom der parietalen Hirnrinde gemessen. Es zeigt sich, daß 2–3 Std. post irrad. bei intakter Schilddrüse eine Erhöhung des Aktionsstromes auf 140% eintritt sowie eine Erhöhung der Pulsfrequenz, während die Durchtrennung der Nerven eine Abnahme des Aktionsstromes und der Pulsfrequenz bewirkt. L. Steenbeck. 2150.

4-64/04-0135 Prokopenko, L. G. Immunologičeskie svojstva denaturirovannych belkov syvorotki krovi, podvergnutych vozdejstviju ionizirujuščej radiacii. **(Immunologische Eigenschaften der denaturierten Eiweiße aus dem Blutserum von bestrahlten Kaninchen.)** Radiobiologija, Moskva 2 (1962) Nr. 4. S. 580–585. – 3 Tab., 22 Lit. Aus: Dok.-Dienst Kernforsch. u. Kerntechn.
24 Std. und 10 Tage nach Röntgenbestrahlung (180 kV, 10 mA, 0,5 mm Cu, 1 mm Al, FA. 40 cm, 31 r/min, 1000 r) wurde den Kaninchen Blut entnommen und γ-Globulin, Albumin sowie ein Gemisch Albumin-Globulin abgetrennt. Die Verbindungen wurden auf ihre immunologischen Eigenschaften geprüft. Es zeigte sich, daß bei Wärmedenaturierung das Gemisch Albumin-Globulin einen Komplex bildet, der andere Antigen-Eigenschaften aufweist als die freien Fraktionen. Die Antigen-Struktur des Albumins und γ-Globulins bestrahlter Tiere wird bei 10 Tage post irrad. hervorgerufener Hyperthermie zerstört. L. Steenbeck. 2150.

4-64/04-0136 Muksinova, K. N. Primenenie suspenzii kostnogo mozga pri sverchletal'nych lučevoj poraženijach. **(Die Verwendung von Knochenmarksuspensionen bei der überletalen Bestrahlung von Ratten.)** Medicinskaja radiologija, Moskva 8 (1963) Nr. 2. S. 25–28. – 2 Tab., 8 Lit. Aus: Dok.-Dienst Kernforsch. u. Kerntechn.
Untersuchung der therapeutischen Wirkung von Knochenmarksuspensionen auf Strahlenschäden. 500 Wistar-Ratten mit einem Gewicht von 175–190 g wurden einer ^{60}Co-γ-Strahlung bei 1200–1400 r ausgesetzt, wobei die Letaldosis für 25 r: min 1100 r beträgt. Zur Behandlung erhielten die Ratten 24 Std. nach der Bestrahlung zunehmende Mengen an Knochenmarkzellen ($5 \cdot 10^7$; $5 \cdot 10^8$; $1 \cdot 10^9$) in 2–2,5 ml Suspension injiziert. Nach Applikation von $5 \cdot 10^8$ Zellen überlebten 32,5% Ratten die Bestrahlung mit einer Dosis von 1200 r. Bei 1400 r zeigte die Übertragung von $1 \cdot 10^9$ Zellen bei einer Überlebensrate von 31,8% den günstigsten Behandlungseffekt. Die möglichen Ursachen des Behandlungserfolges werden diskutiert. L. Kaden. 2150.

4-64/04-0137 Tužilkova, T. N.; Tscheljabinsk, Med. Inst., Lehrstuhl für Histol. und Embryol. Vlijanie mestnogo rentgenovskogo oblučenija na morfofiziologičeskie osobennosti ščitovidnoj železy belych krys. **(Die Wirkung lokaler Röntgenbestrahlung auf die morphophysiologischen Eigenschaften der Schilddrüse von Albinoratten.)** Problemy ėndokrinologii i gormonoterapii, Moskva 9 (1963) Nr. 4. S. 35–38. – 3 Abb., 8 Lit. Zus. in Engl.
Die morphologischen Veränderungen der Schilddrüse nach einer Röntgenbestrahlung mit einer Dosis von 1000 r wurde über einen Zeitraum von 1 Tag bis zu 2 Mon. nach der Bestrahlung verfolgt. Die Röntgenstrahlen zeigten dabei eine komplexe Wirkung auf die Schilddrüse, welche sich in einer kurzfristigen Anregung (nach 24 Std.) und einer anschließenden langdauernden Depression

(20–25 Tage) der Schilddrüsenfunktion äußerte. Am 30. Tage normalisierte sich das histologische Bild. Jedoch hält auch dann noch die Wirkung der Röntgenstrahlen an, denn 2 Monate nach der Bestrahlung war noch eine erhöhte funktionelle Aktivität festzustellen, welche als kompensatorische Reaktion der Schilddrüse anzusehen ist. E. Grün. 2150.

4-64/04-0138 Poplavskij, K. K.; Leningrad, Zentr. Forsch.-Inst. für Med. Radiol. Izmenenie temperatury tela u belych myšej posle obščego oblučenija rentgenovymi lučami. **(Veränderung der Körpertemperatur bei weißen Mäusen nach der allgemeinen Bestrahlung mit Röntgenstrahlen.)** Bjulleteń èksperimental'noj biologii i mediciny, Moskva **55(28)** (1963) Nr. 6. S. 48–51. — 3 Abb., 9 Lit. Zus. in Engl.

Vf. bestrahlte 203 weiße männl. Mäuse im Alter von 3–4 Mon. mit einer Dosis von 80, 160, 360, 720, 1440, 22500 und 45000 r. Bestrahlungsbedingungen: 180 kV, 20 mA, Filter — 0,5 Cu und 1 mm Al, ohne Tubus, Halbwertsschicht — 0,97 mm Cu, Strahlendosisleistung in der Luft in einer Entfernung von 30 cm — 80 r/min. bei Dosen bis 22500 r, in den Dosen von 22500 und 45000 r in einer Entfernung von 24 cm, ohne Filter, Strahlendosisleistung in der Luft 450 r/min. In jeder Versuchsserie befanden sich mindestens 10 Tiere. Vf. konnte feststellen, daß die Körpertemperatur nach der Bestrahlung sich in Abhängigkeit von der Körpertemperatur vor der Bestrahlung verändert. Von 203 Mäusen schwankte bei 133 die Ausgangstemperatur zwischen 37–39,5 °C, bei den übrigen zwischen 34,5–37 °C. Bei den Tieren mit einer Ausgangstemperatur von 37–39,5 °C wurde in den ersten Tagen nach der Bestrahlung statistisch eine sichere Senkung der Körpertemperatur beobachtet, deren Maximum 1 ½ Stunde nach der Exposition erreicht wurde. Das Absinken der Körpertemperatur trat bei Dosen von 360–45000 r sofort nach der Bestrahlung ein. Bei den Dosen von 80–160 r begann die Senkung erst nach 1 ½ Stunden. Die Temperatur erreichte nach einer bestimmten Zeit die Ausgangshöhe. Ein erneutes Absinken wurde bei den Tieren (720 r–22500 r) in der voragonalen Periode beobachtet. Bei den Tieren mit einer Exposition bei 45000 r verringerte sich die Temperatur sofort weiter bis zum Eintritt des Todes. Bei den Mäusen mit einer Ausgangstemperatur von 34,5–37 °C (Bestrahlung 80–1440 r) trat sofort nach der Exposition eine statistische Erhöhung der Temperatur ein. Ein sicheres Absinken wird nur im voragonalen Zustand bei den Tieren mit einer Exposition von 720–1440 r beobachtet. Diese Ergebnisse gestatten die Annahme, daß mit Erhöhung der Dosis nacheinander eine Reihe von Systemen im Organismus gestört werden, die die Wärmeregulierung beeinflussen. G. Mehlhorn. 2150.

4-64/04-0139 Zejtunjan, K. A., Konstantinova, M. M. und Semenov, L. F. Dejstvie nekotorych protivolučevych agentov na uroveń kisloroda v tkanjach v svjazi s ich vlijaniem na radiočuvstvitel'nost' životnych. **(Die Einwirkung einiger Strahlenschutzstoffe auf den Sauerstoffgehalt in Geweben und ihr Einfluß auf die Strahlenempfindlichkeit von Tieren.)** Radiobiologija, Moskva **2** (1962) Nr. 4. S. 616–619. — 4 Abb., 1 Tab., 8 Lit. Aus: Dok.-Dienst Kernforsch. u. Kerntechn.

Weiße Mäuse beiderlei Geschlechts von 16–20 g Kgw. erhielten folgende Substanzen in wäßriger Lösung s.c. injiziert: 0,02 mg Adrenalin; 0,6 mg Acethylcholin; 1,5 mg Tryptamin; 0,5 mg Serotonin; 0,8 mg Phenylaethylamin; 45 mg Thioharnstoff und 3 mg Aethylisothiouron (AET). Die Sauerstoffspannung wurde in den Geweben (Leber und Milz) der nichtanästhesierten Maus polarographisch gemessen. Die erhaltenen Ergebnisse werden in Kurvenform dargestellt und im Text ausführlich besprochen und hinsichtlich ihrer Beziehungen zur Wirkung als Radioprotektoren diskutiert.
G. C. Schubert. 2180.

4-64/04-0140 Vissarionova, V. Ja. und Čertkov, I. L. Terapevtičeskoe dejstvie očiščennogo properdina pri ostroj lučevoj bolezni u myšej. **(Die thera-**

peutische Wirkung von gereinigtem Properdin bei Mäusen mit akuter Strahlenkrankheit.) Medicinskaja radiologija, Moskva 8 (1963) Nr. 1. S. 62–64. – 1 Tab., 12 Lit. Aus: Dok.-Dienst Kernforsch. u. Kerntechn.
Zur Untersuchung der therapeutischen Wirkung von Properdin auf die akute Form der Strahlenkrankheit wurden Mäuse der letalen Röntgenstrahlendosis von 750 r (180 kV, 10 mA, Filter 0,5 mm Cu und 1 mm Al, FA. 50 cm, Dosisleistung 12 r/min) ausgesetzt. 30000 E Properdin pro kg Maus wurden i.v. nach der Bestrahlung in mehreren Zeitabständen appliziert. Der therapeutische Effekt des Properdins war gering (einige Versuche führten zu einem Überleben von 10 bis 15% der Tiere) und gibt nicht die Grundlage für die selbständige Verwendung von Properdin als Therapeuticum. Die Frage, ob Properdin zur komplexen Therapie der Strahlenkrankheit verwendet werden kann, ist z.Z. noch nicht zu entscheiden. L. Kaden. 2180.

4-64/04-0141 Lengemann, F. W.; Ithaca, New York State Veterin. Coll. Increased iodine in milk as a countermeasure for iodine-131. **(Höherer Jodgehalt in der Milch als eine Maßnahme gegen ^{131}J.)** Nature [London] **198** (1963) Nr. 4886. S. 1217–1218. – 1 Abb., 4 Lit.
Vf. geht aus von dem ansteigenden Gehalt an ^{131}J in der Milch im Jahre 1962, der zu einer Gefahr für die Bevölkerung werden konnte. Eine der Schutzmaßnahmen ist die Verwendung von Büchsenmilch oder Milchpulver, die von Kühen stammen, die im Stall gefüttert wurden. Solche Maßnahme erfordert jedoch einen großen Bestand an gelagerter Milch und die dazu notwendigen technischen Voraussetzungen, die nicht in allen Ländern vorhanden sind. Ein anderer Schritt ist die Erhöhung des stabilen Jods in der Bevölkerung, um dadurch den Gehalt an ^{131}J in der Schilddrüse klein zu halten. Eine solche Maßnahme wird vom Vf. als eine schwer zu lösende Aufgabe betrachtet, da vor allem ein Widerwille darin besteht, größere Mengen an Jod durch Tabletten oder Lösungen aufzunehmen. Vf. schlägt deshalb vor, den Gehalt der Milch an stabilem Jod zu erhöhen, indem größere Mengen stabiler Jodsalze an die Milchkühe verfüttert werden oder direkt der Milch in den Molkereien zugesetzt werden. Es wurde geschätzt, daß 1–2 mg Jod pro Tag die minimale Dosis ist, um die Aufnahme des Radiojods durch die Schilddrüse des Kindes zu verhindern. Ein Kind nimmt etwa pro Tag 1 Liter Milch zu sich, so daß es notwendig wäre, den Milchkühen ca. 1 g Jod pro Tag zu verabreichen, um zu erreichen, daß ungefähr 2 mg stabiles Jod pro Liter Milch ausgeschieden würden. Dies würde bedeuten, daß das Nahrungsjod der Kühe ungefähr um das 70fache ansteigen müßte. Es müssen dabei jedoch zusätzlich Forschungsergebnisse berücksichtigt werden, die ergeben haben, daß das Jod saisonbedingt unterschiedlich ausgeschieden wird. Der Zusatz von stabilem Jod zur Milch in den zentralen Molkereien hat den Vorteil, den Gehalt an Jod genau festlegen zu können. Vf. betont, daß die Wahl der Methode in einem jeden Lande unterschiedlich sein wird und geprüft werden muß. G. Mehlhorn. 2190.

V. VERHALTENSFORSCHUNG

4-64/04-0142 Lehnert, Eberhard; Berlin, Humboldt-Univ., Veterinärmed. Fak., Inst. für Veterin.-Anatomie. **Ein Beitrag zu den wichtigsten Ausdrucksbewegungen des Hundes, speziell des Deutschen Schäferhundes.** Diss. Berlin **1963** 130 S. – 102 Abb., 46 Lit.
Die zweijährigen Untersuchungen an 75 Hunden, vorzugsweise Schäferhunden, sollen als Grundlage für die weitere Forschung der Verhaltensweisen des Hundes angesehen werden. Es werden besonders berücksichtigt Nahrungserwerb, Nahrungsaufnahme und Fortpflanzung. Rangordnung, Schutztrieb, Spiele, Verhalten der Behaglichkeit und Orientierung geben einen Einblick in die wichtigsten Verhaltensweisen des Hundes. Es konnte festgestellt werden, daß der Hund mit seinem reichgegliederten Gesichtsmuskelsystem über eine viel-

fältige mimische Ausdrucksweise verfügt, die von Artgenossen und auch vom Menschen verstanden und unter Umständen wieder beantwortet werden kann. Auf Grund der vielfältigen Ausdrucksmöglichkeiten muß man auch beim Hund auf ein reiches Innenleben schließen, das als Grundlage die angeborenen Instikte hat. Die Vielfältigkeit der ausgebildeten Reflexe vervollständigt das Bild und macht den Hund zu einem „intelligenten" Haustier.

E. Wiesner. 2200.

4-64/04-0143 Eschler, E. **Philosophische Aspekte zoopsychologischer Problematik.** Mh. Veterinärmed. 18 (1963) Nr. 20. S. 784–787. 2200.

VI. PATHOLOGIE, PATHOLOGIE DER VIRUSKRANKHEITEN, FUNKTIONELLE PATHOLOGIE

4-64/04-0144 Wolff, G.; Berlin, Dtsch. Akad. der Wiss., Robert-Rössle-Klin. **Die histologische Schnellschnittmethode und ihre Grenzen.** Dtsch. Gesundheitswes. 18 (1963) Nr. 38. S. 1617–1622. – 4 Abb., 2 Tab., 6 Lit. Zus. in Russ.

Zur schnellen Beurteilung des Reifegrades einer Geschwulst bzw. ihrer metastatischen Ausbreitung während der Operation hat die Schnellschnittmethode überall Eingang gefunden. Vf. verwendet die Isopropanolfixierung und schneidet im Gefrierverfahren unter Messertiefkühlung. Gefärbt wird orientierend nach Terry mit polychromem Methylenblau, außerdem aber auch mit H.-E. Die Diagnose kann in 8 Min. nach der Entnahme durch Sprechanlage dem Operateur mitgeteilt werden. In der Zeit von 1954 bis 1963 lagen 1450 Schnellschnitte zur Beurteilung vor, von denen $^2/_3$ aus der Mamma, Lymphknoten und der Lunge stammten. In 64 Fällen (5,1%) versagte die Methode, dabei erschien die Erkennung von tuberkulösen Vorgängen besonders schwierig. Weitere Fehlbeurteilungen werden besprochen. Bei Fällen, in denen erst vom Paraffinschnitt eine exakte Aussage zu erwarten ist oder zu wenig Gewebsmaterial vorliegt, sollte auf die Gefrierschnellmethode verzichtet werden.

C.-H. Becker. 2325.

4-64/04-0145 Schneider, H., Muirhead, E. E. und Zydeck, F. A.; Detroit, Mich., Wayne State Univ., Coll. of Med.; Woman's Hospital. Some unusual observations of organoid tissues and blood elements in monolayer cultures. **(Einige ungewöhnliche Beobachtungen über das Auftreten von organartigen Geweben und Blutelementen in Einschichtkulturen.)** Exp. Cell Res. 30 (1963) Nr. 3. S. 449–459. – 13 Abb., 61 Lit.

Es wurden bei Zellkulturen, die von Ovarien, Haut, Nieren und Magen von 4–5 Mon. alten abortierten menschlichen Embryonen sowie von Lunge und Nierenmark von Kaninchenfeten angelegt worden waren, in einem großen Teil der Fälle kleine, fast 1 mm im Durchmesser betragende Knötchen festgestellt, die histologisch untersucht wurden. Zur Zeit des Auftretens dieser Knötchen befand sich die Kultur im Fibroblastenstadium mit Ausnahme der Kultur einer Haut vom menschlichen Fetus und einer Kaninchenniere, die ein epitheloides Wachstum aufwiesen. Organartige Strukturen in den Kulturen wurden bei den Ovarien nach 60 Tagen, bei der Haut nach 9 Mon., bei der Niere nach 30 Tagen, beim Magen nach 90 Tagen, bei der Kaninchenlunge nach 60 Tagen und beim Nierenmark vom Kaninchen nach 8 Mon. ermittelt. Und zwar traten bei den Ovarien tubuläre Strukturen auf, die von Epithelsträngen begrenzt waren, die auf einer Basalmembran zu sitzen schienen, während bei der Kaninchenlunge alveolenähnliche Strukturen und bei der Kaninchenniere die Organstrukturen von kubischen Zellen ausgekleidet wurden. Bei den Ovarienkulturen fanden sich Gefäße vom Kapillartyp, die reife Erythrocyten und neutrophile Leukocyten enthielten. Erythrocyten wurden in allen organartigen Strukturen, Normoblasten-ähnliche Zellen in den meisten Proben festgestellt.

D. Matthias. 2540.

4-64/04-0146 Loppnow, H.; Berlin-Dahlem, Univ., Inst. für Veterin.-Pathol. **Beitrag zur Pathologie des Tonsillenkarcinomes des Hundes.** Kleintier-Prax. 7 (1962) Nr. 8. S. 232–239. – 14 Abb., 1 Tab., 16 Lit.
Zusammenfassend wurde über 17 Tonsillenkarzinome beim Hund, davon 12 beim Schäferhund, berichtet. Durchschnittlich betrug das Alter 9 Jahre. Fast regelmäßig und früh kam es zur Metastasenbildung in den regionalen Lymphknoten des Halses. Unter dem Sektionsmaterial machten sie 2,1% der Neoplasmen aus. In einer Tabelle werden pathologisch-anatomischer Befund der histologischenDiagnose gegenübergestellt. Als klinische Symptome wurden angegeben: Inappetenz, Abmagerung, Schmerzäußerung beim Öffnen des Fanges, Husten, Dyspnoe, Atrophie der Kaumuskulatur u.a. Die Zeit zwischen dem ersten Auftreten der Symptome und der Tötung betrug meist nur wenige Wochen. In fast allen Fällen waren bereits klinisch bei der Inspektion des Rachens Tonsillenveränderungen oder metastatische Neubildungen in den zugehörigen Lymphknoten festgestellt worden. Meist stand die betroffene Mandel nur etwas mehr als gewöhnlich aus der Tasche heraus, während der eigentliche Tumor sich in der Tiefe ausbreitete. Die Metastasen in den Lymphknoten waren von erheblicher Größe, dagegen fand sich nur einmal eine kleine Lungenmetastase. Tumor und Aussaat waren von derselben grauspeckigen Beschaffenheit. Histologisch wurden 8 ausdifferenzierte Plattenepithelkarzinome vom Schleimhauttyp, 3 ausdifferenzierte epidermoide Pflasterzellkarzinome, 4 undifferenzierte Plattenepithelkarzinome, 1 lymphoepitheliales Karzinom und ein atypischer Tumor bestimmt. H. Trolldenier. 2660.

4-64/04-0147 Burtscher, H.; Wien, Tierärztl. Hochschule, Inst. für Pathol. und Gerichtl. Tierheilkunde. **Plazentarzellenembolie in der Lunge beim Chinchilla.** Berliner Münchener tierärztl. Wschr. **76** (1963) Nr. 17. S. 351–356.
An 13 weiblichen Chinchillas wurden in der Lunge embolisch verschleppte Riesenzellen vorgefunden, die morphologisch in jeder Hinsicht mit Zellen der Placenta bzw. des puerperalen Uterus übereinstimmen. Die Möglichkeit der Verschleppung von aus dem Syncytiotrophoblast abgelösten Riesenzellen ergibt sich aus der Tatsache, daß diese z.T. freiliegend innerhalb der maternen Blutgefäße der Placenta nachweisbar sind. Danach handelt es sich um eine Placentarzellenembolie, die bei Chinchillas, ähnlich wie beim Menschen, möglicherweise zum physiologischen Geschehen im Verlaufe der Trächtigkeit gehört. K. Potel. 2770.

4-64/04-0148 Groth, W.; Bonn, Rhein. Friedrich-Wilhelms-Univ., Inst. für Anatomie und Physiol. der Haustiere. **Die Pathologie der Strumen und Schilddrüsengeschwülste der Haustiere.** Dtsch. tierärztl. Wschr. **69** (1962) Nr. 24. S. 707–713.
Es werden die Ätiologie und Pathogenese der verschiedenen Kropfarten sowie die Pathologie der Strumen bei den verschiedenen Haustierarten besprochen. Der Knotenkropf ist in Endemiegebieten häufiger als in endemiefreien Landstrichen. Er entsteht meist aus einer Kolloidstruma. Endemischer Kropf kann durch alimentären Jodmangel oder Aufnahme antithyreoidaler Stoffe mit den Futterpflanzen bedingt sein. Unter den bösartigen Tumoren der Schilddrüse spielen nur die epithelialen Malignome des Hundes eine Rolle. In Kropfendemiegebieten ist die Neigung zur malignen Entartung der Schilddrüse groß, besonders bei alten Tieren. Das beim Menschen bekannte Mißverhältnis zwischen dem scheinbar gutartigen histologischen Bild und dem biologischen Malignitätsgrad gewisser Schilddrüsen-Tumoren scheint auch beim Hund vorzuliegen. Vf. gibt noch folgende Anregungen: 1) ätiologische Klärung der sporadischen Haustierstrumen, 2) Klärung des biologischen Verhaltens der Schilddrüsengeschwülste, 3) Erhebungen über die Frage, ob beim Hund unter dem Einfluß der Jodprophylaxe in den Endemiegebieten ein Wechsel der Häufigkeit und Struktur der Schilddrüsentumoren eingetreten ist. K. Potel. 2780.

4-64/04-0149 Hatziolos, B. C. und Shaw, J. C.; College Park, Univ. of Maryland, Coll. of Agric. Bovine ketosis: An histologic study. II. The thyroid glands. **(Ketosis des Rindes, eine histologische Studie. 2.Mitt. Die Schilddrüsen.)** Zbl. Veterinärmed., R. A **10** (1963) Nr. 2. S. 163–181. – 17 Abb., 3 Tab., 100 Lit. Zus. in Franz., Span., Dtsch.

Es gelangten Schilddrüsen von 24 Kühen im Frühstadium der Laktation zur Untersuchung, davon waren 3 gesunde Kontrollkühe, 3 Kühe erhielten unterschiedliche Hungerdiät, 6 Kühe täuschten klinisch eine Ketose vor, litten jedoch an anderen Krankheiten, 6 Kühe hatten akute Ketose und 6 Kühe chronische Ketose. Die Schilddrüsen der unterernährten Kühe hatten ein gegenüber den Kontrolltieren erhöhtes relatives Gewicht und vergrößerte Follikel, daneben eine vom Grade der Unterernährung abhängige Erhöhung des Epithels und Vermehrung der Randvacuolen, die auf eine funktionelle Aktivität hinweisen. Ähnliche Veränderungen in Richtung eines leichten parenchymatösen Kropfes fanden sich bei den Kühen mit vorgetäuschter Ketose, jedoch zeigten sich einige morphologische Unterschiede je nach Schwere des Zustandes. Die Größe der Follikel war unterschiedlich, in der Regel größer als die der Kontrollen. Die mit akuter primärer Ketose behafteten Kühe hatten relativ gegenüber den Kontrollen leicht vergrößerte Schilddrüsen, die jedoch leichter als die der unterernährten Tiere waren. Die Mehrzahl der Follikel war klein, und alle zeigten eine abgeflachte Epithelbegrenzung mit kompaktem Kolloid ohne Vacuolenbildung. Oft war das Kolloid geschrumpft und vom Epithel abgerückt. Die Kerne der Epithelzellen waren klein, verdichtet und in vielen Fällen pyknotisch, während das Cytoplasma dicht, vermindert und mit groben Granula besetzt war. Die Schilddrüsen der Kühe mit chronischer Ketose waren leichter als die der Kontrollen, ihre Follikel noch ausgeprägter verkleinert, während das verminderte Interstitium fibrös verändert gefunden wurde und somit das deutliche Bild einer Atrophie bot. Es wird angenommen, daß die Schilddrüsenveränderungen bei der akuten und chronischen Ketose zu degenerativen Hypophysenveränderungen bei diesen Kühen in Beziehung stehen, womit auch die Vorstellung einer hypophysär-adrenalen Unterfunktion vereinbar ist.
C.-U. v. Mickwitz. 2780.

4-64/04-0150 Lindt, S.; Bern, Univ., Veterin.-Pathol. Inst. **Über die Pathologie der Nebenniere des Hundes.** Dtsch. tierärztl. Wschr. **69** (1962) Nr. 20. S. 586–588. – Zus. in Engl.

Die makroskopische Beurteilung von Veränderungen wie Atrophie, Umfangsvermehrung, knotige Wucherung, carcinomatöse Entartung, Verfettung oder Fettverarmung und Blutung läßt sich durch Gewichtsbestimmung der Nebennieren präzisieren. Danach werden Nebennieren nach chronischen Leiden und Tumorkrankheiten signifikant schwerer als bei akuten Leiden oder gesunden Hunden. Dekompensierte Hypertonien (Herzdilatationen) zeigen dagegen keine Gewichtsveränderungen. (Absinken des Rindengewichtes, leichte Erhöhung des Markgewichtes.) Während der Alarmreaktion sieht man Lipoidabnahme, Zellvacuolen und hyaline sudanophile Tropfen. Im Resistenzstadium fallen Kapselaktivierung, Rindenhypertrophie und Sudanophilie auf. Bei schwachen Dauerreizen stellt sich eine progressive Transformation mit Fasciculata-Verbreiterung ein, die bei starken Dauerreizen auch zu perivasculären streifigen Hyperplasien führt. Besonders beim Vorliegen mehrerer Krankheiten werden knotige bis adenomatöse Hyperplasien beobachtet. Die pathologischen Veränderungen von versprengten Nebennierenanlagen, Stoffwechselstörungen (Verkalkungen, Amyloidosen), Zirkulationsstörungen, (Stase, Blutung, Oedem), Entzündungen (Staupe, Coli- u. Kokkensepsis, Nocardiose, Tuberkulose, Leptospirose, Intoxikationen) und Tumoren werden kurz angeführt. Der Hund benötigt zur Aufrechterhaltung seines hormonalen Gleichgewichts mindestens $^1/_6$ der normalen Rindensubstanz.
C.-H. Becker. 2780.

4-64/04-0151 Fredeen, H. T. und Jarmoluk, Leon; Lacombe, Alberta, Canada Dep. of Agric. Skeletal anomalies in swine. **(Skelettanomalien beim Schwein.)** Canad. J. Animal Sci. **43** (1963) Nr. 1. S. 143–149. – 12 Abb., 10 Lit.
Über einen Zeitraum von 8 Jahren wurden 10683 Schweine auf das Vorkommen von Skelettanomalien untersucht. Es handelt sich um 1309 Yorkshires, 8313 Lacombes und 1061 Schweine, die aus Rückkreuzungen von Yorkshires × Lacombes und Berkshires × Lacombes hervorgegangen waren. Insgesamt zeigten 30 Schweine (0,28%) Skelettdefekte. Die Anomalien traten etwas häufiger bei den männlichen Tieren und etwas weniger häufig bei den Lacombes und Yorkshires als bei den Kreuzungen auf. Es wurden folgende Anomalien festgestellt: Wirbelverschmelzung, unvollständige Wirbelentwicklung, halbe Wirbel, Otocephalie, fehlende Rippen und Extremitätendefekte. Wirbelfusion trat bei 4 männlichen und 2 weiblichen Tieren auf. Sie befand sich im mittleren Bereich des Thorax, wobei ein Tier noch verschmolzene Rippen zeigte. Verschiedene Grade der Wirbelagenesie wurden bei 4 männlichen und 5 weiblichen Tieren beobachtet. Hemivertebrae wurden bei 2 männlichen und 2 weiblichen Tieren festgestellt. Ein kopfloses männliches Tier wurde beobachtet, seine Ohren zeigten jedoch normale Größe und Lage. Einem Schwein fehlte die Rippe auf der linken Seite. Die beobachteten Knochenanomalien im Extremitätenbereich waren Polydactylie, Fehlen der Hinterfüße und gekrümmte Vorderbeine.
R. Berg. 2810.

4-64/04-0152 Kater, Joan C., Hartley, W. J., Dysart, T. H. und Campbell, A. R.; Wellington, Wallaceville Animal Res. Stat.; Hastings, Dep. of Agric. Osteogenesis imperfecta and bone resorption: two unusual skeletal abnormalities in young lambs. **(Unvollständige Osteogenese und Knochenresorption: zwei ungewöhnliche Skelettabnormitäten bei jungen Lämmern.)** New Zealand veterin. J. **11** (1963) Nr. 2. S. 41–46. – 5 Abb., 5 Lit.
Vff. berichten von einem großen Sterben von Lämmern in einer Schafherde, und zwar starben die Tiere meist kurz nach der Geburt. Bei der Sektion zeigten sich subcutane Ödeme, Ikterus sowie subcutane Hämorrhagien, besonders auf den Metatarsalknochen. Die Tarsalknöchelchen waren nur als dünne Stückchen angedeutet. Histologisch zeigte sich eine Überproduktion von endochondraler und periostaler Spongiosa bei völligem Fehlen einer Osteoblasten- bzw. Osteoklastentätigkeit. Der Serum-Calcium-, -Magnesium- und -Phosphorspiegel war normal, ebenfalls zeigten andere Organe keine Abweichungen. – Bei einem 2. Fall von „Lämmersterben", es handelte sich hierbei um Tiere im Alter von 5–6 Wochen, konnten Vff. bei ihren Untersuchungen sehr dünne Knochen, lose Zähne, nicht geschlossene Unterkiefersymphysen und ähnliche Abweichungen im Knochenaufbau feststellen. Bei der Sektion zeigte sich, daß die Knochencompacta besonders im Bereich der Schädelknochen papierdünn war und häufig sogar gebrochen. Außerdem waren teilweise auch an den Röhrenknochen subperiostale Blutungen sichtbar. Die Nasenmuscheln fehlten teilweise vollständig. Histologisch konnte besonders eine sehr große Zahl von Osteoklasten festgestellt werden. – Durch Applikation von Serum der erkrankten Lämmer an Versuchslämmer konnte in einem Fall die Knochenresorption reproduziert werden. Trotzdem stellten Vff. keine endgültige Diagnose; differentialdiagnostisch wurden Hyperparathyroidismus und renale Osteodystrophie erwähnt. – In den vergangenen zwei Jahren traten keine ähnlichen Erkrankungsfälle wieder auf. E. Werner. 2810.

4-64/04-0153 Arbiter, David; Fort Detrick, Frederick, Md., U. S. Army Med. Unit. Brain lesions in monkeys infected with Pasteurella tularensis. **(Gehirnveränderungen bei mit Pasteurella tularensis infizierten Affen.)** J. infect. Diseases **112** (1963) Nr. 3. S. 237–242. – 10 Abb., 17 Lit.
Veränderungen am Zentralnervensystem (ZNS) bei Tularämie wurden herkömmlich als seltene Komplikationen der Bakteriämie oder Septikämie ange-

sehen. Es wird jedoch auch über eine klinisch manifeste Mitbeteiligung des ZNS in 17 bis 33% der Fälle berichtet. Zur Klärung dieser Diskrepanz wurden 23 Affen (*Macaca mulatta*) aërogen mit dem Stamm Schu-4 infiziert. Makroskopisch waren nur bei 2 Tieren Blutstauung und Hämorrhagie in den Meningen, speziell der Occipitallappen und Ventrikelerweiterung auffällig. Histologisch waren bei 9 Tieren Veränderungen im ZNS nachweisbar. Im Vordergrund stand die lymphohistiocytäre, entzündlich-ödematöse Reaktion des Plexus chorioideus und eine z.T. fibrinöse Ependymitis mit Desquamation des Ependyms in die Ventrikel. Gelegentlich lagen lokale periventrikuläre Parenchymläsionen mit Mikroglia-, Lymphocyten- und Gitterzellwucherungen sowie zentral nekrotischen Granulomen vor. Die Leptomeningitiden wiesen herdweise lymphohistiocytäre Infiltrate auf, eine leukocytäre Beteiligung konnte nur ausnahmsweise, ein perivasculärer Zellmantel nur an einem Gefäß festgestellt werden, Gefäßthromben fehlten. In allen 23 Lungen zeigten sich die bekannten lymphohistiocytären Reaktionen. Es ist wahrscheinlich, daß die von der interstitiellen Pneumonie ausgehende Bakteriämie zu Entzündungsherden im Plexus führt, was eine Beteiligung des übrigen ZNS per continuitatem und über den Liquor zur Folge hat. Die direkte Bakterienaussaat über das Gefäßsystem in das Hirnparenchym ist nach diesen histologischen Befunden ungewöhnlich. C.-H. Becker. 2826.

4-64/04-0154 Belova, L. M. K voprosu o regeneracii golovnogo mozga u mlekopitajuščich posle mechaničeskogo povreždenija. **(Zur Frage der Hirnregeneration bei Säugetieren im Anschluß an traumatische Insulte.)** Žurnal obščej biologii, Moskva **24** (1963) Nr. 3. S. 215–219. – 1 Abb., 28 Lit.
Neuerdings werden von einer Reihe von Autoren Zweifel an den experimentell in verschiedenen Ländern erbrachten positiven Untersuchungsergebnissen zur Frage der Regenerationsfähigkeit der Hirnzellen geäußert. Vf. untersuchte 18 Welpen im Alter von 4 Wochen, denen nach Trepanierung des Schädeldaches und Durchtrennung der Hirnhäute ein konusförmiges Stückchen der Hirnhemisphären entnommen wurde. In 3-, 5-, 10-, 15-, 30- und 180tägigen Abständen post operationem wurden die Tiere getötet. In den an die Traumastelle angrenzenden Bezirken wurde eine amitotische Teilung der Nervenzellen beobachtet. Diese Teilungsprozesse, die besonders augenfällig in den ersten Tagen nach der Operation waren, unterschieden sich von den auch normalerweise anzutreffenden Zellteilungen vor allem in quantitativer Hinsicht und tragen deshalb kompensatorischen Charakter. Gegen Ende des 6. Monats post operationem füllt sich die Wunde mit Bindegewebe und Neuroglia, jedoch ist dieser Regenerationsprozeß im Gegensatz zu den Ergebnissen von Mepisaschwili als unvollständig zu bezeichnen. H. Rauch. 3145.

VII. BAKTERIOLOGIE, HYGIENE

4-64/04-0155 Michajlov, I. F. und Stanislavskij, E. S.; Moskau, Metschnikow-Inst. für Vaccine und Seren. Okraska izolirovannych bakterial'nych struktur fluorescirujuščimi antitelami. **(Die Färbung isolierter bakterieller Strukturen mit fluoreszierenden Antikörpern.)** Žurnal mikrobiologii, ėpidemiologii i immunobiologii, Moskva **40** (1963) Nr. 6. S. 74–79. – 2 Abb., 2 Tab., 9 Lit. Zus. in Engl.
An den Referenzstämmen *S. paratyphi* B und *Esch. coli* (0111 :B 4 :H 12) sollte mittels fluoreszierender Antikörper die antigene Wechselbeziehung zwischen den einzelnen strukturellen Elementen der bakteriellen Zellen ermittelt werden, wobei die Abtrennung der Bakteriengeißeln nach Weibull, die Abtrennung der Zellwand nach Salton u. M., die Gewinnung der cytoplasmatischen Membran und des Cytoplasmas aus Penicillinsphäroblasten nach Lederberg und die Herstellung des Antigens nach Boivin erfolgten. Alle isolierten Präparate wurden lyophil getrocknet und unter Zusatz von Merthiolat (1:2000

bis 1 : 5000) bei 4 °C gelagert. Mittels Phasenkontrast-, Dunkelfeld- und Elektronenmikroskopie wurde die Reinheit der Präparate geprüft. Die fluoreszierenden Antikörper wurden in der Langsamagglutination und in der Komplementbindung verwendet, wobei die Antikörper in dem indirekten Verfahren gefärbt wurden (Zweistufenmethode). Bei den parallel laufenden Versuchen mit *S. paratyphi B* und *Esch. coli* erzielten Vff. gleiche Ergebnisse, woraus ersichtlich ist, daß die Oberflächenstruktur der Bakterienzelle eine Antigengemeinschaft infolge der dortigen Verteilung des O-Antigens aufweisen, hierzu gehören Zellwand und cytoplasmatische Membran. Das Cytoplasma enthält keine O-Antigene. Die H-Antigene lassen sich in den Geißeln nachweisen. Vff. heben bei der Einschätzung der Fluoreszenz zum Nachweis der Antigene das spezifische Leuchten der bearbeiteten Präparate hervor. W. Bathke. 3270.

4-64/04-0156 Marshall, Betty J., Murrell, W. G. und Scott, W. J.; Ryde, New South Wales, Australia, C.S.I.R.O. The effect of water activity, solutes and temperature on the viability and heat resistance of freeze-dried bacterial spores. **(Der Einfluß von Wasser, Lösungen und Temperatur auf die Lebensfähigkeit und Hitzeresistenz von gefriergetrockneten Bakteriensporen.)** J. Gen. Microbiol. **31** (1963) Nr. 3. S. 451–460. – 7 Abb., 4 Tab., 18 Lit.

Geprüft wurden gefriergetrocknete Sporen von *Bac. megaterium*, *Bac. stearothermophilus*, *Cl. bifermentans* und *Cl. botulinum* Typ E. Von großer Bedeutung für die Lebensfähigkeit der Sporen ist der Wassergehalt bei der Aufbewahrung. Bei Aufbewahrung in destilliertem Wasser ist die Lebensfähigkeit stärker herabgesetzt als in Luft, was besonders für Clostridiensporen zutrifft. Zusätze von DL-Glyceraldehyd, Diacetyl oder Ribose vor der Trocknung vermindern die Lebensfähigkeit der Sporen, Sucrose, Glutamat und Semicarbacid dagegen nicht. Die Haltbarkeit der Sporen bei 10 °C ist größer als bei 30 °C.
I. Aurich. 3370.

4-64/04-0157 Solověv, V. N. und Zueva, V. S.; Inst. für Pharmakol. und Chemotherapie der Akad. der Med. Wiss. der UdSSR. Izmenenie čuvstvitel'nosti k micerinu mikrobov, razvivavšichsja v organizme životnogo. **(Veränderung der Mycerinsensibilität der sich im tierischen Organismus entwickelnden Mikroben.)** Antibiotiki, Moskva 8 (1963) Nr. 6. S. 516–520. – 3 Abb., 10 Lit. Zus. in Engl.

Die frühere Feststellung, daß sich Mikroben in Eiterherden anders entwickeln als auf künstlichen Nährböden, wurde am Beispiel der Mycerinsensibilität weiter getestet. Weißen Ratten wurde s.c. 20 ml Luft und anschließend an der gleichen Stelle 1 ml einer 10%igen Senfpulversuspension in Pflanzenöl inoculiert. Nach 5–6 Tagen applizierte man in den gebildeten Abszeß 20 Std.-Kulturen von *Kl. pneumoniae* oder *St. aureus*; im gleichen Gebiet spritzte man Mycerin 25–50 mg/kg. Analog wurden Kulturen und Antibiotica dem steril entnommenen aseptischen Eiter im Röhrchen zugesetzt. Die Anzahl der lebensfähigen Keime ermittelte man durch Verimpfung des Eiters auf Nähragar. Aus den Diagrammen ist ersichtlich, daß eine bedeutende Sensibilitätsminderung gegenüber dem Mycerin nur bei der in vivo-Mycerineinwirkung auftrat. Das weist darauf hin, daß die Veränderungen der Lebenstätigkeit der Bakterien in vivo keinesfalls den Veränderungen, die in vitro auftreten, gleichgestellt werden können. W. Bathke. 3370.

4-64/04-0158 Reznikova, L. S. und Stojanova, O. A.; Zentr. Inst. für Haut- und Geschlechtskrankh. Opyt primenenija korověj syvorotki vmesto immunnogo gemolizina krolika v reakcii svjazyvanija komplementa. **(Erfahrungen bei der Verwendung von Rinderserum an Stelle des Kaninchen-Immun-Hämolysins in der Komplementbindungsreaktion.)** Žurnal mikrobiologii, ėpidemiologii i immunobiologii, Moskva **40** (1963) Nr. 6. S. 119–121. – 2 Tab., 10 Lit.

In eigenen Versuchen bestätigten Vff. die Ungenauigkeit der Konglutinationsreaktion bei der Syphilisdiagnostik mit dem von Bordet u. M. nachgewiesenen Konglutinin im Rinderserum. Gehäufte Hemmungen in den niederen Verdünnungen (Prozonenphänomene) sind die Ursache. Da Rinderserum auch ein natürliches Hämolysin gegen Hammelerythrocyten enthält, setzten Vff. dieses Serum bei der KBR der Syphilisdiagnostik ein. In mehreren Versuchsreihen variierte man das Verhältnis der Lösungskonzentration des Rinderserums zur Konzentration der Hammelerythrocytensuspension (4; 3,5 oder 3% zu 3 oder 2,5% bzw. 4% zu 2%), konnte jedoch bei diesen Relationen nicht immer das Auftreten von Prozonenhemmungen verhindern. Das Verhältnis von 4% zu 1% lieferte die besten Resultate. 1215 Seren und 672 Kontrollseren (gesunde Personen, Schwangere und bösartige Hautleiden) wurden in dieser modifizierten KBR vergleichend mit der Wassermann-Reaktion getestet, wobei in 98–99% der Fälle übereinstimmende Resultate erzielt wurden, was die Vff. veranlaßt, diese Probe als hinreichend spezifisch zu betrachten.
W. Bathke. 3400.

4-64/04-0159 Fridenštejn, A. Ja. und Gel'fand, I. M. O vozmožnom mechanizme izmenenija immunologičeskoj tolerantnosti. **(Über die mögliche Wirkungsweise bei Veränderungen der immunologischen Toleranz.)** Uspechi sovremennoj biologii, Moskva **55** (1963) Nr. 3. S. 428–439. – 34 Lit.
In einer ausführlichen Literaturübersicht beschäftigen sich die Vff. insbesondere mit folgenden Schwerpunktproblemen: Phänomen der immunologischen Toleranz, Wirkungsmechanismus der immunologischen Toleranz, immunologischer Status der Radiochimäre, Umwandlungen Lymphocyt-Reticulocyt (in beiderseitiger Richtung) und die Bedeutung der Thymusdrüse für die immunologische Toleranz. Hierbei wird besonders die immunologische Bedeutung der zyklischen Umwandlungen von Reticulocyten und Lymphocyten in den Vordergrund gestellt, wobei man von der Analyse der Bedeutung vollständiger Radiochimäre und der Hypothese, daß das zu transplantierende Blutgewebe des Donors keinerlei wesentliche Mengen von Vorstufen lymphocytärer Zellen enthält, ausgeht. Die Hypothese muß jedoch erst durch Experimente bewiesen werden, obwohl die Aufteilung des lymphoiden Gewebes in gleichartige Zellen große Schwierigkeiten bereitet. Es werden die Vorstellungen über die mögliche (wenn auch geringe) Umwandlung des Lymphocyten in die reticuläre Zelle und der reticulären Zelle in den Lymphocyten entwickelt. Diese Umwandlungsprozesse sind nicht nur morphologisch, sondern auch unter dem Aspekt immuner Prozesse zu betrachten. Untersuchungen über die Ursachen, die eine derartige Differenzierung der Zellen einleiten, müßten nach Ansicht der Vff. ebenfalls eingeleitet werden. W. Bathke. 3430.

4-64/04-0160 Afanaševa, A. V.; Astrachan, Med. Lunatscharski-Inst. Immunochimičeskaja charakteristika al'bumina syvorotki krovi sobak v ontogeneze. **(Immunologische Charakteristik des Blutserumalbumins von Hunden im Verlauf der Ontogenese.)** Bjulleteń ėksperimental'noj biologii i mediciny, Moskva **56(28)** (1963) Nr. 8. S. 54–57. – 2 Abb., 1 Tab., 16 Lit. Zus. in Engl.
Die Antigeneigenschaften der Blutserumalbumine von Hundefeten, Welpen und erwachsenen Hunden werden vergleichenden systematischen Untersuchungen unterzogen. Die Antiseren wurden mittels Hyperimmunisierung von Kaninchen durch i.v. Applikationen (3mal wöchentlich 3–4 Wochen) steigender, an Al-Alaune adsorbierter Antigenmengen gewonnen. Bei einem Präzipitingehalt von 2–4 mg/ml erfolgte die Fraktionierung im Stärkeblock, in dem ebenfalls die Elektrophorese ausgeführt wurde. In der Spezialkammer EFA-1 erfolgten die immun-elektrophoretischen Kontrollen aller drei Albuminarten. Vergleichend wurde eine leicht veränderte doppelte Agar-Gel-Präzipitation nach Ouchterlony eingesetzt. Die quantitative Bestimmung der Identität

der verglichenen Albumine erfolgte in Verdünnungsreihen. Der absolute Albumingehalt ist bei den Feten um das 3fache geringer als bei den erwachsenen Tieren; obwohl der Albumingehalt bis zur Geburt und nach der Geburt ansteigt, ist dieser 35 Tage p.p. noch niedriger als in den Endwerten. In allen Stadien sind aber deutliche einheitliche Präzipitationen feststellbar, wie es auch bei Kreuzpräzipitationen aller drei Albumingruppen der Fall war. Somit liegen identische Antigengruppierungen vor. Die Placenta des Hundes (endotheliochorialer Typ) verhindert den Übertritt von Albuminen in den Fetus, weshalb dort die gleichen Prozesse der Eiweißsynthese wie im mütterlichen Organismus vermutet werden. W. Bathke. 3430.

4-64/04-0161 Šakarjan, G. A., Nurazjan, A. G., Sukiasjan, A. O. und Navasardjan, A. A. Vlijanie penicillina na vyrabotku aggljutininov pri immunizacii krolikov paratifoznoj vakcinoj. **(Der Einfluß des Penicillins auf die Agglutininbildung bei der Immunisierung von Kaninchen mit einer Paratyphusvaccine.)** Izvestija Akademii nauk Armjanskoj SSR, Erevan **16** (1963) Nr. 3. S. 3–7. – 1 Abb., 1 Tab., 9 Lit. Orig.: russ., Ausz.: armen.
Ausgehend von den in der Literatur vorhandenen Angaben über den z.T. negativen Einfluß des Penicillins auf die Bildung der postvaccinalen Immunität bei verschiedenen Infektionen prüften Vff. den Einfluß dieses Antibioticums auf die immunogene Wirkung der Kälber-Paratyphus-Vaccine. Fünf Kaninchengruppen zu je drei Tieren standen im Versuch und erhielten neben der Vaccine zu verschiedenen Zeitpunkten ein- bzw. mehrmalig das Penicillin. Die bereits vor Versuchsbeginn ermittelten Titer wurden weiter verfolgt. Bei allen penicillinbehandelten Kaninchen lagen niedere Antikörpertiter vor als bei den unbehandelten; der maximale Titer wurde nach 30–37 Tagen erreicht. Die 7 Tage nach der Impfung verabreichte größere Antibioticummenge zeigte einen weitaus stärker hemmenden Einfluß als die 5malig gegebenen kleineren Penicillinmengen. Der Einfluß dieser Antibioticabehandlung auf einen stärkeren Titerabfall bei längerer Lagerungszeit der Seren (2 °C) konnte in entsprechenden Versuchen nicht beobachtet werden.
W. Bathke. 3430.

4-64/04-0162 Otani, Yoshihiko und Behrman, S. J.; Ann Arbor, Univ. of Michigan. Immunization of the guinea pig with homologous testis and sperm. **(Die Immunisierung von Meerschweinchen mit homologem Hodengewebe und Sperma.)** Fertility and Sterility **14** (1963) Nr. 4. S. 456–467. – 5 Abb., 6 Tab., 16 Lit.
Virginellen Meerschweinchen wurden Suspensionen aus Hoden, Sperma, Niere und Leber von Meerschweinchen, Ratten und Kaninchen sowie Hoden von Menschen und Affen injiziert. Der Nachweis der Antikörperbildung geschah durch den Dale-Schultz-Test, die Präzipitations- und die Agglutinationsreaktion. Bei Meerschweinchenhoden und -sperma waren die Reaktionen des Dale-Schultz-Testes erheblich stärker als bei Ratten- oder Kaninchenhoden und -sperma. Mit Menschen- und Affenhoden trat hier nur in einem Fall eine positive Reaktion auf. Die Präzipitationsreaktion war bei Verwendung von Antigen aus Meerschweinchenhoden bis zu einem Titer von 16 positiv. Nach Immunisierung mit Suspensionen aus Ratten- und Kaninchenhoden lag der Titer erheblich niedriger. Leber und Niere von Meerschweinchen, Ratten und Kaninchen sowie Menschen- und Affenhoden erzeugten keine Präzipitine. Die Spermaagglutination war mit Serum bis zu einem Titer von 512, mit Uterusspülflüssigkeit und Scheidensekret bis zu einem Titer von 16 positiv. Es lag in der Hauptsache eine Kopf-an-Kopf-Agglutination vor.
J. Jürgens. 3430.

4-64/04-0163 Potoček, Miroslav. Výroba nových biopreparátů, jejich vývoj a zavádění do praxe. **(Erzeugung neuer Biopräparate, ihre Entwicklung und Einführung in die Praxis.)** Veterinářství **13** (1963) Nr. 5. S. 222–227.

Das Landwirtschaftsministerium gibt alljährlich Richtlinien heraus, die bestimmen, welche Tiere und mit welchem Präparat geimpft werden sollen. Die Bioveta-Werke, die Impfstoffe herstellen, befassen sich gleichzeitig auch mit der Erforschung und Entwicklung neuer Biopräparate. Bei zahlreichen Seuchen geht man von den inaktivierten zu lebenden Vaccinen über, die bei niedrigeren Herstellungskosten längere Immunität bieten und leichter appliziert werden können. Neu einzuführende lebende Vaccinen sind z.B. lapinisierte Vaccine gegen die Schweinepest, lebende Vaccine gegen den Schweinerotlauf, H-Vaccine, Roakin-Vaccine und B-1 Vaccine gegen die Geflügelpest, neue Vaccinen gegen die MKS, Milzbrand, Geflügelcholera, ansteckende Schweinelähmung sowie gegen die Aujeszkysche Krankheit. Bei der Herstellung zahlreicher Vaccinen verwendet man bereits Gewebekulturen. Für die Tbc-Diagnostik wird ein gereinigtes Intracutan-Tuberkulin PPD für Säugetiere und Vögel erzeugt, das das bisher gebrauchte Alttuberkulin Koch ersetzen soll. Ferner werden neue Biopräparate erwähnt, mit deren Entwicklung für die nächsten Jahre gerechnet wird. Ausführlich wird die Überprüfung und Einführung der neuen Stoffe beschrieben, deren Wirksamkeit und Unschädlichkeit von der Staatlichen Kontrolle für Biopräparate und Heilmittel kontrolliert werden.
ČSSR/ÚVTI. 3470.

4-64/04-0164 Merkulov, V. P. und Ėpštejn, A. B. Rezul'taty primenenija deponirovannoj vakciny protiv roži svinej. **(Ergebnisse nach der Anwendung einer Depot-Vaccine gegen Schweinerotlauf.)** Veterinarija, Moskva **40** (1963). Nr. 5. S. 31.

Bereits 12 Jahre wird in der UdSSR eine aus dem Impfstamm nach Konew hergestellte Depotvaccine gegen den Schweinerotlauf angewandt. In den 12 Jahren verfolgten Vff. die Wirksamkeit dieses Impfstoffes an 67 Mill. Schweinen (es wurden jedoch weitaus mehr geimpft). Die Vaccine ist sogar in stationär verseuchten Wirtschaften immunogen und schützt die behandelten Tiere sicher für die Dauer von 6 Monaten. Impfdurchbrüche waren äußerst selten und eine Folge der Nichtbeachtung der Vorschriften. Impfreaktionen (Körpertemperatur auf 41 °C, Inappetenz) traten nach der Erstimpfung nur bei 0,14% der Tiere auf. Die 2. Impfung wird mit Ausnahme der Tiere, die bereits älter als 1½ Mon. sind, reaktionslos überstanden. Die letalen Verluste betrugen 0,002%; sie traten bei Vorliegen von Bronchopneumonien und Rotlauf auf. Die von Praktikern geübte gleichzeitige Verabreichung von Antibiotica oder die Inoculation von Hyperimmunserum 5–7 Tage nach der Impfung mindern keinesfalls die Immunitätsintensität und sind kein Hindernis für Revaccinierungen.
W. Bathke. 3480.

4-64/04-0165 Novák, Zdeněk, uffa, Alojz und Zámečník, Adolf. Trvanie imunity po jednorázovom očkovaní živou WR 2 vakcínou proti červienke ošípaných. **(Die Immunitätsdauer nach einmaliger Impfung mit lebender WR 2-Vaccine gegen den Schweinerotlauf.)** Veterinární Med. **8(36)** (1963) Nr. 3. S. 173–176. – 2 Tab., 8 Lit. Zus. in Russ., Dtsch.

180 Absatzferkel im Gewicht von ca 25 kg wurden mit 1,0 ml lebender Rotlaufvaccine einmalig geimpft. Die Gruppen der vaccinierten Ferkel wurden 2, 3, 5, 5 und 7,5 Mon. später nach der Methode von Fortner und Dinter infiziert. Dazu wurden 0,2 ml einer 18stündigen Serumbouillonkultur benutzt, die in 3 Skarifikationsrinnen eingerieben wurde. Die Hautreaktionen wurden alle vier Tage kontrolliert, und gleichzeitig wurde auch die Temperatur der Schweine gemessen. Als anfällig wurden Tiere mit starken lokalen Reaktionen angesehen, und zwar selbst dann, wenn ihre Körpertemperatur nicht erhöht war. Es stellte sich heraus, daß die einmalige Impfung mit avirulenter Rotlaufvaccine des WR 2-Stammes eine solide Immunität hervorruft, die in den meisten Fällen länger als 7½ Mon. hält. Die Anwendung dieser Vaccine

kommt künftig für die Herstellung von kombinierten Vaccinen in Betracht.
ČSSR/ÚVTI. 3490.

4-64/04-0166 Gerichter, Ch. B., Sompolinski, D., Boros, D. L. und Silberstein, W.; Jerusalem, Min. of Health; Zerifin, Assaf Harofe Government Hospital. Occurrence of coagulase positive Staphylococcus aureus in calf lymph vaccine. **(Vorkommen von koagulasepositivem Staphylococcus aureus in Kälberlymphe-Vaccine.)** Bull. Res. Council Israel, Sect. E **10E** (1963) Nr. 3/4. S. 137–145. – 4 Tab., 8 Lit.

Anläßlich der Pockenschutzimpfung treten gelegentlich Komplikationen in Form von Eiterungen auf, die mitunter als Staphylokokkeninfektionen erkannt worden sind. Vff. untersuchten deshalb, wie häufig koagulasepositive Staphylokokken in Kälberlymphe vorkommen und worauf eine derartige Verunreinigung zurückzurühren ist. Dabei unterlagen die isolierten Staphylokokken nach bekannten Verfahren der Phagentypisierung sowie der Prüfung ihrer biochemischen Aktivität und Antibiotica-Empfindlichkeit. Es wurde festgestellt, daß von 11 selbst hergestellten Vaccinen 9 mit Staphylokokken infiziert waren, wobei besonders auffiel, daß diejenigen Kälber eine mit Staphylokokken verunreinigte Vaccine lieferten, welche mit frischem Virusmaterial infiziert worden waren. Die isolierten Staphylokokken konnten 13 verschiedenen Phagentypen zugeordnet werden, bildeten meistens Beta-Hämolysin und sprachen gut auf Penicillin, Streptomycin, die Tetracycline, Chloramphenicol, Erythromycin, Neomycin, Spiramycin, Novobiocin und andere an. Diese Tatsache läßt vermuten, daß die Staphylokokken vom Tier stammten und bislang keinen Kontakt mit Antibiotica oder Chemotherapeutica hatten.
W. Kuhlmann. 3565.

4-64/04-0167 Čertkova, F. A. und Loran, I. D. Kontrol' immunogennych svojstv očiščennych sorbirovannych stafilokokkovych anatoksinov v opytach na belych myšach. **(Kontrolle der immunogenen Eigenschaften gereinigter adsorbierter Staphylokokken-Toxoide im Mäusetierversuch.)** Žurnal mikrobiologii, ėpidemiologii i immunobiologii, Moskva **40** (1963) Nr. 9. S. 70–73. – 2 Tab., 1 Lit. Zus. in Engl.

Gehäufte, durch antibioticaresistente Staphylokokken (St.) verursachte epidemische Krankheitsausbrüche in Geburtskliniken und chirurgischen Stationen führten u. a. zur Schutzimpfung schwangerer Frauen mit St.-Toxoiden. Die Kontrolle dieser gereinigten und adsorbierten Toxoide erfolgt im Kaninchentierversuch, der jedoch große Mängel aufweist (das Versuchstier ist teuer und verfügt über natürliche Antikörper gegen St., deren Titer in Vorversuchen zu ermitteln sind; die Kontrolle erstreckt sich über 35 Tage). Vff. überprüften die Eignung von weißen Mäusen zur Immunitätskontrolle. In 10 Versuchsreihen mit je 10 Tieren wurde ermittelt, daß Mäuse im Blut keine natürlichen Antikörper gegen St. enthalten. Die Immunisierung der Mäuse mit St.-Toxoiden erfolgte ein-, zwei- oder dreimal mit 3-, 5- oder 10tägigen Intervallen i.m. (0,3–0,8 ml). Die Tiere wurden 20 bzw. 7 Tage p.i. getötet und das Blutserum in der Hämolysereaktion auf spezifische Antikörper getestet. Alle Tiere reagierten mit einer Antikörperbildung und wiesen einen Titer von 4–6 AE auf (bei Kaninchen erzielt man lediglich Steigerungen von ca. 3 AE). Die zweimalige Impfung (0,5 ml) mit 10tägigen Intervall und die dreimalige erwiesen sich als am wirksamsten; aus technischen Gründen ist der zweimaligen der Vorzug zu geben. Belastungsversuche mit 3,5 oder 10 DL_{min} der St. ließen erkennen, daß die Tiere gegen 3,5 DL_{min} wirksam geschützt werden.
W. Bathke. 3565.

4-64/04-0168 Arndt, William F., Young, Edward J. und Ritts, Roy E.; Washington, Georgetown Univ., Schools of Med. and Dentistry, Staphylococcal enhancement of susceptibility to bacterial infection in the mouse. **(Durch Staphylokokken bedingte Erhöhung der Empfänglichkeit der Maus für**

eine bakterielle Infektion.) J. infect. Diseases **112** (1963) Nr. 3. S. 255–263. – 3 Abb., 4 Tab., 12 Lit.
Ausgehend von der Feststellung, daß in vivo eine synergistische Wirkung zwischen *Staphylococcus aureus* und *Proteus vulgaris* bei damit infizierten Mäusen eintritt, versuchten Vff. die Wirkungsweise des die Infektion fördernden Prinzips der Staphylokokken aufzudecken. Indem sie Mäuse mit 0,2 ml einer Staphylokokken-Kultur und 0,1 ml einer *E. coli*-Kultur oder *Pseudomonas*- oder *Klebsiella*- oder *Streptococcus*- oder *Corynebacterium*-Kultur infizierten, konnte gezeigt werden, daß die Staphylokokken nicht nur bei *Proteus vulgaris* eine Virulenzsteigerung bedingen, sondern auch bei anderen gramnegativen oder -positiven Keimen. Damit wurde die aktivierende Substanz als ein Agens erkannt, welches weniger die Virulenz der Bakterien erhöht als vielmehr die Widerstandskraft des Tieres schwächt. W. Kuhlmann. 3565.

4-64/04-0169 Lachowski, Edward, Krzyżanowski, Stanisław und Wawrzkiewiczowa, Krystyna. Próby odróżniania laseczek wąglika od laseczek rzekomo-wąglikowych przy pomocy precypitacji w żelu. **(Versuche zur Differenzierung des Bacillus anthracis und der Pseudoanthraxbazillen mittels Gelpräzipitation.)** Med. weteryn. **19** (1963) Nr. 8. S. 447–453. – 9 Abb., 2 Tab., 12 Lit. Zus. in Russ., Engl., Franz., Dtsch.
In der Milzbrandserodiagnostik ist die Differenzierung der Milzbrandbazillen und ähnlicher, sporenbildender Aërobier von Bedeutung. Vff. prüften die Möglichkeit der Differenzierung des *B. anthracis* und *B. cereus*, *B. subtilis* und *B. megaterium* mittels Agargelpräzipitation. Zum Versuch wurden hochwertiges Ascoli-Serum-Dessau und durch Hyperimmunisierung nach Dedié gewonnenes Kaninchenserum verwandt. Zunächst wurde eine klassische Reagenzglaspräzipitation ausgeführt. Die Ergebnisse dieser Probe zeigten, daß die Kaninchenseren ausschließlich homologe Antigene (*B. anthracis*, *B. subtilis*, *B. cereus* und *B. megaterium*) präzipitieren. Dagegen ergab sich ein Ascoli-Serum-Dessau positiver Befund auch mit heterologen Antigenen. Die eigentliche Probe wurde mit dem gleichen Material angesetzt. Dabei wurde das nach 3tägiger Incubation in einer Feuchtkammer bei +25 °C abgelesene Ergebnis verwendet. Durch Untersuchungen konnte festgestellt werden, daß die Gelpräzipitation eine schnelle und einwandfreie Differenzierung des Milzbrandbazillus und der untersuchten Bazillenstämme (*B. subtilis*, *B. megaterium* und *B. cereus*) ermöglicht. Beim *B. anthracis* wurde neben dem gemeinsamen Gruppenantigen auch das Vorhandensein von zwei zusätzlichen Antigenen festgestellt; von diesen unterschied sich eins vollkommen von den Saprophytbazillenantigenen und konnte daher als milzbrandbazillusspezifisches Antigen erkannt werden. PRL/CBR. 3570.

4-64/04-0170 Fomin'a, A. Ja. und Groševa, G. A. Sravnitel'noe izučenie nekotorych svojstv kul'tur mikoplazm, vydelennych ot bol'nych kur. **(Vergleichende Untersuchungen einiger Eigenschaften der aus erkrankten Hühnern isolierten Mykoplasmenkulturen.)** Trudy Vsesojuznogo instituta ėksperimental'noj veterinarii, Moskva **29** (1962) S. 79 – 92. – 3 Abb., 5 Tab.
Die durch Mykoplasmen bedingten respiratorischen Erkrankungen des Geflügels nehmen seit 1959 in der UdSSR an Bedeutung zu. Die mikrobiologische Diagnostik gestaltet sich auf Grund ungenügender Kenntnisse schwierig; deshalb wurden 24 aus der UdSSR und 6 aus Ungarn stammende Mykoplasmenstämme von Hühnern eingehender untersucht. Gezüchtet wurden die Stämme auf und in Nährböden nach Edwards, Hühnerfleischnährboden, Martinbouillon und Agar, die Serum- und Hefeextrakte enthielten. Die bei einem pH von 8,0–7,2 gut wachsenden Kolonieformen werden beschrieben; als Temperaturoptimum werden 38–40 °C angegeben. Für morphologische Untersuchungen wurden Ausstriche eines dreimal gewaschenen Bodensatzes flüssiger Kulturen nach 30minütiger Alkoholfixierung 2–3 Std. mit 5%iger

Giemsalösung gefärbt, wodurch man kleinste, an Kokken erinnernde Gebilde violetter Farbe beobachten konnte. Aus den detaillierten Angaben über die Widerstandsfähigkeit der Mykoplasmen gegenüber verschiedenen Temperaturen erkennt man, daß die günstigste Lagerungstemperatur bei 2–4 °C liegt (nach 100 Tagen noch lebensfähig); Kältegrade töten in Stunden nicht ab, während bei 38 °C noch nach 28 Tagen eine Lebensfähigkeit zu verzeichnen ist. Die Stämme verfügten über eine unterschiedliche biochemische Aktivität. Besonders aktive Stämme spalteten mit Gasbildung Dextrose, Saccharose, Dextrin, Maltose u. a. Beziehungen zwischen der saccharolytischen-proteolytischen Aktivität und der Pathogenität wurden nicht festgestellt. Die Züchtung auf bebrüteten Hühnerembryonen ergab nur bei 1–50% positive Resultate, wobei keine pathognomonischen Veränderungen feststellbar waren. Die Mykoplasmen entfalten ihre hämagglutinierenden Eigenschaften insbesondere in Gegenwart von Puten-, Tauben-, Mäuse- und Kükenerythrocyten. Bei 50facher Vergrößerung soll eine eindeutige Abgrenzung pathogener und apathogener Mykoplasmen möglich sein. W. Bathke. 3625.

4-64/04-0171 Anusz, Zbigniew und Kita, Jerzy. Wrazliwość włoskowców rózycy na antybiotyki i sulfonamidy in vitro. **(Empfindlichkeit der Rotlaufbakterien auf Antibiotica und Sulfonamide in vitro.)** Med. weteryn. **19** (1963) Nr. 6. S. 326–328. – 1 Tab., 27 Lit. Zus. in Russ., Engl., Franz., Dtsch.
Die überwiegende Mehrheit der Arbeiten über die Empfindlichkeit der Rotlaufbakterien gegenüber Antibiotica betrifft nur das Penicillin und Streptomycin. Im Hinblick auf die häufige Anwendung dieser Antibiotica in der Praxis kann eine Resistenz der Rotlaufbakterien gegen diese Präparate bestehen. Aus diesem Grunde wird die Empfindlichkeit von Erysipelothrix auf eine Reihe von Antibiotica und Sulfonamiden untersucht. Antibiogramme wurden mittels der folgende Einheiten Antibiotica enthaltenden Papierscheiben durchgeführt: Penicillin 10 IE., Streptomycin 100 mcg, Neomycin 30 mcg, Chloromycetin 50 mcg, Aureomycin 20 mcg, Terramycin 100 mcg, Erythromycin 10 mcg und Tetracyclin 30 mcg. Zur Bakterienaussaat wurde eine 24stündige Erysipelothrixkultur mit einer Konzentration von 300 Mill. pro ml nach der Farland-Skala verwendet. Als Nährboden wurde 2% Nähragar mit 10% Glukose- und 10% Pferdeblutzusatz benutzt. Zur Sulfonamidenuntersuchung dienten auch die mit ca. 1,1 mg des untersuchten Präparates getränkten Papierscheiben. Von 92 untersuchten Stämmen erwiesen sich empfindlich: auf Penicillin 91 Stämme, Streptomycin 72, Erythromycin 82, Chloromycetin 79, Terramycin 88, Tetracyclin 79, Aureomycin 80, Neomycin 0, Sulfaguanidin 1, Sulfathiazol 1, Sulfametacin 1, Orizul 1. Besonders beachtenswert ist die Tatsache, daß sich die meisten Stämme trotz der breiten Anwendung des Penicillins in der Behandlung rotlaufkranker Schweine als penicillinempfindlich erwiesen. PRL/CBR. 3640.

4-64/04-0172 Fertig, Stanisław. Badania nad zmiennością gatunku Bacterium pseudotuberculosis rodentium Pfeifferi. **(Untersuchungen über die Dissoziation des Bacterium pseudotuberculosis rodentium Pfeifferi.)** Zeszyty naukowe wyższej Szkoły rolniczej Wrocławiu, Weteryn. **11** (1962) Nr. 42. S. 201 bis 211. – 5 Abb., 8 Lit. Zus. in Russ., Engl.
In der Arbeit werden die Varianten „S" und „R" zweier Nagetierpseudotuberkelbakterienstämme beschrieben. Diese Varianten unterscheiden sich von den aus der Literatur bekannten Stämmen durch eine andere Anordnung einiger Züchtungsmerkmale. Der Wuchscharakter der auf Bouillon bei 37 °C gezüchteten Varianten „S" ohne Ring entspricht dem typischen Wuchs der R-Variante, dagegen verhält sich die Variante „R" mit Ring wie die von sowjetischen Forschern beschriebenen Varianten „S". Die untersuchten Varianten sind pathogen für Meerschweinchen, und die Virulenzunterschiede haben nur quantitativen Charakter (Variante „R" tötet Meerschweinchen im

allgemeinen schneller als die Variante „S"). Die Untersuchung der biochemischen Eigenschaften und der Empfindlichkeit gegenüber Antibiotica mit der Papierscheibenmethode ergab keine charakteristischen Unterschiede zwischen beiden Varianten. Die allgemein bei anderen Bakterien angenommene Teilung in Rauh- und Glattformen findet im Hinblick auf die untersuchten „S" und „R"-Formen der Pseudotuberkelbakterien keine Anwendung.
PRL/CBR. 3680.

4-64/04-0173 Milynśkyj, M. M. Sul'fodimezyn proty paratyfu i pasterel'ozu. **(Sulfodimesin gegen Paratyphus und Pasteurellose.)** Socialistyčne tvarynnyctvo, Kyïv **35** (1963) Nr. 2. S. 54. – Orig.: ukrain. 3710.

4-64/04-0174 May, J. W.; Nedlands, Univ. of Western Australia. The distribution of cell-wall label during growth and division of Salmonella typhimurium. **(Die Verteilung der Zellwand-Markierung während des Wachstums und der Teilung von Salmonella typhimurium.)** Exp. Cell Res. **31** (1963) Nr. 1. S. 217–220. – 1 Abb., 12 Lit.
Salmonella typhimurium LT 2 wird nach der Methode der Immunofluoreszenz gefärbt, um die Frage der widersprechenden Schlußfolgerungen über den Sitz der Zellwandausdehnung zu lösen. Die mit Antikörpern behafteten Bakterien werden nach einer Modifikation einer früher beschriebenen Methode präpariert. Die Ergebnisse zeigen, daß während des Wachstums von *Salmonella typhimurium* LT 2 die absorbierten Antikörper und die darunter liegende Zellwandkomponente, an die sie gebunden sind, längs der Zelle gleichmäßig verbreitet sind. Diese Tatsache bestätigt die Ansicht von Quadling und Stocker, daß die Zellwandausdehnung durch die Länge der Wand erfolgt und nicht auf einen wachsenden Punkt an einem Pol der Zelle beschränkt ist.
E. Tempel. 3720.

4-64/04-0175 Ščegolev, A. G. und Prozorovskij, S. V.; Moskau, II. Med. Pirogow-Inst. Ob L-transformirujuščem dejstvii penicillina na Salmonella typhimurium. **(Über die L-transformierende Wirkung des Penicillins bei S. typhimurium.)** Antibiotiki, Moskva 8 (1963) Nr. 6. S. 507–511. – 1 Abb., 11 Lit. Zus. in Engl.
Die Gewinnung von L-Formen bei *S. typhimurium* und das Studium der Besonderheiten und Gesetzmäßigkeiten bei der Umwandlung sind Gegenstand der vorliegenden Untersuchungen, in denen 9 Stämme und 3 aus diesen gezüchtete Varianten mit einem Nahrungsdefizit an Leucin, Serin-Glykokoll und Histidin verwendet wurden. Der Penicillinzusatz erfolgte in verschiedenen Konzentrationen (von 8–10000 IE/ml). Fast alle Stämme bildeten unter dem Penicillineinfluß lebensfähige L-Formen, die sich in der Regel über eine Zone heteromorphen Wachstums bilden. Ungeachtet einiger Besonderheiten bei der Umwandlung liegen die gleichen Gesetzmäßigkeiten wie bei den pathogenen Staphylokokken vor. Die Reaktion der auxotrophen Varianten auf die L-transformierende Wirkung des Penicillins wiederholt sich ebenfalls nach den allgemeinen Gesetzmäßigkeiten. Als optimal für das Wachstum der L-Formen ist ein Nährboden anzusehen, der 1,25% Agar auf Hottingernährbouillon, hergestellt mit 3–6% Pferdeserumzusatz, enthält. Der Zusatz von Stabilisatoren wie Saccharose und $MgSO_4$ führt jedoch nur dann zu einer Wachstumsverbesserung der stabilisierten Kulturen, wenn die Agarkonzentration sehr gering ist (0,3%). Die fermentative Aktivität der L-Formen ist im Vergleich zu den Ausgangsstämmen stark verlangsamt. Die auxotrophen Varianten erhalten die genannten Nahrungsdefizite ihrer Ausgangskulturen.
W. Bathke. 3720.

4-64/04-0176 Kauffmann, F.; Kopenhagen, Statens Seruminst. **Zur Serologie des Salmonella Sub-Genus II.** Acta pathol. microbiol. scand. 58 (1963) Nr. 3. S. 348–354. – 1 Tab., 6 Lit.

Bis Ende 1962 sind 830 Salmonella-Species der Subgenera I und II bekannt, von denen 131 zum Sub-genus II und etwa 700 zum Sub-genus I gehören. Nur ca. 30% der klassischen O-Gruppen A-E sind im Sub-genus II vorhanden, 60% im Sub-genus I, während die höheren Gruppen vor allem im Sub-genus II vertreten sind. Im Sub-genus III (Arizona) finden sich die höheren O-Gruppen noch häufiger als im Sub-genus II. Damit nimmt das Sub-genus II sowohl in biochemischer als auch in serologischer Hinsicht eine Zwischenstellung zwischen den Sub-genera I und III ein. Die Grenzen zwischen den Sub-genera I, II und III sind nicht scharf, so daß es in einigen Fällen willkürlich ist, wohin man eine Species (z. B. *S. schleißheim*) rechnen will. Die größte Zahl der Species vom Sub-genus II stammt aus Südafrika und ist teils aus Menschen oder Tieren, teils aus Fischmehl, Eiprodukten oder anderen Nahrungsmitteln, die aus Afrika importiert wurden, isoliert worden. Da außerdem die wichtigsten und häufigsten Species den O-Gruppen A-E angehören (subgenus I), genügt es, weitere Species der Sub-genera II und III nur nach dem vereinfachten K-W-Schema zu differenzieren. An Hand einer Tabelle wird gezeigt, daß sich im Sub-genus II besonders häufig folgende H-Antigen-Komplexe finden: diphasische g-Komplexe wie g, m, s, t: z_{42} oder f, g, t: e, n, x, z_{15} usw., die H-Antigene z, z_{39} und z_{42} sowie die 2. Phasen 1, 5,7 und e, n, x, z_{15}. Bis jetzt sind die H-Antigene z_{39}, z_{42} sowie 1, 5, 7 und e, n, x, z_{15} noch nicht bei Species des Sub-genus I ermittelt worden. *S. hisingen* nimmt eine Mittelstellung zwischen den Sub-genera I und II ein. Die 2. Phasen 1, 5, 7 und e, n, x, z_{15} sind auch bei Species des Sub-genus III (Arizona) vorhanden, nicht aber die H-Antigene z_{39} und z_{42}.

E. Tempel. 3720.

4-64/04-0177 Kauffmann, F.; Copenhagen, Statens Seruminst. Supplement to the Kauffmann-White-Scheme. VI. **(Ergänzung zum Kauffmann-White-Schema. 6. Mitt.)** Acta pathol. microbiol. scand. **58** (1963) Nr. 3. S. 339–347. – 1 Tab., 6 Lit. 5. Mitt. vgl. LZ. Abt. IV 8 (1963) Nr. 2. S. 280.

Im Jahre 1962 werden 79 neue Salmonellaspecies und 8 Varianten von bereits bekannten Species ermittelt. 47 von den 79 Species gehören zum Sub-genus I und 32 zum Sub-genus II. An Hand einer Tabelle werden die biochemischen Eigenschaften aufgezeichnet, in einer Liste die O- und H-Antigene. Einige Species weisen abweichende biochemische Eigenschaften auf.

E. Tempel. 3720.

4-64/04-0178 Lobuncov, K. A. Izučenie svojstv adaptirovannych k nitrofuranam nekotorych mikroorganizmov koli-paratifoznoj gruppy. **(Untersuchungen der Eigenschaften einiger an Nitrofurane adaptierter Mikroorganismen der Coli-Paratyphus-Gruppe.)** Trudy Vsesojuznogo instituta ėksperimental'noj veterinarii, Moskva **29** (1962) S. 70–78. – 2 Tab., 18 Lit.

Die Präparate der Nitrofuranreihe, denen in der Wirkung nur Breitbandantibiotica gleichzusetzen sind und die sich besonders zur Behandlung von Darminfektionen eignen, bedingen ebenfalls die Bildung resistenter Stämme. Im Experiment erzeugte Vf. mittels steigender Präparatkonzentrationen mehrere Furazillin- (F 6) und Furazolidon-resistente Varianten von *Esch. coli* 31 und *S. suipestifer* 22 (Stammsammlungsstämme). Obwohl die Kolonien der nitrofuranresistenten Varianten kleinere Koloniebildung auf festen Nährböden und ein langsameres Wachstum in flüssigen Medien aufwiesen, war an sich kein nennswerter Unterschied in den kulturellen und färberischen Eigenschaften zu ermitteln. In der großen bunten Reihe, sowie anderen biochemischen Kontrollen (Simmonsagar, Denitrifikationsprobe, H_2S-Bildung, Indolbildung, Methylrotprobe, Voges-Proskauer-Reaktion u. a.) wurde eine starke Unterdrückung, des öfteren sogar eine vollständige, der biochemischen Leistungen der Erregervarianten beobachtet. Serologisch war zu erkennen, daß nitrofuranresistente Varianten die Fähigkeit zur Agglutination mit den Gruppenantigenen verlieren können, während die H-Aggluti-

nation bestehen bleibt. Im Mäuseversuch konnte gleichfalls eine – wenn auch nur geringe – Virulenzminderung beobachtet werden, während die Sensibilität gegenüber spezifischen Phagen voll erhalten blieb. Eine Kreuzresistenz gegenüber Antibiotica und chemische Antiseptica konnte nur in einem Fall, der als Ausnahme gewertet wird, konstatiert werden.
W. Bathke. 3730.

4-64/04-0179 Geršanovič, V. N., Avdeeva, A. V. und Gol'dfarb, D. M. Vychod fermentov sistemy prevraščenija gljukozy iz sferoplastov Escherichia coli B., polučennych pod vlijaniem "tenej" četnych T-fagov. **(Ausscheidung der an der Dextroseumwandlung beteiligten Fermente aus E. coli B-Sphäroblasten, die durch Einwirkung geradzahliger T-Phagen-„ghosts“ gewonnen wurden.)** Biochimija, Moskva **28** (1963) Nr. 4. S. 700–708. – 4 Abb., 3 Tab., 34 Lit. Zus. in Engl.
E. coli-Sphäroplasten, die unter dem Einfluß von T_2-Phagen-„ghosts“ gewonnen wurden, utilisierten in einem Medium, das 0,2%ig Mg^{++} enthielt, die Dextrose oxydativ und glykolytisch weitaus schwächer als die Sphäroblasten aus Lysozymbehandlungen und die Ausgangskultur. Im Milieu der Sphäroblastenbildung waren vermehrt Aldolasen, Hexokinasen und Dehydrasen des Glukose-6-Phosphats nachweisbar; Lacticodehydrogenase war entweder nicht oder nur in geringsten Mengen aufzufinden. Die Fermentabsonderung ist nicht eine Folge der teilweisen Lysis der Zelle, sondern eine Folge der Permeabilitätsstörungen. Die Aldolase wird vor Beginn der Sphäroblastenbildung ausgeschieden, was wie bei allen Fermenten unter diesen Bedingungen mittels der passiven Diffusion erfolgt. Der Permeabilitätsstörung kommt als Faktor wahrscheinlich eine wichtige Bedeutung bei der Wirkungsweise der Reaktionen zu, bei denen eine große Anzahl von Phagenteilchen beteiligt ist. Die fehlende Reproduktion der Phagen in den durch „ghosts“ bedingten Sphäroblasten wird auf die Unvollständigkeit dieser Strukturen vom Standpunkt der Permeabilität zurückgeführt. W. Bathke. 3730.

4-64/04-0180 Hill, Ruth F.; New York, Columbia Univ. Dose-mutation relationships in ultraviolet-induced reversion from auxotrophy in Escherichia coli. **(Beziehungen zwischen Bestrahlungsdosis und Mutationen bei durch ultraviolette Bestrahlung induzierter Rückwandlung von Auxotrophie bei Escherichia coli.)** J. gen. Microbiol. **30** (1963) Nr. 2. S. 281–287. – 2 Abb., 2 Tab., 19 Lit.
Die Wirkung verschiedener Behandlungen nach ultravioletter Bestrahlung und der Einfluß der Methode der Zählung der Mutanten auf die Beziehungen zwischen der Dosis der ultravioletten Bestrahlung und der erzielten Zahl der Mutationen wurde an zwei tryptophanbedürftigen *E.-coli*-Stämmen untersucht. Die Kurven, die die absolute Zahl von Rückwandlungen in Abhängigkeit von der ultravioletten Bestrahlungsdosis nach einer der Bestrahlung folgenden Bebrütung in Kochsalzlösung und nach Exposition gegenüber Licht zeigen, ähnelten den Überlebenskurven für den auxotrophen *Escherichia coli*-Elternstamm. Die Deutung dieser Befunde wird diskutiert. W. Wittig. 3730.

4-64/04-0181 Degen, L.; Brackwede/Westf., Asta Werke AG, Chem. Fabrik. **Die mutagene Wirkung einiger Radiomimetica auf den Coliphagen T 2.** Pathol. Microbiol. [Basel] **26** (1963) Nr. 2. S. 237–249. – 1 Abb., 5 Tab., 20 Lit. Zus. in Engl., Franz.
Vff. untersuchen 9, in der Krebs-Chemotherapie angewandte Radiomimetica (6 Stickstofflost-Derivate, 2 Aethylenimin-Derivate und 1 Sulfonyloxy-Derivat) in Konzentrationen, die in vitro weder zu einer Inaktivierung noch zu einer Mutation führen (10^{-3}–10^{-8} molar), in vivo auf ihre mutagene Wirkung am System *E. coli* B-Phage T_2. Dabei zeigt sich, daß die Phagenreproduktion gestört wird. Die Höhe der Mutationsrate und die Stärke der Mutation ist bei den einzelnen Substanzen konzentrationsabhängig. Die Stickstofflost-Deri-

vate sind für *E. coli* B weniger toxisch als die Aethyleniminverbindungen und in vergleichbaren Konzentrationen weniger mutagen als die Aethylenimine und das Sulfonyloxy-Derivat. Die bei den Stickstofflost-Verbindungen gefundenen Unterschiede in der Mutagenität sind auf die Geschwindigkeit der Chlorionenabspaltung zurückzuführen. B. Gaßmann. 3730.

4-64/04-0182 Parnas, Józef und Burdzy, Krystina; Lublin, Polen, Witold Chodźko Inst. für Arbeitsmed. und Hyg. auf dem Lande. **Brucella suis und die Brucellaphagen.** Arch. Hyg. Bakteriol. **147** (1963) Nr. 1. S. 66–71. — 2 Abb., 19 Lit.

Unter Verwendung der Phagen 10/I, 24/II, 45/III, 212/XV, 371/XXIX (Parnas), Tb, 3, 6, 7 (Pophadze, Droźewkina), F_{P2}, F_{O1}, F_1, F_{1M}, F_{25}, F_{44}, F_{45}, F_{48} (van Drimmelen), F_{1U}, F_{25U} (Ulbrich) wurden 151 *B. suis*-Stämme aus Polen, CSSR, USA, Deutschland, UdSSR, England, Argentinien, Frankreich, Israel, Italien, Tunis und Bulgarien auf ihre Phagensensibilität geprüft. Der Titer der verwendeten Phagen entspricht 10000 R.T.D. des Phagen Tb (Morgan). Insgesamt waren 4–38 (2,6–25,1%) *B. suis*-Stämme gegen die einzelnen Phagen empfindlich. Die meisten Stämme (38) wurden von dem Phagen Tb lysiert. Es folgten entsprechend ihrer lytischen Wirkung die polnischen Phagen 24/II, 45/III, die russischen Phagen 6, 7, P sowie die polnischen Phagen 10/I und 371/XXIX. Der Phage F_{1U} lysierte die wenigsten *B. suis*-Stämme (4). Diese Untersuchungsergebnisse stehen im Widerspruch zu denen von Morgan, der feststellte, daß 100% der *B.-suis*-Stämme für den Phagen Tb in der R.T.D. 10000 empfindlich waren. Die unterschiedlichen Untersuchungsergebnisse werden auf die größere Zahl der von den Vf. untersuchten *B. suis*-Stämme zurückgeführt. E. Kunter. 3740.

4-64/04-0183 Parnas, J. und Burdzy, C.; Lublin, Poland, Med. Acad. Types of Brucella brucei and Brucella-phages. 1. Brucella melitensis. **(Brucella brucei-Typen und Brucella-Phagen. 1. Mitt. Brucella melitensis.)** Zbl. Veterinärmed., R. B. **10** (1963) Nr. 4. S. 380–393. — 5 Tab., 56 Lit.

Es wurden 293 *B. melitensis*-Stämme aus England, UdSSR, Deutschland, USA, Frankreich, Italien, Bulgarien, Israel und Argentinien auf ihre Phagensensibilität geprüft. Die Phagen (Tb, 3, 6, 7 von Pophathe, P von Droźewkina und 10/I, 24/II, 45/IV, 212/XV, 371/XXIX von Parnas) wurden in der R.T.D. und in der 10000 R.T.D. angewandt. Von den 213 *B. melitensis*-Stämmen erwiesen sich 40–69 als phagenempfindlich: 3–8 von 64 Stämmen aus der UdSSR, 13–26 von 36 aus England, 16–25 von 60 aus Deutschland sowie einige Stämme aus den übrigen Ländern. Bei den 10 Testphagen bestanden sowohl qualitative als auch quantitative Unterschiede in der Aktivität gegenüber den verschiedenen Melitensis-Stämmen. Die von Rindern isolierten *B. melitensis*-Stämme waren zu einem hohen Prozentsatz phagenempfindlich, während die von Mensch, Schaf und Ziege isolierten Stämme nur ausnahmsweise lysiert wurden. Zwischen Melitensis- und Bovis-Stämmen (Indikator-Stamm Nr. 12) wurden keine wesentlichen Differenzen in der Phagenempfindlichkeit beobachtet. Die geprüften Melitensis-Stämme zeigten prinzipiell ein charakteristisches Verhalten: Melitensis-Stämme vom Rind meist phagenempfindlich, Melitensis-Stämme von Mensch, Schaf und Ziege in der Regel nicht phagenempfindlich. Unter Hinweis auf die einschränkenden Ausnahmen wird der Phagentest zur Typisierung der Melitensis-Varianten empfohlen. E. Kunter. 3740.

4-64/04-0184 Zasedateleva, G. S., Selivanov, A. V., Kočurin, A. I., Lebedev, P. T., Grinicina, G. A., Bel'kov, N. F., Ėjsmont, V. V., Žernosek, T. P. und Gremak, T. I.; Moskau, Unions-Inst. für Exp. Veterinärmed.; Omsk, Sibir. Forsch.-Inst. für Veterinärmed.; Veterinärmed. Inst. Sravnitel'noe izučenie na krupnom rogatom skote vakcinnych štammov Br.

abortus 19 i 19-A. **(Vergleichende Untersuchungen mit den Vaccinestämmen Br. abortus 19 und 19-A an Rindern.)** Trudy Vsesojuznogo instituta ėksperimental'noj veterinarii, Moskva **29** (1962) S. 5–30. – 9 Tab.
In vergleichenden Untersuchungen mit verschiedenen Br. abortus 19-Impfstämmen aus den Volksdemokratien und der UdSSR sowie mit dem Stamm 19-A (amerikanischer Stamm) kamen Vff. zu folgenden Schlußfolgerungen. Beide Impfstämme bedingen bei 6–22 Mon. alten Tieren eine kurze, generalisierte Infektion, die u. a. zu morphologischen und biochemischen Veränderungen im Blut, zu Antikörpertitern und zur Proliferation im RES führt. Beim Stamm 19-A sind diese Veränderungen stärker ausgeprägt, was für eine stärkere Virulenz spricht. In der LA wurden Titer bis zu 1:3200 beobachtet, die jedoch bei 60% der Tiere nach 3 Monaten auf 1:100–1:50 absanken. Die serologischen Reaktionen einschließlich der KBR fielen des öfteren für gewisse Zeit aus. Bei 6- bis 11monatigen Impflingen stiegen die Titer schneller an als bei 17–22 Monate alten Tieren. Bei Revaccinationen war der Titer immer bedeutend niedriger. Die Allergie blieb bei 57% der Tiere bis zu 11 Mon. und bei 15% bis zu 22 Mon. (Beobachtungszeit) erhalten. Nach Ansteckung der Tiere stieg nur der KBR-Titer sichtbar. LA-Titeranstiege waren immer gleichbedeutend mit einem Impfdurchbruch. Der opsono-phagocytäre Index war bei den mit 19-A behandelten Tieren um 5–7 Einheiten höher. 50–63% der geimpften Tiere verfügten über eine solide Immunität, wobei der Stamm 19-A bessere immunogene Fähigkeiten aufwies. Bei tragenden Tieren ließ sich besonders schwer eine Immunität erzeugen. Ein Unterschied in der Immunität nach Impfung mit 25 oder 80 Md. Keimen war nicht feststellbar. Bei Immunitätskontrollen 5,5; 8,5 und 20 Monate nach der Impfung waren große Unterschiede im Prozentsatz immuner Tiere nicht feststellbar. Ein bedeutender Unterschied zwischen den Tieren, die im Alter von 6–11 und im Alter von 17–22 Monaten geimpft wurden, war hinsichtlich der Immunität nicht zu beobachten. Die Produktion der Vaccine aus dem Stamm 19-A wird empfohlen. W. Bathke. 3740.

4-64/04-0185 Veršilova, P. A. und Kurdina, D. S.; Moskau, Gamaleja-Inst. für Epidemiol. und Mikrobiol. der Akad. der Wiss. der UdSSR. Izučenie naprjažennosti perekrestnogo i tipovogo immuniteta pri brucelleze. **(Untersuchungen zur Intensität der Kreuz- und Typenimmunität bei der Brucellose.)** Žurnal mikrobiologii, ėpidemiologii i immunobologii, Moskva **40** (1963) Nr. 8. S. 34–39. – 3 Tab., 7 Lit. Zus. in Engl.
Nachdem in früheren Versuchen zum Problem der experimentellen Immunität eine gewisse Artresistenz gewisser Tierspecies gegenüber den einzelnen Brucellentypen festgestellt wurde (das Schaf ist resistent gegen *Br. abortus* und *melitensis*), folgen jetzt Immunisierungsversuche mit anschließender Belastung an Meerschweinchen mit den Stämmen *Br. abortus* 19 BA, 104 M; *Br. melitensis* Rev I, die über eine gleiche Restvirulenz verfügten. Die Infektion erfolgte 45 Tage nach der Immunisierung, und während des gesamten Versuches wurden Anzüchtungen aus den Organen getöteter Tiere vorgenommen. Bei *Br. abortus* wurde sowohl eine Typen- als auch eine Kreuzimmunität ermittelt. Die Kreuzimmunität gegen *Br. suis* und *melitensis* wird durch den Antigenreiz bedingt, d. h. durch die Dauer und Intensität der Anreicherung des Impfstammes in den Organen der Meerschweinchen. Weitere Versuche ergaben, daß auch in der sterilen Immunitätsphase die Kreuimmunität vorhanden ist. Die immunogene Wirkung des Stammes Rev 1 erwies sich der des Stammes *Br.abortus* 104M gleich, der seinerseits eine stärkere Kreuzimmunität bedingt als 19 BA. Man soll somit alle Tiere beliebig immunisieren können, mit Ausnahme der Schafe, für die ein *melitensis*-Typ zu verwenden ist. W. Bathke. 3740.

4-64/04-0186 Orlov, E. S., Ulasevič, P. S. und Ivanov, M. M. Izučenie immuniteta u ovec, vakcinirovannych različnymi štammami brucell. **(Immu-**

nitätsstudien an Schafen, die mit verschiedenen Brucellenstämmen vacciniert wurden.) Trudy Vsesojuznogo instituta èksperimental'noj veterinarii, Moskva **29** (1962) S. 31–37. – 3 Tab.
Die unterschiedlichen Immunisierungserfolge bei Schafen in brucelloseverseuchten Beständen mit der Vaccine Buck 19 verlanlaßten Vff. zu systematischen Kontrollen mit verschiedenen Lebendimpfstoffen. Mit den Stämmen Buck 19, *Br. abortus* 19-A, *Br. abortus* 104 M, *Br. abortus* 1, *Br. suis* 61, *Br. melitensis* Rev 1 (Elberg) und 3 nicht agglutinablen Stämmen nach Trilenko (C_2, K, Nr. 16) wurden 77 Schafe unterschiedlichen Alters und Geschlechts immunisiert. Serologische Untersuchungen (LA, KBR, KKBR) und die Reaktion nach Huddleson erfolgten 5, 10, 15, 20, 30 Tage sowie 2, 3, 4, 5, 6 Monate p.i. Serologisch reagierten alle Tiere, besonders stark aber diejenigen, die die Stämme Buck 19, *Br. abortus* 19-A oder *Br. suis* 61 erhalten hatten. Nach 6 Monaten lagen bei den meisten Tieren negative Titer vor, wie dies auch bei den allergischen Tests der Fall war. Starke allergische Reaktionen lagen bei dem Stamm Rev 1 vor. Die Tötung einzelner Tiere 28–35 Tage p.i. zeigte keine pathologischen Veränderungen, und nur in Ausnahmefällen gelang die Erregeranzüchtung, was für eine geringe Virulenz der Stämme spricht. Belastungsversuche 6 Monate nach der Impfung mit *Br. melitensis*-Kulturen zeigten, daß mit Ausnahme des Stammes Rev 1 Infektionen auftraten (37,5–70%), die serologisch und bakteriologisch bestätigt wurden. An diesem Beispiel erörtern Vff. die Problematik der typenspezifischen Immunität. Die nicht agglutinablen Stämme sollten genaueren Kontrollen unterzogen werden. W. Bathke. 3740.

4-64/04-0187 Kosilov, I. A.; Sibir. Veterinärmed. Forsch.-Inst. Ocenka immunobiologičeskich reakcij u ovec, immunizirovannych vakcinoj štamma 19. **(Beurteilung der immunologischen Reaktionen bei Schafen, die mit dem Vaccinestamm 19 immunisiert wurden.)** Veterinarija, Moskva **40** (1963) Nr. 5. S. 32–34. – 1 Tab.
Vf. untersuchte den Verlauf der immunologischen Reaktionen (Langsamagglutination, Komplementbindung und Allergietest) nach Schutzimpfung an 36000 Schafen in unterschiedlichen epizootiologischen Bedingungen (verseucht, brucellosefrei und brucellosegefährdet). Gesunde Schafe erhalten nach der Impfung von 2–19% die serologischen Reaktionen 1 Jahr und länger; die Allergie ist schwach ausgeprägt und erlischt nach 9–11 Monaten. 99,5% der geimpften Schafe mit positiver Allergie 1 Jahr nach der Impfung sind keine Brucellenträger. Unter den allergisch nicht reagierenden Schafen können aber durchaus Brucellenausscheider sein. Deshalb ist der Allergietest keine spezifische Reaktion in zu sanierenden Impfbeständen. In bisher freien Beständen (vor der Impfung) ist die positive Allergietestung als Merkmal der Infektionseinschleppung zu werten. In den verseuchten Impfbeständen schwankt die Anzahl positiv reagierender Schafe in Abhängigkeit von der epizootiologischen Lage und der verwendeten Differentialdiagnostik zur Abgrenzung infizierter Schafe vor dem Einsatz des Impfstoffes. Im Experiment haben folgende Faktoren Einfluß auf das Auftreten immunologischer Reaktionen: Zeitpunkt der Infektion, Dosis des Erregers und der physiologische Zustand des Tieres (Trächtigkeit, Ablammung u. a.). Im August-September stellt der größte Teil der geimpften Schafe in Herden mit günstigen klinisch-epizootiologischen Werten keine Gefahr aus lebensmittelhygienischer Sicht dar, weshalb zu diesem Zeitpunkt die Schlachtung erfolgen sollte.
W. Bathke. 3740.

4-64/04-0188 Majboroda, O. A. Specifičnist' PA u svynej z brucel'oznym antygenom. **(Die Spezifität der Agglutinationsreaktion bei Schweinen mit Brucellose-Antigen.)** Socialistyčne tvarynnyctvo, Kyïv **35** (1963) Nr. 2. S. 47 bis 49. – Orig.: ukrain. 3740.

4-64/04-0189 Mateev, M., Conev, C., Krŭstev, V. u. a. Proučvanija na brucelozata po svinete. II. Proučvanija na serologičnite reakcii. **(Untersuchungen der Schweinebrucellose. 2. Mitt. Untersuchung der serologischen Reaktionen.)** Izvestija na Veterinarnija institut za zarazni i parazitni bolesti, Sofija 7 (1963) S. 29–42. – 2 Abb., 5 Tab., 31 Lit. 1. Mitt. vgl. LZ Abt. IV 8 (1963) Nr. 8. S. 1658.

Die Untersuchung (38993 Proben) wurde in drei Richtungen durchgeführt; auf der Basis diagnostischer serologischer Reaktionen wurde die Komplementbindungsreaktion (KBR), die Reaktionen nach Right und nach Huddleson geprüft. Bei der Untersuchung der Schweine der Weißen Bulgarischen Rasse ergab die KBR 69,9% positiver Fälle, die Reaktion nach Right 69,7% und die Reaktion nach Huddleson 70,5%; bei der Untersuchung der Schweine der Ostbalkan-Rasse ergab die Komplementbindungsreaktion 69,9% positiver Fälle, die Reaktion nach Right 60,8% und die Reaktion nach Huddleson 21,6%. Diese Tatsache erklärt sich aus einer früher entstandenen Brucellose-Infektion unter den Schweinen der Kulturrasse und daraus, daß die Schweinezuchtfarmen gleich nach der erkannten Infektion in für den Markt produzierende Farmen umgewandelt und auf solchen Farmen keine serologischen Untersuchungen durchgeführt wurden. Bekanntlich hat die KBR in Fällen einer weiter zurückliegenden Infektion einen größeren Wirkungskreis. In der Winter-Frühjahrs-Saison wird eine größere Anzahl von Fällen positiver Reaktionen (24,8%) festgestellt als im Herbst (13,4%). Die im Frühjahr zur Untersuchung kommenden Seren reagieren hauptsächlich bei Anwendung der KBR, im Herbst dagegen bei Anwendung der Reaktion nach Right. In den serologischen Reaktionen von Kaninchen, denen man lebende und abgetötete Kulturen injizierte und sie nachher mit heilenden Dosen von Terramycin und Dihydrocortison behandelte, wurde keine Veränderung beobachtet. Die Behandlung der an Brucellose erkrankten Schweine mit Biomycin, Terramycin Supronal, Sintomycin oder Dihydrocortison verändert die vorher festgestellten serologischen Titer bei der Untersuchung am 15., 45. und 75. Tage nach der Behandlung nicht. NRB/ZSNTI, übersetzt v. N. Kuhlberg. 3740.

4-64/04-0190 Stoenner, Herbert G.; Hamilton, Mont., Nat. Inst. of Allergy and Infectious Diseases; Nat. Inst. of Health. The behavior of Brucella neotomae and Brucella suis in reciprocal superinfection experiments in mice and guinea pigs. **(Das Verhalten von B. neotomae und B. suis in reziproken Superinfektionsversuchen an Mäusen und Meerschweinchen.)** Amer. J. veterin. Res. 24 (1963) Nr. 99. S. 376–380. – 4 Tab., 12 Lit.

Die mit *B. neotomae* Stamm 7 E 164 und *B. suis* Stamm 185 durchgeführten Untersuchungen ergaben eine wechselseitige Resistenz der infizierten Versuchstiere jeweils gegen den anderen Infektionserreger. Mit *B. neotomae* infizierte Meerschweinchen verhielten sich gegen 100 ID_{50} von *B. suis* resistent, während mit *B. suis* infizierte Meerscheinchen 6000 ID_{50} von *B. neotomae* widerstanden. Die Infektion von Mäusen mit *B. neotomae* schützte sie gegen eine nachfolgende Infektion mit 1200 ID_{50} von *B. suis*, während umgekehrt mit *B. suis* infizierte Mäuse gegen 120000 ID_{50} von *B. neotomae* resistent waren. Es blieb ungeklärt, ob die Resistenzerscheinungen auf eine Immunität oder das Interferenz-Phänomen zurückzuführen sind, obgleich entsprechende Versuche zeigten, daß diese Resistenz nicht notwendigerweise auf das Vorhandensein von Brucellen zum Zeitpunkt der Superinfektion angewiesen ist. Aus den Untersuchungsergebnissen geht hervor, daß *B. neotomae* und *B. suis*, obgleich biologisch eng verwandt, nicht identisch sind. Weitere Untersuchungen über eine mögliche Eignung von *B. neotomae* in Form einer Vaccine zur Bekämpfung der Schweinebrucellose sind notwendig. E. Kunter. 3340.

4-64/04-0191 Fedorova, N. I. und Djujsalieva, R. G.; Moskau, Gamaleja-Inst. für Epidemiol. und Mikrobiol. der Akad. der Med. Wiss. der UdSSR. Zavisimost' immunogennoj aktivnosti rikketsij berneta ot ich fazovoj izmenčivosti. **(Die Abhängigkeit der immunogenen Aktivität von den Phasenveränderungen der Rickettsia burneti.)** Žurnal mikrobiologii, èpidemiologii i immunobiologii, Moskva **40** (1963) Nr. 6. S. 68–74. – 2 Abb., 2 Tab., 11 Lit. Zus. in Engl.

Die bei der Adaptation der Rickettsien an Mäuse (1. Phase) und an Dottersäcke bebrüteter Hühnerembryonen (2. Phase) ermittelten Veränderungen unterschieden sich nicht nur serologisch, sondern auch in der immunogenen Wirkung, wie Vff. in Tierversuchen an Meerschweinchen nachweisen konnten. Stämme in der 1. Phase waren dabei immunogener als die in der 2., sie führten bei der Ansteckung oder bei der Immunisierung zur Ausbildung sog. „früher" und „später" Antikörper. Somit geht mit steigender Adaptation der Erreger ein Teil der immunogenen Wirkung verloren, wobei jedoch die Veränderungen der serologischen Aktivität früher einsetzen sollen. Meerschweinchen, die mit Rickettsien der 1. Phase immunisiert wurden, widerstanden folgenden Infektionen besser als die Tiere, die mit Erregern der 2. Phase immunisiert wurden. Andererseits konnten bei Hyperimmunseren, die beide Antikörperarten enthielten, und bei den Seren, die nur über sog. „frühe" Antikörper verfügen, weder im Kaninchenhauttest noch in der Neutralisation an Mäusen bemerkbare Unterschiede festgestellt werden. Hieraus schlußfolgern Vff., daß es zweckmäßiger sei, Impfstoffe gegen das Q-Fieber aus Erregern in der ersten Adaptationsphase herzustellen. W. Bathke. 3780.

4-64/04-0192 Janev, E., Sumrov, I. und Džankov, I. Proučvane vŭrchu RSK v diagnostikata na leptospirozite. **(Untersuchungen über die Komplementbindungsreaktion in der Diagnostik von Leptospirosen.)** Izvestija na Veterinarnija institut za zarazni i parazitni bolesti, Sofija 7 (1963) S. 111–121. – 5 Tab., 15 Lit.

Für die Komplementbindungsreaktion erzielte man mit Hilfe von Chinosol das Antigen von *L. pomona* und *L. mitis*. Nicht nur die Komplementbindungsreaktion wurde untersucht, sondern auch die Reaktion der Mikroagglutination-Lysis (MAL). Die MAL wurde nach der Variante von Combiesen und Mitarb. hergestellt, und zwar mit den gleichen Stämmen, durch die das Antigen für die Komplementbindungsreaktion (KBR) erzielt wurde. Nach der experimentellen Infektion von 7 Schweinen mit *L. pomona* oder *L. mitis*, aber erst nach Ablauf von 18, 54, 137 und 227 Tagen wurde *L. mitis* oder *L. pomona* festgestellt, ferner daß das sich bindende Komplement des Antikörpers und die Agglutinino-Lysine fast gleichartig am 3.–5. Tag nach der Infektion auftreten. Die Stabilität der Agglutinino-Lysine war dauerhafter im Vergleich mit der Stabilität des sich bindenen Komplements des Antikörpers. Bei der experimentellen Infektion mit *L. mitis* dauerte sie 18–34 Tage, jedoch bei Infektionen mit *L. pomona* 34–210 Tage. Bei der Klärung der Bedeutung der KBR für die Diagnostik auf Leptospirose wurde eine große Zahl Seren (1944) untersucht: 1007 Schweine, 808 Rinder und 129 Pferde aus verschiedenen Wirtschaften, wo eine „frische" und eine „alte" Infektion vorhanden war. Bei der „frischen" Infektion der Schweine wurde eine volle Übereinstimmung der Ergebnisse der KBR und der MAL beobachtet. Bei „alten" Infektionen ist diese Übereinstimmung äußerst begrenzt. Bei der Infektion, die durch die Art *L. pomona* ausgelöst wurde, ist die Übereinstimmung der Ergebnisse der beiden Reaktionen geringer. Das bindende Komplement des Antikörpers bei den Rindern verschwindet beinah gleichzeitig, jedoch mit den Agglutinino-Lysinen, und daher ist die Übereinstimmung der Ergebnisse der KBR und der MAL größer. Es wird die Schlußfolgerung gezogen, daß die KBR wertvolle Eigenschaften für die Entstehung früher Formen der Leptospirosen besitzt. Die komplexe Untersuchung der Seren mit Hilfe von KBR und MAL gibt die Möglichkeit, bei der einmaligen Untersuchung eine Frühdiagnose zu stellen, zu präzisieren und den Charakter der Leptospirose-Infektion zu bestimmen. Bei niedrigen Titern der MAL ist es notwendig, die KBR auszulösen. NRB/ZSNTI, übersetzt v. N. Kuhlberg. 3790.

4-64/04-0193 Sidorov, M. A. Dejstvie ul'trazvukovych voln na nekotorye biologičeskie svojstva Clostridium perfringens tipov A, B i C. **(Die Wirkung der Ultraschallwellen auf einige biologische Eigenschaften der Clostridium perfringens-Typen A, B und C.)** Trudy Vsesojuznogo instituta ėksperimental'noj veterinarii, Moskva **29** (1962) S. 49–63. – 3 Abb., 4 Tab., 15 Lit.
18 Std.-Kulturen der *Cl. perfringens*-Typen A, B, C wurden nach Suspendierung in physiologischer Kochsalzlösung einer Ultraschallbehandlung ausgesetzt, wobei die ČSR-Apparatur Kowo-400 Watt (1000 Kilohertz) verwendet wurde. Die durch Ultraschallbehandlung einsetzende Lysis der genannten *Cl. perfringens*-Typen verläuft bei einer Schwingungszahl von 100 Kilohertz (25 °C) in zwei Phasen: zu Beginn setzt eine Verflüssigung der Kolloide des Protoplasmas und eine Zellschwellung ein, der sich ein Platzen der Zellwandung mit Ausspülung des Endoplasmas in das umgebende Substrat anschließt. Die über eine Intensität von 10 W/cm² verfügenden Ultraschallwellen bedingen bei mehrmaligen Applikationen zu je 30 Min. bedeutende strukturelle Veränderungen in den Zellen von *Cl. perfringens*. Es treten Granula auf, die lag-Phase wird sichtbar verlängert, es treten deformierte Bakterienzellen und -ketten auf, die Bildung der alpha- und theta-Komponenten des Toxins wird unterdrückt. Andererseits aber stimulieren Ultraschallwellen mit einer Intensität von 5 W/cm² bei 5 Min. Applikation die Bildung der genannten Komponenten des Toxins. Die einzelnen Toxinkomponenten können bezüglich der Ultraschallwellen in empfindliche, gering empfindliche und resistente unterschieden werden. Zu den ersten gehören die *alpha*- und *theta*-Komponenten, zu den zweiten die *beta*-, *gamma*- und *delta*-Komponenten und zu den dritten die *kappa*-Komponente. Die Einwirkung des Ultraschalls für 60 Min. hat eine sichtbare Verminderung der Immunogenität von Anakulturen und Toxoiden zur Folge. W. Bathke. 3805.

4-64/04-0194 Hall, Herbert E., Angelotti, Robert, Lewis, Keith H. und Foter, Milton J.; Cincinnati, O., U. S. Public Health Serv. Characteristics of Clostridium perfringens strains associated with food and food-borne disease. **(Eigenschaften von Stämmen von Clostridium perfringens, verbunden mit Nahrung und nahrungsbedingter Krankheit.)** J. Bacteriol. **85** (1963) Nr. 5. S. 1094 bis 1103. – 5 Tab., 15 Lit.
Zur Klärung der Frage, ob stets der gleiche Typ von *Clostridium perfringens* an Lebensmittelvergiftungen ursächlich beteiligt ist, werden 83 Stämme von *C. perfringens* eingehend untersucht. Sie werden nach dem Ursprung in 3 Gruppen eingeteilt: 1) 30 Stämme, die nach Lebensmittelvergiftungen in England, Europa und Asien isoliert worden sind, 2) 28 Stämme gleichen Ursprunges aus Amerika und 3) 25 amerikanische Stämme, die aus normalen Faeces, Boden und pathologischem Material gezüchtet worden sind. Bei der Untersuchung werden folgende Faktoren berücksichtigt: serologische Verwandtschaft, Sporenbildung, Hitzeresistenz der Sporen und hämolytische Aktivität gegenüber dem Blut verschiedener Säugetiere. Die Stämme der 1. Gruppe lassen sich serologisch typisieren, die Sporenbildung ist spärlich, die Sporen sind hitzeresistent; es tritt eine partielle Hämolyse des Blutes vom Pferd, Rind und Schaf auf. Bei den amerikanischen Stämmen der Gruppe 3 ist die Bildung nicht hitzeresistenter Sporen gut ausgeprägt; es wird eine partielle und komplette Hämolyse des Blutes vom Pferd, Rind und Schaf festgestellt; die Stämme lassen sich serologisch nicht typisieren. Die aus Lebensmittelvergiftungen in Amerika isolierten Stämme der Gruppe 2 variieren sehr stark in bezug auf ihre Eigenschaften. Sie ähneln denen der ersten Gruppe betreffs der serologischen Typenbestimmung und der Bildung von hitzeresistenten Sporen; aber in der Sporenbildung und der hämolytischen Aktivität gleichen sie mehr denen

klassischen Ursprunges. Auf Grund dieser Ergebnisse wird darauf hingewiesen, daß die bei Lebensmittelvergiftungen in Amerika nachgewiesenen Stämme von *C. perfringens* durchaus nicht die gleichen Eigenschaften aufweisen wie die eurasischen atypischen Stämme von *C. perfringens* Typ A.

E. Tempel. 3805.

4-64/04-0195 Pomanskaja, L. A.; Tula, Sanitär-Epidemiol. Gebietsstat. O razmnoženii listerij v počve. **(Über die Vermehrung der Listerien im Erdboden.)** Žurnal mikrobiologii, ėpidemiologii i immunobiologii, Moskva **40** (1963) Nr. 6. S. 99–101. – 1 Tab., 6 Lit. Zus. in Engl.

Die Erreger der Listeriose, einer Infektion mit Naturreservoiren und breitem Infektionsspektrum, kennzeichnen sich durch eine hohe Tenazität. Nachdem bereits durch die Vfn. eine Haltbarkeit der Listerien in gefrorenem Hafer bis zu 1009 Tagen und eine Vermehrung der Listerien im Wasser nachgewiesen werden konnte, wurde in vorliegender Arbeit eine eventuell bestehende Vermehrung im Boden geprüft. Der aus einem totgeborenen Kinde stammende Listerienstamm wurde in autklavierten Erdboden gebracht (pH 6,8; P 3,75 mg und Ka 3,8 mg/100 g Boden); man verwendete Listeriensuspensionen (10 bis 16 ml Flüssigkeit/50 g Boden). Die Wiederanzüchtung erfolgte über die Resuspendierung und Zentrifugation auf je 20 Platten. Der infizierte Boden wurde dunkel gelagert. Die Listerien vermehren sich in 6 Tagen in feuchterem Boden (Feuchtigkeit 32%) um das 1530fache und in trocknerem Boden (Feuchtigkeit 25%) um das 3164fache. Vfn. fordert aufgrund dieser Erkenntnisse die Entkeimung des Erdbodens in stationär listerioseverseuchten Gebieten zur Verhütung periodischer Infektionsausbrüche.

W. Bathke. 3845.

4-64/04-0196 Szemerédi, Gy. Adatok a listeriosis szerológiájához. **(Zur Serologie der Listeriose.)** Magyar Állatorvosok Lapja [Ung. veterinärmed. Bl.] **18** (1963) Nr. 2. S. 75–77. – Aus: Ung. Agrar-Rdsch. **1963** Nr. 4.

Vf. beschreibt die Herstellung von Antigenen und die Technik der Durchführung der Agglutinations- und Komplementbindungsprobe. Aus den serologischen Ergebnissen können epizootiologische Schlüsse gezogen werden, nach denen Möglichkeiten der Prophylaxe veranlaßt werden können. Außer den aus Kaninchen hergestellten Immunseren wurden aus diagnostischen Gründen Rinder-, Schaf-, Schweine- und auch Menschenseren untersucht. Die Wirkung der an Aluminiumhydroxyd adsorbierten und mit Formalin abgetöteten Vaccine kam in den serologischen Proben deutlich zum Ausdruck. Die Serumproben derartiger Tiere lieferten aber in der Komplementbindungsprobe negative bzw. in einigen Fällen fragliche Reaktionen. Auf Grund der Prüfung von mehreren Hunderten von Serumproben wird gefolgert, daß Titerwerte über Verdünnungen von 1:400 in der Agglutinationsprobe und über 1:10 in der Komplementbindungsprobe mit großer Wahrscheinlichkeit auf eine Listerieninfektion deuten. Niedrigere Titerwerte sind höchstens von orientierendem Charakter und können nur in Verbindung mit den klinischen Erscheinungen und den bakteriologischen Prüfungsergebnissen gedeutet werden. Die Untersuchungsergebnisse brachten überzeugende Beweise dafür, daß sowohl die Agglutinations- wie auch die Komplementbindungsprobe spezifisch arbeitet.

3845.

4-64/04-0197 Poljakova, O. A. Primenenie fluorescirujuščich syvorotok dlja indentifikacii vozbuditelja listerelleza s.-ch. životnych. **(Die Anwendung fluoreszierender Antikörper zur Identifizierung der Listerien.)** Trudy Vsesojuznogo instituta ėksperimental'noj veterinarii, Moskva **29** (1962) S. 64–69. – 2 Tab.

Obwohl die Fluoreszenzmikroskopie bereits verstärkt zu diagnostischen Untersuchungen verwendet wird, lassen sich nicht bei allen Erregerarten spezifische Resultate erzielen. Dort, wo gemeinsame Gruppenantigene vorliegen, sind oft zusätzliche, aber nicht immer erfolgreiche Bearbeitungsmethoden notwendig (Adsorption durch heterologe Kulturen u. ä.). In vorliegender Arbeit beschäftigt man sich mit dem Nachweis von Listerien, die aus Kulturen stammen oder im pathologischen Material enthalten sind. Das fluoreszierende Serum wurde aus dem agglutinierenden Serum (Titer 1:320 bis 1:6400) durch Färbung mit Fluoresceinisocyanat nach Coons u. M. bzw. nach Marschall gewonnen, wobei vier verschiedene Chargen zum Einsatz kamen. In drei Fällen war ein bedeutender Titerverlust zu verzeichnen, der auf eine ungenügende Beständigkeit der Globuline zurückgeführt wird. Nach Überprüfung der Aktivität und Spezifität mit homologen und heterologen Erregern erkannte man, daß bei der Äthylalkoholfixierung (15 Min.) und 30minütiger Färbung mit anschließender Anfeuchtung mit physiologischer NaCl die besten Resultate erzielbar sind. In variierten Versuchsreihen konnte Vfn. die direkte Abhängigkeit der Leuchtintensität des Erregers vom Entwicklungsstadium nachweisen; in der Phase der maximalen Vermehrung ist diese am stärksten. In älteren Kulturen steigt die Anzahl nur matt leuchtender Bakterien. Auch im pathologischen Material konnten Listerien erfolgreich nachgewiesen werden.

W. Bathke. 3845.

4-64/04-0198 Hansen, Otto; Berlin, Humboldt-Univ., Veterinärmed. Fak., Inst. für Epizootol. und Hyg. **Beitrag zur Hygiene einer Landwirtschaftlichen Produktionsgenossenschaft Typ III des Kreises Bad Doberan.** Diss. Berlin **1963** 129 S. — 40 Abb., 13 Tab., 81 Lit.

Vf. untersuchte die hygienischen Verhältnisse eines sozialistischen Großbetriebes in Mecklenburg. Neben der Sammlung statistischen Materials, das die verschiedenen Grundvoraussetzungen der tierischen Produktion betrifft, wie zum Beispiel Bodenbeschaffenheit, Mineralstoffversorgung, Kulturartenverteilung, werden die Größe und die Leistungen der Viehbestände dargestellt. Durch Erhebungen, zum Beispiel über die Wasserversorgung, über die bautechnischen Gegebenheiten einiger Schweine- und Kuhställe sowie über die kurativen Fälle und prophylaktischen Aufgaben und die Abgänge im Tierbestand wird versucht, ein Bild der hygienischen Verhältnisse dieses Betriebes zu entwickeln. Auf dem Gebiet der Milchhygiene wurden Sauberkeitskontrollen an den Melkgeräten und Kannenmilchuntersuchungen durchgeführt. Sachgemäße Veränderungsvorschläge sollen mit dazu beitragen, in Zukunft die durch hygienische Mängel bedingten Produktionsminderungen weitgehend auszuschalten.

E. Wiesner. 3902.

4-64/04-0199 Golubev, I. E., Bojko, M. S. und Chochlova, I. I.; Minsk, Beloruss. Inst. für Tierzuchtforsch. O nočnom režime soderžanija životnych. **(Über das Haltungsregime der Tiere bei Nacht.)** Veterinarija, Moskva **40** (1963) Nr. 3. S. 67–69. — 2 Tab.

Untersuchungen anderer Autoren hatten ergeben, daß auf Grund einer unbefriedigenden Ventilation und Kanalisation sowie einer erhöhten Zahl von Tieren je Stallflächeneinheit die Temperatur, Feuchtigkeit und Zusammensetzung der Luft in verschiedenen Stalltypen nicht den staatlich geforderten Normen entspricht. Vff. prüften daraufhin von 1960–1962 zu verschiedenen Jahreszeiten die diesbezüglichen Bedingungen in unterschiedlichen Rinderställen einer Versuchsstat. des o. g. Inst., die im einzelnen beschrieben werden. Aus einer Tabelle ist ersichtlich, daß das Luft-Feuchtigkeitsregime in den Ställen tags besser war als nachts. Die staatlichen Normen wurden um das 2–2½fache bzw. 3,5–4fache überschritten. Im Frühjahr erreichte die Luftfeuchtigkeit nachts 100%, der Kohlensäuregehalt erhöhte sich beträchtlich, und auch der Ammoniakgehalt stieg auf das 2–4fache, ja sogar auf das 7fache, an. Diese schlechten hygienischen Bedingungen fanden auch ihren Ausdruck in Störungen verschiedener physiologischer Funktionen der Tiere bei Nacht und führte zu einem täglichen Minderertrag an Milch von 500 l während einer Laktationsperiode. H. Rauch. 3980.

4-64/04-0200 Zeman, Jaroslav. Některé poznatky získané dosavadním hodnocením mikroklimatu a zoohygienických ukazatelů ve vytápěných vepřínech. **(Über einige durch Auswertung des Mikroklimas und zoohygienischer Kennziffern gemachte Beobachtungen bei geheizten Schweineställen.)** Veterinářství **13** (1963) Nr. 5. S. 213–218. – 1 Abb., 2 Tab.
Es wird über Beobachtungen berichtet, die in Abferkelställen verschiedener Typen gewonnen wurden, wo verschiedene Heizsysteme mit festen (Typ Slatina und Horni Herspice) und mit flüssigen Brennstoffen (Typ Vratka) mit elektrischer Energie (Typ Kromeriz) oder mit zentraler Warmwasserheizung verwendet wurden. Auf Grund der vorgenommenen Messung einzelner Makro- und Mikroklimafaktoren (Temperatur, relative Luftfeuchtigkeit, Luftströmung, Abkühlung und CO_2-Gehalt der Luft) und des Vergleiches mit dem früherem Zustand ohne Heizung fand man eine wesentliche Besserung des Stallmikroklimas, Besserung der Wärme- und Feuchtigkeitsbedingungen, Einschränkung der Wasserkondensation auf Wänden und Decken sowie bessere Durchlüftung der Ställe. In einigen Fällen besserte sich auch die Ferkelaufzucht und die Grippesymptome gingen zurück. ČSSR/ÚVTI. 3980.

VIII. PHARMAKOLOGIE, TOXIKOLOGIE

4-64/04-0201 Brabant, W. und Schulz, J.; Leipzig, Karl-Marx-Univ., Ambulator. und Geburtshilfl. Tierklin. **Intramuskuläre Dauertropfinfusion.** Mh. Veterinärmed. **18** (1963) Nr. 19. S. 738–741. – 1 Abb., 4 Lit.
Die intramuskuläre Dauertropfinfusion, die bei 27 Schweinen, 2 Schafen und 6 Rindern angewandt wurde, hat gegenüber der intravenösen eine Reihe technischer (Schwierigkeiten bei Einführung und Befestigung der Venenkanüle und -katheter entfallen) und personeller (Bedienung, Beaufsichtigung und Abnahme des Gerätes kann durch Tierpfleger erfolgen) Vorteile. Außerdem wird dadurch die Thrombophlebitiden- und Endophlebitiden-Gefahr beseitigt. Folgende Infusionsgeräte wurden verwendet: 1) Bluko-Gerät ASID, 2) Infusionsgerät ASID für blut- und fibrinfreie Infusionslösungen (Modell Schwabing), 3) Transfusionsgarnitur Logarex 40540 (Bohemia Works. CSSR) und 4) zuletzt ausschließlich das Bluttransfusionsgerät Rogerit (VEB Medizinplaste, Lichtenberg bei Freiberg, Sa.). Die Geräte sind sämtlich aus Plasten hergestellt, durchsichtig, steril, pyrogenfrei und gebrauchsfertig verpackt und nur zur einmaligen Verwendung gedacht. Prinzipielle Unterschiede bestehen zwischen ihnen nicht. Anhand des Rogerit-Bluttransfusionsgerätes wird die Anwendung derselben erläutert. Äußere Hüftmuskeln (Rind), kaudale Oberschenkelmuskeln (Rind, Schaf, Schwein) und Halsmuskulator (Schwein) werden als Applikationsstellen angegeben. Bei einer Tropfenzahl von 30–60/Min. lassen sich 500 ml Flüssigkeit in 2–3 Std. infundieren. Eine Erhöhung der Tropfenzahl ist wegen örtlicher Gewebsreaktionen nicht angezeigt. Bis auf eine Einengung der Bewegungsfreiheit waren keine besonderen Fixationen der Tiere erforderlich. Schweine wurden in Einzelboxen und Rinder in Ständen untergebracht. Geeignet ist und Anwendung fand die intramuskuläre Dauertropfinfusion zur Behandlung postoperativer Schockzustände, peripher bedingter Gefäßinsuffizienzen und Allgemeininfektionen. Außerdem können damit parenterale Ernährung, Leberschon- und Calciumbehandlung vorgenommen werden. Die entsprechenden Medikamente wurden im Einzelfall verabreicht. H. Haase. 4225.

4-64/04-0202 Juhász, B., Szegedi, B. und Gertner, M. Effects of ganglion-blocking and other nervous system influencing agents on the function of the biliary tract. **(Der Einfluß von Ganglien-blockierenden und anderen das**

Nervensystem beeinflussenden Substanzen auf die Funktion der Gallenwege.) Acta physiol. Acad. Sci. hung. **21** (1963) Nr. 3. S. 225–234. – Aus: Ung. Agrar-Rdsch. **1963** Nr. 4.

Vff. untersuchten den Einfluß von ganglienblockierenden Substanzen auf die extrahepatischen Gallenwege. In Hundeversuchen verfolgten sie den Tonus des Oddischen Sphincter, Volumenänderungen der Gallenblase, die Darmbewegung, den Tonus der Därme sowie Änderungen im Blutdruck. Die ganglienblockierenden Substanzen Tetraaethylammoniumbromid, Hexamethoniumjodid und Tris-(dimethylamonoaethyl)-amin entfalteten eine gleiche Wirksamkeit. Der Blutdruck sank, die Darmtätigkeit wurde lebhafter, die Aktivität der Gallenblase und des Oddischen Sphincter zeigte keine bedeutenden Veränderungen. Bei Hunden wird die Galleneinströmung durch den Oddischen Sphincter mit einem doppelten Verschlußmechanismus geregelt. Die Steigerung der Darmperistaltik ist meistens durch Verschließen des inneren Sphincter verknüpft. Es kann vermutet werden, daß ganglienblockierende Mittel, die bei der Betäubung angewendet werden, den Tonus der Därme steigern, den des Oddischen Sphincter aber nicht beeinflussen. Demzufolge scheint es, daß die Innervation des Sphincter von der der glatten Muskulatur der Darmwand in bestimmter Hinsicht verschieden ist. Im Gegensatz zu den spärlichen Angaben der ausländischen Literatur übte d-Tubocurarin in der angewendeten therapeutischen Dosis (0,1 bis 0,3 mg/kg i.v.) keine Wirkung auf die untersuchten Organe aus. Largactil (2 bis 5 mg/kg i.v.) senkte den Blutdruck und schwächte die Kontraktion der Därme sowie den Tonus der Gallenblase; den Tonus des Oddischen Sphincter aber erhöhte es für eine kurze Zeit und senkte ihn später. Diese Versuchsergebnisse stimmten mit der Wirkung von Phenothiazin auf die Darmzotten überein, nach der in der Schleimhaut erst eine milde Anämie und Steigerung des Tonus sowie der Automatie der Darmzotten, später aber reaktive Hyperämie, Abnahme der Darmperistaltik und Auflockerung der Darmzotten beobachtet werden konnte. Die erwähnten Versuche unterstützen die frühere Auffassung, nach der zwischen der Konstruktion sowie dem Tonus der Gallenblase und der Funktion des Sphincter nicht immer eine Gegensätzlichkeit besteht; die Konstriktion der Gallenblase wird nicht in jedem Fall von einer Erschlaffung des Sphincter begleitet, und die Verminderung des Tonus der Gallenblase ist nicht immer mit der stärkeren Verschließung des Sphincter verbunden. Diese Feststellungen werden auch durch Versuche mit Philocarpin bestätigt. Nach i. v. Verabfolgung von 1 bis 3 mg/kg rief das Mittel neben der bekannten Wirkung auf den Blutdruck und die Därme die Konstriktion der Gallenblase hervor und steigerte den Tonus des Sphincter. 4290.

4-64/04-0203 Illing, K.; Bad Langensalza, Bezirkstierklin. **Zur Anwendung des Diuretikum „Disalunil“ bei Rind und Pferd.** Mh. Veterinärmed. **18** (1963) Nr. 16. S. 612–616. – 1 Tab., 27 Lit.

Das Diureticum „Disalunil“ des VEB Arzneimittelwerk Dresden, wurde an 32 Rindern und 56 Pferden geprüft. Im einzelnen handelte es sich bei den Rindern um 18 Euterödemfälle, 4 Wundödeme nach Kaiserschnitt und 2 nach Strahlenpilzexstirpation, 2 Unterbauchödeme nach Bauchbruchoperation, 5 phlegmonöse Schwellungen bei Panaritium und 2 Kehlkopfödeme. Beim Pferd waren es 16 Fälle von Penis-, Präputial- und Unterbauchödem nach Normal- und Kryptorchiden-Kastration, 10 Unterbauchödeme nach Nabelbruchoperation, 10 Gliedmaßenphlegmonen, 2 Penisödeme, 3 Hämatome, 3 Wundschwellungen nach Bugbeulenexstirpation und 12 Unterbauchödeme verschiedener Genese. Bis auf 2 Euterödeme beim Rind, einem Pferd mit Penis-, Präputial- und Unterhautödem, einem Pferd mit Unterbauchödem nach Nabelbruchoperation und einem Pferd mit Hämatom wurden alle übrigen Fälle geheilt. Verwendung fanden eine stabilisierte, sterile 5%ige Lösung und eine

Reinsubstanz. Als therapeutische Dosis bei Pferd und Rind werden 250 bis 500 mg Disalunil je 500 kg Kgw. angegeben. Bei umfangreichen und schwer beeinflußbaren Ödemen wurde aber während der Überprüfung auch eine Erhöhung auf 750 mg/500 kg Kgw. vorgenommen. Mehrfachbehandlungen – bis 3 –, die in den meisten Fällen notwendig waren, sollten im Abstand von 24 bis 48 Std. erfolgen. Verabreicht wurde Disalunil i.v., i.m. und oral. Während die i.v. und i.m. Injektion des Medikamentes bei Pferd und Rind gleichen Erfolg zeigte, war die Wirkung nach der oralen Gabe – gelöst in 1 bis 2 l Wasser – nur beim Pferd noch brauchbar, beim Rind dagegen unterschiedlich. Abschließend wird auf die einzelnen Krankheitsgruppen näher eingegangen. H. Haase. 4295.

4-64/04-0204 Thevenot, R., Auclair, M. und Roubertou, J.; Alfort, École Nat. Vétérin.; Gennevilliers, I. B. F. Étude pharmacodynamique des enzymes protéolytiques utilisés en thérapeutique anti-inflammatoire. **(Pharmakodynamische Untersuchung der in der entzündungswidrigen Behandlung benutzten eiweißlösenden Enzyme.)** Écon. Méd. animales **4** (1963) Nr. 4. S. 261 bis 272.

Zahlreiche proteo- und fibrinolytische Enzyme wurden im Verlaufe der letzten Jahre in der Therapie benutzt, aber es sind wesentlich das Bauchspeicheldrüsen-Trypsin und das Alpha-Chymotrypsin, welche die zahlenmäßig stärkste Anwendung als entzündungswidrige Agentien ob ihrer schwachen Giftwirkung und guten Verträglichkeit während der klinischen Anwendung gefunden haben. Trypsin und Chymotrypsin haben ein annähernd gleichartiges Verhalten gegenüber den verschiedenen Typen experimenteller Ödeme. Nichtsdestoweniger verursachen bemerkenswerte Verschiedenheiten in bezug auf Giftwirkung, Absorption, Blutrückwirkungen und enzymwidrige Rückwirkungen, die diese beiden Enzyme auslösen, daß man sie nicht als gleichwertig betrachten kann. Andererseits bewirken die festgestellten Unterschiede nur, daß die möglichen Auslegungen über den Mechanismus ihrer antiphlogistischen Wirkung noch mehr verwirrt werden. W. F. Ebel. 4355.

4-64/04-0205 Knothe, H.; Kiel, Univ., Hyg. Inst. **Darmflora und Antibiotika unter besonderer Berücksichtigung der Tetracycline.** Dtsch. med. Wschr. 88 (1963) Nr. 30. S. 1469. 4400.

4-64/04-0206 Czakó, J. und Jakabffy, M. Antibiotikumtartalmu készitmény (Erra) hatása a fiatal borjak fehérje amjagcseréjére. **(Wirkung eines antibiotischen Präparates [Erra] auf den Eiweißstoffwechsel von Jungkälbern.)** Kisérletügyi Közlemények, Növénytermesztés [Mitt. landwirtsch. Versuchsstellen Ungarns, Pflanzenbau] **56/B** (1963) Nr. 2. S. 27–55. – Aus: Ung. Agrar-Rdsch. **1963** Nr. 4.

Um die Frage zu klären, ob durch Antibiotica Roheiweiß eingespart werden kann bzw. ob sich deren Wirkungsmechanismus durch Beeinflussung des Eiweißumsatzes erklären läßt, unternahmen die Vff. mit 4 bis 15 Wochen alten Halbgeschwister-Bullenkälbern der ungarischen Fleckviehrasse zwei Reihen von Stoffwechsel-Versuchen. Aus Ergebnissen der durchgeführten Versuche konnte folgendes festgestellt werden: 1. Das ungarische antibiotische Präparat „Erra" beeinflußte bei Jungkälbern auch bei einem Futter von verschiedenem Eiweißgehalt weder das Ausmaß der Stickstoffverwertung noch das der Stickstoffretention. Somit konnte die eiweißeinsparende Wirkung des oxytetracyclinhaltigen Präparates im Stickstoffumsatz nicht festgestellt werden. – 2. Die antibiotische Fütterung hatte in der Verwertung der stickstoffhaltigen und übrigen Nährstoffe weder eine hemmende noch eine fördernde Wirkung. – 3. Die Verabreichung einer Nahrung von verschiedenem Eiweißgehalt in kurzen Perioden hatte im jugendlichen Alter – bezogen auf die Einheit des Körpergewichtes – einen größeren Einfluß auf die Stickstoffverwertung und Stickstoffretention als die Verabreichung des Antibioticums;

aber auch eine Wechselwirkung ist nicht ausgeschlossen. — 4. Vff. verabreichten in ihren Versuchen gleiche, z.T. verschiedene Eiweißmengen derselben Qualität. Es bleibt noch die Frage offen: Welche Wirkung hat das Antibioticum auf den Eiweißstoffwechsel bei ungenügender oder qualitätsmäßig verschiedener Eiweißversorgung? 5. Die Versuchsergebnisse bestärken die Annahme, daß die den Antibiotica zugeschriebene Frohwüchsigkeit durch verschiedene Wirkungsmechanismen bedingt ist. 4400.

4-64/04-0207 Gancarz, Bronisław, Hejłasz, Zbigniew und Janiak, Tadeusz. Kliniczna ocena chlorowodorku tetracykliny „Polfa". **(Klinische Bewertung des Tetracyklinchlorids „Polfa".)** Med. weteryn. **19** (1963) Nr. 8. S. 425–428. — 1 Abb., 2 Tab., 1 Lit. Zus. in Russ., Engl.
Tetracyclinchlorid ist ein zur Tetracyclingruppe gehörendes Antibioticum polnischer Herstellung; es unterscheidet sich von den ausländischen Präparaten wie Achromycin, Ambromycin, Hostacyclin, Tetracyn usw. dadurch, daß es mittels Vitamin C gepuffert ist. Eine Ampulle dieses Präparates enthält 250 mg Antibioticum und 750 mg Vitamin C. Vf. untersuchte die Verweildauer des therapeutischen Tetracyclinchloridspiegels im Pferde-, Rinder-, Schweine- und Hundeblut sowie die Feststellung der Minimaldosis, die den Wuchs der aus klinischem Material isolierten Mikroorganismen in vivo und in vitro vollkommen hemmt. Ein wirksamer therapeutischer Tetracyclinchloridspiegel hält sich im Pferdeblut nach einer Dosis von 2,5 mg pro kg Kgw. 10 Std., nach 5 mg — 12 Std., nach 10 mg — 16 Std., beim Rind nach einer Dosis von 1 mg pro kg Kgw. 14 Std., 2,5 mg — 16 Std., 5 mg — 18 Std.; beim Schwein nach 1 mg — 2 Std., 2,5 mg — 8 Std., 5 mg — 10 Std.; beim Hund nach 1 mg — 9 Std., 10 mg — 14 Std. Im Schweineblut war die Verweildauer dieses Präparates am kürzesten. Von den untersuchten Mikroorganismen erwies sich *Streptococcus pyogenes B 090* als am meisten und *Shigella flexneri 80* als am wenigsten empfindlich. Die einmalige Antibioticumdosis für das Schwein beträgt 5 mg pro kg Kgw., für andere Tierarten genügt dagegen 1–2,5 mg pro kg Kgw. Es wurde keine nennenswerte Abhängigkeit zwischen der Höhe der Antibioticumdosis und der Blutspiegelzeitdauer festgestellt. Die Behandlungszeit schwankt in den Grenzen von 1 Tag (akute Fälle) bis zu 5 Tagen (chronische Erkrankungen). Tetracyclinchlorid „Polfa" ruft keine Nebenerscheinungen hervor. PRL/CBR. 4400.

4-64/04-0208 Rzewniś, Krystyna und Więcławek, Bonifacy. Oznaczanie zawartości antybiotyku w narządach, tkankach i przewodzie pokarmowym kurcząt karmionych paszą z dokatkiem chlorotetracykliny. **(Antibioticabestimmung in den Organen, Geweben und im Verdauungskanal der mit Chlortetracyclin gefütterten Küken.)** Med. weteryn. **19** (1963) Nr. 7. S. 398–400. — 2 Tab., 8 Lit. Zus. in Russ., Engl.
Durch die Beimengung von Antibiotica in das Futter unserer Haustiere hat sich das Problem ihrer evtl. Anhäufung in den Organen und Geweben der Schlachttiere sowie des Hineingelangens in den menschlichen Körper ergeben. Die vorliegende Arbeit beschäftigt sich mit Untersuchungen über den Chlortetracyclingehalt in den Geweben der mit dem Reinpräparat (10 g pro 1 Tonne Futter) und „Vavit$_{12}$"-Zusatz gefütterten Küken sowie der Küken, die 2 Std. vor dem Schlachten eine i.m. Injektion von 10000 mcg Antibioticum je Tier erhielten. Das Antibioticum wurde in den Brustmuskeln, Nieren, Galle, Leber, Magen-, Zwölffingerdarm- und Blinddarminhalt bestimmt. Als Antibioticumbestimmungsindikator diente der *Bacillus subtilis 6633*. In den Gruppen, die das Präparat und „Vavit$_{12}$" erhalten haben, wurde eine Antibioticumanwesenheit in den Geweben und Organen, ausgenommen der Mageninhalt, nicht festgestellt. In der 3. Gruppe (Küken mit i.m. Antibioticumverabreichung) wurde Chlortetracyclin im Blutserum und Blinddarminhalt nicht festgestellt. Unerhebliche Mengen von Antibioticum wurden im Magen- und Zwölffinger-

darminhalt sowie in der Leber gefunden, dagegen größere Chlortetracyclinmengen in den Nieren, der Galle und Leber. Das Fleisch der mit Chlortetracyclin behandelten Küken wurde 15 Min. gekocht und gebraten. In keiner Probe wurde ein Antibioticum festgestellt, was auf eine schnelle Zerlegung hinweist. PRL/CBR. 4400.

4-64/04-0209 Zueva, V. S.; Inst. für Pharmakol. und Chemotherapie der Akad. der Med. Wiss. der UdSSR, Abt. für Exp. Chemotherapie. Vlijanie fiziko-chimičeskich uslovij sredy na antimikrobnoe dejstvie kolimicina. **(Der Einfluß der physikalisch-chemischen Beschaffenheit des Mediums auf die antibakterielle Wirksamkeit des Colimycins.)** Antibiotiki, Moskva 8 (1963) Nr. 5. S. 438–444. – 5 Tab., 20 Lit. Zus. in Engl.

Die antibakterielle Wirksamkeit des Colimycins wurde in einem eitrigen Exsudat, das durch Injektion von Staphylo- bzw. Pneumococcen bei Ratten erzeugt worden war, und an Coccen bzw. *E. coli* in der Hottinger-Bouillon geprüft. Dabei ergab sich, daß die antibakterielle Wirksamkeit in der Bouillon geringer war. Dies ist auf das Vorkommen von Inhibitoren in derselben zurückzuführen: Aktivatoren des Colimycins konnten im eitrigen Exsudat nicht gefunden werden. Als Inhibitoren in der Bouillon kommen niedermolekulare dialysierbare Verbindungen, z.B. Phosphate, in Frage. E. Grün. 4400.

4-64/04-0210 Seligman, Stephen J. und Hewitt, William L.; Los Angeles, Univ. of California. Kinetics of the action of ampicillin on Escherichia coli. **(Kinetik der Wirkung von Ampicillin auf Escherichia coli.)** J. Bacteriol. **85** (1963) Nr. 5. S. 1160–1164. – 5 Abb., 3 Tab., 4 Lit.

Ampicillin, ein semisynthetisches Penicillin, ist gegenüber gram-negativen Bakterien wirkungsvoller als Penicillin G. Es werden Versuche durchgeführt zur Ermittlung der Letalwirkung des Ampicillins auf *Escherichia coli*, zur Feststellung der Kinetik der Bakterien-Antibiotica-Wechselwirkung und der quantitativen Folgerungen aus der systematischen Veränderung der kulturellen Bedingungen. Im allg. beträgt die verwendete Ampicillin-Dosis 30–61 μg/ml. Die weiteren technischen Einzelheiten werden ausführlich dargelegt. Nach einer Incubationszeit von 24 Std. werden die Kolonien von *Escherichia coli* gezählt. An Hand von Kurven und Tabellen wird die Wirkung des Ampicillins auf *Escherichia coli* aufgezeigt. Man unterscheidet 3 Phasen: 1) „lag"-Phase, 2) schnelle bactericide Phase, 3) langsame bactericide Phase. Fortschreitende Verringerung der Antibiotica-Konzentration führt zu einer Verlängerung der „lag"-Phase und Abnahme der Neigung und Größe der schnellen bactericiden Phase. Die Entstehung von verlängerten gram-negativen Formen und das plötzliche Auftreten einer Mutante mit zunehmender Penicillinase-Aktivität kompliziert die Darstellung von Kurven der niedrigeren Dosen. Bei genügender Antibiotica-Konzentration ist die Länge der „lag"-Phase und die Neigung der schnellen bactericiden Phase unabhängig von der Größe des Inoculums bis 10^8 Keime. Die höchste Aktivität, gekennzeichnet durch eine besonders kurze „lag"-Phase und steilen Verlauf der schnellen bactericiden Phase, wird durch leicht saure pH-Werte erreicht. E. Tempel. 4400.

4-64/04-0211 Gauze, G. F., Kudrina, E. S., Ucholina, R. S. und Gavrilina, G. V.; Inst. für Erforsch. Neuer Antibiotica der Akad. der Med. Wiss. der UdSSR. Novyj antibiotik ristomicin, obrazuemyj Proactinomyces fructiferi, var. ristomycini. **(Das neue Antibioticum Ristomycin, das von Proactinomyces fructiferi var. ristomycini gebildet wird.)** Antibiotiki, Moskva 8 (1963) Nr. 5. S. 387–392. – 5 Tab., 6 Lit. Zus. in Engl.

Das Ristomycin, welches von *Proactinomyces fructiferi var. ristomycini* gebildet wird, gehört zur Gruppe der Ristocetine. Es hat einen selektiven Hemmeffekt auf grampositive Bakterien. Der Stamm bildet zwei Kolonietypen, solche mit weißem, spärlichem, luftigen Mycel, welches die Ristocetine in reiner Form absondert, und faltige Kolonien ohne jegliches luftiges Mycel, welche hauptsächlich das Ristomycin produzieren. Auf Platten, die nur Mineralien als N-Quelle enthielten, wurde Ristomycin nicht gebildet, während Sojamehl eine gute N-Quelle zur Kultivierung des Pilzes darstellt. Glycerin, Galactose, Glukose und Maltose sind gute C-Quellen. Für ein ausreichendes Wachstum ist ebenfalls eine gute Belüftung notwendig. Eine Einschränkung der Belüftung mit Abnahme des in der Kulturflüssigkeit gelösten O_2 unter 3 mg/l hat einen ungünstigen Effekt auf die Produktion von Ristomycin. Eine weitere Einschränkung der Belüftung führt schließlich zur Einstellung der Ristomycinbildung. E. Grün. 4400.

4-64/04-0212 Kunrat, I. A.; Inst. für Erforsch. Neuer Antibiotica der Akad. der Med. Wiss. der UdSSR. Vsasyvanie i vydelenie iz organizma životnych ristomicina. **(Die Aufnahme und Ausscheidung des Ristomycins durch den tierischen Organismus.)** Antibiotiki, Moskva 8 (1963) Nr. 5. S. 410–414. – 2 Abb., 3 Tab., 2 Lit. Zus. in Engl.
Nach einer einmaligen i. v. Injektion von Ristomycin in Dosen von 7000, 10000, 15000 und 20000 E/kg Kgw. an Kaninchen konnte festgestellt werden, daß bei den letzteren 3 Konzentrationen ein therapeutisch wirksamer Blutspiegel ($>$ 5 E/ml) für die Dauer von 6 Std. erzielt werden konnte. Täglich wiederholte Injektionen im Verlaufe einer Woche führten nicht zu einer Akkumulation im Blut. Das Ristomycin wurde zu 64–79% der verabreichten Dosis mit dem Harn (meist in den ersten 3 Std. nach der Injektion) und zu 0,1–0,2% mit der Galle ausgeschieden. Es dringt gut in die Organe ein und verbleibt für längere Zeit (72 Std.) dort, während es im Liquor cerebrospinalis nicht nachzuweisen war. Bei Hunden trat es auch in der Lymphe auf, wo es ebenfalls für längere Zeit verblieb. E. Grün. 4400.

4-64/04-0213 Bražnikova, M. G., Lomakina, N. N., Lavrova, M. F., Tolstych, I. V., Jurina, M. S. und Kljueva, L. M.; Inst. für Erforsch. Neuer Antibiotica der Akad. der Med. Wiss. der UdSSR. Vydelenie i svojstva ristomicina. **(Die Abtrennung und Eigenschaften des Ristomycins.)** Antibiotiki, Moskva 8 (1963) Nr. 5. S. 392–396. – 4 Abb., 6 Lit. Zus. in Engl.
Es wurde eine Methode erarbeitet, bei der an einem Kationenaustauscher (Dowex 50×2) das vom Stamm *Proactinomyces fructiferi* abgeschiedene Antibioticum Ristomycin aus der Kulturflüssigkeit abgetrennt wird. Die Stabilität des Präparats in alkalischer und saurer Lösung wurde untersucht. Ristomycin beitzt auf Grund seiner freien Amino- und Phenolgruppen einen amphoteren Charakter. Die Base des Medikaments ist begrenzt wasserlöslich. Es absorbiert im UV-Bereich (λ_{max} = 280 nm, λ_{min} = 264 nm, $E^{1\%}_{1cm}$ = 47). Es besteht aus 52,5% C, 5,8% H, 6,3% N und 1,2% Amino-N und enthält außerdem Chlor. Nach partieller Hydrolyse mit 2% HCl im Verlaufe von 2 Std. bei 100 °C konnten Kohlenhydrate (Glukose, Mannose, Arabinose, Rhamnose) gefunden werden. Bei chromatographischer Auftrennung mit n-Butanol-Pyridin-Propanol-Essigsäure-Wasser (20:10:5:3:32) lassen sich vier aktive Substanzen nachweisen, von denen Ristomycin III mit Ristocetin A und Ristomycin IV mit Ristocetin B korrespondierte. E. Grün. 4400.

4-64/04-0214 Gol'dberg, L. E. und Kremer, V. E.; Inst. für Erforsch. Neuer Antibiotica der Akad. der Med. Wiss. der UdSSR. Farmakologičeskoe izučenie ristomicina. **(Pharmakologische Untersuchungen des Ristomycins.)** Antibiotiki, Moskva 8 (1963) Nr. 5. S. 401–406. – 1 Abb., 2 Tab., 3 Lit. Zus. in Engl.
Die allgemeine Wirksamkeit sowie die Toxicität des Medikaments wurde an verschiedenen Versuchstieren (weiße Mäuse, Kaninchen, Ratten, Katzen und Hunden) ermittelt. Die mittlere letale Dosis LD_{50} wurde bei i.v. Verabreichung des Medikaments für Mäuse bei 850 mg/kg (25 ml/kg/5 sec) bestimmt.

Die Toxicität des Ristomycins ist der Injektionsgeschwindigkeit direkt proportional. Die i.v. Verabreichung der therapeutischen Dosis (10 mg/kg) beeinflußte den Gesundheitszustand der Tiere nicht. Hunde sind sehr empfindlich gegen Ristomycin; eine Dosis von 20 mg/kg rief bei nichtnarkotisierten Tieren in einigen Fällen Erbrechen hervor. Die verlängerte i.v. Gabe des Präparats in großen Dosen an Hunde und Kaninchen führte bei einigen Tieren zu einem Anstieg des Rest-N-Gehaltes des Blutes. Die Gabe subletaler Dosen an Ratten führte zu einer Abnahme des Glykogens und zu einer Verfettung der Leber. Ristomycin hat einen unregelmäßig auftretenden blutdrucksenkenden Effekt. Ebenso kann man Tachyphylaxie beobachten. Außerdem vermindert es den Tonus der glatten Muskulatur des Darmes und der Ohrgefäße des Kaninchens.
E. Grün. 4400.

4-64/04-0215 Belova, I. P.; Inst. für Erforsch. Neuer Antibiotica der Akad. der Med. Wiss. der UdSSR. Gistopatologičeskie izmenenija v organach i tkanjach životnych posle vvedenija ristomicina. **(Histopathologische Veränderungen in den Organen und Geweben von Tieren nach Ristomycininjektion.)** Antibiotiki, Moskva 8 (1963) Nr. 5. S. 414–417. — 3 Abb., 3 Lit. Zus. in Engl.

Kaninchen und Hunde erhielten mehrfach (15–20mal) i.v. Injektionen von 10–60 mg/kg Ristomycin. Ein Hund erhielt eine einmalige Dosis von 500 mg/kg und wurde 1 Woche später getötet. Die histopathologischen Veränderungen wurden hauptsächlich in den Nieren festgestellt, und ihr Ausmaß war von der Dosis und Dauer der Verabreichung abhängig. Die therapeutische Dosis von 10–20 mg/kg bewirkte bei Kaninchen nur leichte Alterationen der Nieren, 40 mg/kg stärkere Schädigungen und 60 mg/kg führten zu Desquamation und Granulation des Epithels der Tubuli contorti und einer fettigen Infiltration des Epithels der Henleschen Schleife. Die Hunde waren empfindlicher; bereits bei Gaben von 10–20 mg/kg traten die gleichen Veränderungen wie bei Kaninchen nach der Dosis von 40–60 mg/kg auf. Eine Schädigung der Venenwände konnte in keinem Falle festgestellt werden. E. Grün. 4400.

4-64/04-0216 Šorin, V. A., Pevzner, N. S. und Šapovalova, S. P.; Inst. für Erforsch. Neuer Antibiotica der Akad. der Med. Wiss. der UdSSR. Antibakterial'noe dejstvie ristomicina in vitro i ego chimioterapevtičeskaja aktivnost'. **(Die antibakterielle Wirkung des Ristomycins in vitro und seine chemotherapeutische Aktivität.)** Antibiotiki, Moskva 8 (1963) Nr. 5. S. 396 bis 401. — 1 Abb., 4 Tab., 9 Lit. Zus. in Engl.

Die Wirksamkeit des Ristomycins wurde an 73 Stämmen pathogener und bedingt pathogener Mikroorganismen in vitro überprüft. Das Antibioticum hemmte die Entwicklung vieler grampositiver und säurefester Bakterien. Am empfindlichsten erwiesen sich hierbei Strepto-, Staphylo- und Pneumococcen sowie einige Stämme von *Corynebact. diphtheriae*. Aber auch obligate Anaërobier (*Clostr. sporogenes*) waren empfindlich. Das Präparat hatte eine bakterizide Wirkung, die jedoch von der Beschaffenheit des Mediums abhängig war. Bei weißen Mäusen besaß das Ristomycin bei der Behandlung einer Sepsis, die durch Staphylo-, Pneumo- oder hämolytische Streptococcen erzeugt worden war, bei s.c. und i.v. Gabe eine gute therapeutische Wirksamkeit. Bei peroraler Verarbreichung ist nur $^1/_{30}$ dieser Wirksamkeit festzustellen.
E. Grün. 4400.

4-64/04-0217 Vertogradova, T. P.; Inst. für Erforsch. Neuer Antibiotica der Akad. der Med. Wiss. der UdSSR. Dejstvie ristomicina na krov krolikov i sobak. **(Über die Wirkung des Ristomycins auf das Blut von Kaninchen und Hunden.)** Antibiotiki, Moskva 8 (1963) Nr. 5. S. 407–410. — 3 Abb., 5 Lit. Zus. in Engl.

Hunden und Kaninchen wurden über 10–20 Tage lang täglich 10 bzw. 20 mg/kg Ristomycin i.v. injiziert und der Blutstatus verfolgt. Es traten hierbei keine Änderungen des roten Blutbildes ein, während eine kurzdauernde und leichte Abnahme der Leucocytenzahl, besonders der Neutrophilen, bei Hunden beobachtet werden konnte. Kaninchen erhielten außerdem tägliche Dosen zwischen 10 und 100 mg/kg, wobei nach der 3. bzw. 4. Injektion eine leichte Abnahme der Zahl der Erythrocyten und Leucocyten beobachtet wurde, die sich aber nach dem Absetzen des Medikaments wieder normalisierte. Die Dosis von 100 mg/kg bewirkte eine Thrombocytopenie, während geringere Dosen ohne Einfluß auf die Thrombocytenzahl waren. Andere Beeinflussungen der Blutgerinnung traten in keinem Falle ein. E. Grün. 4400.

4-64/04-0218 Smol'nikova, N. M.; Inst. für Pharmakol. und Chemotherapie der Akad. der Med. Wiss. der UdSSR. Raspredelenie D, L- und D-cikloserina v organizme belych myšej. **(Die Verteilung des D,L- und D-Cycloserins im Organismus weißer Mäuse.)** Antibiotiki, Moskva 8 (1963) Nr. 5. S. 434–438. — 2 Tab., 14 Lit. Zus. in Engl.

Weißen Mäusen wurden 300 mg/kg Cycloserin per os verabreicht und die Tiere 30 Min. bis 6 Std. nach der Aufnahme der Substanz getötet. In verschiedenen Organen (Leber, Nieren, Lunge und Gehirn) sowie im Blut wurde dann die Verteilung der Isomeren bestimmt. Ebenfalls wurde das Auftreten im Harn bis zu 24 Std. verfolgt. Das Cycloserin wird sehr schnell resorbiert, und bereits nach 30 Min. ist im Blut und in allen Organen (außer Lungen, erst nach 1 Std.) ein maximaler Gehalt festzustellen. Aber die Ausscheidung erfolgt ebenso schnell; bereits nach 3 Std. ist im Gehirn und nach 6 Std. in allen Organen nichts mehr nachzuweisen. Die Ausscheidung erfolgt über die Nieren, die stets den höchsten Gehalt besaßen. In allen Organen (außer den Nieren) war der Gehalt an D, L-Cycloserin höher als der an D-Cycloserin, im Blut lag stets ein umgekehrtes Verhältnis vor. Die Ausscheidung beider Isomeren im Harn erfolgte jedoch in gleich starkem Maße. Diese Befunde sind für die Untersuchung der Wirkung der verschiedenen Formenvon Antibiotica auf den Organismus bedeutungsvoll. E. Grün. 4400.

4-64/04-0219 Karpačeva, V. A.; Suchumi, Inst. für Exp. Pathol. und Therapie der Akad. der Med. Wiss. der UdSSR, Lab. für Biochem. Količestvennyj metod opredelenija vitamina A i karotina v celnoj krovi. **(Eine quantitative Methode zur Bestimmung von Vitamin A und Carotin im Vollblut.)** Biochimija, Moskva 28 (1963) S. 204–208. — 4 Abb., 1 Tab., 18 Lit. Zus. in Engl.

Es wird über die Bestimmung von Vitamin A und Carotin im Vollblut mit einer quantitativen, spektrophotographischen Methodik berichtet. Für die Durchführung sind folgende Reagentien erforderlich: alkoholische NaOH-Lösung, in der ein Antioxydans (Butyloxytoluol) zu 0,02% gelöst ist, alkoholische HCl-Lösung, eine Pufferlösung, bestehend aus 18,17 Teilen einer K_2HPO_4-Lösung und aus 1,83 Teilen einer Citronensäurelösung, 0,1% Bromthymolblaulösung, 1%ige Digitoninlösung, Petroläther sowie flüssigem und gasartigem Stickstoff. Die Durchführung der Bestimmung wird ausführlich beschrieben. Die Prüfung der Methodik erfolgte unter Berücksichtigung der Verseifungsform, der Verluste an Vitamin A, der maximalen Abweichung und im Vergleich mit verschiedenen Methoden. Die höchste Konzentration von Vitamin A (3,45 mg/ml) und Carotin (2,00 mg/ml) wurde bei der Verseifungsform mit atmosphärischem N_2 bei 70°C für 15 Min. erreicht. Bei Untersuchungen einer Standardlösung wurde ferner ein Verlust an Vitamin A bis zu 8% mit der vorgeschlagenen Methodik ermittelt.Die maximale Abweichung bei gleichlaufenden Bestimmungen betrug für Vitamin A 2% und für Carotin 4%. Im Vergleich mit zwei anderen Methoden lieferte die vorgeschlagene Vitaminbestimmung im Plasma und Blut eine bessere Aussage über den Vitamin A- und Carotingehalt. W. Verter. 4430.

4-64/04-0220 Tschirren, B. **Künstliche Blutersatzstoffe.** Schweiz. med. Wschr. **93** (1963) Nr. 16. S. 596. 4440.

4-64/04-0221 Schrader, G.; Wuppertal-Elberfeld, Farbenfabriken Bayer AG. **Insektizide Phosphorsäureester in ihrer Bedeutung für die Enzym-Forschung, den Pflanzenschutz und die Veterinärmedizin.** Veterin.-med. Nachr. **1963** Nr. 2/3. S. 232–245.

Kurzer Überblick. – Organische Phosphorverbindungen (OPV) sind seit etwa 2 Jahrzehnten in folgende Gebiete eingedrungen: 1. Insektenbekämpfung (Landwirtschaft). 2. Insektenbekämpfung (Seuchenschutz). 3. Bekämpfung von Ekto- und Endoparasiten im Veterinärsektor. 4. Erforschung der verschiedensten Enzymsysteme (bei Insekten und Warmblütern). 5. Heilmittel (Humanmedizin). Daraus resultieren neuere Forschungsrichtungen: 1. Einfluß der Ribonucleinsäuremenge in den Nervenzellen. 2. Studium von mutagenen Faktoren. 3. Einwirkung der OPV auf Cholin-reaktive Systeme. Der Wirkungsmechanismus der OPV wird vom Vf. unter den Gesichtspunkten der Enzym-Blockierung (AChE+ChE, Trypsin und Chymotrypsin) und des hydrolytischen Abbaues durch Fermente besprochen. Die Kenntnis der Hydrolysegeschwindigkeit biologisch aktiver Phosphorsäureester, abhängig von der Struktur des Phosphoryl-Restes, ist für das Zusammenspiel von Fermenthemmung, Reaktivierung und beobachteter Toxizität von Bedeutung. Thionothiolphosphate hemmen Fermente am geringsten, Phosphate am stärksten. In einer ausführlichen Tabelle werden von 12 Phosphorsäureestern ihre Hydrolysegeschwindigkeit, ihre Fermenthemmung und ihre acaricide Wirkung aufgezeigt, wobei auch die pH-Abhängigkeit der Hydrolyse einiger Phosphorsäureester angegeben ist. – In den Anfängen der Erforschung insektizider OPV waren zumeist für Mensch und Tier stark toxisch wirkende Verbindungen gefunden worden. Mit Malathion wurde 1950 ein für den Warmblüter mindertoxischer Wirkstoff entdeckt, der gleichzeitig ausgezeichnete insektizide Eigenschaften besaß. Die letale Dosis für den Menschen ist nach O'Brien für Parathion 0,75 g, Sarin 0,04 g und Malathion 100,00 g. Nach O'Brien ist Malathion ein typisch „selektives" Insektizid. Die O'Brien'sche Selektionskonstante errechnet sich aus dem Quotienten Toxizität des Insekticides an der Maus: Toxizität des Insektizides an der Fliege (Nähere Angaben s. Originalarbeit). Die Ursachen der sogenannten „selektiven Toxizität" werden ausführlich mit dem Hinweis auf Untersuchungen von O'Brien, R. D. besprochen.

F. Coch. 4450.

4-64/04-0222 Chary, R.; Compiègne/Oise, Centre de Rech. et de Product. Biol. Les organophosphorés anticholinestérasiques (insecticides, anthelminthiques) dans la thérapeutique animale. **(Die Anticholinesterase-Organphosphorverbindungen [Insecticida, Anthelminthica] in der Tierbehandlung.)** Écon. Méd. animales 4 (1963) Nr. 4. S. 238–260.

Dank ihrer vernichtenden Wirkung auf zahlreiche Gliederfüßer und parasitäre Würmer der höheren Tiere werden heutzutage die Anticholinesteraseorganphosphorverbindungen, aus denen zunächst Insektentötungsmittel zum Schutze der Pflanzen hergestellt wurden, in der Tierbehandlung angewandt. Mehrere Anticholinesteraseesterphosphate finden heute als Insekten-, Milben- und Wurmtötungsmittel in der Tierbehandlung Verwendung. Diese Ausdehnung der praktischen Anwendungen ist um so weniger überraschend als die pharmakodynamische Verwandtschaft dieser Verbindungen mit den Eserinsubstanzen bekannt ist. In der Tat können uns diese Verbindungen noch sehr viel lehren, besonders über ihren Wirkungsmechanismus und die biochemischen Vorgänge. Kontrolle der chemischen Reinheit und des Gehalts an wirksamen Bestandteilen der Handelserzeugnisse, Standardisierung der in den therapeutischen Zubereitungsformen benutzten Lösungs- und Auszugsmittel, Regelung des Verlaufs und der Etikettierung, Unterrichtung der Benutzer über die wirtschaftlichen Anwendungsbedingungen, Kontrolle der Abwesenheit giftiger Nebenerzeugnisse in den Nahrungsmitteln tierischer Herkunft und besonders der Milch, das sind die grundsätzlichen Punkte, die von nun an die Aufmerksamkeit der Tierärzteschaft in den für Organphosphorinsekten- und -Schmarotzertötungsmitteln geöffneten Gebieten der Tierbehandlung erfordern. W. F. Ebel. 4450.

4-64/04-0223 Fiedler, O. G. H. und Stampa, S.; Silverton, Republic of South Africa, Agric. Lab. **Ein Beitrag zum Schutz der Wollschafe gegen Hautmyiasen: Versuche mit neuen Phosphorsäureestern in Südafrika.** Veterin.-med. Nachr. **1963** Nr. 2/3. S. 271–284.
In den überseeischen Schafzuchtgebieten treten Hautmyiasen der Wollschafe, besonders bei Merinoschafen, in starkem Maße auf. Die Larven von *Lucilia cuprina Wied.*, *Chrysomyia chloropyga Wied.* und *C. albiceps Wied.* verursachen durch ihre ektoparasitische Lebensweise diese Schäden. Innerhalb weniger Tage können durch einen solchen Befall Schafe abgetötet werden. Durch die Anwendung von Kontaktinsekticiden aus der Gruppe der chlorierten Kohlenwasserstoffe erzielte man in den zurückliegenden Jahren gute Erfolge in der Myiasisbekämpfung. Infolge Resistenzbildungen gegen diese Wirkstoffe wurden die Maden der Blowfly-Arten durch die üblichen Gebrauchskonzentrationen nicht mehr abgetötet. Seitdem sind organische Phosphorsäureverbindungen aktuell geworden, wie z.B. Diazinon (Geigy-Basel), Delnav (Cooper, Berkhamstedt) und Asuntol. Vff. prüften 2 neue Präparate der Farbenfabriken Bayer AG, Leverkusen mit den Prüfungsnummern S 1751 (Handelsname Lucijet) = 0,0-Diäthyl-0-(4-methylmercapto-3-methylphenyl)-thiophosphat und S 1752 (Baytex oder Lebaytex genannt) = 0,0 Dimethyl-0-4-(methylmercapto 3-methylphenyl)-thiophosphat. In Labor-, Imprägnierungs- und Freilandversuchen sowie mit verschiedenen Versuchsmethoden (Aufgußmethode, Handspritzmethode, Subeam-Stewart Spritzmethode) zeigte sich, daß Lucijet im allgemeinen den besten Schutz gegen Fliegenmadenbefall bildet. Im Vergleich mit den vorher genannten Phosphorestern kann Diazinon ebenfalls für diese Zwecke als brauchbar angesehen werden. Allerdings weisen Vff. auf die nachteiligen Einflüsse bestimmter ökologischer und methodischer Faktoren hin. So z. B. konnten Lucijet und Diazinon bei sehr hohem Fliegenbefall nur 77 Tage bzw. noch weniger einen Strike-Schutz bieten. Außerdem hat der Zeitpunkt der Behandlung hinsichtlich der Länge des Wollhaares auf die Länge der Schutzperiode einen wesentlichen Einfluß. Ein Unterschied zwischen der Wirkung der Emulsion oder Suspension von Lucijet konnte, außer in einem Falle zugunsten der Suspension, nicht beobachtet werden. Vff. halten weitere Versuche zur Klärung der Wirkungsdauer für unerläßlich. F. Coch. 4450.

4-64/04-0224 Zakamyrdin, I. A.; Moskau, Unions-Forsch.-Inst. für Veterinärhyg. Vlijanie polichlorpinena na organizm životnych. **(Wirkung von Polychlorpinen auf den tierischen Organismus.)** Veterinarija, Moskva **40** (1963) Nr. 5. S. 59–61.
Vor der breiten Anwendung von Polychlorpinen zur Bekämpfung von blutsaugenden zweiflügligen Insekten muß die Größe der Resorption durch die Haut, eine ev. Speicherung und die Ausscheidung durch den tierischen Organismus geprüft werden. Mit Hilfe einer wässerigen Emulsion (3%ig) und Markierung mit ^{36}Cl wurde an Kaninchen, die 8mal je 15 ml pro Tier (= 0,75 μCu pro kg Kgw.) in Abständen von drei Tagen als Einreibung erhielten, ermittelt, daß im Verlauf von sieben Tagen nach der letzten Einreibung das Präparat vollständig in Harn und Kot ausgeschieden war. Das gleiche wurde bei einer ein- oder viermaligen Einreibung von Kühen (1,5 kg der Lösung) ermittelt. In der Milch waren Zerfallsprodukte des Präparates bis zu 48–96 Stunden nach jeder Einreibung zu finden. Die Kühe wurden am 19. Tag nach der letzten Einreibung getötet. Im Gewebe oder in den Organen waren keine Spuren des Präparates oder seiner Abbauprodukte mehr vorhanden. Mit Hilfe von

chromatographischen Untersuchungen wurde die Spaltung des Polychlorpinenmoleküls und die Ausscheidung der Spaltprodukte kontrolliert.

S. Willer. 4450.

4-64/04-0225 Ettig, Bernd. **Griseofulvin und Trichomycin, zwei perorale Antimykotica zur Therapie mykotischer Infektionen.** Forsch. u. Fortschr. **37** (1963) Nr. 9. S. 262–265. – 7 Abb., 1 Tab.

Mit dem Griseofulvin steht uns ein 1939 erstmalig aus *Penicillium griseofulvum* isoliertes, spezifisch gegen Fadenpilzinfektionen (Pilze der Gattung *Trichophyton, Mikrosporon* und *Epidermophyten*), nicht aber gegen Hefepilze wirksames Antibioticum zur Verfügung. Die unterschiedliche Empfindlichkeit der Pilze gegenüber Griseofulvin soll auf den Besitz chitinhaltiger Zellwände beruhen. Deshalb ist für den Einsatz des oral zu verabreichenden Antibioticums eine exakte Diagnosestellung durch Züchtung und Identifizierung der Erreger notwendig. Besonders erfolgreich ist die Griseofulvintherapie bei den seit dem 2. Weltkrieg im Zunehmen begriffenen Nagelmykosen (Onychomykosen); von 1957 bis 1962 konnte die Jenaer Hautklinik 128mal die Diagnose Onychomykose stellen, jedoch nahezu die Hälfte der Erkrankungen wurden durch nicht griseofulvinempfindliche Hefen verursacht. Von den Dermatophyten dominierten als Erreger *T. rubrum* und *T. mentagrophytes*. 18 von 20 Patienten konnten durch Griseofulvintherapie (nach Nagelextraktion 3 Wochen lang 1 g/die, später 0,5 g/die) geheilt werden. Zusätzlich erfolgte ständig eine lokale Therapie mit einer 2%igen Falicain-Brillantgrün-Ungt.-lanette-Salbe. Pro Patient kostet eine Griseofulvintherapie 600–800 DM. Bei durch Hefen bedingten Nagelmykosen wurde ein 1952 aus *Streptomyces hachijoensis* isoliertes Antibioticum Trichomycin angewendet. Nach Nagelextraktion wurden täglich 50000 E/die, später 20000 E/die verabreicht. 4 der 5 Patienten wurden mit Trichomycin erfolgreich behandelt.

P. Kielstein. 4460.

4-64/04-0226 Markiewicz, Kazimierz und Przyjałkowski, Zdzisław. Leczenie jodkiem dithiazaniny (prep. Dilombrin) inwazji Uncinaria stenocephala (Railliet, 1884) u psów. **(Die Behandlung der Uncinaria stenocephala [Railliet,1884]-Invasion beim Hund mit Dithiazaninjodid [Präparat Dilombrin].)** Med. weteryn. **19** (1963) Nr. 7. S. 373–376. – 1 Tab., 7 Lit. Zus. in Russ., Engl., Franz., Dtsch.

Ancylostomidae gehören zu den Parasiten, deren Bekämpfung beträchtliche Schwierigkeiten macht. Die Phenothiazinabkömmlinge finden hier keine Anwendung. Da Hinweise in der Literatur das Dithiazanin als ein in diesen Fällen erfolgreiches Präparat darstellen, überprüften Vff. die Wirkung des Dithiazaninjodid (Dilombrin) auf *Uncinaria stenocephala* beim Hund. Zwecks Präparattoxizitätsprüfung wurden die Beobachtungen über die Dilombrinwirkung an 3 gesunden Hunden durchgeführt. Sie bekamen für die Dauer von 5 Tagen je 40 mg pro 1 kg Kgw. täglich. Da bei diesen Tieren keine Vergiftungserscheinungen (klinische und hämatologische Untersuchung) aufgetreten sind, wurde die Behandlung kranker Hunde unternommen. Es wurden 20 Hunde, davon 6 Tiere mit gemischter Invasion (*Uncinaria stenocephala* und *Trichuris vulpis*) der Behandlung unterzogen. Die infizierten Hunde erhielten das Präparat in einer Dosis von 20 mg pro kg Kgw. für die Dauer von 5 Tagen. Als Folge der durchgeführten Behandlung wurde bei 11 Hunden ein vollständiges Verschwinden der Parasiten und bei den übrigen eine beträchtliche Verminderung der Anzahl der Parasiten mit einhergehender Steigerung des Hämoglobingehalts und der Erythrocytenzahl sowie Verminderung eosinophiler Granulocyten festgestellt. Auf Grund der Ergebnisse dieser Beobachtungen wurden folgende Schlüsse gezogen: 1. Dithiazininjodid in einer Dosis von 20 mg pro kg Kgw. täglich für die Dauer von 5 Tagen ist bei der *Uncinariastenocephala*-Bekämpfung wirksamer als die bisher üblichen Mittel und zeigt keine toxische Nebenwirkung. 2. Die während des *Uncinaria*-

stenocephala-Invasionsverlaufs festgestellten Blutveränderungen in Form einer Blutarmut und Eosinophilie zeigten nach der Dithiazaninjodidbehandlung eine Verbesserung. PRL/CBR. 4460.

4-64/04-0227 Boš'jan, G. M.; Moskau, Unions-Forsch.-Inst. für Veterinärhyg. Dezinfekcionnye svojstva soljanokislych rastvorov odnochloristogo joda. (**Desinfizierende Eigenschaften der Salzsäurelösungen einchlorigen Jods.**) Veterinarija, Moskva **40** (1963) Nr. 5. S. 63–65.
Vf. gibt detaillierte Angaben zur Darstellung verschiedener Varianten einchloriger Jod-Salzsäureverbindungen, die unter Verwendung von verdünnter Salzsäure und den Jodverbindungen $KJO_3 \cdot HJO_3$ und KJ als Präparate 74, 74 A, 74 B und 74 W hergestellt werden. Es folgen Berichte verschiedener Autoren, die die bactericide, sporocide und fungicide Wirkung dieser Verbindungen testeten. Ausgehend von diesen Untersuchungen sowie von eigenen Kontrollen, die nach der allgemein üblichen Methodik ausgeführt wurden, empfiehlt der Vf. diese Jodverbindungen zur Desinfektion von Oberflächen (sowohl vertikaler als auch horizontaler), die mit den Erregern des Milzbrandes, der Tuberkulose, Salmonellosen oder der Coliinfektionen infiziert sind, wobei 1 – 5%ige Lösungen zu verwenden sind. W. Bathke. 4480.

4-64/04-0228 Reppel, L. und Schmollack, W.; Halle/S., Martin-Luther-Univ., Pharmaz. Inst. **Beiträge zur Kenntnis der Cumarine. 2. Mitt. Die Darstellung von Aminocumarinen.)** Arch. Pharmaz. **296(68)** (1963) Nr. 6. Mitt. dtsch. pharmaz. Ges. pharmaz. Ges. DDR **33** S. 365–369. – 11 Lit. 1. Mitt. vgl. Pharmazie **12** (1957) Nr. 10. S. 654.
Aus verdorbenem Süßkleeheu (Gattung *Melilotus*) wurde das Dicumarol(I) (3,3'-Bis-[4-hydroxycumarinyl]-methan) gewonnen, das bei Rindern eine Blutgerinnungsverzögerung bedingt („sweet clover disease"). Da I bei therapeutischer Anwendung eine Kumulationstendenz zeigt, wurden andere Cumarine zwecks Unterbindung dieses Nachteils synthetisiert. Für die Substanzwirkung sind die OH-Gruppe in Stellung 4 sowie der Substituent in Stellung 3 entscheidend. Gute bactericide Wirkung weisen besonders 3-Amino-4-hydroxycumarine (z. B. das aus *Streptomyces*-Kulturen isolierte Novobiocin) auf. Vff. wollten weitere Cumarinderivate mit antikoagulierenden bzw. bactericiden Eigenschaften darstellen und führten daher folgende Synthesen von Aminocumarinen durch: Perkinsche Synthese und direkte Cumarinnitrierung mit anschließender Reduktion. So werden in der Arbeit die chemischen Darstellungen von 12 aminierten, nitrierten und acetylierten Cumarinderivaten angegeben. H. Liebenow. 4490.

4-64/04-0229 Gogija, V. T.; Suchumi, Grusin. Inst. für Subtrop. Kult., Lehrstuhl für Bioorgan. Chem. Issledovanie éfirnogo masla v processe proizvodstva i chranenija černogo čaja. **(Untersuchung des Verhaltens ätherischer Öle im Verlaufe der Herstellung und Aufbewahrung von schwarzem Tee.)** Biochimija, Moskva **28** (1963) Nr. 2. S. 308–311. – 4 Tab., 15 Lit. Zus. in Engl:
Auf verschiedenen Stufen der Teeverarbeitung (in frischen und welken Blättern, nach 4–5 Std. dauernder Fermentation, im Halbfabrikat und nach dessen Aufbewahrung) wurde der Gehalt an ätherischen Ölen und Carbonylverbindungen ermittelt. Während des Welkens und der Fermentation nimmt der Gehalt an ätherischen Ölen zu, während der Austrocknung und Aufbewahrung jedoch ab. Äther- und Verseifungszahl sowie der Gehalt an Carbonylverbindungen zeigen das gleiche Verhalten. Die Säurezahl nimmt dagegen auf allen Stufen der Verarbeitung zu und bleibt während der Aufbewahrung mehr oder weniger konstant. E. Grün. 4540.

4-64/04-0230 Bardoulat, M. Homéopathie vétérinaire. Les indications de Rhus toxicodendron. **(Veterinärmedizinische Homöopathie. Die Indikation von Rhus toxicodendron.)** Rev. Méd. vétérin. [N.S.] **26(114)** (1963) Nr. 7. S. 526–534. – Zus. in Engl., Span.

Rhus toxicodendron ist ein Heilmittel pflanzlichen Urpsrungs und besteht aus den Blättern und dem Saft des Giftsumach, einem südamerikanischen Baum. Der Vf. hat damit gute Erfahrungen in der Veterinärmedizin gemacht. Die krankmachende Wirkung der Droge besteht in Rötung und Verbrennung der Haut bis zur Blasenbildung, verbunden mit fast unerträglichem Juckreiz, in einer staupeähnlichen Entzündung der Augen, in schmerzhaftem, schleimigblutigem Durchfall, in einem nur reflektorischen Husten, in rheumatischen Schmerzen, im Drang sich trotzdem zu bewegen. Nach der Lehrmeinung der Homöopathie „similia similibus" muß also *Rhus toxicodendron* indiziert sein, gegen Hautaffektionen, Rheumatismus und Enteritiden thyphöser Art. Es werden Vergleiche mit der Wirkung ähnlicher Medikamente gezogen (Sulfur, Mezereum, Graphit, Mercurius, Canthariden, *Croton tiglium, Clematis, Ruta, Rhododendron, Dulcamara, Bryonia, Arnica, Baptisia, Pyrogenium*). Klinische Beispiele werden nicht gebracht. Als Dosierung wird bei Hautkrankheiten eine Verdünnung 4 CH oder 5 CH, zwei bis dreimal am Tag, bei Rheumatismus usw. eine Verdünnung von 4 CH bis 9 CH oder noch besser *Bryonia* und bei Infektionskrankheiten 4 oder 5 CH *Rhus toxicodendron* vorgeschlagen. K. Preißler. 4560.

4-64/04-0231 Międzobrodzki, Kazimierz, Bak, Tadeusz und Lewandowski, Lesław. Zatrucia zwierząt świerząbkiem-chaerophyllum. **(Chaerophyllum-Tiervergiftungen.)** Med. weteryn. **19** (1963) Nr. 6. S. 309–310. – 11 Lit. Zus. in Russ., Engl., Franz., Dtsch.

Es wurden die ziemlich seltenen, durch *Chaerophyllum* hervorgerufenen Vergiftungsfälle bei Rindern beschrieben. Der erste Fall betrifft eine Färse, die plötzlich nach der Rückkehr von der Weide verendete. Der Zerlegungsbefund zeigte eine Hyperämie der Dünndarmschleimhaut und Leber sowie ein Leberödem. Die toxikologische Untersuchung auf toxisch stark wirkende Nitratsubstanzen war negativ. Eine ausführliche botanische Panseninhaltsanalyse erwies das Vorhandensein der den Tod des Tieres verursachenden Wurzelteile von *Chaerophyllum bulbosum*. Die zwei weiteren Fälle betreffen zwei Heuproben, in welchen *Chaerophyllum temulum* festgestellt wurde. Nach Fütterung mit diesem Heu erkrankten die Tiere mit ähnlichen Erscheinungen. *Chaerophyllum* ist eine zweijährige Pflanze und gehört zu den Umbelliferen. In Polen treten 4 Gattungen dieses Krautes auf, und zwar *Chaerophyllum temulum, Ch. bulbosum, Ch. hirsutum* und *Ch. aromaticum*. Alle diese Gattungen sind giftig und können schwere Tiervergiftungen hervorrufen. Der toxische Faktor soll das durch einen auf diesem Kraut schmarotzenden Pilz produziertes Alkaloid Chaerophyllin sein. Dieses Alkaloid wirkt örtlich reizend und zentral narkotisch. PRL/CBR. 4620.

4-64/04-0232 Bubień, Zenon und Kotz, Jerzy. Doświaczalne zatrucia psów alfanaftylotiomocznikiem. **(Experimentelle Alphanaphylthioharnstoffvergiftungen bei Hunden.)** Med. weteryn. **19** (1963) Nr. 8. S. 428–430. – 1 Tab., 13 Lit. Zus. in Russ., Engl., Franz., Dtsch.

Alphanaphtylthioharnstoff gehört zu den am häufigsten angewandten Rodenticiden. Dieser ist als amerikanisches Präparat unter dem Namen „Antu", als sowjetisches unter „Krysid" und als polnisches unter „Alfantin" allgemein bekannt. Diese Präparate sind jedoch auch für einige Haustiere, besonders aber für Hunde, Katzen und Schweine gefährlich. Da nach statistischen Angaben die Zahl der Vergiftungsfälle bei Hunden immer mehr steigt, wurden Untersuchungen über das klinische und pathologisch-anatomische Bild bei den mit Alphanaphtylthioharnstoff vergifteten Hunden durchgeführt. Die Beobachtungen betreffen 13 Hunde, die „Alfantin" in der Menge von 50 mg pro kg Kgw. bekamen. Die Intoxikationserscheinungen waren bei allen Tieren dieselben; anfangs wurde gesteigerter Durst, Unruhe, Speichelfluß, Erbrechen Erregung der Herztätigkeit und Atmung beobachtet. Nach 6–8 Std. trat starke Atemnot ein, und während der Agonie, d. h. bis 23 Std. nach der Applikation floß in größerer Menge eine weiße schaumige Flüssigkeit aus der Mund- und Nasenhöhle, was ein charakteristisches Alfantinvergiftungssymptom sein soll. Der Zerlegungsbefund ist noch charakteristischer. In allen Fällen konnte eine Dilatation der linken Herzkammer sowie beträchtliche Lungen-, Gehirn- und Gehirnhautödeme beobachtet werden. In den Pleurahöhlen fanden sich größere Exsudatmengen. Der Zerlegungsbefund weist darauf hin, daß die Todesursache das durch die gesteigerte Blutgefäßpermeabilität hervorgerufene Lungenödem ist. Die Vff. sehen die während der Zerlegung festgestellten Veränderungen für so charakteristisch an, daß nach ihrer Meinung diese Veränderungen zur Diagnose: akute Alphanaphtylthinharnstoffvergiftung berechtigen. PRL/CBR. 4620.

4-64/04-0233 Bohosiewicz, Michał. Pośmiertne diagnostyka chemiczna zatruć solą kuchenną zwierząt w świetle badań własnych. **(Die postmortale chemische Diagnostik der Kochsalzvergiftungen im Licht eigener Untersuchungen.)** Zeszyty naukowe wyszej Szkoły rolniczej Wrocławiu, Weteryn. **11** (1962) Nr. 42. S. 3–44. – 6 Abb., 8 Tab., 117 Lit. Zus. in Russ., Engl.
Es wurde der Wassergehalt, Natrium- und Kaliumspiegel in Geweben der Maus, der Wasser-, Natrium-, Kalium- und Chlorspiegel in Geweben des Schweines, der Chlorgehalt im Schweinemagendarminhalt sowie der Natrium-, Kalium- und Chlorspiegel im Schweineblutserum bestimmt. In den Geweben der keine Intoxikationserscheinungen zeigenden Mäuse wird der Wassergehalt nach einmaliger Kochsalzverabreichung in der Dosis von 3 g pro kg Kgw. vermindert, wenn gleichzeitig das Trinkwasser entzogen wurde. Der Wasserverlust tritt in der Leber und in den Muskeln schneller ein und ist hier erheblicher als im Gehirn. Bei den während der Agonie getöteten oder verendeten Mäusen ist der Wassergehalt des Gewebes niedriger als bei den keine Intoxikationssymptome zeigenden Tieren. Der Gewebsnatriumspiegel ist bei diesen Tieren bisweilen über zweimal höher als normal. Bei 11 Schweinen wurde eine tödliche Kochsalzvergiftung mittels 3–4 g/kg Kgw. Salz in konzentrierter Lösung herbeigeführt. In den Geweben dieser Tiere wurde eine Wassergehaltserniedrigung festgestellt; der Natrium- und Chlorspiegel war zweimal höher, während der Kaliumspiegel in physiologischen Grenzen blieb. Der Chlorgehalt des Magendarminhalts ist bei akuter Vergiftung sehr hoch und bei chronischer Vergiftung niedriger. Jedoch kann auf Grund der Feststellung eines hohen Chlorgehalts und im Gewebe bei verendeten Tieren nur ein Verdacht auf NaCl-Vergiftung gestellt werden. Darum sollte sich die Diagnose einer postmortalen Vergiftung auf eine gleichzeitige Natrium- und Chlorbestimmung stützen. Die Feststellung einer 150 mg% überschreitenden Natriummenge in Gehirn und Leber, einer über 180 mg% betragenden Menge Cl im Gehirn, in den Muskeln 70 mg% und in der Leber 250 mg% überschreitende Menge beweist eine Kochsalzvergiftung. Der Verlauf der Vergiftung in der Praxis bestätigt die im Versuch festgestellten Beobachtungen. PRL/CBR. 4620.

4-64/04-0234 Széky, A. und Miklovich, M. Histopathological changes in the rat kidney following administration of sulphamethylthiazole. **(Histopathologische Veränderungen in der Rattenniere infolge der Verabfolgung von Sulfamethylthiazol.)** Acta veterin. Acad. Sci. hung. **12** (1962) Nr. 4. S. 355–371. – Aus: Ung. Agrar-Rdsch. **1963** Nr. 4.
Histopathologische Veränderungen infolge der dauernden Verabfolgung von p-Aminobenzolsulfonamido-4-Methylthiazol (Ultraseptyl, Chinoin-Budapest) wurden bei 48 jungen Ratten beider Geschlechter untersucht. Sulfonamido-Methylthiazol wurde dem Futter in Konzentrationen von 0,2, 0,5 und 1,0% beigemengt. Die Tiere wurden am 1., 2., 3., 4., 6., 14., 35. und 70. Tag nach Beginn der Verabfolgung des Medikamentes getötet und ihre Leber, Milz,

Nieren und Nebennieren histologisch untersucht. Tiere der Gruppe, die 0,2 und 0,5% Sulfamethylthiazol im Futter verzehrten, wiesen in den Organen keine bedeutenden histologischen Veränderungen auf. Ratten, die mit 1,0% des Mittels behandelt wurden, zeigten in chronologischer Reihenfolge folgende Nierenveränderungen: 1. Nephrose von ersten Tag der Verabfolgung des Mittels an; 2. Ausscheidung von Sulfonamidkristallen und Bildung von Granulomen sowie Nierenversperrung vom 4. Tag an; 3. Interstitielle Nephritis im ganzen Nierengewebe vom 10.–12. Tag. Die Eosinophilie des Nierengewebes, Veränderungen in der Nierenarterie und Hyperplasie der Nebennierenrinde deuten auf einen allergischen Ursprung der Nephritis. 4650.

4-64/04-0235 Matusevyč, V. F. Kormovi otrujennja tvaryn nitratamy. **(Futtervergiftung der Tiere durch Nitrate.)** Socialistyčne tvarynnyctvo, Kyïv **35** (1963) Nr. 2. S. 52. – Orig.: ukrain. 4710.

4-64/04-0236 Ševcov, A. A., Lazorenko, F. F. und Griščenko, N. F. Slučaj otravlenija gusej kormovym ljupinom. **(Ein Vergiftungsfall bei Gänsen mit Süßlupine.)** Veterinarija, Moskva **40** (1963) Nr. 8. S. 64.
Bei 1437 Gänsen wurde eine Bekämpfung der Amidostomose mit CCl_4-Kapseln durchgeführt. Vorher waren alle Tiere mit Süßlupine gefüttert worden, die sich in beginnender Blüte befand. Im Anschluß an die Behandlung wurden 282 junge Gänse auf Buchweizen umgestellt, während die übrigen 1155 weiterhin Lupine bekamen. In den nächsten 6 Tagen verstarben 996 Gänse (801 erwachsene, 195 junge) der zweiten Gruppe. Eine Behandlung mit Lebertran bzw. $KMnO_4$-Lösung blieb ohne Erfolg. Klinisch wurden die Symptome einer Intoxikation festgestellt: Apathie, Herabhängen der Flügel, Ruderbewegungen beim Liegen, Sehstörungen bis zur völligen Blindheit, Gelbfärbung der Schleimhäute, Durst. Die Sektion ergab eine akute katarrhalische Entzündung des Verdauungstraktes mit stellenweisen Blutaustritten, Leberentartung und Blutungen am Pericard. Tetrachlorkohlenstoff begünstigt demnach die Resorption der Alkaloide, die in der Süßlupine im Stadium der Knospenbildung und Blüte enthalten sind. M. Schäfer. 4730.

4-64/04-0237 Zakrividoroga, S.P., Zakrividoroga, Z.S., Lipsic, D. V., Ljubovskaja, P. I., Polotaj, V. A., Tarachovskij, M. L. und Fastovskij, V. L.; Tschernowzy, Unions-Forsch.-Stat. für Kartoffelkrebs, Lab. für Biochem.; Med. Inst., Lehrstuhl für Pharmakol., Pathophysiol., Pathoanatomie und Histol. O tokcičnosti dlja životnych poražennogo rakom kartofelja. **(Über die Toxizität mit Krebs befallener Kartoffeln für Tiere.)** Voprosy pitanija, Moskva **21** (1962) Nr. 5. S. 58–66. – 4 Abb., 4 Tab., 6 Lit.
Die Verfütterung mit Krebs befallener Kartoffeln, insbesondere deren Krebsauswüchse, an Kaninchen im Verlaufe eines Monats hatte zweifellos toxische Einflüsse auf den tierischen Organismus zur Folge. Davon zeugen vor allem Abmagerung, Bewegungslosigkeit und Verschlechterung des äußeren Erscheinungsbildes des Tieres. Auch seitens des roten und weißen Blutes sowie des Knochenmarkes kam es zu sichtbaren pathologischen Veränderungen. Weiterhin wurden folgende Stoffwechselstörungen im Gefolge der eingetretenen Intoxikation festgestellt: verstärkte Gewebeatmung im Gehrin und in der Leber, Abfall des Eiweißgehaltes und der Sulfohydrid-Verbindungen im Blutserum, Veränderungen im Verhältnis und im quantitativen Gehalt der Bluteiweißfraktionen, Hemmung der Einschlußfähigkeit von radioaktivem Cystein im Lebereiweiß. Neben Veränderungen im funktionellen Zustand des tierischen Organismus spiegeln sich die toxischen Einflüsse auch ausreichend deutlich in den Ergebnissen der pathohistologischen Untersuchungen wider. H. Rauch. 4730.

4-64/04-0238 Stepanjan, M. S. O nekotorych alkaloidonosnych jadovitych rastenijach zimnich pastbišč Džejrančel'skogo massiva. **(Alkaloid-**

haltige Giftpflanzen der Winterweide im Dsheirantschelsker Bergmassiv [Transkaukasien].) Izvestija Akademii nauk Armjanskoj SSR, Erevan **16** (1963) Nr. 4. S. 77–83. — 1 Tab. Orig.: russ., Ausz.: armen.

Das Bergmassiv in der Ebene zwischen den Flüssen Kura und Jora beherbergt die besten Winterweideplätze des östl. Transkaukasiens. Es kommen dorthin Schaf-, Rinder- und Pferdeherden aus den westl. Gebieten der Aserbaidshanischen SSR und den naheliegenden Gebieten der Grusinischen und Armenischen SSR. Nach der veterinärmedizinischen Statistik treten in diesem Gebiet häufig Massenerkrankungen in den Herden auf. Es wurden daraufhin **43** verdächtige Pflanzenarten (= 9% der Flora) untersucht. Im Blickpunkt des Interesses standen folgende Pflanzenarten: *Cannabis ruderalis* (Wilder Hanf, hoher Alkaloidgehalt in allen Pflanzenteilen, ein 10%iger Aufguß rief am isolierten Herzen einen Herzblock und bei i.v. Injektion am lebenden Tier in der Dosierung von 0,3–0,5 ml pro kg Kgw. einen bedeutenden Blutdruckabfall und Tachypnoe hervor), *Ranunculus bulbosus* (Knolliger Hahnenfuß, Wirkung allgemein bekannt; als Besonderheit ist zu bemerken, daß Muttertiere Ranunculus-Alkaloide in der Milch ausschieden und dadurch eine hohe Jungtiersterblichkeit auftrat.), *Sophora alopecuroides* (Fuchsschwanz-Schurbaum, nach i.v. Injektionen von 0,1–0,5 ml eines 10%igen Infuses pro kg Kgw. traten bei Hunden Tachypnoe, Blutdruckerhöhung, Herzarhythmien und nach 3–5 Min. der Tod ein), *Zygophyllum fabago* (Gewöhnliches Zweiblatt, i.v. Injektion von 0,5 ml eines 10%igen Infuses pro kg Kgw. führte zu Blutdruckabfall und motorischer Dünndarmlähmung), *Diptamnus caucasicus* (kaukasischer Diptam, hoher Alkaloidgehalt in allen Pflanzenteilen, wird wegen des unangenehmen Geruchs in der Regel nicht aufgenommen, muß jedoch wegen seiner weiten Verbreitung noch weiter untersucht werden), *Euphorbia segueriana* (Steppen-Wolfsmilch führte über die Milch zu erhöhter Jungtiersterblichkeit), *Cymbocarpum anethoides* (Steppenpflanze aus der Fam. Umbelliferae, rief Massensterben bei Schafen hervor, klin. Erscheinungen waren Aufblähen und Blutaustritte aus der Haut der Augenregion und aus den Ohren), *Eremostachis iberica* (Fam. Labiatae, starke Verbreitung im betreffenden Gebiet, hoher Alkaloidgehalt in allen Pflanzenteilen, die praktische Bedeutung ist noch zu untersuchen). S. Willer. 4730.

IX. INNERE MEDIZIN, NICHT INFEKTIÖSE KRANKHEITEN, INFEKTIONSKRANKHEITEN

4-64/04-0239 Rueff, F. **Die Zell-Elektrophorese in der klinischen Diagnostik.** Münchener med. Wschr. **105** (1963) Nr. 23. S. 1242. 4924.

4-64/04-0240 Rodriguez Garay, Emilio A. und Argerich, Teodoro C.; Haedo, Argentina, Inst. de Gastroenterol.; Inst. Nac. de la Salud. Fluorometric determination of biliverdin in serum, bile, and urine. **(Die fluorimetrische Bestimmung von Biliverdin in Serum, Galle und Harn.)** J. Lab. clin. Med. **62** (1963) Nr. 1. S. 141–147. — 1 Abb., 5 Tab., 15 Lit.

Beschrieben wird eine fluorimetrische Bestimmungsmethode, die auf der Bildung von Bilipurpurinzinksalz, einer Verbindung mit roter Fluoreszenz, beruht. Die Wiederherstellung von hinzugefügtem Biliverdin betrug 85,3% ± 9,1 bei der Galle, 85,4% ± 9,7 beim Harn und 84,3% ± 12,8 beim Serum. Ferner wurden Versuche durchgeführt, um Biliverdin von anderen Komponenten, die zu irreführenden Ergebnissen hätten führen können, zu trennen. Die Zugabe von Urobilin, Mesobiliviolin und Bilirubin beeinträchtigte die Wiederherstellung von Biliverdin. Bei Gegenwart von Biliverdin ergaben diese Pigmente keine falschen positiven Resultate. Die Methode gestattete die quantitative Bestimmung von Biliverdin, sowohl im Urin als auch in der Galle und im Serum. Chr. Garlt. 4929.

4-64/04-0241 Bruns, W.; Berlin, Städt. Krankenhaus Prenzlauer Berg. **Einführung in die Kimbarowski-Reaktion.** Z. ärztl. Fortbild. **57** (1963) Nr. 14. S. 787–788.
Beschrieben wird eine einfache, schnell durchzuführende Methode, bei der die Farbe eines sich aus Harn und Silbernitratlösung bildenden Sediments beurteilt wird. Diese Methode wurde bereits vor 20 Jahren in der UdSSR beschrieben und hat in den letzten 10 Jahren zahlreiche Stellungnahmen, Nachprüfungen und Anwendungen erfahren. Die Untersuchung dient zur Diagnostik und Verlaufsbeurteilung von Krankheiten beim Menschen, die mit Stoffwechselstörungen einhergehen. Für differentialdiagnostische Zwecke ist sie unbrauchbar. Es wird je 1 ml frischer Harn in 3 Reagenzgläser getan, danach in jedes der Gläser jeweils 1 ml, 0,75 ml und 0,5 ml 5%ige wäßrige Silbernitratlösung zugegeben, das ganze aufgeschüttelt und bis zum Kochen erwärmt. Nach Stehenlassen werden die Farben des Sediments bestimmt. Jede Farbtönung hat einen bestimmten Wert, der in einer Tabelle abgelesen wird. Die Werte der einzelnen Röhrchen werden addiert und dann durch 3 geteilt. Der erhaltene Wert (in %) wird nach einem Schema beurteilt. Der Chemismus der Reaktion ist noch ungeklärt. Chr. Garlt. 4930.

4-64/04-0242 Kimbarowski, J. A. **Der gegenwärtige Stand der Frage über den chemischen Mechanismus der Harn-Sediment-Farb-Reaktion in der Klinik.** Z. ärztl. Fortbild. **57** (1963) Nr. 14. S. 788–798. – 1 Lit.
Vf. bespricht in einem Übersichtsreferat den Chemismus der von ihm in die Diagnostik eingeführten Harn-Sediment-Farbreaktion (HSFR). Im einzelnen finden Berücksichtigung: 1) Klinische Harnanlayse und HSFR, 2) Chloride, Harnsäure, reduzierende Substanzen Kreatin-Kreatinin und HSFR, 3) Ernährung und HSFR, 4) Alimentäre Dystrophie, das Heilfasten und HSFR, 5) Toxikose, Intoxikation, berufsbedingte Vergiftungen und HSFR, 6) Stoffwechsel und HSFR, 7) Einfluß verschiedener Faktoren auf den Stoffwechsel und die HSFR, 8) Spezielle Laboruntersuchungen zur Klärung des Chemismus der HSFR und 9) verschiedene Filtrationsmethoden, Adsorption, chromatographische Ergebnisse und die Intensität der HSFR. Abschließend werden die Schlußfolgerungen aus jedem Teilgebiet gezogen.
Chr. Garlt. 4930.

4-64/04-0243 Gaponov, N. N. K metodike polučenija soderžimogo syčuga u teljat. **(Zur Methodik der Gewinnung von Labmageninhalt bei Kälbern.)** Veterinarija, Moskva **40** (1963) Nr. 8. S. 61.
Vf. setzt sich mit dem Artikel von Voskerčjan „Die Gewinnung von Labmageninhalt bei Kälbern" (vgl. Veterinarija, Moskva **39** [1962] Nr. 12. S. 46.) auseinander. Röntgenologisch weist er nach, daß die eingeführte Sonde niemals in den Labmagen des neugeborenen Kalbes gelangt. Auch bei 5 mit eingeführter Sonde getöteten Kälbern befand sie sich immer im Pansen. Die mit Hilfe der Sonde gewonnene Flüssigkeit ist trüb und hat eine schmutzig-gelbe Farbe. Der Niederschlag enthält viele Epithelzellen und vereinzelt Milchkoagula. Der pH-Wert dieser Flüssigkeit liegt bei 6,5–7,8. Sechs bis sieben Tage nach der Geburt können Infusorien nachgewiesen werden. Es handelt sich also einwandfrei um Pansensaft. Der bei der Punktion gewonnene Labmagensaft dagegen unterscheidet sich wesentlich durch seinen niedrigeren pH-Wert. Bei 2–5 Tage alten Kälbern stellt er eine weißliche Masse dar ohne Epithelzellen und Infusorien. Bei Tieren mit Verdauungsstörungen wird keine freie Säure mehr gefunden. Der pH-Wert wird in diesen Fällen mit 3,2–3,8 gemessen. M. Schäfer. 4962.

4-64/04-0244 Verter, W.; Berlin, Humboldt-Univ., Inst. für Gerichtl. Tierheilkunde; Med. Tierklin. **Zur differentialdiagnostischen Bedeutung der rektalen Untersuchung beim Rind.** Mh. Veterinärmed. **18** (1963) Nr. 19. S. 734–736. – 2 Abb., 4 Lit.

Anhand eines Falles von Nekrobacillose bei einer 6jährigen Kuh wird der Wert der rectalen Exploration demonstriert und die Wichtigkeit dieses Untersuchungsganges herausgestellt. Das Rind wird mit dem Vorbericht eingeliefert, daß es seit kurzem an einer Verdauungsstörung mit starkem Durchfall erkrankt ist. Die klinische Untersuchung ergibt u. a. eine herabgesetzte Körpertemperatur, schwach fühlbaren Puls, gerötete Konjunktiven, geringen serös-schaumigen Nasenausfluß, herabgesetzte Pansentätigkeit, eine Schmerzäußerung bei der Fremdkörperstabprobe handbreit hinter der Regio xiphoidea, eine nach caudal und ventral erheblich vergrößerte Leberdämpfung. Der Kot ist dünn, übelriechend, schwarzgrün und mit Schleimfetzen durchsetzt. Rectal sind u. a. ein stark gefüllter Pansen, eine um das doppelte vergrößerte linke Niere, ein rauhes Bauchfell und ein mit bis haselnußgroßen, höckrigen Erhebungen besetzter Leberlappen zu palpieren. Trotz sofortiger symtomatischer Behandlung verschlechtert sich das Allgemeinbefinden zusehends und führt zur Tötung im Verenden. Von den Schlachtbefunden sollen die stark vergrößerte Leber — Längsachse 74 cm, Breite 50 cm, Gewicht 17,5 kg —, die insgesamt mit bohnen- bis haselnußgroßen, über die Oberfläche herausragenden Knoten durchsetzt ist, die vergrößerte Niere, die ausgeprägte Peritonitis und die starken Darmveränderungen im hinteren Abschnitt herausgestellt werden. Das bakteriologische Untersuchungsergebnis der Leber: *Necrobacillus necrophorum*. H. Haase. 4962.

4-64/04-0245 Lečenie i mery profilaktiki nezaraznych boleznej sel'skochozjastvennych životnych. **(Behandlung und prophylaktische Maßnahmen gegen verschiedene Krankheiten landwirtschaftlicher Nutztiere.)** Veterinarija, Moskva **40** (1963) Nr. 3. S. 41–49. — 1 Tab.

Es handelt sich um eine Zusammenstellung mehrerer Veröffentlichungen, die vom Herausgeber unter folgenden Titeln referiert werden: I. P. Lipovcev: „Zur Methodik der Applikation von Arzneimitteln in die A. uterina media und in die A. haemorrhoidalis caud." — E. P. Gridčina: „Über die Behandlung der Papillomatose des Euters bei Kühen" — N. V. Gez: „Die Behandlung der Papillomatose bei Rindern" — V. I. Veselov: „Heileigenschaften des Furacilins bei der infekt. Kerato-Conjunktivitis der Rinder" — N. N. Ermačenkov: „Zur klinischen Diagnostik der traumatischen Reticulitis des Rindes" — M. A. Korolev und G. M. Simberg: „Über die Anwendung von Magnetsonden bei Kühen" — L. A. Terterjan: „Klauenerkrankungen der Rinder auf Grund von Avitaminosen" — A.M. Stukalina-Bobkova: „Behandlungsversuch der geschwürigen Posthitis der Bullen" — I. I. Pomočalov: „Die Entfernung von Fremdkörpern aus dem Oesophagus bei Rindern" — N. P. Kolušov: „Einige Bemerkungen zum Pansenstich bei Wiederkäuern" — G. A. Kravčenko: „Seltene Fälle von Gebärparese bei Kühen" — V. P. Kovalev und N. P. Kovaleva: „Versuch der Anwendung von Lugolscher Lösung bei Euterpocken des Rindes" — V. Gavriš: „Ein Fall von Toxikose bei Rindern nach Gerstenüberfütterung" — I. I. Maljavin: „Vergiftungen von Rindern durch Futter, welches Getreidebrandsporen enthielt" — A. M. Simeckij: „Ein Versuch der Massenbehandlung von Schafen mit Tympanie" — V. I. Krasnikov und V. B. Bachilin: „Versuch der Bekämpfung der Acetonurie bei Schafen" — G. F. Marčenko: „Experimentelle Toxikose bei Schafen" — V. G. Buškov und L. K. Buraja: „Über die Kastration männlicher Tiere nach der Methode Baiburtzjan" — V. L. Kupčinskij: „Über die Vorzüge der bedeckten Kastration bei Schafböcken" — S. I. Pljaščenko und M. A. Dudarev: „Vergleiche zwischen verschiedenen Kastrationsmethoden bei Bullen" — M. I. Gordeev: „Über die Kastrationsmethode nach Baiburtzjan" — Z. A. Sachmardanov: „Kastration der Schafböcke" — Ju. V. Fomin: „Wirtschaftlicher Nutzen der Kastration nach Baiburtzjan". E. Werner. 5020.

4-64/04-0246 Bohnhardt, H.; Frankfurt/M., Johann-Wolfgang-Goethe-Univ., Inst. für Zoonosenforsch.; Staatl. Veterinäruntersuchungsamt. **Erste Erfahrungen des hessischen Schweinegesundheitsdienstes in der Feststellung und Bekämpfung übertragbarer Krankheiten.** Veterin.-med. Nachr. **1963** Nr. 1. S. 3–14.

In vorliegender Arbeit wird über Aufgaben und Erfahrungen des Schweinegesundheitsdienstes (SGD) im Lande Hessen berichtet. Hauptaugenmerk wurde auf die Bekämpfung von übertragbaren Krankheiten, insbesondere Pneumonia enzootica, Rhinitis atrophicans sowie der ekto- und endoparasitären Verseuchung gelegt. Unterstützt wird der SGD von den planvollen Zuchtzielen der Züchterverbände und -vereinigungen, nur noch krankheits- und seuchenfreies Tiermaterial zu Auktionen, Tierschauen und Mastleistungsprüfungen usw. zuzulassen. Nur in enger Zusammenarbeit mit allen an der Zucht und Haltung Beteiligten kann das Ziel, Sanierung der Schweinebestände, erreicht werden. lm weiteren wird über Pneumonia enzootica, Rhinitis atrophicans, die in letzten Jahren erst Verbreitung fand, gesprochen. Ursachen und Auswirkungen beider Krankheiten werden erörtert und die Wichtigkeit des Einsendens von Untersuchungsmaterial hervorgehoben. Ekto- und Endoparasiten werden teilweise noch in ihren Auswirkungen unterschätzt, obwohl sie gerade in Hessen sehr stark zugenommen haben.

W. Richter/Kleinmachnow. 5020.

4-64/04-0247 Kurzweg, W.; Eberswalde, Bezirkstierklin. **Betrachtungen und Bemerkungen zur Therapie und Prognose der Schlundverstopfungen beim Rind.** Mh. Veterinärmed. **18** (1963) Nr. 15. S. 567–573.

Die Therapie der Schlundverstopfung beim Rind gehört häufig zu den Aufgaben des praktizierenden Tierarztes. Beim Rind führen fast ausschließlich einzelne größere Futterstücke zu Schlundverstopfungen, während beim Pferd zu über 50% Zuckerrübenschnitzel und industrielle Mischfutter Ursache der Schlundverstopfungen sind. Als Sitz des Fremdkörpers wurde in 20% der Fälle das obere Halsdrittel, in 60% der Fälle das untere Halsdrittel und in 20% der Fälle der Brustabschnitt ermittelt. Die Symptome der Schlundobturation werden geschildert. An Behandlungsverfahren stehen zur Verfügung: 1) das exspektive Verfahren, 2) das mechanisch-operative Verfahren a) instrumentell, b) manuell, 3) die rein medikamentöse Therapie a) mittels parasympathicomimetischer Präparate, b) mittels parasympathicolytischer Präparate, c) mittels zentral erregender Mittel, d) mittels zentral dämpfender Präparate, e) mittels Lokalanästhetica, 4) der Schlundschnitt, 5) die Laparotomie mit Rumenotomie zur Behandlung einer Schlundobturation. Die Einsatzmöglichkeiten, die Vor- und Nachteile und die Gefahrenmomente der einzelnen Verfahren werden diskutiert. Als Schlußfolgerung ergibt sich, daß etwa 85% aller beim Rind zur Behandlung kommenden und durch organische Fremdkörper verursachten Schlundverstopfungen nach ausreichender Spasmolyse mittels geeigneter Medikamente oder auch manuell zu beheben sind. Etwa 10% können nach vorheriger Spasmolyse durch Anwendung des Thygesen-Extraktors der Heilung zugeführt werden. Die restlichen 5% sind prognostisch ungünstig zu beurteilen. Heilung kann hier nur durch geeignete chirurgische Maßnahmen erzielt werden. O. Dietz. 5063.

4-64/04-0248 Sova, Zdeněk; Pardubice, Veterinärkrankenhaus. **Die Reaktion nach Weltmann bei inneren Krankheiten der Pferde mit besonderer Berücksichtigung der Diagnostik der Hepatopathien.** Wiener tierärztl. Mschr. **50** (1963) Nr. 8. S. 761–769. – 1 Abb., 3 Tab., 25 Lit. Zus. in Engl., Franz., Ital.

Vf. überprüfte an einem umfangreichen klinischen Material (872 Untersuchungen) die Weltmann-Reaktion, wobei besonders die Hepatopathien (470 Untersuchungen) herausgestellt wurden. Die Methodik wurde so durchgeführt, wie sie Weltmann 1931 ursprünglich angegeben hat. An 130 gesunden Pferden wurden die Standardwerte ermittelt. Dabei wurde in 94% der Fälle eine Ausflockung in den Proberöhrchen I–VIII bis I–IX festgestellt. Die Tiere mit Hepatopathien wurden in 5 Gruppen aufgeteilt: 1) Hepatitis acuta 2) Degenerative Hepatopathien 3) Hepatonekrosis diff. 4) chron. Hepatopathien. Bei 14% der untersuchten akuten Hepatopathien wurde eine ausgeprägte Verschiebung nach links (IV–V) gefunden, die in ähnlicher Weise auch für die degenerativ. Hepatopathien zutraf. Bei den letzten allerdings trat in 9% der Fälle auch eine Verschiebung nach rechts auf. Bei Hepatonekrosis diff. reagierten 7,2% mit einer Verschiebung nach links und 17% nach rechts. Bei den chron. Hepatopathien bestand eine ausgeprägte Verschiebung nach rechts (36,5% bis zum X u. XI Röhrchen). Zum Vergleich wurden die Ergebnisse der WR auch bei verschiedenen inneren Krankheiten herangezogen. Eine beteutende Linksverschiebung (Flockung bis zum IV u. V Röhrchen) ergaben auch einige Fälle von Peritonitis diff., Pleuritis, Parascaridosis, akute Pneumopathien, Tetanus, Ataxien und paralytische Myoglobinurie. Eine Rechtsverschiebung trat bei Obstipation, Strongylidosis, Setariose, bei chron. Pneumopathien, bei eitriger Pneumonie, bei chron. Nephritis, Pododermatitis verrucosa und Kachexie auf. Abschließend wurde festgestellt, daß die Probe unspezifisch für die Beurteilung des Leberparenchyms war. Wurden die Ergebnisse jedoch im Zusammenhang mit dem klin. Bild beurteilt, bot die WR als Ergänzungsprobe verwertbare Kriterien, besonders ob der Prozeß akut oder chronisch verlief. Chr. Garlt. 5085.

4-64/04-0249 Sova, Zdeněk und Jícha, Josef; Pardubice, Veterinärkrankenhaus; Hradec Králové, Fakultätskrankenhaus. **Die Aktivität der Serumglutamin-oxalessigsäure- und Serumglutamin-brenztraubensäure-Transaminase in der Diagnostik der Leberkrankheiten des Pferdes. 1. Mitt.** Zbl. Veterinärmed., R. A. **10** (1963) Nr. 4. S. 295–304. – 2 Abb., 4 Tab., 21 Lit. Zus. in Engl., Franz., Span.
Bei gesunden und kranken, vornehmlich mit Hepatopathien behafteten Pferden werden die Aktivität der Serumglutamin-oxalessigsäure-Transaminase (SGOT) nach Caboud und die der Serumglutaminbrenztraubensäure-Transaminase (SGPT) nach Wroblewsky (vgl. J. clin. Invest. **34** [1955] S. 126; Sm. J. clin. Pathol. **27** [1957] S. 235.) ermittelt und folgende Mittelwerte mit Standardabweichungen festgestellt (in Klammern die Anzahl der Tiere): SGOT gesunde Pferde (22) 210 ± 39,9 E, Hepatitis acuta (12) 367,9 ± 122 E, Rekonvaleszenten nach akuter Hepatitis (4) 240,5 ± 21,2 E, degenerative Hepatopathien (84) 322,3 ± 125,1 E, Rekonvaleszenten nach deg. Hepathopathien (11) 183,2 ± 40,9 E, diffuse Lebernekrose (14) 595 ± 117 E, Rekonvalszent nach Lebernekrose (1) 322 E und chronische Hepatopathien (21) 296,1 ± 93,5 E. Für SGPT gesunde Pferde (22) 6,3 ± 4,2 E, akute Hepatitis (11) 17,3 ± 13,2 E, Rekonvaleszenten (4) 8,5 ± 4,2 E, degenerative Hepatopathien (64) 19 ± 26,5 E, Rekonvaleszenten (10) 10,78 ± 7,6 E, diffuse Lebernekrose (14) 20,8 ±10,1 E, Rekonvaleszent (1) 16,6 E und chron. Hepatopathien (25) 12,7 ± 7,75 E. Die Ermittlung der SGOT-Aktivität gehört zu den wertvollsten Methoden der Diagnostik der Hepatopathien bei Pferden. Die SGPT-Aktivität wurde bei Pferden mit Obstipation, Gastroenteritis, Anämie, Kachexie, chron. Bronchitis und suppurativer Pneumonie ähnlich erhöht gefunden wie bei Leberschädigungen. C.-U. v. Mickwitz. 5085.

4-64/04-0250 Sova, Zdeněk und Jícha, Josef; Pardubice, Veterinärkrankenhaus; Hradec Králové, Fakultätskrankenhaus. **Die Aktivität der Apfelsäure- (MDH), Milchsäure- (LDH) und Sorbitdehydrogenase (SDH) im Serum gesunder und leberkranker Pferde. 2. Mitt.** Zbl. Veterinärmed., R. A **10** (1963) Nr. 4. S. 305–313. – 4 Tab., 24 Lit. Zus. in Engl., Franz., Span.
1. Mitt. vgl. vorst. Ref.

Die Aktivität von MDH, LDH und SDH wird nach den von Sevela und Továrek (vgl. 1. Europäisches Symposium der medizin. Enzymologie, Milano 1960) angegebenen Methoden bestimmt. Bei gesunden Pferden wurden als Mittelwerte von 18 Tieren ermittelt LDH 4,85 ± 2,64 mM, MDH 16,6 ± 5,5 mM und SDH 0,041 ± 0,016 mM (17 Tiere). An MDH wurde bei leberkranken Pferden gefunden: 15,45 ± 5,3 mM (6 akute Hepatitis), 15 ± 6,7 mM (32 degenerative Hepatopathien), 32,2 mM bei diffuser Lebernekrose und 19,4 ± 6,3 mM bei 3 chron. Hepatopathien. Die Mittelwerte für LDH betrugen 4,29 ± 1,2 mM bei 6 akuten Hepatitiden, 5,1 ± 4,2 mM bei 31 degenerativen Hepatopathien, 3,76 ± 1,1 mM bei 5 Rekonvaleszenten, 2mM bei diff. Lebernekrose und 6,26 ±3,2 mM bei 3 chron. Hepatopathien. 22 Perde mit degenerativen Hepatopathien zeigten einen Mittelwert an SDH von 0,046 ± 0,123 mM. Danach hat die Bestimmung der Aktivität von MDH und LDH im Gegensatz zu Angaben in der Literatur für die Leberdiagnostik beim Pferd keinen besonderen Wert, zumal bei anderen Krankheiten ähnliche Werte gefunden werden. Für die Bedeutung der SDH-Bestimmung kann keine endgültige Aussage gemacht werden, da 16 von 22 Fällen degenerativer Hepatopathien keine Erhöhung der SDH-Aktivität aufwiesen, weil sie nicht im Frühstadium der Erkrankung zur Untersuchung gelangten. Relativ hohe SDH-Werte wurden gefunden bei chron. Nephritis, Strongylidosis, Anämie, Lungenemphysem und verrucöser Pododermatitis. Die höchsten Werte für MDH, LDH und SDH zeigten Tiere mit paralytischer Myoglobinämie, bei denen histologisch keine Leberveränderungen nachweisbar waren.

C.-U. v. Mickwitz. 5085.

4-64/04-0251 Sova, Zdeněk und Jícha, Josef; Pardubice, Veterinärkrankenhaus; Hradec Králové, Fakultätskrankenhaus. **Die Ermittlung der Aktivität der alkalischen und sauren Phosphatase in der Diagnostik der Hepatopathien bei Pferden. 3. Mitt.** Zbl. Veterinärmed., R. A **10** (1963) Nr. 4. S. 314–321. – 1 Abb., 4 Tab., 17 Lit. Zus. in Engl., Franz., Span. 2. Mitt. vgl. vorst. Ref.

Zwischen den Mittelwerten der alkalischen Phosphatase im Blutserum von 13 gesunden Pferden unter 2 Jahren mit 12,2 ± 5,5 E und 12 gesunden über 5 Jahre alten Pferden mit 4,3 ± 1,75 E besteht für $\alpha = 0{,}001$ eine signifikante Differenz, nicht dagegen bei der sauren Phosphatase mit 1,3 ± 0,7 E bei unter 2 Jahre alten und mit 1,15 ± 0,83 E bei über 5 Jahre alten gesunden Pferden. Die Werte der über 5jährigen Pferde dienten als Vergleichsmaßstab für die kranken Tiere, da sie ausnahmslos älter als 5 Jahre waren. Gegenüber den gesunden Pferden zeigten 34 Tiere mit degenerativen Hepatopathien mit durchschnittlich 12,0 ±8,4 E und 17 mit chron. Hepatopathien 25 ± 8,8 E alkalischer Phosphatase signifikant höhere Aktivität, 4 Rekonvaleszenten nach Leberdegenerationen hatten mit 8,12 ± 2,9 E fast Normalwerte. Von sonstigen Kranken wurden 2- bis 4mal höhere Werte gegenüber der Norm gemessen bei Strongylidosis, chron. Nephritis, Lymphangitis, infekt. Anämie, verrucöser Pododermatitis, Tetanus und paralytischer Myoglobinämie. Die höchsten Werte finden sich bei chron. Hepatopathien, für die die Bestimmung der alkalischen Phosphatase offensichtlich diagnostischen Wert besitzt. Mit 1,32 ± 1,11 E bei 34 degenerativen Hepatopathien, 0,92 ± 0,37 E bei 4 Rekonvaleszenten und 1,6 ± 0,8 E bei 17 chron. Hepatopathien weichen die Werte der sauren Phosphatasen nur unwesentlich von denen der gesunden Pferde ab. In der Gruppe anderer Krankheiten wurde eine mehr als doppelte Aktivität gegenüber der Norm gemessen bei Pferden mit Lungenemphysem, infektiöser Anämie, Iridocyclochorioiditis, Lymphangitis und verrucöser Pododermatitis. Bei 2 mit CCl_4 experimentell vergifteten Pferden stieg die Aktivität der sauren Phosphatase um 55–200%, die Aktivität der alkalischen Phosphatase war nur bei einem Versuchspferd erhöht. Für die Ermittlung von

Leberschädigungen beim Pferd hat die Bestimmung der alkalischen und sauren Phosphatasen mithin nur einen begrenzten Wert.
C.-U. v. Mickwitz. 5085.

4-64/04-0252 Wunderlich, H. und Prösch, Ch.; Berlin, Humboldt-Univ., Veterinärmed. Fak., Med. Tierklin.; Inst. für Gerichtl. Tierheilkunde. **Ikterus, Hyperbilirubinämie und Leberfunktion bei Darmerkrankungen der Pferde.** Mh. Veterinärmed. **18** (1963) Nr. 14. S. 527–531. – 4 Abb., 6 Tab., 29 Lit.
Zur Feststellung der Ursache des Ikterus der Pferde bei Magen-Darmerkrankungen wurden bei 27 Tieren insgesamt je 50 Serumbilirubinspiegel bestimmt und Bromsulphaleinproben (BSP-Test) vorgenommen. Die Serumbilirubinbestimmung erfolgte nach der Methode von Jendrasik und Gréf unter Benutzung der Anleitung zum Pulfrich-Photometer. Die Blutprobe für den BSP-Test wurde aus der V. jugularis entnommen. Anschließend erhielt der Patient 5 mg Bromsulfan/kg Kgw. schnell injiziert. Bereits nach der halben Injektionszeit nahmen Vff. eine Stoppuhr zur Hilfe und entnahmen bis zur 12. Min. alle 3 Min. eine Blutprobe. Zu 1 cm³ Blutserum setzten sie 7,5 ml physiol. NaCl-Lösung und 0,5 ml $^{n}/_{10}$ Natronlauge zu, bestimmten die Extinktionswerte und errechneten daraus die Halbwertszeiten. Grundsätzlich erfolgten die Untersuchungen vor und die Behandlungen nach der Blutentnahme. Klinisch lag bei 16 eine Obstipatio caeci, bei 6 eine Obstipatio coli, bei 2 eine primäre Dilatatio ventriculi, bei 2 eine Enteritis catarrhalis und beim letzten eine Obstipatio ilei vor. Zusammengefaßt ergab sich bei 82% der Patienten eine Korrelation der Höhe des Serumbilirubinspiegels mit der Halbwertszeit des BSP-Testes. Durch Verlaufsuntersuchungen bei 18 Kolikern konnte ermittelt werden, daß die Krankheitsschwere Einfluß auf Serumbilirubinspiegelhöhe und Halbwertszeit der Bromsulphthaleinprobe ausübt. Auf Grund der Ergebnisse gelangen Vff. zu der Feststellung, daß es bei derartigen Koliken mit erhöhtem Serumbilirubinspiegel zu Leberparenchymschäden kommt. Neben der causalen Behandlung ist also bei solchen Patienten auch die Leberschutztherapie erforderlich. H. Haase. 5085.

4-64/04-0253 Fisher, E. W., Mackay, Lindsay J. und Martin, B.; Kilmarnock, Ayrs., Univ. of Glasgow. An atypical case of endocarditis in a cow. **(Ein atypischer Fall von Endocarditis bei einer Kuh.)** Veterin. Rec. **75** (1963) Nr. 32. S. 805–811. – 10 Abb., 3 Tab., 2 Lit.
Eine erwachsene Ayrshire-Kuh erkrankte 10 Wochen nach dem Kalben. Das Tier zeigte Appetitlosigkeit, Abfall der Milchleistung, Tachycardie, erhöhte Körpertemperatur, starke Stumpfsinnigkeit und starke Schmerzen bei der Perkussion des Thorax. Der Zustand des Patienten erfuhr eine ständige Verschlechterung. Die in einer Klinik vorgenommenen Spezialuntersuchungen bestanden in der Aufnahme von Elektrokardiogrammen, phonocardiographische Aufzeichnungen, Blutdruckmessungen, Herzleistungsbestimmungen, hämatologischen, biochemischen und bakteriologischen Untersuchungen. Auf Grund der Untersuchungsergebnisse wurde die Diagnose Endocarditis gestellt. Im EKG war in der 1., 2. und AVL-Ableitung die Q-Zacke stark vergrößert. Bei den biochemischen Untersuchungen wurde besonders eine starke Erhöhung der SGOT-Aktivität festgestellt. Die Sektion des Tieres ergab eine Hypertrophie und Dilatation des rechten Ventrikels. In der rechten Herzkammer wurde ferner ein Thrombus festgestellt, der unter dem Ursprung der Lungenarterie lag und sich in dem Ventrikel längs der Chordae tendiane und Atrioventrikularklappe erstreckte. Ein ähnlicher Thrombus befand sich im rechten Lobus diaphragmaticus der Lunge. Es wird angenommen, daß der Primärherd in der Lunge lag und später auf das Herz übergegriffen hat. W. Verter. 5115.

4-64/04-0254 Slanina, L.; Košice, ČSSR, Veterinärmed. Fak., Lehrstuhl für Innere Krankh. der Klauentiere. **Störungen des N. vagus bei inneren Er-**

krankungen des Rindes vom Gesichtspunkt der intravitalen und postmortalen Diagnostik. Mh. Veterinärmed. **18** (1963) Nr. 12. S. 444–451. – 10 Abb., 3 Tab., 22 Lit.

Während der letzten 4 Jahre wurden bei 47 Rindern Funktionsstörungen des N. vagus ermittelt. Außer klinischen Untersuchungen fanden Rumenographie, Ferroskopie, Untersuchung der die Vagusfunktion anzeigenden Reflexe, Atropinprobe zur Unterscheidung von Vagus- und Sinusbradykardie und die histologische Untersuchung des N. vagus in einem Teil der Fälle Anwendung. Auf Grund eigener Erfahrungen werden die Vagusstörungen in zentral und peripher von der Cardia liegende eingeteilt. Die 1. Gruppe umfaßt 15 Tiere – 2 Jungtiere und 13 5–9 Jahre alte Rinder –, bei 13 bestand eine Tuberkulose der Mediastinallymphknoten, und in den übrigen 2 Fällen war es nach Einführen der Schlundsonde bei Speiseröhrenverstopfung zu Komplikationen gekommen. Das klinische Bild wird durch unterschiedlich gestörte Freßlust bis Futterversagen, verminderte oder fehlende Pansentätigkeit, unvollständig gefüllten Pansen, zeitweilige oder dauernde Tympanie, verzögerten oder fehlenden Kotabsatz neben Diarrhoe charakterisiert. Dauernde Tympanie, Anorexie, Abmagerung und Abfall der Milchleistung führten zur Merzung. Zur 2. Gruppe gehören 32 Tiere, zu Vagusschädigungen war es dreimal nach Reticuloperitonitis traumatica acuta, 26mal nach Reticuloperitonitis chronica adhaesiva et abscedens und 3mal nach Psaltererkrankungen gekommen. Klinisch stehen hier Erscheinungen einer funktionellen Stenose an Pylorus und zwischen Haube und Psalter. Atonie von Psalter, Labmagen und Darm, erhöhte Pansentätigkeit und Bradykardie neben z.T. unterschwelligen Symptomen der Grundkrankheit im Vordergrund. Ursächlich liegen in allen Fällen anfänglich Störungen und später Funktionslosigkeit des peripher der Schädigung befindlichen N. vagus-Teiles zugrunde. Die histologischen Untersuchungen ergaben degenerative Nervenveränderungen am Sitz der Schädigung und peripher davon und entzündliche Veränderungen in der Nervenumgebung. Zur Diagnostik der Vagusstörungen müssen klinisches Bild, Atropinprobe und einige Reflexprüfungen herangezogen werden. H. Haase. 5155.

4-64/04-0255 Miller, W. J., Clifton, C. M. und Cameron, N. W.; Athens, Univ. of Georgia. Zinc requirement of Holstein bull calves to nine months of age. **(Der Zinkbedarf von Holsteiner Bullenkälbern über einen Zeitraum von neun Monaten.)** J. Dairy Sci. **46** (1963) Nr. 7. S. 715–719. – 3 Tab., 22 Lit.

Vff. gehen in ihrer Arbeit von Angaben des Schrifttums aus, nach denen unter bestimmten Bedingungen Zinkmangel bei Rindern auftreten kann. Dies soll besonders bei Weidetieren der Fall sein, aber auch bei experimenteller Zinkknappheit sollen schlechte Futterverwertung, Rückgang des Körpergewichtes, niedriger Zinkblutspiegel und verkleinerte Hoden auftreten. Nach einer längeren Vorbereitungsfütterung ihrer Versuchskälber verabreichten Vff. in verschiedenen Gruppen an die Tiere normales Futter sowie solches mit einem niedrigen und einem hohen Zinkgehalt. Sie prüften dann über einen längeren Zeitraum die Futterverwertung, Gewichtszunahmen, Zinkblutspiegel u.ä. Dabei konnte festgestellt werden, daß keine signifikanten Abweichungen auftraten. Die Methodik der Zinkbestimmungen sowie die Resorptionsmöglichkeit der verabreichten Zinkverbindungen werden nicht beschrieben.
E. Werner. 5215.

4-64/04-0256 Suter, Hans E. Carence en cobalt dans un élevage de bovidés au Katanga. **(Kobaltmangel in einer Rinderzucht in Katanga.)** Rev. Élevage Méd. vétérin. Pays trop. [N.S.] **15** (1962) Nr. 1. S. 31–41. – 8 Abb., 1 Tab., 9 Lit. Zus. in Engl., Span., Dtsch.

Das Spurenelement Kobalt ist für die Ernährung der Rinder äußerst wichtig. Die Pansenflora der Wiederkäuer vermag mit seiner Hilfe das Cyano-Cobalamin oder Vit. B_{12} herzustellen. Dieses wird in der Leber gespeichert und enthält

3wertiges Kobalt. Das Vit. B_{12}-Depot in diesem Organ ist proportional der mit der Nahrung zugeführten Kobaltmenge; 0,07 mg Co je kg Trockenmasse im Futter sind als unterer Grenzwert zu betrachten. Auf Grund der Ergebnisse der vorliegenden Untersuchungen äußert sich der Co-Mangel in den Gräsern bestimmter Flächen in Katanga mit folgenden Symptomen. Bei den Rindern treten Appetitverlust, eine „Pica" genannte Lecksucht, bei der die Tiere das ihnen gebotene gewöhnliche Salz aber verschmähen, sowie Gesichtsverluste, Anämie und Durchfälle auf. Die zusätzliche Verabreichung von 0,41 mg Co je 100 kg Kgw. haben beim Rinde ausgereicht, um den Ausbruch der Erkrankung und die Entwicklung der Mangelsymptome zu verhindern. Die wöchentlich einmalige Kobaltverabreichung im Salzgemisch genügt vollkommen. Das Co stärkt die Pansenflora und fördert ihre Funktionen. Dabei wird die Verdaulichkeit cellulosereicher Futterstoffe erhöht. Die Befunde sprechen praktisch für eine bessere Ausnutzung von Weidegebieten mit Mangelzuständen durch die Kobaltbeifütterung. Die Weidebesatzdichte und das Durchschnittsgewicht der Schlachttiere wird erhöht. H. Busse. 5215.

4-64/04-0257 Adrichem, P. W. M. van; Hoorn, Inst. voor Veevoedingsonderzoek „Hoorn". De invloed van het voeder op enige fermentatieprodukten in de pens van normale runderen en van acetonemiepatiënten. **(Der Einfluß des Futters auf einige Fermentationsprodukte des Pansens normaler Rinder und bei Acetonämie-Patienten.)** Tijdschr. Diergeneeskunde 88 (1963) Nr. 16. S. 985–997. — 1 Tab. Zus. in Engl., Franz., Dtsch.
Für seine Untersuchungen benutzte Vf. eine steuerbare Magensonde, mit welcher er den ventralen Pansensack erreichen und somit auch flüssigen Panseninhalt gewinnen konnte. Der flüssige Panseninhalt wurde dann mit Schwefelsäure versetzt, um die Fermentation zu unterbinden, und destilliert. Das Destillat diente als Ausgangsprodukt für die gaschromatische Bestimmung der Fettsäuren. Der Säuregrad des Panseninhalts schwankt zwischen pH 5,7 und 7,5. Die fermentative Ammoniakbildung hängt mehr vom Kohlenhydratgehalt des Grases ab und weniger vom Gehalt an Roheiweiß. Niedrige flüchtige Fettsäuren werden in Abhängigkeit von der Zusammensetzung des Futters gebildet. Der Panseninhalt wies im Frühjahr einen höheren Gehalt an Propionsäure und einen niedrigeren an Essigsäure auf als im Herbst. Bei der Verfütterung von Grassilage beeinflußt deren Qualität die Fettsäurebildung. Eine milchsäurehaltige Silage erhöht im Pansensaft den Propionsäuregehalt. Bei Kühen mit Acetonämie ist der Propionsäuregehalt in der Regel deutlich verringert, weshalb zur Therapie und Prophylaxe bei dieser Krankheit ein Futter verabreicht werden sollte, das die Propionsäurebildung im Pansen fördert. Von den untersuchten Futtermitteln (Silage, Zuckerschnitzel, Maismehl, Roggenmehl, Grasmehl, Kartoffeln) entsprach gekochtes Roggenmehl am besten dieser Forderung. W. Kuhlmann. 5230.

4-64/04-0258 Riemer, F. und Schöne, G. **Zur Therapie einiger Kalkstoffwechselstörungen beim Rind.** Mh. Veterinärmed. 18 (1963) Nr. 13. S. 489–493.
Vff. prüfen die Anwendung von Calciumpräparaten bei Gebärparese, Festliegen (ohne Bewußtseinsstörungen) und Tetanie. Bei allen drei Erkrankungsformen pflegt der Calciumgehalt des Blutes erniedrigt zu sein, während der Magnesium-Blut-Spiegel nur bei der Tetanie gesunken und bei den beiden anderen Krankheiten erhöht ist. Daraus ergibt sich, daß therapeutisch Calcium und bei der Tetanie noch zusätzlich Magnesium zu verabreichen ist. Die zur Verfügung stehenden Präparate haben folgendes Ca:Mg-Verhältnis (Ca in Form von Ca-chlorid): Paresodrin (Parephrin) 26:1; Paresolyt 2,6:1. Calcium gluconicum enthält keinen Magnesiumzusatz. Allerdings ist die herztoxische Wirkung von Ca-chlorid bekannt, die man durch gleichzeitige oder vorhergehende Injektion von Herzmitteln zu verhindern sucht (Ephedrin, Adrenalin) oder durch Beigaben von Traubenzucker zu beheben versucht.

Vff. weisen auf die kreislaufbelastende Wirkung des Ephredrins und Adrenalins im Zusammenhang mit Calciumgaben hin und empfehlen deshalb die Traubenzuckerapplikation in Form des Dextrofusals. Sie haben 58 Fälle obiger Krankheiten hiermit und mit Paresolyt ohne Zwischenfälle behandelt. Demgegenüber haben sie nach Paresodrin, das einen Ephedrinzusatz enthält, ungünstige Pulsveränderungen festgestellt. Sie empfehlen deshalb und wegen des günstigeren Ca:Mg-Verhältnisses bei Gebärparese und Festliegen: 60–80 ml Paresolyt i. v., 500 ml Dextrofusal i.v., 30 ml Vitamin D_2 i.m. und bei Tetanie 60–80 ml Paresolyt i.v., 500 ml Dextrofusal i.v., 100 ml Mg-sulfat in 25%iger Lösung s.c., 30 ml Vitamin D_2 i.m. A. Meyer. 5232.

4-64/04-0259 Angus, Kenneth W. und Barr, W. M. An outbreak of Salmonella typhimurium infection in a dairy herd. **(Ausbruch einer Salmonella typhimurium-Infektion in einer Rinderherde.)** Veterin. Rec. **75** (1963) Nr. 28. S. 731–732. – 5 Lit.
Eine Kuh zeigt nach dem Kalben Nachgeburtsverhaltung und Diarrhoe. Trotz sofort einsetzender Behandlung mit Streptomycin, Chlorpromacin und Sulfadimidin stirbt die Kuh nach 4 Tagen, das Kalb ebenfalls. Das übrige Colostrum wird an 4 junge Färsen verabreicht. Auch sie erkranken schwer an Diarrhoe. Ein Tier stirbt plötzlich. Bei der Kuh wird durch die Sektion eine akute Gastroenteritis festgestellt. Die bakteriol. Untersuchung ergibt *Salmonella typhimurium var. copenhagen* in den Mesenteriallymphknoten. Die Färse ist infolge einer Herzschwäche verendet. Im Anschluß an diese Ereignisse werden Stuhlproben vom Besitzer und seiner Familie sowie Kotproben der anderen Milchkühe bakteriol. untersucht. Dabei erweisen sich 4 Menschen als äußerlich gesunde Ausscheider von *Salmonella typhimurium var. copenhagen*, während die Untersuchung der Milchkühe negativ verläuft. Die Färsen werden isoliert; auch bei ihnen fallen Untersuchungen von Kotproben negativ aus. Nach sorgfältiger Desinfektion des Stalles der verendeten Kuh und der 4 Färsen werden nach 6 Wochen die Sperrmaßnahmen aufgehoben. Die 4 menschlichen Ausscheider werden behandelt und erweisen sich bei 3 aufeinanderfolgenden Untersuchungen als Salmonella-negativ.
E. Tempel. 5360.

4-64/04-0260 Krüger, W. **Die Diagnostik und Prophylaxe der Brucellose und Listeriose.** Hyg. auf d. Lande **1963** Nr. 6. S. 35–42. – 20 Lit.
Infolge des vielgestaltigen klinischen Bildes der Brucellose ist bei allen exponierten Personen, die gastrointestinale Erscheinungen, körperliche Schwäche und leichte Ermüdbarkeit, Kopfschmerzen, profuse Schweißausbrüche, Glieder- und Muskelschmerzen, Gelenkschmerzen oder undulierendes Fieber zeigen, eine Differentialdiagnose zum Ausschluß einer Brucellose zu stellen. Für die exakte Diagnostik der Brucellose ist die Serodiagnostik in Form der Langsamagglutination (LA) in Verbindung mit der Komplementbindungsreaktion (KBR) die Methode der Wahl. Die serologischen Untersuchungen, durchgeführt mit dem *Brucella*-Trockenantigen Dessau, das dem WHO-Standard-Antigen entspricht, besitzen große diagnostische Sicherheit. Es ist nicht möglich, niedere LA-Titer, z.B. 1:25, als unspezifisch anzusehen. Titer von 1:25 und höher wurden nur bei beruflich exponierten Personen festgestellt. Die prophylaktischen Maßnahmen zur Verhütung der Brucelloseinfektion ergeben sich aus der Art der Ausscheidung und Verbreitung des Erregers und müssen vor allem darauf gerichtet sein, den direkten Kontakt mit dem Erreger zu unterbinden. Bis 1956 wurden in der BRD und DDR insgesamt über 300 Listerioseerkrankungen bakteriologisch diagnostiziert. Die Zahl der tatsächlich aufgetretenen Listeriosen des Menschen liegt sicherlich bedeutend höher. Folgende klinische Erscheinungsformen der menschlichen Listeriose sind zu beobachten: Schwangeren- und Neugeborenenlisteriose, zentralnervöse Form, adenoide Form und die Sepsislisteriose. Die bakteriol. Diagnose mit

Isolierung des Erregers aus dem Blut, Organmaterial oder Mekonium gelingt nicht in allen Fällen. Als Richtlinie für die serologische Diagnose der Listeriose mittels LA bei Verwendung von Standardantigen Dessau ist zu werten: a) ein Titer von 1:320++ und höher in Verbindung mit klinischen Erscheinungen, b) ein Anstieg um mehrere Stufen in wiederholten Kontrolluntersuchungen und c) ein Absinken des vorher positiven Titers nach Antibioticatherapie. Der Grenztiter beträgt 1:160 ++. Die Ergebnisse der LA können durch die KBR in ihrer Sicherheit unterstützt werden. Die Prophylaxe der Listeriose kann zur Zeit nur wenig über die allgemeinen hygienischen Maßnahmen und eine möglichst breite Aufklärung der Bevölkerung und der Ärzteschaft hinausgehen. Bis zur Klärung der Epizootiologie und Epidemiologie der Listeriose verbleibt die Aufgabe, durch eine gute Diagnostik und Therapie die listeriosebedingten Schäden weitgehend zu beherrschen. E. Kunter. 5470.

4-64/04-0261 Iwanow, M. **Diagnostik und Prophylaxe der Brucellose der landwirtschaftlichen Nutztiere.** Int. Z. Landwirtsch. [Sofia/Berlin] **1963** Nr. 3. S. 61–65.

Vf. berichtet über die Gesichtspunkte und Erfahrungen bei der Bekämpfung der Brucellose bei Rind und Schaf in der UdSSR. Aus der Fülle des Stoffes können nur einige Besonderheiten Erwähnung finden. – Für die Bekämpfung der Brucellose ist es notwendig, die Viehumsetzungen und besonders die im Privatbesitz befindlichen Tiere, die relativ oft als Verbreiter der Brucellose in den staatlichen Herden fungieren, unter Kontrolle zu bringen. – Brucellose-verseuchtes Vieh darf nicht auf die Weide gehen, um eine Verseuchung der Grasnarbe zu vermeiden. Die Tilgung der Rinderbrucellose war in Gebieten mit feuchten Weiden schwieriger als in Gebieten mit trockenen Weiden. – Für die Diagnostik sind alle bekannten Methoden als ein Komplex einzusetzen. Die epidemiologische Situation läßt sich nur nach Typisierung sämtlicher Stämme übersehen. – Die Impfung der Jungrinder ist das Hauptmittel der Prophylaxe, bei erwachsenen Rindern ist sie nur ein Hilfsmittel. In vaccinierten Herden kann die Brucellose in subklinischer Form verlaufen. Agglutinationstiter von 1:100 und mehr bei einer positiven KBR 2 bis 3 Jahre nach der Impfung sind keine Impftiter. Solche Tiere bedeuten eine Gefahr, wenn die Immunität in der Herde nachläßt. Die Immunisierung der Kühe und die langsame Abschwächung haben einen Einfluß auf den Charakter der Epizootie. Die Infektion dringt nur langsam in die Herde ein und verläuft sehr unspezifisch bei einzelnen Tieren. – Unspezifische Titer treten durch physiologische Schwankungen in den Albumin- und Globulinanteilen des Serums auf. Unspezifische Reaktionen können verschiedenen Vaccinationen bzw. nach Begleitinfektionen folgen. Abmagerung, Brunst, sommerlich gute Konstitution beeinflussen den Titer. – Brucellose kann zu Reinfektionen führen. – In einer Versuchsreihe waren trotz positivem Erregernachweis in Lymphknoten bei 30% der Tiere alle serologischen Reaktionen negativ. Nur mehrmalige serologische Untersuchungen können solche Tiere erfassen. Das Ausbleiben von Serumtitern bei früher reagierenden Tieren ist kein Zeichen einer Ausheilung. – Der Vaccinestamm 19 ist ein *Bruc. bovis*-Stamm, Schafe sind gegen *Bruc. melitensis* hoch empfänglich. Die Belastbarkeit einer Immunität kann je nach dem infizierenden Brucellentyp variieren. F. Ulbrich. 5475.

4-64/04-0262 Fritzsche, K.; Koblenz, Landesveterinäruntersuchungsamt Rheinland-Pfalz. **Derzeitige diagnostische und epidemiologische Erkenntnisse bei der Brucellose.** Zbl. Veterinärmed., R. B **10** (1963) Nr. 3. S. 278–288.

Infolge häufig wechselnder Eigenschaften der *Brucella*stämme in ihrem biochemischen Verhalten sollten die biochemischen Eigenschaften zur Typendifferenzierung nicht primär bewertet werden. Die serologische Differenzierung (Agglutination) mit monospezifischen Seren und das Verhalten gegenüber den *Brucella*phagen ermöglichen eine sichere Typendifferenzierung.

Obwohl gute Übereinstimmung besteht zwischen den Ergebnissen des Agar-Gel-Diffusionstests und denen der Agglutination kann der Diffusionstest die Agglutination mit monospezifischen Seren nicht ersetzen. Im letzten Stadium der Tilgung der Rinderbrucellose traten trotz der erwiesenen Zweckmäßigkeit der bisherigen serologischen Methoden diagnostische Schwierigkeiten auf. Es sollten deshalb die bisherigen Richtlinien für die einheitliche Durchführung der Untersuchungsmethoden zur Brucellosediagnostik aus dem Jahre 1955 revidiert werden. Als ergänzende Untersuchungsmethodik müßte die Komplementbindungsreaktion (KBR) bindend vorgeschrieben werden. Als weitere ergänzende Untersuchungsmethoden wären besonders der schnelle Coombs-Test und der Hitzetest zu empfehlen. Brucellose-Schutzimpfungen jeder Art müßten in Zukunft unterbleiben. Seit 1½ Jahren ist in Rheinland-Pfalz die Schafbrucellose getilgt. Schwach verseuchte Schafherden (bis maximal 15% Reagenten) sind sanierbar. Die im Jahre 1954 empfohlenen serologischen und allergischen Untersuchungsmethoden haben auch heute noch Gültigkeit. Die Serumverdünnung 1:10 zeigt am häufigsten unspezifische Titer an und sollte deshalb weggelassen werden. Die Serumverdünnungen sind zweckmäßigerweise ebenso anzusetzen wie beim Rind. Unspezifische Agglutinations- bzw. persistierende Brucellintiter lassen sich am schnellsten und sichersten durch die KBR klären. Der schnelle Coombs-Test (s. CT) eignet sich nicht für die Untersuchung von Schafen, da jede Allergisierungsmethode diesen Test beeinflußt. 1960 wurden 3 Ausbrüche und 1961 1 Ausbruch von Schweinebrucellose ermittelt. Drei Ausbrüche waren nachweislich auf infizierte Feldhasen zurückzuführen. Es besteht heute kein Zweifel mehr, daß auch in Deutschland der infizierte Feldhase in erster Linie die Ursache für die Schweinebrucellose darstellt. Bei der Diagnostik der Schweinebrucellose ist neben der LA die KBR von entscheidender Bedeutung. Beim Schwein hat sich, im Gegensatz zum Rind, die Brucellinisierung mit nicht agglutinogenen Brucellapolysacchariden als wertvoller Herdentest erwiesen. Bei der serologischen Untersuchung von Hasenblutproben wurde in den letzten Jahren eine durchschnittliche Verseuchung von 6–8,5% festgestellt. In allen bakteriologisch untersuchten Fällen handelte es sich um *B. suis* (Thomsen). Experimentelle Untersuchungen gaben keinen Hinweis, daß Melitensiskeime im Hasenorganismus mutieren. Brucellose-infizierte Hunde besitzen eine epidemiologische Bedeutung bei der Bekämpfung der Rinderbrucellose. In einer brucelloseverseuchten Gemeinde konnte die Rinderbrucellose erst nach Tilgung der Hundebrucellose getilgt werden. E. Kunter. 5475.

4-64/04-0263 Bienvenu, Rene J., Hyde, James M., Young, Varley F., Gibson, Mary Lee und Peery, David E.; Natchitoches, Northwestern State Coll. of Louisiana. Role of magnesium in brucellacidal activity of bovine serum. **(Die Rolle des Magnesiums bei der brucellawidrigen Wirkung des Rinderserums.)** Amer. J. veterin. Res. **24** (1963) Nr. 99. S. 313–316. — 2 Abb., 5 Tab., 8 Lit.

Die gegen Brucellen gerichtete baktericide Wirkung des Rinderserums wurde mit Hilfe der Mikrokolonie-Technik nach Bienvenu und Mitarb. bestimmt, wobei *B. abortus*, Stamm 2308 als Teststamm Verwendung fand. Die Bestimmung des Mg-Spiegels im Serum erfolgte nach der Titan-Gelb-Methode von Fister. Die Zugabe von Mg^{++} in Form von $MgSO_4$ zu Serum mit geringer bactericider Wirkung von tragenden Färsen führte zur Erhöhung der bactericiden Aktivität der Serumproben. Von Mg gereinigtes Serum zeigte eine geringere bactericide Wirkung als unbehandeltes Serum. Bei Mg-freiem Serum tritt durch Zugabe von Mg^{++} eine Regeneration der bactericiden Wirksamkeit ein. Mit Ca^{++} konnte diese Regeneration nicht erreicht werden. Bei tragenden Färsen war in der ersten Zeit der Trächtigkeit ein leichter Abfall des Mg-Spiegels im Serum zu beobachten, der mit einer Verringerung der bactericiden Wirksamkeit einherging. Intravenöse Injektionen von 100000

IE humanen Gonadotropins aus dem Chorion führten zu starkem Absinken des Mg-Spiegels und der bactericiden Aktivität des Serums. Nach der i.v. Verabreichung von 8 g $MgSO_4 \cdot 7\ H_2O$ in 400 ml Aqua dest. trat eine Regeneration der bactericiden Wirksamkeit des Serums ein. Kaninchen schieden nach der i.v. Injektion von menschlichem gonadotropen Hormon aus dem Chorion signifikant größere Mengen von ^{28}Mg mit dem Urin aus als unbehandelte Kaninchen. Die bactericide Wirkung des Serums von nicht-vaccinierten, nichttragenden Färsen ist von dem Gehalt an Mg-Ionen abhängig. Die Herabsetzung der natürlichen Widerstandsfähigkeit gegen die Bruceloseinfektion ist eine Folge des verringerten Magnesium-Ionen-Spiegels im Serum, verursacht durch das Auftreten von Trächtigkeitshormonen. E. Kunter. 5475.

4-64/04-0264 Simon, Joseph und Brewer, R. L.; Urbana, Univ. of Illinois, Coll. of Veterin. Med. Investigation of Johne's disease in three cattle herds. **(Untersuchungen über die Johnesche Krankheit in 3 Rinderherden.)** J. Amer. veterin. med. Assoc. **143** (1963) Nr. 3. S. 263–266. – 4 Abb., 2 Tab.
9 Rinder (3 Guernseys, 6 Aberdeen Angus) mit klinischen Zeichen der Johneschen Krankheit wurden intradermal mit Johnin und Geflügeltuberkulin getestet. Während von beiden Rassen nur je ein Rind auf beide Proben positiv reagierte, zeigten die übrigen 7 Tiere keine Reaktionen. Nach der Schlachtung stellte man lediglich bei einem Rind eine leichte Verdickung der Ileocaecalklappenregion, bei zwei weiteren dort eine streifenförmige Blutung fest. Histologisch wurden Anhäufungen von Epitheloidzellen in der Mucosa, Submucosa des Darmes und den Corticalsinus der regionalen Lnn. mit eosinophiler Infiltration, jedoch Riesenzellen und Verkäsungen in keinem Falle gefunden. Wegen der nicht gerade überzeugenden Ergebnisse wurden zusätzlich Rinder aus den drei Ursprungsherden mit Geflügeltuberkulin, Säugertuberkulin, Johnin und einem gereinigten Proteinderivat (PPD) intradermal am Hals getestet. Nach 48 Std. zeigten 47% der Tiere positive Reaktionen auf Geflügeltuberkulin, 35% auf Johnin, 10% auf Säugertuberkulin und ca. 2% auf PPD. Drei auf Säugertuberkulin reagierende Rinder reagierten auf die anderen Teststoffe nicht. In einer dieser Herden wiesen annähernd 10% der Tiere Anzeichen der Johneschen Krankheit auf, jedoch reagierten 40% auf Johnin und 60% auf Geflügeltuberkulin. Aus diesen Ergebnissen geht hervor, daß die heute gebräuchlichen diagnostischen Methoden zur Feststellung der Johneschen Krankheit fraglich sind und daß Reagenten auf Tuberkulin mit „nicht sichtbaren Läsionen" aus einer Mischinfektion mit anderen Mycobacterien als *Mycobacterium tuberculosis* resultieren können. H. Heimbürge. 5590.

4-64/04-0265 Golikov, A. V.; Kusminki, Gebiet Moskau, Unions-Inst. für Exp. Veterinärmed. Lečenie krupnogo rogatogo skota, bol'nogo aktinomikozom. **(Die Behandlung der an Aktinomykose erkrankten Rinder.)** Veterinarija, Moskva **40** (1963) Nr. 5. S. 15–16.
Die Behandlung der Aktinomykose mit Jodpräparaten ist sehr arbeitsaufwendig und nicht in allen Fällen erfolgreich. Obwohl die Antibioticabehandlung offensichtlich erfolgreich sein kann, bestehen keine klaren Vorstellungen über die Applikationsart, -dauer und -dosis. Nachdem in früheren Versuchen die in vitro-Wirkung von Erythromycin, Penicillin, Streptomycin und Terramycin bewiesen werden konnte, folgen jetzt Berichte über Behandlungsversuche mit diesen Antibiotica. Intramuskuläre Injektionen führen zwar zu einem hohen Blutspiegel; dennoch können diese infolge der massiven Aktinomykomkapseln nicht wirksam werden. Die direkte Applikation der Antibiotica in die Aktinomykome (1 Mill. Einheiten) führt zu keinen Blutspiegelkonzentrationen, aber zu guten therapeutischen Erfolgen, was u. a. durch die lang anhaltenden hohen Konzentrationen des Mittels in den Aktinomykomen erklärbar ist. Bei 57 von 62 Tieren im Alter von 1,5–8 Jahren konnte durch die örtliche Behandlung eine Heilung ohne Rezidive in einer Beobachtungszeit von

5–18 Monaten erzielt werden. Die Injektionen wurden bei Penicillin und Terramycin nach 1–3 und bei den anderen Antibiotica nach 1–4 Tagen wiederholt, wobei vor jeder nochmaligen Injektion der Aktinomykominhalt mittels einer Spritze abzusaugen ist. Die volle Resorption der Aktinomykome setzt nach 14–15 Tagen ein. W. Bathke. 5600.

4-64/04-0266 Pine, L. und Overman, J. R.; Durham, N. C., Duke Univ., Med. Centre. Determination of the structure and composition of the "sulphur granules" of Actinomyces bovis. **(Bestimmung der Struktur und Zusammensetzung der sog. „sulphur granules" von Aktinomyces bovis.)** J. Gen. Microbiol. **32** (1963) Nr. 2. S. 209–223. – 16 Abb., 4 Tab., 40 Lit.
Die bei einem Fall von Rinderaktinomykose isolierten „sulphur granules" wurden elektronenmikroskopisch, lichtmikroskopisch und mit Hilfe des Phasenkontrastmikroskopes untersucht. Gleichzeitig wurden chemische Analysen im Vergleich zu in vitro gewachsenen *Aktinomyces bovis*-Kulturen durchgeführt. Es konnte gezeigt werden, daß die Körnchen aus Myzelrasen des *A. bovis* bestehen, und zwar aus einem Polysaccharid-Protein-Komplex mit über 50% Calciumphosphat. Damit haben diese Granula mit Ausnahme des Calciumphosphats die gleiche Zusammensetzung wie die in vitro gewachsenen Organismen. Es wird daraus geschlossen, daß die Grundstruktur der Granula die Organismen selbst repräsentieren und daß die Myzelmasse als Folge einer Phosphatase-Aktivität des Wirtes und des Organismus mineralisiert wird. P. Kielstein. 5600.

4-64/04-0267 Kiŕjanov, E. A.; Veterin.-Bakteriol. Lab. der Region Primorje. Leptospiroz krupnogo rogatogo skota. **(Leptospirose des Rindes.)** Veterinarija, Moskva **40** (1963) Nr. 5. S. 14–15.
Bericht über Leptospirosefälle bei Rindern mit perakuten, akuten, subakuten, atypischen und chronischen Verlausformen. Es erkrankten sowohl Kühe als auch Kälber; hervorgehoben wird, daß die Hämoglobinurie nicht bei allen erkrankten Tieren beobachtet werden konnte, obwohl die Erythrocytenzahl und die Hämoglobinmenge in allen Fällen vermindert waren. Die Sektion ergab u.a. Nekrosen der Haut in der Kreuzgegend, Gelbfärbung der Schleimhäute, größere Transsudatmengen in Brust- und Bauchhöhle (bis zu 5 Liter), Blutungen am Herzen sowie leichten Milztumor mit subcapsulären Blutungen. Auffallend waren zahlreiche spritzerförmige Blutungen an den Nieren. Mit den Leptospirentypen *L. grippotyphosa, pomona, saxkoebing, muris* und *ussuri* wurden serologische Untersuchungen in 15 Kreisen eingeleitet; von 644 Proben waren 36% positiv. Zur Behandlung kamen neben dem spezifischen Hyperimmunserum Sulfantrol, Coffein, Antibiotica und andere symptomatische Mittel zur Anwendung. Zur Festigung der passiven Immunität erhielten die Tiere eine Chinosolvaccine. W. Bathke. 5710.

4-64/04-0268 Golota, Ja. A., Čepurov, K. P. und Karyševa, A. F. Diagnostyka i dyferenciacija leptospirozu svynej. **(Diagnostik und Differenzierung der Leptospirose der Schweine.)** Socialistyčne tvarynnyctvo, Kyïv **35** (1963) Nr. 2. S. 44–47. – Orig.: ukrain. 5720.

4-64/04-0269 Krŭstev, M. Proučvane vŭrchu dizenterijata po svinete. II. Nositelstvo i otdelitelstvo na Vibrio suis i značenieto im za razprostranenie na bolestta. **(Untersuchung der Schweineruhr. 2. Mitt. Träger und Ausscheider von Vibrio suis und ihre Bedeutung für die Verbreitung der Krankheit.)** Izvestija na Veterinarnija institut za zarazni i parazitni bolesti, Sofija **7** (1963) S. 21–28. – 1 Abb., 4 Tab., 3 Lit.
Es wurden hauptsächlich mikroskopische Untersuchungen der Darmschleimhaut (982 Schweine) zur Feststellung der Vibrionenträger und der Fäkalien (1083 Schweine) zur Feststellung der Vibrionen-Ausscheider durchgeführt. Untersucht wurden gesunde, kranke und genesene Schweine verschiedenen

Alters. Es wurde festgestellt, daß die Vibrionenträger — ruhrkranke oder genesene Schweine — auch unbedingt ihre Ausscheider sind. Die Erscheinung der Träger-Eigenschaft und der Vibrionen-Ausscheidung bestand während der Incubation und Krankheit und auch 6 Monate danach. In einigen Fällen gelang es nicht, die Trägereigenschaft und die Ausscheidung der Vibrionen bei gesunden Schweinen festzustellen, die sich unter verschiedenen Fütterungsbedingungen in den von Ruhr freien Wirtschaften befanden. In gefährdeten Schweinezucht-Farmen, sowie auch von einer Farm zur anderen, verbreitet sich die Krankheit durch kranke und genesene (bis zu 6 Monaten) Eber, Mutterschweine und Läufer.

NRB/ZSNTI, übersetzt v. N. Kuhlberg. 5750.

4-64/04-0270 Fertig, Stanisław, Jasińska, Stanisława, Kuprowski, Marian und Wachnik, Zenon. Rozpoznawanie listeriozy owiec. **(Diagnostik der Schaflisteriose.)** Med. weteryn. **19** (1963) Nr. 7. S. 386–391. — 5 Abb., 3 Tab., 26 Lit. Zus. in Russ., Engl., Franz., Dtsch.

Die dargelegten diagnostischen Untersuchungen wurden an Schafen einiger Staatsgüter durchgeführt, wo Erkrankungen von Mutterschafen und 2 Monate alten Lämmern auftraten. Im Vordergrund dieser Erkrankungen standen nervöse Erscheinungen (einseitige Kopfdrehung, Drängen gegen die Wand, Herabhängen des Unterkiefers, Nystagmus und Extremitätenparese). Außerdem konnten Speichelfluß, Appetitlosigkeit, Durchfall, Nasenausfluß und Abmagerung beobachtet werden. Die Krankheit dauerte bis zu zehn Tagen und führte regelmäßig zum Tode. Mittels bakteriologischer Untersuchung wurde *Listeria monocytogenes* nachgewiesen. Dabei konnten vier Stämme isoliert werden. Die mit den isolierten Stämmen angefertigten Antibiogramme zeigten ihre größte Empfindlichkeit auf Erythromycin, Chloromycetin und Tetracyclin. Dagegen zeigten sie eine verhältnismäßig hohe Resistenz gegen Penicillin und Streptomycin. Der Sektionsbefund war negativ. Bei der histologischen Untersuchung des Gehirns wurden deutliche Entzündungsveränderungen festgestellt, und zwar diffuse, feine, submiliäre oder größere, perivasculäre, mononucleäre Lymphocyten- sowie Leukocytenherdinfiltrationen. Auf Grund der histologischen Untersuchung werden folgende Schlüsse gezogen: Die im histologischen Bild festgestellte herdförmige eitrige Gehirnstammentzündung scheint einen pathognomonischen Wert für Schaflisteriose zu besitzen. Da der Prozentsatz positiver Befunde durch die bakteriologische Untersuchung dem durch die histologische Untersuchung nachsteht und die letztere ein schnellere und leichte Ausführung gestattet, tritt die histopathologische Gehirnuntersuchung in Verdachtsfällen, die eine schnellere und leichte Ausführung gestattet, als Diagnosemethode in den Vordergrund.

PRL/CBR. 5760.

4-64/04-0271 Urbaneck, D., Lehnert, Ch., Rittenbach, P. und Schleicher, J.; Leipzig, Karl-Marx-Univ., Veterin.-Pathol. Inst., Inst. für Veterin.-Mikrobiol. und Tierseuchenlehre. **Morphologische und bakteriologische Befunde bei der spontanen Gehirnlisteriose der Schafe.** Arch. exp. Veterinärmed. **17** (1963) Nr. 4. S. 717–750.

Zur weiteren Klärung der Pathogenese der Gehirnlisteriose der Schafe werden bakteriol. und histologische Untersuchungen durchgeführt. Während durch die bakteriol. Untersuchung der Nachweis von *L. m.* in der Medulla 100%ig gelang, verteilten sich die Funde in den übrigen Organen folgendermaßen: Großhirn 25%, Leber 37,5%, Milz 25%, Lunge und Niere 19%, Herz 12,5% und den übrigen Organen sowie in Muskulatur und Darmlymphknoten je ein Befund bei 15 untersuchten Tieren. Es handelt sich um den Serotyp 0 I, II und 0 V. Bei drei Schafen wurde eine Doppelinfektion beider Typen festgestellt. Die Gehirnlisteriose der Schafe ist somit meist keine isolierte Organinfektion, sondern es ist häufig mit Listerien in Muskulatur und Organen zu rechnen. Dabei dürfte es sich um eine terminale Bakteriämie durch hämatogene Ausbreitung vom Gehirn aus handeln. Die encephalitischen Prozesse konzentrieren sich auf die Kerngebiete des V., VII. und XII. Gehirnnerven, woraus auf eine neurolymphogen aszendierende Infektion geschlossen wird. Die histologischen Veränderungen in den übrigen Organen waren bis auf einen Fall mit Lebernekrobiosen geringgradig und unspezifischer Art.

H. Linsert. 5760.

4-64/04-0272 Kretzschmar, Chr.; Stendal, Veterinäruntersuchungs- und Tiergesundheitsamt. **Vorbeugemöglichkeiten bei der Kolienterotoxämie der Schweine.** Mh. Veterinärmed. 18 (1963) Sonderh. Nr. 1. S. 42–44.
Die Colienterotoxämie hat im Laufe der letzten Jahre sehr stark an Bedeutung gewonnen. In vielen Zuchtbetrieben sterben bis zu 30% der Ferkel 6–14 Tage nach dem Absetzen an dieser Erkrankung. Da im klinischen Bild die Ödeme nur bei ca. 35% der Fälle vorhanden sind, vertritt der Vf. die Meinung, die Bezeichnung Ödemkrankheit zu verlassen. – Bei seinen Untersuchungen konnte Vf. feststellen, daß im Sektionsbild der an Colienterotoxämie gestorbenen Ferkel ein stark mit trockenen Futtermassen gefüllter Magen im Vordergrund steht. Vf. schließt daraus, daß als Vorläufer der Colienterotoxämie eine Dysbakterie auf Grund zu geringen Flüssigkeitsgehaltes des Futter vorliegen müsse. Es zeigte sich, daß bei Verfütterung von mit heißem Wasser überbrühtem Getreideschrot keine Erkrankungsfälle auftraten, während die feuchtkrümlig gefütterten Tiere auch weiterhin erkrankten. – Den Einsatz von γ-Globulinen, spezifischen Vaccinen u. ä. hält Vf. bei der Colienterotoxämie für unwirtschaftlich, da durch entsprechende Fütterungsmaßnahmen nach dem Absetzen der Ferkel eine weitgehende Vorbeugung getroffen werden kann. E. Werner. 5766.

4-64/04-0273 Davis, J. W. und Smibert, R. M.; Blacksburg, Virginia Polytechn. Inst. Studies on hemolytic Escherichia coli associated with edema disease of swine. III. The effect of hemolytic and nonhemolytic Escherichia coli endotoxin on the blood of swine. **(Untersuchungen über hämolytische E. coli-Stämme bei der Ödemkrankheit der Schweine. 3. Mitt. Die Wirkung des Endotoxins von hämolytischen und nicht hämolytischen E. coli-Stämmen auf Schweineblut.)** Amer. J. veterin. Res. 24 (1963) Nr. 99. S. 324–328. – 3 Tab., 15 Lit. 2. Mitt. vgl. LZ. Abt. IV 8 (1963) Nr. 3. S. 522.
Das durch Ultraschallbehandlung der *E. coli*-Stämme (Stamm 755, Serotyp 0138: K 81:14; 3 nicht hämolysierende *E. coli*-Stämme: Serotyp 0143, 02:Kl und 3 rel: K:18) gewonnene Endotoxin wurde Ferkeln i. v. injiziert. Die Endotoxine von hämolytischen und nicht hämolytischen *E. coli*-Stämmen bewirkten gleichlaufende Veränderungen in der Blutzusammensetzung der Schweine. Bis maximal 5 Std. p. i. war ein Antieg des Harnsäure- und Bilirubin-Spiegels zu beobachten. Der Glukosegehalt des Blutes erlitt zuerst einen Abfall, stieg wieder an und sank dann schließlich unter den normalen Blutspiegel vor der Injektion. Sowohl in in vitro- als auch in vivo-Versuchen trat eine deutliche Verringerung der Leucocyten auf. Die Blutsenkungsgeschwindigkeit war 22–24. Std. p. i. erhöht. Zum gleichen Zeitpunkt war eine signifikante Verringerung des prozentualen Anteiles an Lymphocyten zu verzeichnen. Nach der Endotoxin-Injektion kam es zu einer Erhöhung des Ammoniak-, Ornithin-, Histidin-, Glycin-, Cystin- und Harnstoff-Gehaltes sowie zu einer Erniedrigung des Arginin-, Asparaginsäure-, Glutaminsäure-, Methionin-, Alanin-, Serin-, Prolin-, Tyrosin-, Phenylalanin-, Leucin-, Isoleucin-, Lysin-Spiegels und des Gehaltes an 3 ninhydrinreaktiven Substanzen. Die Werte für Albumin sowie die alpha-, beta- und gamma-Gobuline erfuhren durch die Endotoxin-Injektionen keine Veränderungen. Demgegenüber wurde der Gehalt an alpha- und beta-Lipoprotein verringert.

E. Kunter. 5766.

4-64/04-0274 Genov, I. und Vačev, B. Vŭrchu etiologijata na zaraznija atrofičen rinit po prasetata. **(Die Ätiologie der infektiösen atrophischen Rhinitis bei Ferkeln.)** Selskostopanska nauka, Sofija **1(7)** (1962) Nr. 11. S. 1251–1253. – 4 Lit.
Das Virus wurde auf Hühnerembryonen kultiviert (das Material wurde in den Dottersack injiziert), die bei der ersten Passage am 4.–7. Tage und bei den folgenden Passagen am 2.–5. Tage abstarben. Beim Mikroskopieren der Präparate aus den nach Machiavello gefärbten Eihäuten des Embryos wurden rosa Elementarkörperchen und große ringförmige Anhäufungen beobachtet, die an Initialzellen erinnern. Nach dem erfolglosen Versuch, den Stamm in einer Gewebekultur des Zellstammes Hert zu kultivieren, gelang dieses in einer Fibroblastenkultur von Hühnerembryonen, wobei auch ein cytopathogener Effekt beobachtet wurde. Mit der Gewebekulturflüssigkeit wurde ein Hämagglutinationsversuch mit Meerschweinchen-Erythrocyten durchgeführt. Mit Embryopassage (Dotteremulsion und zerkleinerte Dotterhäute nach der 10. und 12. Passage des Virus) wurden vier von neun 5 Tage alten Ferkeln derselben Sau infiziert, ohne die übrigen Ferkel zu isolieren. Die ersten Anzeichen der Krankheit zeigten sich am 15. Tag nach der Infektion. Es wurde eine katarrhalische Entzündung der oberen Atmungswege, schwere Konjunktivitis und ein Zurückbleiben in der Entwicklung beobachtet; später traten Anzeichen von Pneumonie auf. Am 38. Tage verendeten ein Versuchsferkel und am 48. Tage ein Kontrollferkel mit Anzeichen atrophischer Rhinitis. Aus diesen Ferkeln gelang es, das Virus zu rekultivieren. Die Versuche bestätigen die Virusätiologie der atrophischen Rhinitis. Die Krankheit trägt den Charakter einer Neorickettiose.
NRB/ZSNTI, übersetzt v. Ch. Eshkowa. 5767.

4-64/04-0275 Makoveev, N. V.; Krasnojarsk, Regionsverwalt. für Erzeug. und Beschaff. Landwirtsch. Produkte. Ozdorovlenie chozjajstva ot infekcionnogo atrofičeskogo rinita svinej. **(Die Sanierung eines Bestandes von der infektiösen atrophischen Rhinitis der Schweine.)** Veterinarija, Moskva **40** (1963) Nr. 3. S. 18–19.
In einem Sowchos wurden alle an infektiöser atrophischer Rhinitis erkrankten Schweine isoliert und bald geschlachtet. Bei den Ferkeln wurde die Schleimhaut der Nasengänge mit Streptomycin, Penicillin und Lugol'scher Lösung benetzt. Diese Maßnahmen zeitigten nicht den erhofften Erfolg, deswegen wurde in den nächsten Jahren nach folgenden Gesichtspunkten gearbeitet. Zur Zucht wurden nur Muttersauen benutzt, die klinisch gesund waren und in mehreren Würfen keine kranken Ferkel hatten; diese Muttersauen wurden dann in einem gesonderten Stall untergebracht. Alle der atrophischen Rhinitis verdächtigen Tiere wurden sofort isoliert und gemästet; die Stallabteilungen wurden nach jeder Räumung desinfiziert. In den Ausläufen wurde die Erde 10–15 cm tief abgetragen, der Boden mit Natronlauge getränkt und danach frische Erde aufgeschüttet. Prophylaktisch wurde den Sauen und Ferkeln „Biovetin" über mehrere Tage verabreicht. Durch diese Maßnahmen konnte eine gesunde Stammherde geschaffen und die infektiöse, atrophische Rhinitis der Schweine in diesem Sowchos getilgt werden. E. Werner. 5767.

4-64/04-0276 *Stojanov, V.* **Edemna bolest po prasetata.** (Ödemkrankheit der Ferkel.) Sofija: BAN. 1962. (106 S. m. 16 Abb., 11 Tab., 174 Lit.) Die Monographie umfaßt Untersuchungen von 1957–1962. Es wird eine verhältnismäßig weitgehende Verbreitung der Krankheit in Bulgarien festgestellt. 1961 wurde die Ödemkrankheit bei 37 % aller zu diagnostischen Zwecken untersuchten Ferkeln festgestellt. Die Krankheit tritt am häufigsten im Frühjahr und Sommer und zu Beginn des Winters auf. Vorwiegend erkranken Absatzferkel, manchmal Saugferkel im Alter von 1 Monat und bedeutend seltener bis zu 3 Monate alte Ferkel. Bei der Autopsie von 160 Ferkeln wurde reine oder fast reine Kultur von β-hämolytischen E. coli in 95–100 % der Fälle aus dem Dünndarm isoliert, in 5–10 % aus dem Magen, in 10–20 % aus dem Dickdarminhalt, in 70–80 % aus den Gekröselymphknoten und in 3–5 % aus dem Parenchym der inneren Organe. Außerdem wurden 120 gesunde Schweine aus gefährdeten und 120 gesunde Schweine aus günstigen Betrieben untersucht. In der ersten Gruppe erwiesen sich 30–50 % der Tiere als Träger von β-hämolytischen E. coli, in der zweiten Gruppe dagegen nur 0,5 – 2 %. Die aus Ödem-kranken Schweinen isolierten β-hämolytischen Stämme wurden in drei serologische Gruppen eingeteilt: I. Gruppe: 78 Stämme mit der Antigen-Struktur – 0139:K82:H1; II. Gruppe: 30 Stämme mit der Antigen-Struktur 0141:K85:H4; III. Gruppe: 23 Stämme mit der Antigen-Struktur 0138:K81:H. Mit den verschiedenen Stämmen und ihren Enteroendotoxinen wurde eine Reihe von Versuchen zur Infektion von Versuchstieren durchgeführt. Die Krankheit wurde nach intraperitonealer Applikation der Reinkulturen an Versuchsschweinen wiedererzeugt. Aus dem Organismus der erkrankten Ferkel wurde mit Hilfe von 7 Tage alten Hühnerembryonen auch ein 2. Virus isoliert, jedoch gelang es nicht, die Krankheit bei Versuchstieren mit diesem Virus wiederzuerzeugen. Es gelang, unter Verwendung der Stämme von β-hämolytischen E. coli dreier Gruppen, ein polyvalentes Hyperimmunserum für Schweine zu gewinnen.

NRB/ZSNTI, übersetzt v. Ch. Eshkowa.

X. HÄMATOLOGIE

4-64/04-0277 Hauser, Pierre; Bern, Univ, Veterinärmed. Klin.; Kleintierklin. **Quantitatives und qualitatives Blutbild der gesunden Katze.** Schweiz. Arch. Tierheilkunde **105** (1963) Nr. 8. S. 438–464. – 6 Abb., 19 Tab., 50 Lit.

Das quantitative und qualitative Blutbild der gesunden Katze wird überprüft wobei beeinflussende Faktoren wie Alter, Geschlecht, Verdauung und Haltungsbedingungen berücksichtigt werden. Zur Auswertung kamen 67 männliche und 82 weibliche, klinisch gesund erscheinende Tiere. Die Blutentnahme wird an der V. cephalica antebrachii vorgenommen. Die Erythrocyten- und Hämoglobinwerte männlicher Tiere liegen signifikant höher als diejenigen gleichaltriger weiblicher Katzen. Der Hämoglobingehalt der einzelnen Erythrocyten ist bei männlichen Tieren ebenfalls größer als bei weiblichen. Bei männlichen und erwachsenen Katzen werden niedrigere Leukocytenzahlen festgestellt als bei weiblichen und jungen Individuen. Im Differentialblutbild junger Katzen besteht ferner eine Erhöhung der stabkernigen Neutrophilen, der Lymphocyten und der Plasmazellen. Eine Veränderung des Blutbildes durch die Verdauung konnte nicht festgestellt werden. Die Erythrocyten-Senkungsreaktion ist bei männlichen Tieren signifikant langsamer als bei weiblichen Katzen. Folgende Normalwerte wurden ermittelt: Männliche Tiere: Erythroc. 8,54 (6,25–10,83), Hb. 13,9 (10,22–17,58) g%, Hb_E 16,2, Leukoc. 10450 (6060–14840), Stabk. Neutroph. 6,1 (0–13,27), Seg. Neutr. 41,0 (17,64–64,36), Eosinoph. 7,3 (0,05–14,55), Baso. 0,013 (0–1,0), Lympho. 43,1 (20,09–66,11), Mono. 1,8 (0–3,98). Weibliche Katzen: Erythroc. 8,07 (5,86–10,28), Hb. 12,5 (8,96–16,18) g%, Hb_E 15,4, Leuko. 11 400 (7170 bis 15630), Stabk. Neutr. 6,1 (0–13,05), Seg. Neutro. 41,7 (16,28–67,12), Eosino. 7,9 (1,12–14,68), Baso. 0,02 (0–0,5), Lympho. 41,7 (16,30–67,10), Mono. 2,2 (0–4,24).

W. Verter. 5910.

4-64/04-0278 Dalton, Rodger G. und Fisher, Edward W.; Glasgow, Univ., Veterin. Hospital. Plasma and blood vulomes in horses. **(Plasma- und Blutvolumen beim Pferd.)** Brit. veterin. J. **119** (1963) Nr. 8. S. 384–386. – 2 Tab., 8 Lit.

Bei 12 Clydessdale und mit leichten Tieren gekreuzten Clydessdale Zugpferden werden 19 Blut- und 18 Plasmavolum-Bestimmungen mit Hilfe von Evans Blau T. 1824 (vgl. LZ. Abt. IV **7** [1962] Nr. 7. S. 1451.) an gesunden, nicht trächtigen Stuten und Wallachen ausgeführt. Das Körpergewicht der Tiere variierte von 309 bis 786 kg. Mit einem durchschnittlichen Plasmavolumen von 49 ± 1,45 ml/kg (39–64 ml/kg) und einem Blutvolumen von 73 ± 10,5ml/kg (57–96 ml/kg) ähneln die Befunde den Angaben in der Literatur und stimmen mit den für Percheron gefundenen Werten weitgehend überein.

C.-U. v. Mickwitz. 5915.

4-64/04-0279 Schützler, G. und Siegert, M.; Berlin-Dahlem, Univ., Inst. für Veterin.-Pharmakol. **Mikrobestimmungen von Hämoglobin im Hinblick auf die Fermentdiagnostik im Serum und Plasma von Hunden und Pferden.** Berliner Münchener tierärztl. Wschr. **76** (1963) Nr. 12. S. 224–225. – 1 Abb., 13 Lit. Zus. in Engl.

Vff. bestimmten bei 20 gesunden Pferden und 17 Hunden den Hb-Gehalt im Serum und Plasma von Blutproben, die bei der Betrachtung keine Anzeichen für eine Hämolyse aufwiesen. Zweck der Untersuchungen war es, einen Maßstab für den Grad einer Mikrohämolyse zu erhalten, die für die Fermentaktivitätsbestimmungen wichtig ist. Der Hb-Gehalt im Hunde- und Pferdeserum wurde miteinander verglichen. Zur Bestimmung wurde die Benzidinmethode angewendet. Hb wirkte bei diesem Verfahren als Pseudooxydase. Aus Benzidin bildete sich in Gegenwart von H_2O_2 und Hb ein Farbstoff. Benötigt wurden: Benzidinreagens 3%ig (3 g Benzidin p. a. in 90 ml Eisessig gelöst und mit Aqu. dest. auf 100 ml gebracht; Reag. kurz vor Gebrauch ansetzen), Wasserstoffsuperoxyd 1%ig (stets frisch bereitete Lsg. aus Perhydrol p. a. hergestellt) und 10%ige Essigsäure. 1 ml Benzidinreagens wurde mit 0,1 ml bzw. 0,05 ml des zu untersuchenden Plasmas oder Serums in einem Reagenzglas vermischt, mit 1 ml H_2O_2 versetzt und geschüttelt. Nach 20 Min. wurden 10 ml 10%ige Essigsäure zugegeben, die Probe geschüttelt und nach 10 Min. bei 515 mμ gegen den Leerwert im Zeiß-Spektrophotometer gemessen. Die Ermittlung der Hb-Konzentration erfolgte durch Ablesung aus einer Eichkurve, welche durch Vorgabe bekannter Hb-Lösungen aufgestellt wurde. Beschrieben wird die Herstellung und Eichung der Hb-Lösungen. Ferner wurden zur Prüfung der Abhängigkeit der Fermentaktivität von dem Hb-Gehalt im Plasma und Serum Vorversuche mit der Lactatdehydrogenase unternommen. Der Mittelwert des Hb-Gehaltes betrug beim Hund im Plasma 23,1 $\pm$ 9,6 γ/ml, im Serum 140,6 $\pm$ 64,5 γ/ml; beim Pferd im Plasma 7,2 $\pm$ 6,7 γ/ml, im Serum 33,9 $\pm$ 17,9 γ/ml. Die Plasmawerte lagen bei diesen Tieren signifikant unter denen des Serums. Der Mittelwert der Aktivitäten beim Hund in Bücher-Einheiten im Serum betrug 1,73 $\pm$ 0,55, im Plasma 0,70 $\pm$ 0,14; bei Pferden im Serum 14,38 $\pm$ 4,18, im Plasma 11,23 $\pm$ 3,42. Es bestanden statistisch gesicherte Unterschiede. Die Verwendung von Plasma für Fermentaktivitätsuntersuchungen wird vorgeschlagen.

Chr. Garlt. 5926.

4-64/04-0280 Freundlich, Melvin H. und Gerarde, Horace W. A new, automatic, disposable system for blood counts and hemoglobin. **(Ein neues, automatisches, zum einmaligen Gebrauch bestimmtes System zur Blutkörperchenzählung und Hämoglobinbestimmung.)** Blood **21** (1963) Nr. 5. S. 648 bis 655. — 6 Abb., 1 Tab., 6 Lit.

Mit dem neuen System (vgl. Gerarde, Med. Bull. **20** [1960] S. 358.) können schnell und leicht der Gehalt an Erythrocyten, Leukocyten, Thrombocyten und Hämoglobin bestimmt werden. Es besteht aus einer Kombination eines mit 2,6 ml physiologischer NaCl-Lösung vorgefüllten Plastikbehälters und einer einmal verwendbaren, sich selbst füllenden Glas-Mikropipette. Zur Ermittlung o. a. Daten werden nur 0,013 ml Blut benötigt. Die Blutprobe wird unter mehrmaligem Durchspülen der Pipette in den Plastikbehälter gefüllt und durch kurzes Umschütteln mit dessen Inhalt gemischt (Verdünnung 1:200). Ein Tropfen dieses, mit der Mikropipette entnommenen Gemisches wird in einer Standard-Zählkammer auf Erythrocyten ausgezählt. Danach wird ein Tropfen einer stromatolytischen Lösung (Red-Out B-D) in den Plastikbehälter getan und kurz geschüttelt; es tritt fast augenblicklich eine vollständige Hämolyse ein. Die Leukocyten und Thrombocyten bleiben erhalten, und das Hb wird als Oxy-Hb erhalten. Mit einem Tropfen des Gemisches können die Leukocyten in einer Zählkammer sofort, die Thrombocyten nach etwa 10 Min. ausgezählt werden. Der Rest des Gemisches aus dem Plastikbehälter dient der Hb-Bestimmung im Spektrophotometer bei 540 mμ gegen einen Kochsalz-Leerwert oder den Leerwert einer Drabkin'schen Lösung. Ein Vergleich an 52 Blutproben von Patienten mit venösem Oxalatblut oder Kapillarblut aus der Fingerbeere gegenüber Doppelbestimmungen nach herkömmlichen Methoden ergeben fast vollständig übereinstimmende Werte für Erythrocyten. Leukocyten und Hb. Die mit dem neuen System erhaltenen Thrombocytenzahlen liegen unter den üblichen. Geringe Blutmenge, zeitersparende, technisch einfache Handhabung und garantiert sterile Pipetten und Lösungen sind einige der wichtigsten Vorteile dieses neuen Systems zur Blutauszählung. C.-U. v. Mickwitz. 5926.

4-64/04-0281 Pearson, Howard A.; Gainesville, Univ. of Florida, Coll. of Med.; Bethesda, Md., U. S. Naval Hospital. The binding of Cr^{51} to hemoglobin. I. In vitro studies. **(Die Bindung von ^{51}Cr an Hämoglobin. 1. Mitt. Untersuchungen in vitro.)** Blood **22** (1963) Nr. 2. S. 218–230. — 6 Abb., 5 Tab., 28 Lit.

Durch eine Anzahl verschiedener Techniken wird ein bestätigender Beweis dafür erhalten, daß die ^{51}Cr-Aktivität von Hb A_1, das in einem Verhältnis von etwa 1 Mol Chrom auf 1000 Mol Hb mit $Na_2{}^{51}CrO_4$ markiert wurde, in engem Zusammenhang mit den β-Polypeptidketten steht. Auf Grund der Amminosäurensubstitution konnten keine signifikanten Differenzen bezüglich Ort und Stärke der Cr-Bindung bei abnormen Hämoglobinen (Hb S und Hb C) nachgewiesen werden. Die mit Hb F erhaltenen Ergebnisse legen eine γ-Ketten-Bindung nahe; die offensichtlich schwache Bindung zwischen Hb F und ^{51}Cr oder eine erhöhte Elutionsrate behindern solche Untersuchungen stark. Die Neigung von ^{51}Cr, vornehmlich β-Ketten zu markieren, wurde nicht nur bei intaktem Hb beobachtet, sondern auch bei der Markierung isolierter β-Ketten. Das legt die Vermutung nahe, daß innerhalb der β-Kette sich eine spezifische Stelle oder chemische Konfiguration befindet, an der die ^{51}Cr-Bindung erfolgt. Die exakte Kenntnis der Aufeinanderfolge der Aminosäuren in α, β und γ-Ketten wird die genaue Bestimmung der Cr^{51}-Bindungsstelle ermöglichen. Ob die Ergebnisse dieser weitgehend artefiziellen Behandlung des Hb bei Untersuchungen der Erythrocytenlebenszeit mit ^{51}Cr in der Klinik, in der große Mengen von Hb F auftreten, Bedeutung haben, ist noch ungeklärt. Weitere Untersuchungen in dieser Richtung sind in Vorbereitung. C.-U. v. Mickwitz. 5926.

4-64/04-0282 Ulbrich, F. und Weinhold, E.; Berlin-Dahlem, Bundesgesundheitsamt, Max-von-Pettenkofer-Inst. **Darstellung der Chromosomen weißer Blutzellen des Rindes und Entwurf eines Chromosomenschemas.** Berliner Münchener tierärztl. Wschr. **76** (1963) Nr. 14. S. 269–270. — 4 Abb., 5 Lit.

Es werden die Chromosomen aus Leukocyten von 7 weiblichen und 4 männlichen Rindern dargestellt. Neun Tiere gehörten der schwarzbunten und zwei der rotbunten Rasse an. Die Methodik der Züchtung von Leukocyten des strömenden Blutes und die Präparation von Chromosomen wird bis auf geringe Einzelheiten nach Angaben von Edwards und Young, Kosenow u. a. vorgenommen. Der normale diploide Chromosomensatz in Leukocyten vom Rind besteht nach diesen Untersuchungen aus 60 Chromosomen. Davon sind 58 Chromosomen akrozentrisch, die sich nur durch die Länge der Chromosomen voneinander unterscheiden, und 2 metazentrisch. Letztere stellen offenbar die Geschlechtschromosomen dar. Die Geschlechtschromosomen beim weiblichen Rind unterscheiden sich nicht voneinander und ähneln den X-Chromosomen. Beim männlichen Tier ist nur ein großes X-Chromosom vorhanden, während das sogenannte Y-Chromosom x-förmig und sehr klein ist. Es wird der Versuch unternommen, das Idiogramm eines weiblichen und eines männlichen Tieres aufzustellen. Das für den Menschen ausgearbeitete „Denver-Schema“ ist hierbei nicht anwendbar. W. Verter. 5982.

4-64/04-0283 Castro, Nylceo Marques de; São Paulo, Escola Paulista de Med. Frequency variations of “drumsticks” of peripheral blood neutro-

philes in the rabbit in different alimentary conditions. **(Frequenzvariationen der „drumsticks" der peripheren Neutrophilen des Blutes des Kaninchens unter verschiedenen alimentären Bedingungen.)** Acta anatom. [Basel] **52** (1963) Nr. 4. S. 341–368. – 10 Abb., 2 Tab., 55 Lit. Zus. in Franz., Dtsch.
6,5 % der neutrophilen Granulocyten des weibl. Kaninchens besitzen normalerweise „drumsticks". Bei längerem Fasten der Tiere steigt die Zahl der Zellen mit „drumsticks" bis zum 3. Tage stark an (26,28%) und fällt dann bis auf 2,43% am 7. Tage ab. Bei der Wiederaufnahme der Fütterung findet sich bis zum 3. Tag wieder ein deutlicher Anstieg (21,31%), bis nach 7 Tagen der normale Wert erreicht wird. Mit Hilfe von mit Tritium markiertem Thymidin und Cytidin konnte festgestellt werden, daß die Bildung der „drumsticks" nicht mit besonderen Stoffwechselvorgängen der Nucleinsäuren einhergeht. Auf Grund seiner Erkenntnisse sowie im Hinblick auf prozentuale Unterschiede und morphologische und färberische Verschiedenheiten zwischen dem Geschlechtschromatin und den „drumsticks" ist Vf. überzeugt, daß diese beiden Strukturen nicht identisch sind. Es wird angenommen, daß die „drumsticks" einer besonderen Phase der Lösung und Elimination von Teilen des Kernes entsprechen und nicht eine Manifestation der Aktivität der Nucleinsäuren darstellen. G. Michel. 5982.

4-64/04-0284 Bell jun., J. Th.; East Lansing, Michigan State Univ., Coll. of Veterin. Med. Histochemistry of the circulating leucocystes of domestic animals. **(Die Histochemie der zirkulierenden Leukocyten unserer Haustiere.)** Anatom. Rec. **142** (1962) Nr. 2. S. 214.
An Blutausstrichen von Kühen und aller Species der Haussäugetiere wurden histochemische Tests auf das Vorhandensein alkalischer und saurer Phosphatase, Cytochromoxydase und unspezifische Esterase vorgenommen. Die Ergebnisse zeigen große Variationen im Hinblick auf das Vorhandensein dieser Enzymsysteme in den Blutleukocyten. Alle Zellen waren negativ in bezug auf das Vorhandensein der sauren Phosphatase. Alkalische Phosphatase fehlte in den Leukocyten des Hundes, der Katze und des Kükens, war aber in den Heterophilen des Schweines und den Heterophilen und Eosinophilen des Pferdes, Rindes, Schafes und der Ziege vorhanden. Cytochromoxydase war in den Heterophilen aller untersuchten Tiere – mit Ausnahme des Kükens – sowie in den Eosinophilen des Pferdes vorhanden. Unspezifische Esterase war in den Heterophilen aller Tiere mit Ausnahme des Kükens vorhanden. Lymphocyten und Monocyten zeigten überall negative Reaktionen. Untersuchungen an Knochenmarkpräparaten des Hundes und der Katze zeigen, daß die alkalische Phosphatase in den heterophilen Myelocyten vorhanden ist, aber während des Reifungsprozesses verschwindet; völlig fehlt sie in den zirkulierenden Heterophilen. R. Berg. 5990.

4-64/04-0285 Nicolau, A. und May, J.; Bukarest, Rumänien, Veterinärmed. Fak. **Beitrag zum Studium der Neutrophilie der Haustiere. III. Die neutrophile Reaktion des Hundes.** Mh. Veterinärmed. **18** (1963) Nr. 11. S. 428–433. – 8 Tab., 44 Lit. 2. Mitt. vgl. LZ. Abt. IV 8 (1963) Nr. 5. S. 1016.
Auf Grund zahlreicher Literaturangaben wird unter Anwendung der Kernsegmentierung nach Schilling nachstehendes Blutbild für den Hund als normal angesehen: 4,5–9,0 Mill. Erythrocyten/mm³, 5500–13000 Leukocyten/mm³, 0–1% Bas., 1–9% Eos., 50–80% Neutr., 10–45% Ly., 1–9% Mon., unter den Neutrophilen je 100 Leukocyten: 14–54% Segm., 20–56% Stabk. und 0–2,5% Jugendl. bei einem KVI von 0,4–3,12. Anhand von 40 Blutbildern von Hunden mit juckenden Hauterkrankungen (6 Tiere), Lungenerkrankungen (18 Tiere), anderen Erkrankungen (2 Tiere), Hunden mit subcutaner Injektion von Terpentinöl (10 Tiere) und heterologer Gehirnsubstanz (4 Tiere) wird auf der Grundlage obiger Normwerte die neutrophile Reaktion untersucht. Es waren vermehrt in % der Fälle Neutrophile absol. in 92,5%, Neu-

trophile relativ in 75,0%, die Stabk. in 22,5% und eine Linksverschiebung des KVI in 22,5% feststellbar. Von den angeführten Kriterien waren positiv verändert: 4 Krit. bei 20%, 3 Krit. bei 2,5%, 2 Krit. bei 47,5% und 1 Krit. bei 30%. Die quantitative Reaktion wird am besten durch die absoluten Zellwerte erfaßt; den Jugendlichen ist keine Bedeutung zuzumessen. Die qualitative Reaktion wurde in allen Fällen von einer quantitativen begleitet, während nur bei 24,32% der quantitativen Granulocytosen auch Anzeichen einer qualitativen Reaktion vorhanden waren. Es traten auf: quantitative Neutrophilie allein in 28 Fällen (70%), qualitative Neutrophilie allein in keinem Fall, gemischte Reaktionen in 9 Fällen (22,5%) und falsche relative Neutrophilie in 3 Fällen (7,5%). Eine Rechtsverschiebung trat nicht auf. Haut- und Unterhautreize führten in allen Fällen zu ausschließlich quantitativer Neutrophilie und meistens zu gleichzeitiger Leukocytose, während bei Lungenerkrankungen die quantitative Reaktion in fast 90% der Fälle auftrat und in 50% der Fälle von einer qualitativen Neutrophilie begleitet wurde. Fast konstant mit quantitativer Neutrophilie trat eine Leukocytose ein, während die Erythrocyten häufig vermindert waren. Beim Hund tritt die neutrophile Reaktion 24 Std. nach Reizauslösung ein, ihre Dauer ist von Sitz und Natur des Reizes abhängig. Der Verlauf der Neutrophilie war bei den untersuchten Fällen diskontinuierlich und wurde von normalen Daten unterbrochen. Erythropenie, Leukocytose, absolute Monocytopenie, Lymphopenie und Eosinopenie wurden in verschiedenen Graden gefunden, schwankten jedoch weniger als beim Rind. C.-U. v. Mickwitz. 5995.

4-64/04-0286 Berg, Ole und Källén, Bengt; Lund, Sweden, Univ. White blood cells from animals with experimental allergic encephalomyelitis tested on glia cells in tissue culture. **(Prüfung weißer Blutkörperchen von Tieren mit experimenteller allergischer Encephalomyelitis an Gliazellen in der Gewebekultur.)** Acta pathol. microbiol. scand. **58** (1963) Nr. 1. S. 33–42. – 3 Abb., 3 Tab., 19 Lit.

Es wird eine toxische Wirkung weißer Blutkörperchen von Kaninchen mit experimenteller allergischer Encephalomyelitis auf Gliazellkulturen neugeborener Ratten, dic mit Rattenschwanzkollagen zubereitet worden waren, untersucht. Die Immunisierung erfolgte mit Rückenmarksubstanz vom Schwein und Freundschen Adjuvans. Einige Kaninchen erhielten Nierengewebe vom Schwein. Von diesen immunisierten Tieren wurde zu verschiedener Zeit Blut genommen, die weißen Blutkörperchen abgetrennt und auf die Gewebekultur gebracht. Bei einigen Kaninchen wurden die weißen Blutkörperchen aus dem Ductus thoracicus gewonnen. Diese Untersuchungen ergaben, daß immunologisch aktive weiße Blutzellen in der Lage sind, Gliazellen in der Gewebekultur zu zerstören, während die mesenchymalen Elemente intakt bleiben. Dabei zeigte sich eine immunologische Wirkung, die gegen organspezifische Antigene gerichtet war. Es ist danach nicht unwahrscheinlich, daß die aktivierten weißen Blutkörperchen, im wesentlichen die Lymphocyten, die Gliazellen in vivo schädigen. Immunisierte Kaninchen zeigten unter folgenden Bedingungen ein negatives Ergebnis: vor Ablauf der ersten Woche, ferner bei fehlender Encephalitis sowie einige Tage nach dem Auftreten einer positiven Reaktion. Positive Reaktionen wurden in einigen Fällen auch ohne Zeichen einer Encephalitis erhalten. Zeitlich gesehen kann gesagt werden, daß die sensibilisierten Lymphocyten 8–10 Tage nach der Immunisierung im strömenden Blut erscheinen und daß sich wenige Tage später klinische Zeichen der Erkrankung entwickeln. Wenn die sensibilisierten Zellen aus dem Blut in das Gewebe des ZNS verschwinden, wird die Reaktion negativ. D. Matthias. 5995.

4-64/04-0287 Pejnikova, Conka. Promeni v bjalata krŭvna kartina pri njakoi zaboljavanija u životnite. **(Veränderungen im weißen Blutbild bei**

einigen Tierkrankheiten.) Veterinarna sbirka, Sofija **60** (1963) Nr. 1. S. 15 bis 18.
Es werden die Gesetzmäßigkeiten der Reaktion des leukopoetischen Systems bei einigen spontan entstehenden und experimentell hervorgerufenen Krankheiten festgestellt. So wird bei Bronchopneumonie der Kühe bei einer geringen Anzahl der erkrankten Tiere eine unbedeutende Leukocytose mit einer Verlagerung des Kerns zu den Metamyelocyten festgestellt. Zu Beginn der Krankheit ist die Anzahl der segmentkernigen Leukocyten etwas höher als die der Lymphocyten. Die Anzahl der Monocyten ist unbedeutend verringert. Bei Pneumonie, die durch einen Fremdkörper hervorgerufen wurde, ist die Leukocytenzahl normal mit einer unbedeutenden Verschiebung des Kerns nach links und mit verschiedener Eosinophilenzahl. Bei an Pneumonie erkrankten Ferkeln und Katzen wird eine erhöhte Leukocytenzahl (bis zu 36000) mit einer starken Verschiebung des Kerns zu den Myelocyten, Aneosinophilie, Lympho- und Monopenie beobachtet. Experimentell hervorgerufene Pneumonie bei Ziegen und Schafen führt zum Auftreten einer unbedeutenden Leukocytose und einer unbedeutenden Verschiebung des Kerns. Bei Hundestaupe wird zu Beginn der Krankheit eine stark ausgeprägte Leukocytose beobachtet (37000), eine Kernverschiebung bis zu Metamyelocyten mit Neutrophilie mit Eosino-, Lympho- und Monopenie. Beim Pneumothorax der Rinder hat das weiße Blutbild fast dieselben Kennziffern wie bei Bronchopneumonie, jedoch ist die Anzahl der Eosinophilen in den meisten Fällen erhöht. Peritonitis bei Pferden und Hunden wird von Leukocytose, Neutrophilie, Kernverschiebung bis zu Metamyelocyten begleitet von Eosino-, Lympho- und Monopenie. Bei leichten Formen der Peritonitis bei Kühen bleibt die Anzahl der Leukocyten häufig normal ohne Kernverschiebung mit einer unbedeutenden Vermehrung der Neutrophilen. In schweren Fällen von Peritonitis bleibt die Leukocytenzahl unverändert, jedoch tritt eine Kernverschiebung nach links ein. In schweren Fällen von diffuser Peritonitis mit tödlichem Ausgang war die Leukozytenformel folgende: M 8%, MM 20,5%, P 3,5%, S 3%, L 65% und T 1%. Bei Reticuloperitonitis und traumatischer Pericarditis wird eine Vermehrung der Leukocyten bis zu 15000 beobachtet, in wenigen Fällen eine Kernverschiebung bis zu Metamyelozyten und 60%ige Neutrophilie. Die Anzahl der Lympho- und Monocyten war verringert. Die Veränderungen im weißen Blutbild hängen von dem Grad des krankheitserregenden Prozesses ab; in leichten Fällen sind sie schwächer ausgeprägt, wenn der Prozeß komplizierter wird, werden diese Veränderungen stärker.

NRB/ZSNTI, übersetzt v. Ch. Eshkowa. 5995.

4-64/04-0288 Kayser, Fritz-Hermann, Nass, Gisela und Ruhenstroth-Bauer, Gerhard; München, Max-Planck-Inst. für Biochem. **Der Mechanismus der Blutkörperchensenkung. VIII. Zur Chemie des Proinhibitors.** Hoppe-Seyler's Z. physiol. Chem. **331** (1963) Nr. 1/6. S. 95–104. — 7 Abb., 4 Tab., 18 Lit., Zus. in Engl.

In fast allen normalen und beschleunigt senkenden Plasmen bzw. Seren befindet sich ein nicht dialysabler Senkungs-Proinhibitor; dieser wird in vitro bei 37° in einen Senkungsinhibitor umgewandelt. Ist der Inhibitor in beschleunigt senkenden Plasmen oder Seren vorhanden, so verhindert er in diesen eine beschleunigte Senkung der Erythrocyten; in solchen Blutproben wird also eine normale Senkung vorgetäuscht. Vff. haben mit ihren Versuchen den Proinhibitor aus Humanblut chemisch weiter charakterisiert. Dabei war als Arbeitshypothese angenommen worden, daß der Senkungsproinhibitor bei den Lipoproteiden des Blutplasmas zu finden ist. Die Metodik wird ausführlich beschrieben. Es wurde festgestellt, daß durch eine Fettmahlzeit der Proinhibitorgehalt in normal und beschleunigt senkendem Blut nicht verändert wird. Die Wärmeinaktivierung in proinhibitorhaltigen Normalseren bzw. beschleunigt senkenden Plasmen wurde durch Entfernung der α_2- und β-Lipoproteide nicht verändert. Erst nach der gemeinsamen Entfernung der α_2-, β- und α_1-Lipoproteide war im zurückbleibenden Serum bzw. beschleunigt senkenden Plasma kein Proinhibitor mehr nachweisbar. In den aus den obengenannten Seren bzw. Plasmen gewonnenen Lipoproteidfraktionen war nur in der Fraktion, die α_2-, β- und α_1-Lipoproteide enthielt, Proinihibitor nachweisbar. Die α_2- und $\alpha_1 + \beta$-Lipoproteidfraktionen enthielten keinen Proinhibitor. Die aus proinhibitorhaltigen Normalseren isolierten, reinen α_1-Lipoproteide enthielten den Proinhibitor; in den α_2- oder β-Lipoproteiden war er dagegen nicht nachweisbar. Chr. Garlt. 6010.

3-64/04-0289 Euler, H. von und Hasselquist, H. **Dünnschichtelektrophorese an menschlichen Blutseren.** Dtsch. med. Wschr. 88 (1963) Nr. 25. S. 1325. 6027.

4-64/04-0290 Rieve, Deert; Hannover, Tierärztl. Hochschule, Klin. für Kleine Klauentiere und Forens. Med.; Ambulator. Klin. **Vergleichende elektrophoretische Untersuchung am Serum des Schweines.** Diss. Hannover **1962** 49 S. — 1 Abb., 10 Tab., 53 Lit.

Vf. sollte prüfen, ob die vom menschlichen Serum her bekannten Unterschiede der freien- und der papierelektrophoretischen Untersuchungen auch für das Schwein, insbesondere bei Dysproteinämien, zutreffen und welche Ergebnisse sich beim Einsetzen des Spinco-Elektrophoresegerätes im klinischen Routinebetrieb ergeben. Einleitend werden Methoden und Fehler der Elektrophorese beschrieben und ferner wird über elektrophoretische Untersuchungen an Schweineserum eine Übersicht gegeben. Bei eigenen Untersuchungen wurden die Seren von 54 vorwiegend erkrankten Schweinen verschiedenen Alters und Geschlechts geprüft. Kurz nach der Entnahme wurde das Blut 10 Min. bei 2500 U/Min. zentrifugiert. Verarbeitung des Serums am selben Tag mit dem Mikroelektrophoresegerät nach Antweiler (Michaelispuffer; $\mu = 0{,}1$; pH = 8,6; Trennzeit 17 Min.; 2,25 mA; 110–115 V) und der Papierelektrophorese (Spinco-Modell R; Veronalpuffer; pH = 8,6; $\mu = 0{,}075$; Trennzeit 16 Std.; 2,5 mA). Die Aus ertung erfolgte mit dem Zeiß-Extinktionsschreiber, dem Zeiß-Extinktionsschreiber und Integralschreiber und mit dem Analytroll. Bei der übersichtlichen Aufgliederung der Ergebnisse wurden berücksichtigt: Unterschied zwischen der PEP und der Antweiler-Elektrophorese, Abhängigkeit zwischen der PEP und der Differenz zwischen ihr und der Antweiler-Elektrophorese und der Unterschied der Auswertemethoden und ihre Fehlerbreite (Unterschiede aller Auswertemethoden, Unterschiede zwischen 2maliger Auswertung eines Streifens, Unterschiede zwischen den Papierstreifen eines Versuches, Vergleich der einzelnen Methoden und ihre Fehlerbreite). Es wurde festgestellt, daß die mit der Papierelektrophorese und der Antweiler-Elektrophorese gewonnenen Ergebnisse keine gesicherte Übereinstimmung zeigten. Eine Korrelation zwischen den Meßwerten der Papierelektrophorese und der Differenz der Werte mit denen der Antweiler-Elektrophorese bestand mit einer Aussagesicherheit von 99,73% nicht. Zwischen der planimetrischen, rechnerischen und automatischen Auswertung der Ergebnisse beider Zeiß-Extinktionsschreiber bestand ein gesicherter Unterschied, der am stärksten bei den Albuminen und am geringsten bei den Globulinen ausfiel. Zwischen den Ergebnissen der zweimaligen Auswertung eines Filterpapierstreifens bestand bei allen angewandten Methoden ein gesicherter Unterschied. Zwischen der planimetrischen und der rechnerischen Auswertung der Pherogramme bestand kein gesicherter Unterschied. Die Streuung bei der rechnerischen Auswertung war aber höher als bei der planimetrischen Auswertung. Zwischen der automatischen und der planimetrischen Auswertung bestand kein gesicherter Unterschied. Die Streuung der automatischen Auswertung war größer als bei der planimetrischen. Die Differenz der Ergebnisse der beiden Zeiß-Extinktionsschreiber war groß, die Werte eines Gerätes lagen außerhalb des Zufallbereiches des anderen Gerätes. Die Streuung der beiden Extinktionsschreiber war verschieden groß. Der „Analytroll" lieferte höhere Albuminwerte als die Auswertung mit dem Zeiß-Extinktionsschreiber. Beide Ergebnisse ließen sich nicht vergleichen. Die Antweiler-Elektrophorese lieferte höhere Albuminwerte als die Papierelektrophorese. Die Übereinstimmung der Ergebnisse mit denen der Papierelektrophorese war je nach dem benutzten Extinktionsschreiber verschieden. Die Streuung der papierelektrophoretischen Trennung wich von den Ergebnissen anderer Autoren nur unerheblich ab. Chr. Garlt. 6027.

4-64/04-0291 Haase, J. und Herrmann, H.; Berlin, Charité, I. Med. Univ.-Klin. und -Poliklin. **Paraproteine in der Immunoelektrophorese.** Dtsch. Gesundheitswes. **18** (1963) Nr. 30. S. 1307–1317. – 11 Abb., 1 Tab., 42 Lit. Zus. in Russ.
Pathologisch strukturierte Eiweiße des menschlichen Serums (Paraproteine) lassen sich mit der PE nur unzureichend von Normalproteinen abgrenzen. Ebenso ist eine sichere Differenzierung unterschiedlicher Paraproteine nicht möglich. Durch eine Sedimentationsanalyse mit Hilfe einer analytischen Ultrazentrifugenuntersuchung ist nur feststellbar, ob eine Makroglobulinvermehrung in dem betreffenden Serum besteht. Mit einer Immunoelektrophorese ist es demgegenüber möglich, sich über alle Immunglobuline und Paraproteine schnell und ohne größeren apparativen Aufwand einen sicheren Überblick zu verschaffen. Bei Plasmocytomen liegt entweder eine Vermehrung abartiger γ_2-(γ-) oder γ_{1A}(β_{2A}-)Globuline vor. γ_2-Plasmocytome sind bedeutend häufiger als γ_{1A}-Plasmocytome. In selteneren Fällen werden auch sog. Intermediärtypen von Plasmocytomen nachgewiesen. Echte α-Plasmocytome wurden bisher nicht gefunden. Bei den früher auf Grund von PE-Untersuchungen beschriebenen α-Plasmacytomen dürfte es sich um γ_{1A}- und Plasmacytome vom Intermediärtyp gehandelt haben. Die Paraproteine bei der Makroglobulinämie Waldenström sind γ_{1M}-Globuline. Die Immunoelektrophorese gestattet auch Aussagen über die bei Paraproteinosen noch vorhandenen Immunglobulinmengen, woraus mit gewissen Einschränkungen prognostische Schlüsse zu ziehen sind. Charakteristische Paraproteinosen aller Gruppen wurden an Hand entsprechender Immunoelektrophoresebilder besprochen und methodische Einzelheiten der IE-Untersuchung sowie Täuschungsmöglichkeiten bei der Auswertung der Präzipitationsbilder ausführlich erläutert. Chr. Garlt. 6065.

4-64/04-0292 Kelus, A. S.; Birmingham, Univ. γ-Globulin allotypes in the rabbit. **(γ-Globulin Allotypen beim Kaninchen.)** Biochem. J. **88** (1963) Nr. 1. S. 4P. – 6 Lit.
Vf. berichtet über das Vorkommen von γ-Globulin Allotypen beim Kaninchen. Besprochen wird die Bestimmung derselben auf Grund genetischer Untersuchungen. Durch Doppeldiffusionsteste mit den geeigneten Paaren allotypischer Antisera konnte ermittelt werden, daß heterozygote Kaninchen individuelle γ-Globulin-Moleküle synthetisieren können. Chr. Garlt. 6065.

4-64/04-0293 Dick, U.; Berlin-Dahlem, Univ., Klin. und Poliklin. für Kleine Haustiere. **Die Serum-Cholesterinwerte bei klinisch gesunden Hunden bestimmt mit der Ultra-Mikromethode.** Berliner Münchener tierärztl. Wschr. **76** (1963) Nr. 17. S. 350–351. – 1 Abb., 3 Lit. Zus. in Engl.
Vf. stellte mittels eines „Ultra-Mikroanalytischen Systems" (Fa. Beckmann) die durchschnittliche Cholesterin-Konzentration im Serum gesund erscheinender Hunde fest und überprüfte die Zuverlässigkeit des Verfahrens. Der Methodik lag das modifiz. Verfahren nach Caraway u. Fanger zugrunde,

das auf dem Prinzip der Liebermann-Buchard-Reaktion beruht. Durch Eisessig und Schwefelsäure wurde das Cholesterin in polymere ungesättigte Kohlenhydrate mit intensiver blaugrüner Farbe überführt. Dabei gab das Gesamt- als auch das veresterte Cholesterin die gleiche Farbtiefe. Die Ablesung der Extinktion bei 650 mμ mußte nach 15 Min. erfolgen. Das Serum wurde gegen einen Standard gemessen, der 200 mg% Cholesterin enthielt. (Methodische Einzelheiten s. Orig.) Für eine Doppelbestimmung wurden 0,02 ml Serum benötigt. Die Apparatur erlaubte schnelles und exaktes Arbeiten bei geringer Raumbeanspruchung im Routinelabor. Eine Doppelbestimmung dauerte 30 Min. Das gefundene arithmetische Mittel der Serum-Cholesterin-Konzentration bei 55 klinisch gesund erscheinenden Hunden betrug 168,1 ± 30,2 mg%. Chr. Garlt. 6090.

4-64/04-0294 Haschen, R. J. und Rehfeld, N.; Halle/S., Martin-Luther-Univ., Inst. für Exp. Med. **Mikromethode zur Bestimmung des eiweißgebundenen Serumjods.** Dtsch. Gesundheitswes. **18** (1963) Nr. 37. S. 1589–1595. – 6 Abb., 5 Tab., 36 Lit. Zus. in Russ.

Die Bestimmung des eiweißgebundenen Serum- bzw. Plasmajods (PBI) ist für die Schilddrüsendiagnostik von Bedeutung. Da die Bestimmung mit einigen methodischen Schwierigkeiten verbunden ist, überprüften Vff. die einzelnen Schritte verschiedener Bestimmungsverfahren mit dem Ziel, eine Methode auszuarbeiten, die als Grundlage für eine Standardisierung dienen könnte. Die Arbeitsgänge bei den üblichen Methoden der PBI-Bestimmung sind folgende: Veraschung des Serums (Plasma) nach Eiweißfällung; falls dabei primär Jodat entsteht, ist dies zu Jod und Jodid zu reduzieren, welches dann durch eine katalytische Reaktion bestimmt wird. Bei dem beschriebenen Mikroverfahren wird das proteingebundene Jod vom organischen Jod durch Fällung mit Zinkhydroxyd getrennt. Der Eiweiß-Zinkhydroxyd-Niederschlag wird mit Chlorsäure verascht und das organische Jod als Jodat in Freiheit gesetzt. Durch seinen katalytischen Einfluß auf die Reaktion zwischen Ce^{IV} und As^{III} wird das Jod dann quantitativ bestimmt. Die Reaktion wird mit Brucinacetat unterbrochen und der gebildete Farbstoff im sichtbaren Bereich gemessen. Mittelwert und Standardabweichung von 35 Normalpersonen betrugen mit dieser Methode 5,32 ± 0,955 μg J/100 ml Serum. Das Verfahren kann in dieser oder ähnlicher Form als Standardmethode zur PBI-Bestimmung empfohlen werden. Chr- Garlt. 6115.

3-64/04-0295 Meyer, H.; Hannover, Tierärztl. Hochschule, Inst. für Tierzucht und Vererbungsforsch. **Über den Kalium-Gehalt im Blut bei Rind und Ziege.** Mh. Tierheilkunde **15** (1963) Nr. 5. S. 113–120. – 2 Abb., 5 Tab., 12 Lit.

Es wurden insgesamt 448 Rinder der Schwarzbunten Niederungsrasse aus 6 verschiedenen Betrieben, 50 weiße deutsche Edelziegen und 50 bunte deutsche Edelziegen aus Einzelbeständen untersucht. Die Bestimmung des Kaliumgehaltes erfolgte im Gesamtblut und in den Erythrocyten. Der Blut-Kalium-Gehalt im Gesamtblut wurde bei Rindern im Mittel mit 38,9 ± 0,31 mg% ermittelt. Die Schwankungsbreite lag zwischen 25 und 61 mg%. Für den Kaliumgehalt der Erythrocyten wurde der durchschnittliche Wert mit 77,81 ± 0,95 mg% und einem Schwankungsbereich von 41 bis 142 mg% festgestellt. Die Variation des Kaliumgehaltes beim Einzeltier wurde bei 16 Kühen über einen Zeitraum von 5 Mon. in verschiedenen Abständen überprüft. Hierbei war die Differenz zwischen den einzelnen Tieren mit ca. 4,5 mg% deutlicher als die Variation beim Einzeltier. Der Kaliumgehalt des Blutplasmas zeigte dagegen keinen Unterschied zwischen den einzelnen Tieren. Von den geprüften Variationsursachen (Betrieb, Alter, Laktationsstadium, Trächtigkeitsstadium und väterliche Abstammung) wiesen nur die beiden letztgenannten Faktoren einen gesichert Einfluß auf den Kaliumgehalt des Blutes auf. Bei weißen deutschen Edelziegen lag der Mittelwert des Kaliumgehaltes im Gesamtblut bei 83,06 ± 1,61 mg% und in den Erythrocyten bei 244,1 ± 5,63. Die bunten deutschen Edelziegen zeigten im Gesamtblut einen Mittelwert von 93,44 ± 2,22 und in den roten Blutkörperchen einen solchen von 249,5 ± 5,50 mg%. Der unterschiedliche Kaliumgehalt im Gesamtblut beider Rassen wird auf gleiche Differenzen im Hämatokritwert zurückgeführt. W. Verter. 6115.

4-64/04-0296 Verstraete, A., Stock, J. van der und Mattheeuws, D. Biochemische beschouwingen over serumhaptoglobine bij dieren. **(Biochemische Betrachtungen über das Serumhaptoglobin bei Tieren.)** Vlaams diergeneeskund. Tijdschr. **32** (1963) Nr. 6. S. 157–169. – 5 Abb., 1 Tab., 17 Lit. Zus. in Engl., Franz.

Haptoglobin stellt ein Mukoprotein dar, welches sich in Perchlorsäure, Sulfosalizylsäure und Trichloressigsäure löst. Das Molekulargewicht beträgt 87000; der isoelektrische Punkt liegt bei pH 4,4. Haptoglobin läßt sich u. a. elektrophoretisch darstellen. Da über das Vorkommen von Haptoglobin bei Tieren fast nichts bekannt ist, untersuchten Vff. mit Hilfe der Mikroagarelektrophorese die Seren von Hund. Katze, Kaninchen, Meerschweinchen, Ratte, Maus, Rind, Ziege, Schaf, Schwein, Pferd, Esel, Affen, Vögeln und Fischen. Während bei Hund, Katze, Ratte, Maus, Schwein und Affen in reichlicher Menge Haptoglobin nachgewiesen werden konnte, waren beim Pferd und Esel nur geringe Mengen zu ermitteln. Im Rinder-, Ziegen- und Schafserum lag der Haptoglobin-Gehalt unter 1 mg%/ml und demzufolge unter der Nachweisgrenze. Neugeborene Tiere besitzen noch kein Haptoglobin, doch wenige Stunden nach der Geburt findet man dieses bereits im Serum. Bei gesunden Hunden, nicht bei kranken, sinkt der Haptoglobin-Gehalt nach Injektion einer äquivalenten Menge Hämoglobin unter die Nachweisgrenze und erreicht erst 10 Tage später wieder den ursprünglichen Gehalt. Vff. sind der Ansicht, daß der gleiche Mechanismus, der die Haptoglobin-Produktion auslöst, auch den Haptoglobin-Spiegel konstant hält.

W. Kuhlmann. 6115.

4-64/04-0297 Wormuth, Hans-Joachim; Hannover, Tierärztl. Hochschule, Klin. für Kleine Haustiere. **Die Wasserstoffionenkonzentration im Blut gesunder und azidotischer Hunde.** Diss. Hannover **1962** 26 S. – 1 Abb., 3 Tab., 34 Lit.

Vf. erhielt die Aufgabe, zu nachfolgend aufgeführter Problemstellung einen Beitrag zu leisten. Im Verlaufe der Arbeiten über die Erforschung des Mineralstoffwechsels beim Hund tauchte die Frage auf, ob sich bei Mineralstoffverlusten, wie sie durch die peritoneale Dialyse mit 5%iger Glukoselösung hervorgerufen werden, pH-Wert-Veränderungen erkennen lassen. Es traten klinische und serumanalytische Bilder auf, wie sie auch bei urämischen Krankheitszuständen gesehen werden und die allgemein Ausdruck einer Acidose sein sollen. Es wurden an 43 „gesunden" Hunden, an 20 dialysierten und 10 Hunden mit Urämie pH-Wert-Messungen durchgeführt. Die peritoneale Dialyse sollte die Hunde in den gleichen Mineralstoffzustand versetzen. Die nüchternen Tiere erhielten 5%ige Glukoselösung (100 ml/kg) in der Umbilicalgegend in die Bauchhöhle infundiert (Trokar, Lokalanaesthesie). Die Infusionslösungen wurden nicht wieder abgelassen, und anschließend an die (etwa nach 5 Std.) letzte pH-Messung wurden die Tiere eingeschläfert. Die pH-Wert-Messungen wurden wenig vor der Infusion, etwa 2½ Std. danach und noch einmal ca. 5 Std. danach gemacht. Das zu messende Blut wurde unter möglichst anaërogenen Kautelen mit Hilfe einer 5 ml Record-Spritze und einer innen polierten Kanüle aus der V. antebrachii oder der V. saphena entnommen. Die möglichst unter Luftabschluß erfolgte Blutentnahme wurde dadurch gewährleistet, daß ein kleiner Raum vor dem Spritzenkolben und der Konus mit einem flüssigen Antigerinnungsmittel angefüllt waren, und die sich in der Vene befindliche Kanüle mit Blut. Zur Ungerinnbarmachung des Blutes diente Natriumoxalat. Das zu messende Blut wurde dann in eine Glasmeßkammer (VS227) vom Radiometer gebracht. Die Forderung nach Luftabschluß wurde auch hierbei weiterhin befolgt, indem die Meßkammer vollständig mit einer Pufferlösung oder Aqu. bidest. angefüllt war. Die Eingangs- und Ausgangsstutzen der Kammer wurden mit einem Stück Plastikschlauch verlängert. Am Eingangsschlauch befand sich ein Zweiwegehahn, durch den beim Aufsetzen der Spritze durch Druck etwa noch vorhandene Luftbläschen abgeleitet werden konnten. In die Spritze war jedesmal mehr Blut aufgezogen als zur eigentlichen Messung benötigt wurde. Es sollte dazu dienen, die vorher in der Kammer befindliche Flüssigkeit, heftig einströmend, zu vertreiben. In der Meßkammer wurde das Blut durch einen Wassermantel auf 38 °C gehalten. Ein Einhängethermostat hielt das Wasser ständig in Umlauf und die Temperatur bis auf $^1/_{10}$ °C konstant. Von der Meßkammer leiteten eine Glaselektrode und eine Kapillarelektrode zu einem Beckmann pH-Meter H_2. Die pH-Werte ließen sich bei diesem Gerät bis auf ein Zehntel genau ablesen. Das pH-Meßgerät und die Elektroden wurden vorher nach pH-Werten von m/15 Phosphatpuffermischungen geeicht. Während der Meßreihen wurde dann das Gerät mit einer Beckmann-Spezialpufferlösung nachgeeicht. Es wurde festgestellt, daß eine sich einstellende Acidose bestand, wie das klinische Bild der Urämie bei Hunden vermuten läßt und im fortgeschrittenen Stadium der Erkrankung durch Messen der Blut-pH-Werte bestätigt wird. Die Behauptung der reziproken Beziehung von Serumkalium zum Blut-pH wurde unterstützt. Chr. Garlt. 6120.

4-64/04-0298 Rühl, F. **Prüfkriterien der Dokumentation von Blutgruppenbestimmungen.** Med. Mschr. **17** (1963) Nr. 3. S. 225. 6125.

4-64/04-0299 Sellers, K. C. Blood grouping in cattle: proposed new service. **(Blutgruppenbestimmung beim Rind: Vorschlag einer neuen Betreuungsaufgabe.)** Veterin. Rec. **74** (1962) Nr. 33. S. 886–887.

Aufgaben eines Blutgruppenbestimmungsdienstes bestehen in der Durchführung von Elternschaftsnachweisen, der genetischen Charakterisierung von Tieren und wissenschaftlicher Auswertung im weitesten Umfang. Methodisch ist die Bestimmung mittels roter Blutkörperchen nach Herstellung spezifischer Antisera und Agglutination bzw. Hämolyse möglich. Weiter können die Beta-Globulin-Transferrine mit Hilfe von Elektrophoreseuntersuchungen des Serums herangezogen werden, da sie sich als genetisch fixiert erwiesen haben. Auch das Hämoglobin enthält 2 elektrophoretisch gut unterscheidbare Typen, die sich in Phänotypen aufgliedern lassen. Ihr Vorkommen wechselt bei den verschiedenen Rinderrassen. Schließlich spielen Enzyme, Milchproteine, Blutkalium- und Natriumspiegel eine z. T. noch unerforschte Rolle für die Blutgruppenbestimmung. G. Becker. 6125.

4-64/04-0300 Schmid, D. O. und Erhard, L. **Blutgruppenuntersuchungen beim Murnau-Werdenfelser Rind.** Züchtungskunde **35** (1963) Nr. 7. S. 300–304. 6125.

4-64/04-0301 Sanzari, Neil P. und Fisher, James W.; Memphis, Univ. of Tennessee. The influence of cobalt and sheep erythropoietin on radioactive iron incorporation in RBC of starved intact and nephrectomized rats. **(Der Einfluß von Kobalt und Schaferythropoietin auf die Inkorporation von radioaktivem Eisen in rote Blutzellen hungernder intakter und nephrektomierter Ratten.)** Blood **21** (1963) Nr. 6. S. 729–738. – 2 Abb., 3 Tab., 22 Lit. Zus. in Interlingua.

Die Untersuchungen erfolgten an hungernden, erwachsenen, männlichen Holtzman-Albinoratten. Zur Inkorporation des radioaktiven Eisens wurde die Methode von Fried u. a. (vgl. Proc. Soc. exp. Biol. Med. **92** [1956] Nr. 1. S. 203.) angewendet. Der Mittelwert des Erythrocytenvolumens (EV) nephrektomierter Ratten war mit 2,19 ± 0,11 ml/100 Gm signifikant geringer als das der intakten Kontrolltiere mit 2,51 ± 0,6 ml/100 Gm EV. Das daraus errechnete Blutvolumen (BV) nephrektomierter Ratten (nR) von 4,86 ± 0,24 ml/100 Gm war signifikant niedriger als das der Kontrollen mit 5,64 ± 0,2 ml/100 Gm. Die Inkorpoartion von ^{59}Fe betrug nach intravenöser Injektion von 1 μc ^{59}Fe in 1 ml Kochsalzlösung bei hungernden intakten Ratten (iR) (n = 33) im Mittel 12,57 ± 0,56% und bei nR (n = 22) 14,65 ± 0,54%. Die Differenz ist nicht signifikant. Die Injektion von 6, 12, 24 und 36 Einheiten Schaf-erythropoietin je kg erzeugte einen progressiven Anstieg der Fe-Inkorporation bei iR und nR ohne signifikante Differenz zwischen beiden Gruppen. Gesamtdosen von 120 und 180 μMol Co/kg bewirkte eine signifikant höhere ^{59}Fe-Inkorporation bei iR als bei nR, die Differenzen nach Dosen von 30 und 60 μMol Co/kg waren unwesentlich. Die ^{59}Fe-Inkorporation bei nR mit und ohne Co unterschied sich nicht wesentlich. Mit 92,7 ± 3,5 μg% war der mittlere Plasmaeisenwert bei nR signifikant geringer als bei iR mit 112,3 ± 7,2 μg%. Sowohl bei iR als auch bei nR sank der Plasmaeisenwert nach Co-Dosen von 60, 120 und 180 μMol/kg fortschreitend, die Senkung war bei nR stärker. Die Plasmaeisenwerte der nR aller Gruppen waren signifikant niedriger als bei den entsprechenden iR. Injektionen von 12, 24 und 36 E Schaferythropoietin je kg führten weder bei iR noch bei nR zu einer wesentlichen Änderung der Plasmaeisenwerte. Die BUN-Werte des Plasmas, als Ausdruck, einer Urämie, waren mit 63,8 ± 1,5 mg% bei nR für α = 1% signifikant höher als die der iR mit 13,1 ± 1,4 mg%, während die Kalium-Mittelwerte im Plasma mit 6,3 ± 0,35 mEq./L. bei nR etwas höher lagen als bei nR mit 5,5 ± 0,50 mEq./L. An einer „aktiven" Rolle der Niere für die Erythropoiese bestehen wenig Zweifel. Die Existenz eines „permissive" renalen erythropoietischen Faktors ist nicht wahrscheinlich. Die Wirkung von Co bei nR kann bisher nicht erklärt werden. C.-U. v. Mickwitz. 6135.

4-64/04-0302 Carlier, J.; Liège, Univ., Inst. de Clin. et de Pathol. Méd. Effects hémodynamiques de la bradykinine synthétique chez le chien. **(Hämodynamische Wirkungen des synthetischen Bradykinins beim Hunde.)** Arch. int. Physiol. Biochim. [Liège, Belgique] **71** (1963) Nr. 2. S. 253–255.

Das Bradykinin ist eines der endogenen Polypeptide, die sich durch Wirkung verschiedener Enzyme auf die Globulinfraktion des Plasmas bilden. Es wurde erstmalig gewonnen durch M. Rocha e Silva, W. Beraldo und G. Rosenfeld im Jahre 1949. Es wird gegenwärtig synthetisch hergestellt von den Laboratorien Sandoz im Gefolge der Arbeiten von R. Boissonnas, S. Guttmann, P. Jacquenoud, H. Konzett und E. Stürmer. Die synthetische Herstellung erfolgt seit dem Jahre 1960. Im Rahmen der Untersuchung über den Lungenkreislauf schien es interessant, die hämodynamischen Wirkungen des Bradykinins mehr gesondert auf dem Niveau des kleinen Kreislaufes zu untersuchen. Die Untersuchungen ergaben nachstehende Erkenntnisse: 1. Das Bradykinin ist gefäßerweiternd auf dem Gebiete der beiden Kreisläufe. 2. Auf dem Gebiete des Lungenkreislaufes konnte ein Abfall des Druckes beobachtet werden, wenn das Lungenbett zuvor einer Gefäßzusammenziehung unterzogen worden war. 3. Die Erhöhung der Drücke auf dem Gebiete des kleinen Kreislaufes, weit deutlicher auf dem Gebiete der rechten Herzkammer, rührt teilweise vom Anwachsen des Herzsolls (Debitum cardiacum), jedoch vor allem von einer inotropen Wirkung auf die Zusammenziehung der rechten Herzkammer her, wahrscheinlich in Beziehung mit dem Abfall des peripheren Schlagaderdruckes (Pressio arterialis peripherica). W. F. Ebel. 6135.

4-64/04-0303 Gilbert, A. B.; Edinburgh, King's Buildings, A. R. C. The effect of oestrogen and thyroxine on the blood volume of the domestic cock.

(Die Wirkung von Oestrogen und Thyroxin auf das Blutvolumen des Haushahns.) J. Endocrinol. [London] **26** 1963) Nr. 1. S. 41–47. – 4 Abb., 2 Tab., 22 Lit.
Der Einfluß von Oestrogen und Thyroxin auf das Blut, das Plasma und das Erythrocytenvolumen beim Hausgeflügel war Gegenstand vorliegender Untersuchungen. Während der ersten Behandlungswoche mit Oestrogen fiel der Hämatokritwert, das Erythrocyten- sowie das Blutvolumen signifikant ab. Nach 2 Wochen konnte beobachtet werden, daß das Plasmavolumen wieder anstieg, das Blutvolumen auf den Ausgangswert zurückkehrte, nur das Erythrocytenvolumen auf dem abgefallenen Wert stehen blieb. Die gleichzeitige Thyroxininjektion zusammen mit dem Oestrogen konnte diese Veränderung verhindern. Aus den Ergebnissen kann entnommen werden, daß das Thyroxin und Oestrogen als antagonistische Hormone gewertet werden müssen. Auf die antagonistische Wirkung beider Hormone im Körper wird eingegangen. M. Richter. 6135.

4-64/04-0304 Komárek, J. und Sova, Zd. (unter techn. Mitarb. von Reichert, M. und Kruml, B.); Pardubice, Veterinärkrankenhaus. **Veränderungen an Blutkonserven von Rindern, Pferden und Hunden während der Lagerung.** Arch. exp. Veterinärmed. **17** (1963) Nr. 4. S. 819–825.
Die Bluttransfusion wird auch in der Veterinärmedizin zu einem selbstverständlichen Bestandteil der Therapie. Sie kommt in der Veterinärmedizin nicht nur bei schweren Blutungen im Verlauf chirurgischer Eingriffe oder nach Unfällen in Betracht, sondern auch bei den nicht seltenen Anämien, z. B. beim Rind bei Erschöpfungszuständen nach Parasitosen, bei Schock, Kachexie u. a. Wenn auch heute die Humanmedizin moderne Methoden besitzt, um die Dauer der Verwendbarkeit von Blutkonserven zu ermitteln, so sind in der Veterinärmedizin die grundlegenden Fragen über die Verwendbarkeit von Blutkonserven noch ungelöst. Die Untersuchung auf hämatologische Werte (Zahl der roten und weißen Blutkörperchen, Hämoglobingehalt, Hämatokrit, osmotische Widerstandsfähigkeit der roten Blutkörperchen) wurde zur teilweisen Beantwortung der Frage, wie lange man Blutkonserven von Pferden, Kühen und Hunden zur Transfusion verwenden kann, benutzt. Die Blutkonserven wurden auf üblichem Wege hergestellt und während der Versuche bis zu 25 Tagen im Kühlschrank bei +4 °C aufbewahrt. Ausgeprägte Veränderungen zeigte die Zahl der weißen Blutkörperchen, bei denen eine Senkung über die Hälfte der Ausganswerte verzeichnet werden konnte. Die Zahl der roten Blutkörperchen, der Hämoglobingehalt und die Hämatokritwerte wiesen keine bemerkenswerten Änderungen auf. Bei der osmotischen Widerstandsfähigkeit der roten Blutkörperchen trat eine mäßige Senkung der minimalen Widerstandsfähigkeit und eine Steigerung der maximalen Widerstandsfähigkeit auf. Den Ergebnissen zufolge läßt sich schließen, daß Blutkonserven von Pferden, Kühen und Hunden wenigsten 25 Tage nach Herstellung verwendungsfähig sind. O. Dietz. 6140.

4-64/04-0305 Desliens, Louis und Desliens, René. Viscosimétrie sanguine chez les animaux. **(Messung der Viscosität des Blutes bei Tieren. Verringerung der Viskosität bei Anämien.)** Bull. Acad. vétérin. France [N. S.] **36** (1963) Nr. 4. S. 187–198.
Gleichzeitig mit der Messung der Viscosität des Blutes wurde diejenige des Plasmas und des Serums bestimmt sowie die roten Blutkörperchen gezählt. Außerdem wurde noch der IVG, der volumetrische Index ermittelt. Er errechnet sich aus den Werten: Verhältnis des Endsediments bei der Blutsenkung zur Gesamtflüssigkeitssäule mal 100. Die Blutsenkung wurde in Schrägröhrchen vorgenommen. Die Viscosität des Blutes hängt von der Zusammensetzung und der Menge des darin enthaltenen Eiweißes sowie der Zahl der roten Blutkörperchen ab. Sie hat bei Rind und Pferd Werte zwischen 3,2–4,5 bei 15 °W, die des Plasmas liegen zwischen 1,8–2 und die des Serums zwischen

1,6–1,9. Der IVG bei Vollblutpferden beträgt 38, bei den übrigen 27. Vff. haben klinische Erhebungen und Viscositäsmessungen bei der infektiösen Anämie in ihren verschiedenen Stadien, bei Piroplasmose und bei parasitären Anämien vorgenommen. Sie fanden eine Verringerung der Zahl der Erythrocyten und der Viscosität des Blutes, eine Zunahme seiner Flüssigkeit, eine Beschleunigung des Herzschlages und erhöhten systolischen Blutdruck in der Aorta und der Lungenarterie. Sie deuten die Flüssigkeitszunahme des Blutes und die Verminderung der Viscosität als Abwehrreaktionen des Organismus auf die vorliegende Anämie. Eine erhöhte kompensatorische Kreislaufaktivität soll den Mangel an roten Blutkörperchen wieder wettmachen.
A. Meyer. 6140.

XI. VIRUSKRANKHEITEN

4-64/04-0306 Bergman, Sven, Stenram, Ingrid und Stenram, Unne; Lund, Sweden, Univ. Trials with a rapid method for quantitative and qualitative virus determination by microscopic examination of the individual cells in virus inoculated monolayers on slides. **(Versuche mit einer Schnellmethode für quantitative und qualitative mikroskopische Virusbestimmungen in Einzelzellen aus virusinfizierten Monolayerkulturen auf Objektträgern.)** Acta pathol. microbiol. scand. 58 (1963) Nr. 1. S. 141–151. – 6 Abb., 6 Tab., 12 Lit.
Die bei dem beschriebenen Verfahren geübte Kultivierung menschl. Amnionzellen auf Objektträgern ist im Original beschrieben, ebenso die durch Adenovirus Typ 7 und Poliovirus Typ 3 bedingten Zellveränderungen. Die quantitative Auswertung erfolgt dabei durch Bestimmung der spezifisch cytopathisch veränderten Zellen pro 1000. Mit dieser Methode wurden die Adsorption und Vermehrungsrate beider Viren geprüft sowie Titrationen durchgeführt. Das Objektträgerverfahren ist weniger empfindlich als Titrationen in Röhrchenkulturen oder mittels der Plaquetechnik. Es eignet sich nicht für Virusarten, die eine Vermehrung von Zelle zu Zelle aufweisen. Bei geeigneter Anwendung und sachgemäßer Ausführung gestattet das beschriebene Verfahren jedoch eine schnelle Titerbestimmung, die zumeist in 1–3 Tagen möglich ist.
E. Hahnefeld. 6205.

4-64/04-0307 Menefee, M. G., Wang, St. und Feldmann, H. A.; Syracuse, State Univ. of New York. Fine structure cytopathology induced in embryonic calf kidney cell cultures by influenca virus. **(Ultrastruktur — Cytopathologie der durch das Influenza-Virus infizierten embryonalen Kälbernierenzellkulturen.)** Anatom. Rec. 142 (1962) Nr. 2. S. 258.
Es wurden embryonale Nierenzellen vor und nach der Infektion mit adaptiertem PR-8-Influenza-Virus elektonenmikroskopisch untersucht. Fortgeschrittene Infektionsstadien sind durch große, cytoplasmatische Vacuolen, die von den normal vorhandenen pinocytotischen Bläschen auszugehen scheinen, charakterisiert. Die Akkumulation mag die Folge einer inadaequaten Wasserregulation sein, die sekundär nach einer rel. Insuffizienz des Golgi-Materials auftritt. Die Kontrollzellen haben sehr wenig Golgi-Material, und es ist in den Versuchszellen nicht vermehrt vorhanden. Ergastoplasma und Ribosomen werden in einem Muster akkumuliert, das identisch ist mit jenem, das früher für die RNS demonstriert wurde. R. Berg. 6205.

4-64/04-0308 Köhler, Hartwich; Berlin, Robert-Koch-Inst. **Über die Gewinnung von fötalem Rinderserum und seine Verwendung in der Virologie.** Zbl. Bakteriol., Parasitenkunde, Infektionskrankh. Hyg., I. Abt., Orig. 188 (1963) Nr. 3. S. 403–407. – 6 Abb., 1 Lit.
Fetales Rinderserum eignet sich für die Kultivation verschiedener Zellsysteme und soll keine die Virusvermehrung beeinträchtigenden Inhibitoren und Antikörper enthalten. Seine Gewinnung, die nur von Feten gesunder Tiere er-

folgen sollte, wird beschrieben und durch instruktive Abbildungen dargestellt. Das Fetalblut kann durch Herzpunktion oder durch Abfließen aus der Nabelvene erhalten werden. Das daraus gewonnene Serum wird durch Seitz EK-Schichten steril filtriert und bis zur Verarbeitung bei –20 °C aufbewahrt.
E. Hahnefeld. 6210.

4-64/04-0309 Barinskij, I. F.; Moskau, Iwanowski-Inst. für Virusforsch. der Akad. der Med. Wiss. der UdSSR. Vyjavlenie obščego antigena u adenovirusov i virusov infekcionnogo gepatita sobak. Soobščenie 2. Issledovanie syvorotok bol'nych ėpidemičeskim gepatitom v reakcii precipitacii v gele s adenovirusnym antigenom i antigenom virusa infekcionnogo gepatita sobak. **(Die Feststellung eines gemeinsamen Antigens bei Adenoviren und bei Viren der infektiösen Hepatitis der Hunde. 2. Mitt. Untersuchung der Seren von an Hepatitis epidemica erkrankten Patienten im Gel-Diffusionstest mit dem Antigen des Adenovirus und dem der infektiösen Hepatitis der Hunde.)** Voprosy virusologii, Moskva 8 (1963) Nr. 1. S. 80–82. – 1 Tab., 4 Lit. Zus. in Engl. Vorl. Mitt. vgl. LZ. Abt. IV 8 (1963) Nr. 6. S. 1261.
Vf. fand in 58 Seren von Personen, die an Hepatitis epidemica erkrankten, Antikörper sowohl gegen das Virus der Hepatitis infectiosa canis (Stamm Karabasch) als auch gegen das Adenovirus Typ 4. Zum Antikörpernachweis diente der Gel-Präzipitationstest. Die Titer waren nicht hoch und stiegen in den verschiedenen Krankheitstadien nicht an. Die Adenovirusantikörper entstanden wahrscheinlich auf Grund früher erfolgter Adenovirus-Infektionen. Zwischen dem Virus der Hepatitis infectiosa canis und den Adenoviren bestanden gewisse serologische Beziehungen, nicht aber zwischen diesen Viren und dem der Hepatitis epidemica. Der einmalige Nachweis von Antikörpern gegen das Virus der Hepatitis infectiosa canis in Seren von Hepatitis-epidemica-Patienten beweist noch nicht das Vorliegen der Botkinschen Krankheit.
D. Weyhe. 6220.

4-64/04-0310 Hamparian, V. V., Hilleman, M. R. und Ketler, A.; West Point, Pa., Merck Inst. for Therapeutical Res. Contributions to characterization and classification of animal viruses. **(Beitrag zur Charakterisierung und Klassifizierung tierischer Viren.)** Proc. Soc. exp. Biol. Med. **112** (1963) Nr. 4. S. 1040–1050. – 1 Abb., 67 Lit.
Die zunehmende Entdeckung neuer Virusarten macht ihre systematische Ordnung notwendig. Für ihre Klassifizierung und Identifizierung wird die Prüfung ihrer wesentlichen physikochemischen Eigenschaften mit möglichst einfachen Verfahren empfohlen und am Beispiel der Familie der *Picorna*-Viren die Möglichkeit der Subgruppendifferenzierung auf Grund der unterschiedlichen pH-Stabilität dargestellt. Ferner wird an Hand eigener Experimente mit Vertretern einiger wesentlicher menschenpathogener Virusgruppen eine Differenzierung durchgeführt. Vf. stützen sich dabei auf die Prüfung folgender Kriterien: Stabilität bei pH 3,0, Nucleinsäure-Typ, Sensitivität gegenüber organischen Solventien. Die charakteristischen Eigenschaften der geprüften Virusgruppen werden im Hinblick auf ihre Eignung für Klassifikationszwecke ausgewertet. Dabei finden auch Abweichungen innerhalb dieser Gruppen oder „Familien" hinreichend Erwähnung. Obwohl Vf. keinen Anspruch auf Vollständigkeit ihrer Arbeit erheben, geben sie eine dem gegenwärtigen Stand entsprechende, sehr umfangreiche Darstellung und Anleitung der Virusklassifizierung.
E. Hahnefeld. 6225.

4-64/04-0311 Kaverin, N. V.; Moskau, Iwanowski-Inst. für Virusforsch. der Akad. der Med. Wiss. der UdSSR. Izučenie pervych stadij vzaimodejstvija virusov čuvstvitel'nymi kletkami. Soobščenie I. Rol' lipoproteidov v adsorbcii virusa na kletke. **(Untersuchung der ersten Stadien der Wechselwirkung zwischen Virus und empfänglicher Zelle. 1. Mitt. Die Rolle von Lipoproteiden**

bei der Adsorption von Virus an die Zelle.) Voprosy virusologii, Moskva 8 (1963) Nr. 1. S. 36–40. – 3 Tab., 10 Lit. Zus. in Engl.
WEE-Virus und Herpes simplex-Virus werden an celluläre Lipoproteide adsorbiert. Während WEE-Virus relativ fest gebunden ist, ist die Bindung zwischen Herpes simplex-Virus und Lipoproteid nur lose und kann leicht dissoziieren. Das Lipoproteid wurde aus Hühnerfibroblastenzellkulturen mit hypertonischer Kochsalzlösung extrahiert. Die Befunde werden im Hinblick auf die Beziehungen zwischen Virus und Wirtszelle diskutiert.
H. Hantschel. 6225.

4-64/04-0312 Higuchi, Kiyoshi; Fort Detrick, Frederick, Md., U. S. Army Biol. Lab. Studies on the nutrition and metabolism of animal cells in serum-free media. I. Serum-free monolayer cultures. **(Untersuchungen über die Ernährung und den Stoffwechsel von tierischen Zellen in serumfreien Medien. 1. Mitt. Serumfreie Einschichtzellkulturen.)** J. infect. Diseases **112** (1963) Nr. 3. S. 213–220.
Vf. ist es gelungen, verschiedene tierische Zellarten (HeLa-S 3; menschliche Knochenmark-, Darm- und Leberzellen; Nierenzellen von Rind, Affe, Meerschweinchen und Hund; Schweine-Testes; Rattenhirn; Katzenlunge; Hühnerembryo) als Einschichtzellkulturen in einem Wachstumsmedium ohne Serumzusatz zu züchten. Das Medium enthält neben den üblichen anorganischen Salzen, Vitaminen und Antibiotica als Stickstoff- und Kohlenstoffquellen Lactalbuminhydrolysat, Glutamin, Glukose und das Natriumsalz der Brenztraubensäure. Durch Zusatz von Protamin, Insulin, Katalase und Monoolein zum Medium wird das Zellwachstum stark gefördert. HeLa-Zellen wachsen in diesem Medium mit einer Generationszeit von etwa 30 Std. In Abwesenheit von Katalase und Brenztraubensäure üben Cystein und reduziertes Gluthathion einen Inhibitor-Effekt auf das Zellwachstum aus. Einige der genannten Zellarten vertragen den Übergang vom serumhaltigen zum serumfreien Medium ohne Schwierigkeiten, andere brauchen eine gewisse Übergangsperiode, um sich entweder an das neue Medium anzupassen oder geeignete Zelltypen zu selektieren. Bei Nieren- und Testeszellen vom Schwein traten bei Subkulturen Schwierigkeiten auf. In serumfreiem Medium gewachsene Zellen sind gegenüber der Einwirkung von Trypsin oder mechanischen Einwirkungen während des Pipettierens sehr empfindlich, und die Zellausbeute ist gewöhnlich gering. Diese Schwierigkeit läßt sich durch Anwendung der Technik von Nagle (vgl. Bacteriol. Proc. **1960** S. 192.) in Verbindung mit einem Zusatz von 0,05% Methylcellulose zum Medium umgehen. A. F. Olechnowitz. 6225.

4-64/04-0313 Tribble jun., Henry R. und Higuchi, Kiyoshi; Fort Detrick, Frederick, Md., U. S. Army Biol. Lab. Studies on the nutrition and metabolism of animal cells in serum-free media. II. Cultivation of cells in suspension. **(Untersuchungen über die Ernährung und den Stoffwechsel von tierischen Zellen in serumfreien Medien. 2. Mitt. Die Kultivierung von Zellen in Suspension.)** J. infect. Diseases **112** (1963) Nr. 3. S. 221–225. – 1. Mitt. vgl. vorst. Ref.
Mit dem früher beschriebenen (vgl. vorst. Ref.) Wachstumsmedium ohne Zusatz von Serum können verschiedene Zellarten in Suspensionskultur gezüchtet werden, nachdem sie an das serumfreie Medium in Einschichtzellkulturen adaptiert worden sind. Bei Primärkulturen gelingt die Züchtung in Suspension nicht. Die erreichten Zellkonzentrationen entsprechen etwa denen, die in serumhaltigen Medien erreicht werden. Bei Rindernierenzellen gelingt die Züchtung in Suspension nicht. A.-F. Olechnowitz. 6225.

4-64/04-0314 Karabatsos, N.; New Haven, Conn., Yale Univ., School of Med. Hemolytic properties of Eastern and Western equine encephalomyelitis viruses. **(Hämolysierende Eigenschaften des Virus der Östlichen und West-**

lichen Pferdeencephalomyelitis.) J. Immunol. [Baltimore] **91** (1963) Nr. 1. S. 76–82. – 2 Abb., 4 Tab., 18 Lit.

Mit Genetron behandelte Gewebekulturflüssigkeiten von Hühnerembryonalzellkulturen, infiziert mit dem Virus der Östlichen bzw. Westlichen Pferdeencephalomyelitis, zeigten nach Einfrieren und Auftauen eine im Temperaturbereich von 4 bis 37 °C wirksame hämolysierende Aktivität. Durch Hitzeeinwirkung wurde sowohl das Hämolysin als auch das Hämagglutinin inaktiviert. Die Behandlung mit Trypsin, Aether und Calciumionen führte zur selektiven Ausschaltung der hämolysierenden Virus-Eigenschaften. Die hämagglutinierende Wirksamkeit dagegen erhöhte sich signifikant nach Einwirkung von Trypsin. pH-Wert-Änderungen beeinflußten ebenfalls mehr die Hämolysine als die Hämagglutinine. Durch spezifische Virus-Antikörper wurde die hämolysierende Aktivität gehemmt. Eine Behandlung von Hühnererythrocyten mit einem receptorzerstörenden Enzym und Trypsin beseitigte weder deren hämolysierende noch deren hämagglutinierende Receptoren.

R. Kokles. 6282.

4-64/04-0315 Mussgay, Manfred und Weibel, Josef; Caracas, Inst. Venezolano de Investigaciones Ci. Electron microscopic demonstration of purified Venezuelan equine encephalitis virus. **(Elektronenmikroskopische Darstellung von gereinigtem Venezuela-Pferdeencephalitis-Virus.)** Virology **19** (1963) Nr. 1. S. 109–112.

Das Virus der Venezuela-Pferdeencephalitis wurde im Brutei gezüchtet, angereichert und gereinigt. Für elektronenmikroskopische Untersuchungen wurde es mit OsO_4-Dämpfen fixiert, luftgetrocknet und mit Kohle bedampft. Zur Identifizierung der beobachteten Partikel wurden zuvor virusspezifische Antikörper an Ferritin gekoppelt und mit der Virussuspension gemischt. Dieser Komplex lagerte sich spezifisch an das Virus an. Nach einem Reinigungsverfahren, das eine Behandlung mit Protaminsulfat und Heparin einschloß, hatten die Viruspartikel einen Durchmesser von 65–74 mμ, bestehend aus einer Membran und einem Kern von ca. 45 mμ Durchmesser. Sie besaßen eine Tendenz zur Aggregatbildung. Nach einem Reinigungsverfahren mit einer Zentrifugation im Rohrzucker-Dichtegradienten waren die Viruspartikel abgeflacht, hatten einen Durchmesser von ca. 80 mμ; man unterschied deutlich Kern und Membran. Außerdem waren Teilchen von 16 mμ sichtbar, die jedoch vermutlich vom Virus abgesplitterte Untereinheiten darstellten. Da die Viruspartikel in diesen gereinigten Präparaten bei der Trocknung abflachten, erschienen sie größer als Viren im Dünnschnitt (40–45 mμ), die noch einer Schrumpfung durch Fixierung, Dehydratation und Einbettungunterlagen.

P. Schulze. 6282.

4-64/04-0316 Al'meev, Ch. Š.; Lwow, Zootechn. und Veterinärmed. Inst. Lejkozy u životnych. **(Leukose bei Tieren.)** Vestnik sel'skochozjajstvennoj nauki, Moskva 8 (1963) Nr. 7. S. 65–70. – 7 Abb., 1 Tab. Zus. in Engl., Franz., Dtsch.

In einem kurzen Übersichtsreferat wird über bisherige Untersuchungen der Tierleukosen in der Sowjetunion berichtet. An erster Stelle steht die Lymphadenose des Rindes, die große ökonomische Verluste verursacht. Sie wurde besonders in Gebieten mit hochentwickelter Viehzucht beobachtet, so z. B. in den baltischen Republiken, im Leningrader-, Rostower, Lwowschen und Moskauer Gebiet. Vereinzelte Fälle wurden in der Kirgisischen SSR und im Orenburger Gebiet beobachtet. In einem Konserven-Kombinat der Lettischen SSR wurde von 1958 bis 1961 bei 0,2% der geschlachteten Rinder Leukose festgestellt. In der Zeit von 1945 bis 1958 wurde die Rinderleukose in 24 Veterinärbezirken, 19 Sowchosen und 14 Bezirken der Estnischen SSR beobachtet. Die Erkrankung trat beim Rind, Hund, Pferd, Schwein, Esel, Schaf, Ziege und bei anderen Tieren auf. Besonders häufig wurden auch Leukoseerkrankungen bei Hühnern beobachtet. Im Verlaufe der letzten 10 Jahre wurden 116 Tiere, davon 77 Rinder, mit Leukose untersucht. Myeloische Leukosen wurden hierbei nur in 12 Fällen festgestellt. In der Häufigkeit der Organerkrankungen ergab sich folgende Gruppierung: Darm (12), Gekröse und Bauchfell (12), Lymphknoten (10), Milz (10), Nieren (5), Labmagen (5), Epicard (4), Uterus und Ovarien (4), Leber und Harnblase je 3mal, Muskulalatur (2), Herz, Pericard, Zwerchfell, Augen, Pleura, Mandeln, Kehlkopf und Gallenblase je 1mal. In der Gesamteinschätzung wird die Lymphadenose des Rindes als eine chronisch verlaufende Erkrankung bezeichnet. Die hyperplastischen Prozesse nehmen ihren Ausgang von der Adventitia der Gefäße der Organe, der Subserosa und der Schleimhaut. Die Entwicklung der leukotischen Prozesse wird auf eine spezielle Störung im intermediären Stoffwechsel zurückgeführt, wodurch das normale Wachstum der Gewebe unterbrochen wird.

W. Verter. 6286.

4-64/04-0317 Greenspan, Irving, Brown, Eric R. und Schwartz, Steven O.; Chicago, Northwestern Univ., Med. School., Cook County Hospital, Hektoen Inst. for Med. Res.; Univ. of Illinois, Med. School. Immunologically specific antigens in leukemic tissues. **(Immunologisch spezifische Antigene in leukämischen Geweben.)** Blood **21** (1963) Nr. 6. S. 717–728. — 2 Abb., 1 Tab., 26 Lit.

Ausgehend von den Beobachtungen, daß Extrakte leukämischer Gewebe von Menschen und Mäusen bei Kaninchen eine Antikörperreaktion auslösen, wurden Extrakte leukämischer und Hodgkinscher Gewebe vom Menschen an Kaninchen und Menschen verabreicht. Die vorliegenden Untersuchungen hatten das Ziel, die bisherigen Kenntnisse auf diesem Gebiet zu bestätigen und zu erweitern. Ferner sollte eine Technik für in vitro-Teste zum Nachweis von Antikörpern gegen ein Leukose-Agens entwickelt werden. Die angewendete Methodik zum Nachweis von Antikörpern umfaßte den passiven Hautanaphylaxietest, den Immunodiffusionstest, den Mikropräzipitationstest und den Immunofluoreszenztest. Nach der Injektion leukämischer und Hodgkinscher Gewebsextrakte vom Menschen konnten beim Kaninchen und beim Menschen Antikörperreaktionen nachgewiesen werden. Diese Reaktion gleicht jener, die bei Kaninchen nach Verabreichung leukämischer Gewebsextrakte von Mäusen hervorgerufen wird. Im Gegensatz dazu trat nach der Injektion von Extrakten nichtleukämischer Gewebe keine derartige Reaktion auf. Die Antikörper entwickelten sich hierbei besonders in solchen Tieren, die über längere Zeit einer Verabreichung von leukämischen Gewebsextrakten ausgesetzt sind. Die unterschiedliche Reaktion auf normale und leukämische Gewebsextrakte wird auf die Gegenwart eines Virus oder die in ihnen hervorgerufene Veränderung zurückgeführt. W. Verter. 6286.

4-64/04-0318 Kollowa, Kurt; Berlin, Humboldt-Univ., Veterinärmed. Fak., Med. Tierklin. **Vorkommen und Verbreitung der Leukose in Rinderbeständen des Kreises Finsterwalde unter besonderer Berücksichtigung von tuberkulose- und bangfreien Beständen.** Diss. Berlin **1963** 71 S. — 4 Abb., 9 Tab., 55 Lit.

Aus den Fleischbeschautagebüchern wurde bei insgesamt 113 Leukosefällen in den Jahren 1957–1961 eine steigende Tendenz der Verbreitung dieser Krankheit festgestellt. Die Leukoseverluste vom Gesamtkuhbesatz im Kreisgebiet stiegen von 0,11% auf 0,36% an. Dabei ist zu berücksichtigen, daß der Kreis Finsterwalde in keinem Leukosezentrum liegt. Im Auftreten der Leukose in Beziehung zur Jahreszeit waren keine Besonderheiten zu erkennen. Ein großer Teil der Leukoseverluste sind Einzelfälle. In einigen Betrieben aber scheint sich die Leukose weiter auszubreiten. Es konnte eine Verbreitung der Leukose durch Zukauf von Rindern beobachtet werden. Dabei wird die Möglichkeit einer infektiösen Ursache und Kontaktinfektion hervorgehoben. Eine erhebliche Ausbreitung der Leukose in Zuchtbeständen und Zuchtlinien wurde beobachtet. Die Anordnung über die Meldepflicht der Leukose des Rindes erscheint in der Durchführung nicht ausreichend, um einen genauen und schnellen Überblick über die Verbreitung der Leukose im Gebiet der DDR zu erreichen. E. Wiesner. 6288.

4-64/04-0319 Rich, Marvin A. und Johns jun., Lewis W.; Philadelphia, Pa., Albert Einstein Med. Center. Morphology of an agent associated with a murine leukemia. **(Morphologie eines im Zusammenhang mit einer Mäuseleukämie gefundenen Agens.)** Virology **20** (1963) Nr. 2. S. 373–376.
In Milz und Thymus von Mäusen, die 7 Mon. nach der Übertragung von Milzextrakten mit dem Friend'schen Virus infizierter Tiere leukämisch erkrankt waren, wurden elektronenmikroskopisch 80 bis 90 mμ große, doppelt lamellierte Partikel festgestellt, die denen des Friend'schen Virus und auch solchen bei anderen murinen Leukämien gefundenen ähnelten. In Ultradünnschnitten der Blutzentrifugate dagegen wurden 65 bis 85 mμ große Teilchen ermittelt, die mit einem 22 mμ breiten und 85 bis 210 mμ (durchschnittlich 160 mμ) langen Schwanz versehen waren. Bei einigen dieser Gebilde schien das distale Ende des Schwanzes verdickt zu sein. Im Blut nichtleukämischer Kontrolltiere waren die beschriebenen Partikel niemals festzustellen. Über die Natur der geschwänzten Teilchen vermögen die Vff. vorläufig noch nichts Endgültiges auszusagen. Es wird jedoch vermutet, daß es sich um relativ ausgereifte Stadien der Virusentwicklung handelt.
R. Kokles, 6297.

4-64/04-0320 Bielka, H., Yen, Chang Yü und Hoffmann, F.; Berlin-Buch, Inst. für Exp. Krebsforsch. der Dtsch. Akad. der Wiss. zu Berlin. **Beziehungen zwischen pathogener und antigener Wirkung des Virus der myeloischen Leukämie der Maus.** Acta biol. med. german. [Berlin] **10** (1963) Nr. 5/6. S. 584–589. — 3 Tab., 13 Lit.
Um die pathogenen (leukämogenen) und antigenen Komponenten des Virus der myeloischen Leukämie der Maus näher zu charakterisieren, wurde der Einfluß physikalischer Faktoren (Erwärmung), der Einfluß von Trypsin sowie der verschiedener chemischer Detergentien (Aether, Saponin, Desoxycholsäure und Formalin) auf das in leukämischen Gewebsextrakten enthaltene Virus untersucht. Zusammenfassend ist auf Grund der serologischen und tierexperimentellen Untersuchungen festzustellen, daß durch Erwärmen ebenso wie durch eine Behandlung des Virus mit Trypsin, Aether, Desoxycholsäure und Saponin antigene und pathogene Eigenschaften inaktiviert werden, während Formalin die leukämogene, nicht aber die antigene Wirkung beeinflußt. Vff. sind daraufhin der Meinung, daß die pathogene Komponente des Virus die Nucleinsäure, die antigene das Lipoproteid ist, das außerdem für die Wirkungserhaltung der Nucleinsäure im aktiven Virus verantwortlich ist. W. Wittmann. 6297.

4-64/04-0321 Doll, E. R. und Bryans, John T.; Lexington, Kentucky Agric. Exp. Stat. A planned infection program for immunizing mares against viral rhinopneumonitis. **(Die Immunisierung von Stuten mit Lebendvirus gegen die Virus-Rhinopneumonie.)** Cornell Veterinarian **53** (1963) Nr. 2. S. 249–262. — 1 Abb., 3 Tab., 12 Lit.
Für die Immunisierung der Stuten gegen die Virus-Rhinopneumonie wurde einmal eine Formalin-Vaccine, hergestellt aus Lebern von mit Virus Stamm Ky-D infizierten Hamstern, verwendet und zum anderen ein hamsteradaptiertes Lebendvirus. Die Formalin-Vaccine wurde intradermal und subcutan injiziert, während das hamsteradaptierte Lebendvirus intranasal instilliert wurde. Die Vaccination mit Tot-Virus führte nur zu einem unbedeutenden Anstieg der virusneutralisierenden Antikörper bei den geimpften, trächtigen

Stuten. Wiederholt mit Formalin-Vaccine geimpfte Stuten zeigten einen hohen Titer virusneutralisierender Antikörper, wobei nicht zu entscheiden war, ob dieser Titer von den Vaccinationen oder wiederholten natürlichen Infektionen herrührte. Die Anwendung der Formalin-Vaccine schränkte die Infektionen und die Zahl der Aborte nicht ein. Nach der Applikation des hamsteradaptierten Lebendvirus waren höhere Titer virusneutralisierender Antikörper festzustellen als nach der Vaccination mit Tot-Virus. Der Einsatz des Lebendvirus verhinderte weitgehend das Auftreten von Aborten in enzootisch verseuchten Gebieten sowie von plötzlichen gehäuften Aborten in Einzelfarmen. Der Abortrate von 0,88% bei geimpften Stuten stehen 15% Aborte in verseuchten Farmen vor der Immunisierung mit Lebendvirus gegenüber. Durch den Einsatz des Lebendvirus traten bei 0,3% von 6680 Stuten Aborte auf. Das Lebendvirus wird wahrscheinlich von Pferd zu Pferd übertragen. Es sollten daher bis 3 Wochen nach der Inoculation keine Umstellungen vorgenommen werden. Die Immunisierung mit Lebendvirus erfolgt zweimal im Jahr, im Juli und Okt., und umfaßt alle Pferde der Farm, ungeachtet des Alters, Geschlechtes und der Rasse. Das Lebendvirus sollte nur in enzootisch verseuchten Gebieten oder infizierten Farmen angewandt werden. Empfängliche hochtragende Stuten sollten angesichts der Abortgefahr nicht mit Lebendvirus behandelt werden. E. Kunter. 6305.

4-64/04-0322 Hahnefeld, H. und Hahnefeld, E.; Insel Riems, Friedrich-Loeffler-Inst. der Dtsch. Akad. der Landwirtsch.-Wiss. zu Berlin. **Züchtung und Abwandlung von Maul-und-Klauenseuche-Virus Typ C in einer permanenten Zellinie aus embryonalem Ferkelhirn.** Arch. exp. Veterinärmed. **17** (1963) Nr. 4. S. 893–896. – 3 Tab., 1 Lit.
MKS-Virus Typ C konnte an eine stabile Zellinie aus embryonalem Ferkelhirn adaptiert und darin zur Vermehrung gebracht werden. Der Virusvermehrung lief ein cytopathogener Effekt parallel, der bei Infektion mit 1000 ID_{50} zu einer totalen Zerstörung des Zellrasens führte. Die Virustiter lagen zwischen $10^{5,5}$–$10^{6,5}$ ID_{50}/ml. Bei Passagierung in dem Ferkelhirnzellstamm blieb das Virus für diesen wie auch für Primärkulturen aus Ferkel- und Kälberniere cytopathogen. Von der 5. Passage ab war eine Reduktion der Pathogenität für Saugmäuse feststellbar. Virus von der 15. Passage ab war für Ferkel und Rinder apathogen. Nach der 39. Passage ergab sich eine Abwandlung des Plaquecharakters und ein dem rct/40°-marker attenuierter Poliovirusstämme entsprechendes Verhalten. Die immunogenen und antigenen Eigenschaften des Passagevirus blieben von dem Modifikationsprozeß unbeeinflußt. Die Eignung des attenuierten Virusstammes als Grundlage einer Lebendvaccine für Ferkel und Rinder wird geprüft. E. Hahnefeld. 6345.

4-64/04-0323 Gribanov, V. N. Ob immunologičeskich svojstvach virusa jaščura. **(Über immunologische Eigenschaften des MKS-Virus.)** Trudy Vsesojuznogo instituta ėksperimental'noj veterinarii, Moskva **29** (1962) S. 117 bis 124. – 6 Tab., 4 Lit.
Im Verlaufe von 6 Jahren wurden 497 Epizootie-Virusstämme aus der UdSSR serologisch mittels Komplementbindungsreaktion (KBR) untersucht. – Der MKS-Typ A dominierte von 1955–1957 zu 66,3%. Dann folgte der Typ O mit 28,5%. In diesem Zeitraum gehörten 5,2% der eingesandten Virusstämme dem Typ C an, der seit 1958 nicht mehr aufgetreten ist. Von 1958 an herrschte der Typ O vor (1959 = 93,8%). 1958 und 1959 traten außerdem in bestimmten Gebieten Seuchenfälle auf, die gleichzeitig durch den Typ O und A verursacht worden waren. Zur Klärung der Typenzugehörigkeit von 30 Epizootie-Virusstämmen mußten neben serologischen (KBR) auch immunologische Prüfungen (am Meerschweinchen) herangezogen werden. In 4 Fällen lag O-Virus mit schwach antigenen Eigenschaften vor, das erst nach dreimaliger Passagierung im Meerschweinchen klassifiziert werden konnte.

Zwei Virusstämme, die in der KBR nur mit den homologen Immunseren reagierten, erwiesen sich im Tierversuch als immunogen gegenüber dem Standard-O-Virus. Fünf Epizootiestämme, die serologisch dem Typ O und A angehörten, immunisierten Meerschweinchen nach simultaner Infektion nur gegen Standard-O-Virus. 18 serologisch zum O- und A-Typ zu rechnende Praxisstämme zeigten nach Passage in MKS-empfänglichen Tieren eine Zugehörigkeit zum Typ O. Ein weiterer Virusstamm reagierte in der KBR mit Standard-A-Immunserum schwach, bei Verwendung von A-Varianten-Seren (A_1–A_7) am stärksten mit dem A_3-Serum. Nach viermaliger Meerschweinchenpassage schützte das Epizootievirus die Tiere vor einer Infektion mit dem Standardvirus Typ A. Bei diesen 30 Virusstämmen konnte nur serologisch eine Varianz festgestellt werden. Auf Grund eigener Untersuchungen schlägt Vf. vor, die MKS-Virusvarianten in immunologische und serologische Varianten einzuteilen. D. Weyhe. 6345.

4-64/04-0324 Ratner, L. S., Skorin, I. E., Kazanceva, N. V. und Avilov, V. S. Kul'tivirovanie virusa jaščura na pereživajuščem ėpitelii i ispol'zovanie ėtogo metoda dlja massovogo proizvodstva protivojaščurnoj vakciny VIĖV. **(Züchtung des MKS-Virus auf überlebendem Epithel und Anwendung dieser Methode zur Herstellung von VIĖV-MKS-Vaccine.)** Trudy Vsesojuznogo instituta ėksperimental'noj veterinarii, Moskva **29** (1962) S. 93–103. — 1 Abb., 1 Tab., 7 Lit.

Seit 1953 wird in der SU die aktive Immunisierung der Klauentiere gegen MKS durchgeführt. Aus veterinärpolizeilichen Gründen mußte 1958 die Virusgewinnung von Schlachtrindern in den Fleischkombinaten eingestellt werden. Daraufhin entwickelte die MKS-Abteilung des VIĖV die Züchtung des MKS-Virus auf überlebendem Epithel der Rinderzunge (Methode nach Frenkel) und organisierte zusammen mit dem Omsker Biokombinat von 1959 bis 1960 die Großproduktion von MKS-Kulturvirus Typ O und A. Im einzelnen werden Angaben über die Technologie der Viruszüchtung in Autoklaven (250 Liter Fassungsvermögen), über das verwendete Virus, über die Gewinnung der Zungenschleimhaut, über die Zusammensetzung der Nährmedien und über die verschiedenen Prüfungsmethoden des Kulturvirus (Bestimmung des Titers an Säuglingsmäusen, der Typenzugehörigkeit mit der KBR, Prüfung der Reinheit und Unschädlichkeit) gemacht. Die aus Kulturvirus hergestellten Vaccinen zeigten in der Praxis gute Ergebnisse. Seit 1960 wurden mit diesen MKS-Impfstoffen mehr als 2 Millionen Tiere in verseuchten und MKS-gefährdeten Betrieben geimpft. Der wissenschaftlich-technische Rat des Landwirtschaftsministeriums der UdSSR empfahl 1961, in Biofabriken die Massenzüchtung von MKS-Virus (nach Frenkel) in Autoklaven einzuführen. D. Weyhe. 6360.

4-64/04-0325 Amfiteatrov, F. Z., Remizov, V. F., Šelašskij, V. A. und Abuzaev, Ch. G. Primenenie protiv jaščura suchoj virusvakciny GNKI. **(Die Anwendung der getrockneten Virusvaccine GNKI bei Maul- und Klauenseuche.)** Veterinarija, Moskva **40** (1963) Nr. 8. S. 15–16.

In der Tatarischen ASSR wurden 1962 in verseuchten, gefährdeten und bedingt seuchenfreien Beständen 162552 Rinder und 175900 Schafe mit der GNKI-MKS-Vaccine aus getrocknetem O-Virus geimpft. Diese Impfung erfolgte 12 Tage bis höchstens 3 Monate nach Anwendung der MKS-Aluminiumhydroxydvaccine aus lapinisiertem MKS-Virus vom Typ O. Die Impfdosis betrug, je nach Alter des Tieres, für Rinder 0,2–0,8 ml, für Schafe und Ziegen 0,2–0,5 ml. Die GNKI-Vaccine aus Trockenvirus schützte 84% der Rinder und der Schafe vor einer Infektion. Nur bei einzelnen Rindern traten während einer sechsmonatigen Beobachtungszeit in bedrohten und in bedingt seuchenfreien Beständen in den ersten 10 Tagen nach der Impfung Komplikationen auf (Salivation, Aphthenbildung auf der Zunge, Milchrückgang). Kälberverluste waren gering (0,19% der geimpften Kälber). Sie waren besonders in Beständen mit schlechter Haltung (Pneumonie-Disposition) zu finden. D. Weyhe. 6360.

4-64/04-0326 Ezovitov, N. B. Passivnaja immunizacija snižaet poteri ot jaščura. **(Passive Immunisierung senkt durch Maul- und Klauenseuche bedingte Verluste.)** Veterinarija, Moskva **40** (1963) Nr. 8. S. 18–19.

Im Gebiet von Kuibyschew wurden 20 000 Liter Blut bzw. Serum von tuberkulose- und brucellosefreien Rindern, die an MKS erkrankt waren, zur passiven Immunisierung der Kälber und Ferkel in verseuchten Beständen erfolgreich angewendet. (2–3malige Impfung im Abstand von 10–13 Tagen). Das konservierte und stabilisierte Blut (Beschreibung der Präparation) hielt sich 65 Tage, das entsprechende Serum 1 Jahr. – Die Dosierung betrug 2,0 ml Rekonvaleszentenblut bzw. 1,0–2,0 Serum pro kg Körpergewicht. Es wird die Großproduktion von MKS-Hyperimmunserum in Biofabriken empfohlen. D. Weyhe. 6360.

4-64/04-0327 Preuß, B.; Bad Langensalza, Veterinäruntersuchungs- und Tiergesundheitsamt. **Herstellung von Immunserum gegen Maul- und Klauenseuche mit Hilfe der Riemser Adsorbatvaccine Typ C.** Mh. Veterinärmed. **18** (1963) Nr. 18. S. 695–696.

Im allgemeinen werden zum passiven Schutz junger Klauentiere vor MKS Hyperimmun- und Rekonvaleszentenseren verwendet, aber auch Immunseren von mehrfach vaccinierten Rindern. – Unter Praxisbedingungen wurden nach ungarischem Vorbild ca. 350 kg schwere, 12–18 Mon. alte Mastbullen dreimal im Abstand von 10 Tagen mit 10 ml, 25 ml und 50 ml MKS-Konzentratvaccine vom Typ C vacciniert und nach 14 Tagen auf dem Schlachthof im Hängen steril entblutet. Nach entsprechender Bearbeitung (Zentrifugation, Zusatz von 0,5%igem Phenol) und bakteriol. Prüfung des Blutes kann das daraus gewonnene MKS-Immunserum wirksam bei Ferkeln, Läufern und Kälbern eingesetzt werden. – Mit dieser einfachen Methode ist – vor allem in Zeiten erhöhter Seuchengefahr – eine ausreichende Versorgung mit Immunseren gewährleistet. D. Weyhe. 6360.

4-64/04-0328 Bachrach, H. L., Callis, J. J., Hess, W. R., Patty, B. E., Boer, C. J. de und Hamblet, F. E.; Greenport, Long Island, N. Y., Plum Island Animal Disease Lab. Large-scale production of bovine kidney cultures for plaque assay of foot-and-mouth disease virus and its ribonucleic acid. **(Großproduktion von Rindernieren-Kulturen für Plaqueversuche mit Maul- und -Klauenseuche-Virus und seiner Ribonucleinsäure.)** Amer. J. veterin. Res. **23** (1962) Nr. 94. S. 608–613. – 6 Abb.

Das beschriebene Verfahren zur Großproduktion von Flaschenkulturen für die Plaquetechnik garantiert die Erzielung einwandfreier Zellschichten und hat sich über Jahre im Laboratorium der Vff. bewährt. Es gestattet die Herstellung von 2000 Kulturen pro Tag. Dabei werden pro Woche 13 Kälbernieren von 50–100 g nach Desinfektion in Natriumhypochlorid-Lösung, Zerkleinerung des Rindengewebes und intermittierender Trypsinisierung bei 30 °C mit 0,25% Trypsin verarbeitet. Die Zellsuspensionen werden im Verhältnis 1:100 aus 5 Liter-Gefäßen unter magnetischer Agitation halbmechanisch auf Kulturflaschen verimpft zu Mengen von 15 ml. Das Züchtungsmedium enthält 2–6% Rinderserum. Die nach einer im Original angegebenen Methode gereinigten und sterilisierten Flaschen sind in eigens konstruierten Stativen gelagert, die eine sehr zeitsparende und zweckmäßige Handhabung gestatten. Instruktive Abbildungen veranschaulichen die wesentlichen Arbeitsvorgänge, die von vier technischen Kräften bewältigt werden. Zum Transport dienen

Fahrgestelle, die jeweils 15 Stative mit 38 Flaschen fassen. Die Bedeutung einer zuverlässigen Lieferung von ausreichenden Serumchargen guter Qualität für die Leistungsfähigkeit des Verfahrens wird hervorgehoben.
E. Hahnefeld. 6360.

4-64/04-0329 Aksenova, N. F., Polikarpov, B. V., Kuznecov, N. N., Ratner, L. S., Šuljak, F. S., Jašenkina, M. I., Skorin, I. E. und Avilov, V. S. Ispytanie v proizvodstvennych uslovijach protivojaščurnoj vakciny VIÈV iz kul'tural'nogo virusa, vyraščennogo po metodu Frenkelja. **(Die Prüfung einer aus Virus nach der Frenkel-Methode gezüchteten VIÈV-MKS-Vaccine unter Praxisverhältnissen.)** Trudy Vsesojuznogo instituta èksperimental'noj veterinarii, Moskva **29** (1962) S. 111–116. – 4 Tab.
Im MKS-Labor des Unions-Inst. für Exp. Veterinärmed. wurden von 1959 bis 1960 30 Versuchsvaccinechargen aus nach Frenkel gezüchtetem Virus vom Typ O (= 1418 Liter) hergestellt und in gefährdeten und verseuchten Betrieben des Moskauer und Kurgansker Gebietes an Wiederkäuer verimpft. Die Dosierung betrug – je nach Alter – pro Tier 3–5 ml, für Rinder über 500 kg Körpergewicht 10 ml. Es erkrankten nur in den ersten 14 Tagen p. v. 0,19% aller geimpften Rinder und 0,25% aller vaccinierten kleinen Wiederkäuer. Die Anwendung dieser Vaccine führte in Verbindung mit veterinärhygienischen Maßnahmen 1959/60 zur Kupierung der MKS in beiden Gebieten.
D. Weyhe. 6360.

4-64/04-0330 Vjatkin, S. K. Opyt bor'by s jaščurom. **(Erfahrungen bei der Bekämpfung der Maul- und Klauenseuche.)** Veterinarija, Moskva **40** (1963) Nr. 8. S. 10–12.
Auf Grund der MKS-Situation in Nordkasachstan wurden Rinder in verseuchten oder gefährdeten Betrieben mit einer MKS-Vaccine aus lapinisiertem Virus vom Typ O geimpft. Die einmalige Vaccinierung in Seuchenbeständen hinterließ nach erneuter Infektionsbelastung (1,5; 3; 3,5 Monate p. v.) verhältnismäßig häufig nur einen schwachen Schutz. Deshalb ging man mit Erfolg dazu über, in erkrankten und durchgeseuchten Beständen, in durch angrenzende Viehdriften gefährdeten Herden und in Mastbetrieben alle Rinder (vor allem in der Herbst-Winterperiode) zwei- bis viermal im Intervall von 2 Monaten zu immunisieren.
D. Weyhe. 6360.

4-64/04-0331 Čanyšev, Z. G. Propolis dlja lečenija jaščura. **(Therapeutische Anwendung von Propolis bei Maul- und Klauenseuche.)** Veterinarija, Moskva **40** (1963) Nr. 8. S. 19–20. – 5 Abb.
In vier Kolchosen wurden 7–10 Tage nach Seuchenausbruch 481 an MKS erkrankte Rinder mit Propolis-Präparaten behandelt. Die befallenen Euter und Zitzen wurden vorher mit einer Desinfektionslösung gewaschen und mit 15%iger Propolis-Salbe (Vaselin-Lanolin-Basis) und 15%iger Propolis-Emulsion (Fischtran) dünn bestrichen. Die Behandlung der veränderten Hautpartien der Zitzen erfolgte vor und nach dem Melken. Die Anästhesiedauer von Propolis betrug an den Zitzen mehr als 2 Stunden. Bei Anwendung von Propolissalbe trat Heilung nach 3 Tagen (bei kleineren Zitzenverletzungen) bzw. nach 7 Tagen (bei größeren Hautdefekten) ein. Die Zitzenhautwunden der Kontrollkühe heilten nach Applikation von Penicillin-Streptocid-Salbe nach 3 bis 16 Tagen. Eitrig-nekrotisierende Hautentzündungen im Bereich des Kronsaumes und Zwischenklauenspaltes wurden mit Propolis-Emulsion behandelt und die Klauen unter Verband gesetzt. Nach 7-12 Tagen erfolgte Konsolidierung.
D. Weyhe. 6360.

4-64/04-0332 Ratner, L. S., Skorin, I. E. und Avilov, V. S. Adaptacija i kul'tivirovanie virusa jaščura na pereživajuščej èpitelial'noj tkani svinej. **(Anpassung und Züchtung des MKS-Virus auf überlebendem Epi-**

thelgewebe vom Schwein.) Trudy Vsesojuznogo instituta ėksperimental'noj veterinarii, Moskva **29** (1962) S. 104–110. – 2 Tab., 4 Lit.
Vff. adaptierten und passagierten MKS-Kulturvirus Typ O (= 40. Passage in Rinderzungenepithel) nach der Frenkel-Methode 55mal im Epithel der Zunge, des Kronenrandes, des Zwischenklauenspaltes und der Rüsselscheibe von gesunden Schlachtschweinen. Nach jeder Passage wurde der Titer an 7–8 Tage alten weißen Mäusen bestimmt, die Virulenz am Meerschweinchen getestet und die Typenspezifität in der KBR kontrolliert. Nach Adaptation des Ausgangsvirus betrug der Titer ca. 10^{-6} bis $10^{-7,5}$. Von der 11. Passage an verursachte das Virus beim Meerschweinchen Generalisation. Die 9., 23., 44., 51 und 52. Passage waren für Ferkel und Läufer hochinfektiös. Aus Virus verschiedener Ephitelpassagen wurden vier VIEV-Versuchsvaccinen (6%ig) hergestellt und an 37 Schweine (40–50 kg schwer), die aus MKS-freien Betrieben stammten, zu je 5 oder 10 ml ein- bis zweimal im Abstand von 5 bis 6 Tagen verimpft. Die Immunitätsprüfung erfolgte 20, 24, 30 und 53 Tage nach der Vaccination durch gemeinsame Haltung mit klinisch kranken Ferkeln, die mit dem homologen Virusstamm infiziert worden waren. MKS-Vaccinen, hergestellt aus Kulturvirus von der 18. Passage an, schützten 76% der geimpften Tiere vor einer Kontaktinfektion mit dem homologen Passagestamm. Von den 22 vollempfänglichen Kontrollen erkrankten 20 durch Kontakt an MKS. Mit zweimaliger Vaccination wurden bessere Ergebnisse erreicht, jedoch sind weitere Versuche an größerem Tiermaterial erforderlich.
D. Weyhe. 6360.

4-64/04-0333 Steinbrecher, H. **Aktive Schutzimpfung von Schweinen gegen Maul- und Klauenseuche.** Tierzüchter **15** (1963) Nr. 2. S. 48–50.
Vf. kommt auf Grund epizootiologischer Studien (1957–1962) zu dem Schluß, daß bei gleichzeitiger Durchführung der aktiven Immunisierung, der Keulung und der veterinärpolizeilichen Maßnahmen einem massiven Auftreten der MKS in Schweinebeständen wirksam begegnet werden kann. 6040 Schweine wurden mit monovalenter klassischer MKS-Vaccine Typ C (1957/58) geimpft, 11284 Tiere mit monovalenter Konzentratvaccine Typ C (1960 bis 1962). Impfschäden waren bei Mast-, Zucht- und trächtigen Schweinen gering und betrugen bei Verwendung der klassischen Vaccine 0,12%, bei Verwendung der Konzentratvaccine 0,026%. – Die Vaccine nach Waldmann und Köbe hinterließ 14 Tage p. v., die Konzentratvaccine 10 Tage p. v. eine optimale Immunität. Angaben über die Immunitätsdauer fehlen.
D. Weyhe. 6360.

4-64/04-0334 Nobel, T. A., Neuman, F. und Rippin, P.; Bet Dagan, Veterin. Inst.; Afula, 'Hahaklait'. A central nervous disturbance in sheep probably due to vaccination with a modified live foot-and-mouth disease vaccine (type SAT 1). **(Auftreten zentral-nervöser Störungen bei Schafen nach Impfung mit einer modifizierten Maul- und Klauenseuche-Lebendvaccine [Typ SAT 1].)** Refuah Veterinarith [Jerusalem] **20** (1963) Nr. 1. S. 47–54.
Vff. stellten fest, daß Schafe, die mit einer modifizierten Lebendvaccine des Maul- und Klauenseuchenvirus-Typs SAT 1 vacciniert worden waren, 4 bis 6 Wochen p. v. Lahmheit, Paraplegie, und paralytische Erscheinungen zeigten. Pathologisch-anatomisch trat regelmäßig eine Encephalitis non-purulenta lymphocytaria auf. Die Erkrankungs- und Mortalitätsrate in den geschädigten Herden war verhältnismäßig niedrig. Chr. Ludwig. 6360.

4-64/04-0335 Manninger, R. Trópusi állatbetegségek jelensösége Európában. II. Afrikai sertéspestis. **(Die Bedeutung tropischer Tierseuchen für Europa. 2. Mitt. Afrikanische Schweinepest.)** Magyar Állatorvosok Lapja [Ung. veterinärmed. Bl.] **18** (1963) Nr. 2. S. 65–68. – Aus: Ung. Agrar-Rdsch. **1963** Nr. 4.

Die afrikanische Schweinepest äußert sich ausschließlich in akuten Krankheitserscheinungen. Falls bei Schweinen, die früher gegen die europäische Schweinepest immunisiert wurden, Erkrankungen mit den für die Schweinepest charakteristischen Veränderungen festgestellt werden, muß stets erwogen werden, ob die afrikanische Schweinepest eingeschleppt worden sein könnte. In Verdachtsfällen sollen mit aus dem Seuchenherd stammenden Virusmaterial Infektionsversuche an Schweinen vorgenommen werden, die über eine solide Immunität gegen die europäische Schweinepest verfügen. Nach neueren Versuchen von Malmquist und Hay verfügt das Virus der afrikanischen Schweinepest über die Eigenschaft, in Kulturen von Knochenmark- und weißen Blutzellen eine Änderung hervorzurufen, nach der diese Zellen die Erythrocyten von Schweinen absorbieren und später selbst aufgelöst werden. Diese Reaktion ist für das Virus der afrikanischen Schweinepest spezifisch. Hess und DeTray vereinfachten das Verfahren, das sich auf die Züchtung von Leukocyten stützt, so sehr, daß es in jedem Laboratorium durchgeführt werden kann und bereits in 24 bis 48 Std. zu einem verwertbaren Ergebnis führt. Im positiven Falle beweist die Reaktion eindeutig die Gegenwart des Virus der afrikanischen Schweinepest. Impfverfahren, die gegen die europäische Schweinepest gebräuchlich sind, erwiesen sich gegen die afrikanische Schweinepest als unwirksam. Es gelang nicht einmal, ein Immunserum gegen die afrikanische Schweinepest herzustellen. Deswegen kann die Abwehr der Krankheit nur darin bestehen, die Einschleppung des Krankheitserregers zu verhüten und bei erfolgter Einschleppung strengste veterinärpolizeiliche Maßnahmen anzuwenden. In Ländern wie Ungarn, in denen die Krankheit nicht heimisch ist, kann als rationelles und wirtschaftliches Bekämpfungsverfahren allein die Keulung der verseuchten Bestände in Frage kommen. **6382.**

4-64/04-0336 Okaniwa, Azusa und Ishitani, Ruizo. Development of vascular lesions in the spleen of pigs suffering from hog cholera. **(Entwicklung von Gefäßläsionen in der Milz von Schweinen mit Schweinepest.)** Nat. Inst. Animal Health Quart. 2 (1962) Nr. 1. S. 37–47. – 15 Abb., 1 Tab., 22 Lit. Orig.: engl.

An insgesamt 68 experimentell und 100 auf natürlichem Wege mit Schweinepest infizierten Schweinen wird die Genese der Veränderungen an den Follikelarterien und bei Milzinfarkten histologisch untersucht. Im Anfang ist ein Ödem der Intima und Media mit Einlagerung abnormer plasmaartiger Substanzen zu beobachten. Es folgen Degenerationen der Muskelzellen der Media und Schwellung der Bindegewebsfasern, Hyalinisierung und Homogenisierung der Gefäßwand mit fibrinoiden Ablagerungen. Endlich kommt es zum Kollaps der Bindegewebsfasern, Verschwinden der Endothelzellen und Nekrose der Adventitiazellen. Als auslösendes Moment ist eine Störung der Blutzirkulation mit erhöhter Permeabilität für die sog. fibrinoide Nekrose der Gefäße anzusehen. Die Färbbarkeit der Gefäße unterliegt Veränderungen entsprechend der Bildung fibrinoider Substanzen und reicht tinktorisch vom fibrinnegativen über den gemischten bis zum fibrinpositiven Typ. Die festgestellten Gefäßveränderungen gleichen weitgehend denen, die bei der „Collagen disease" und apoplektischer cerebraler Hämorrhagie des Menschen und der Versuchstiere gefunden werden. Die Milzinfarkte der Schweinepesttiere bilden sich als Ergebnis der durch die Gefäßschädigung an der Basis nekrotischer und hämorrhagischer Follikel entstehenden Gefäßwandschädigungen. Die Befunde an ihnen weichen von denen an Arterien nekrotischer Follikel ab. Bei den Tieren mit natürlicher Schweinepest waren die Gefäßschädigungen im allgemeinen gering, in 35 Fällen wurden keine bedeutenden Veränderungen gefunden. Von den übrigen 65 Fällen mit Ödem der Intima und Media sowie Media-Muskelzelldegeneration zeigten 37 Fälle Gefäßwandnekrose, welche

hauptsächlich in den 32 Fällen mit Milzinfarkten auftrat. Eine direkte Beziehung zwischen den Gefäßen, besonders dem Endothel, und dem Schweinepestvirus kann weder bestätigt noch verneint werden.
C.-U. v. Mickwitz. 6385.

4-64/04-0337 Ponomareva, V. A. und Caldyk, V. A.; Kustanai, Veterinärmed. Forsch.-Stat. Ozdorovlenie chozjajstva, dlitel'no neblagopolučnogo po čume svinej. **(Sanitäre Verbesserungen in Betrieben, die unmittelbar durch die Schweinepest gefährdet sind.)** Veterinarija, Moskva **40** (1963) Nr. 6. S. 41–42. – 1 Tab.
In einer Sowchose im Bezirk Kustanai brach 1958 erstmalig die Schweinepest aus. Von hier verbreitete sich die Seuche rasch auch unter den Tieren verschiedener Gehöfte, die mit Kristallviolettvaccine geimpft waren. Eine Impfung mit der lapinisierten Lebendvirusvaccine (ASW) brachte bessere Erfolge. Die Impfung wurde von sämtlichen Tieren reaktionslos vertragen. Nach Ablauf von 15 Monaten waren keine Neuerkrankungen zu verzeichnen. Neugeborene Ferkel wurden sofort geimpft. E. Wittmann. 6395.

4-64/04-0338 Cottereau, Ph., Mackowiak, C., Leftheriotis, E. und Fontaine, J. (unter techn. Mitarb. von Cottereau, M. R.); Lyon, École Nat. Vétérin. Études des variations leucocytaires et thermométriques engendrées par une séro-vaccination contre la peste porcine, de truies gestantes, à l'aide du sérum spécifique et d'un virus-vaccin lapinisé, cultivé sur cellules rénales de lapin. **(Untersuchungen über die durch eine Serovaccination gegen Schweinepest mit einem spezifischen Serum und einer auf Kaninchennierenzellen gezüchteten Virusvaccine hervorgerufenen Leukocyten- und Temperaturveränderungen bei tragenden Sauen.)** Bull. Acad. vétérin. France [N. S.] **36** (1963) Nr. 4. S. 159–166.
Die Serovaccination tragender Sauen scheint im allgemeinen keine Schäden zu verursachen. Am 7. Tage nach der Immunisierung ist lediglich eine Leukopenie mit Monocytose festzustellen, wie sie in ähnlicher Form bei der Schweinepest auftritt. Sie ist als Nachweis der Wirkung des Impfvirus im Organismus zu werten. Temperaturerhöhungen und Beeinflussungen der Trächtigkeit treten nicht auf. Trotzdem scheint es empfehlenswert, die Impfung nicht während der ersten drei Wochen der Trächtigkeit vorzunehmen.
D. Schmidt. 6395.

4-64/04-0339 Bass, E. P. und Ray, J. D.; White Hall, Ill., Affiliated Lab. Corporation. Evaluation of a tissue culture hog cholera vaccine. **(Bewertung einer Schweinepest-Gewebekulturvaccine.)** J. Amer. veterin. med. Assoc. **142** (1963) Nr. 10. S. 1112–1117.
An Nierenzellkulturen aus Schweineembryonen adaptiertes Schweinepestvirus zeigte einen cytopathogenen Effekt. Durch Serienpassagen auf diesen Gewebekulturen wurde die Pathogenität des Erregers für Schweine verringert, ohne daß seine immunisierende Fähigkeit verlorenging. Auch nach achtmaliger Übertragung des abgeschwächten Virus von Schwein zu Schwein besaß es noch die genannten Eigenschaften. Mit diesem Virus geimpfte Schweine waren schon nach 3 Tagen völlig immun gegenüber einer Testinfektion mit pathogenem SP-Virus. D. Schmidt. 6395.

4-64/04-0340 Solov'ev, S. I., Barkovskij, V. I., Lesnych, V. I. und Krasnoščekova, V. V. Opyt specifičeskoj profilaktiki porosjat-sosunov v chozjajstvach, neblagopolučnych po čume svinej. **(Versuche zur spezifischen Prophylaxe von Saugferkeln in Betrieben, die durch die Schweinepest gefährdet sind.)** Svinovodstvo, Moskva **17** (1963) Nr. 4. S. 41–42.
Die Vff. berichten über die Anwendbarkeit von Kristallviolettvaccine und lapinisierter Lebendvirusvaccine (ASW) bei Ferkeln und Muttersauen so-

wie über die Verwendbarkeit verschiedener Desinfektionsmittel in seuchengefährdeten Betrieben des Bezirkes Woronesh, in dem seit 1961 erstmalig wieder Schweinepest auftrat. E. Wittmann. 6395.

4-64/04-0341 Zoletto, R. und Irsara, A.; Padova, Ist. Zooprofilattico Sperimentale delle Venezie. Il morbo di Teschen in Italia. Nota prima. Isolamento, identificazione e studio delle principali proprietà biologiche del virus. **(Die Teschener Krankheit in Italien. 1. Mitt. Isolierung, Identifizierung und wesentliche biologische Eigenschaften des Virus.)** Veterin. ital. **14** (1963) Nr. 3. S. 241–247. – 1 Abb., 7 Lit.

Von Juli 1960 bis Jan. 1961 trat die Teschener Karnkheit in der Provinz Bozen epizootisch auf. Es waren etwa 400 Tiere in 200 Beständen befallen. Von 44 verendeten oder notgeschlachteten Schweinen wiesen 90% einen für Schweinelähmung sprechenden histopathologischen Befund des ZNS auf. Bakteriol. Prüfungen des ZNS und des Liquor verliefen negativ. Kleinhirn- und Rückenmarksuspensionen eines verendeten, histologisch positiven Schweines riefen bei Meerschweinchen, Kaninchen, Mäusen, Hühnchen und Katzen bei intracerebraler Applikation keine Krankheitserscheinungen hervor. Junge Schweine erkrankten jedoch bei i. c. Verimpfung der 10% igen Suspension typisch, und das infektiöse Agens konnte in 3 aufeinanderfolgenden Tierpassagen übertragen werden. In Ferkelnierengewebekulturen konnten cytopathogene Agentien sowohl im Hirn als auch im Kotmaterial natürlich erkrankter und experimentell infizierter Schweine nachgewiesen werden. Das Agens konnte serologisch als Teschenvirus identifiziert werden. Mit Material der 4. Kulturpassage wurde eine Formalin-Aluminiumhydroxyd-Adsorbatvaccine hergestellt. Vaccinierte Schweine entwickelten neutralisierende Serumantikörper mit mittleren Titern von 1:106 gegen 1000 KID_{50} und erwiesen sich bei i. c. Belastung mit infektiöser Virussuspension als immun. E. Hahnefeld. 6400.

4-64/04-0342 Zunker, M.; Berlin-Dahlem, Bundesgesundheitsamt, Max-von-Pettenkofer-Inst. **Ergebnisse und Probleme der Tollwutforschung.** Zbl. Veterinärmed., R. B. **10** (1963) Nr. 3. S. 271–277. – 19 Lit.

Nach einer kurzen Einleitung zum Fragenkomplex der Neurotropie des Tollwutvirus werden eigene Parabioseversuche an Ratten beschrieben, wobei festgestellt werden konnte, daß in 92,3% (24 von 26 Fällen) eine Übertragung der Tollwut (Straßenwutvirus) auch ohne Nervenverbindung von einem zum anderen Parabiosepartner möglich war. Auf Grund der in der gleichen Weise durchgeführten Versuche mit Virus fixe (Stamm „Pitman Moore") ist zu erkennen, daß es besser scheint, Versuche über Fragen der Pathogenese der Tollwut mit dem Straßenwutvirus durchzuführen. Im weiteren wird auf das Problem Neurotropismus-Pantropismus des Tollwutvirus an Hand eigener Versuche und an Hand von Mitteilungen aus der Literatur (Züchtungen des Virus im bebrüteten Hühnerei) eingegangen. Abschließend ist Vf. der Meinung, daß der Neurotropismus relativ und abhängig vom Wirtstier ist, das Nervengewebe wohl der beste, aber nicht der einzige Sitz und Vermehrungsort des Tollwutvirus ist. Der strenge Neurotropismus scheint nur eine Eigenschaft bestimmter Virus fixe-Stämme zu sein. W. Wittmann. 6412.

4-64/04-0343 Schindler, R.; Hamburg, Bernhard-Nocht-Inst. für Schiffs- und Tropenkrankh. **Beobachtungen über die Funktion der Bluthirnschranke.** Zbl. Bakteriol., Parasitenkunde, Infektionskrankh. Hyg., I. Abt., Orig. **188** (1963) Nr. 3. S. 393–394.

Bei Tollwutversuchen an Mäusen und Hunden wurde festgestellt, daß die Antikörper heterologer Tollwut-Immunseren die Blut-Hirn-Schranke nicht passieren können und somit nach intracerebraler Injektion auf das Zentralnervensystem, nach intramuskulärer sowie intravenöser Applikation auf periphere Organsysteme beschränkt bleiben. D. Urbaneck. 6412.

4-64/04-0344 Steck, K. und Schneider, W.; Frankfurt/M., Staatl. Anst. für Exp. Therapie „Paul-Ehrlich-Inst.“; Chemotherapeut. Forsch.-Inst. „Georg-Speyer-Haus“. **Zur Wirksamkeitsprüfung von Tollwutimpfstoffen. 3. Mitt. Der Mäuseschutzversuch mit einmaliger Immunisierung.** Z. Immunitäts- u. Allergieforsch. **125** (1963) Nr. 1. S. 17–29. – 1 Abb., 3 Tab., 17 Lit. 2. Mitt. vgl. LZ. Abt. IV **7** (1962) Nr. 11. S. 2382.
Durch die Feststellung der Autoren, daß die Dosiswirkungskurven avirulenter Tollwutvaccinen (Hemptvaccine der Behringwerke und Duck-Embryo-Rabies-Vaccine der Fa. Eli Lilly und Co) im aktiven Mäuseschutzversuch nach einmaliger Verabreichung im Hazenschen Netz linear und parallel verlaufen, ist die Anwendung des „Allgemeinen Standard Prinzips“ auch bei der antirabischen Immunisierung weißer Laboratoriumsmäuse gültig. Somit ist eine quantitative Wertbemessung der Präparate auf diese Weise möglich. W. Wittmann. 6425.

4-64/04-0345 Steck, K.; Frankfurt/M., Staatl. Anst. für Exp. Therapie „Paul-Ehrlich-Inst.“; Chemotherapeut. Forsch.-Inst. „Georg-Speyer-Haus“. **Zur Wirksamkeitsprüfung von Tollwutimpfstoffen. 4. Mitt. Der Mäuseschutzversuch mit zweimaliger Immunisierung.** Z. Immunitäts- u. Allergieforsch. **125** (1963) Nr. 1. S. 30–36. – 1 Abb., 3 Tab., 3 Lit. 3. Mittl vgl. vorst. Ref.
Auch nach zweimaliger Immunisierung von Mäusen mit avirulenten Tollwutvaccinen verlaufen die Wirkungskurven linear und parallel. Dadurch ist es möglich, weniger gut wirksame Vaccinen bzw. Präparate zu prüfen, die in hoher Konzentration für die Versuchstiere schädlich sind und so fraktioniert injiziert werden müssen. Dazu ist es allerdings notwendig festzustellen, inwieweit eine fraktionierte Antigenapplikation eine Veränderung des Impfstoffwertes herbeiführt. W. Wittmann. 6425.

4-64/04-0346 Romanenko, V. F. und Sjurin, V. N.; Moskau, Unions-Forsch.-Inst. für Veterinärmed. Virol. und Mikrobiol. des Min. für Landwirtsch. der UdSSR. Izučenie biologičeskich svojstv kul'tural'nych variantov virusa ospy ovec. **(Das Studium der biologischen Eigenschaften von Kulturvarianten des Virus der Schafpocken.)** Voprosy virusologii, Moskva 8 (1963) Nr. 2. S. 224–229. – 3 Tab., 7 Lit. Zus. in Engl.
Der Virusstamm „Kasachstan“ wurde in Primärkulturen von embryonalen Schafnieren- und Lungenzellen und in permanenten KEM-La-Zellen vermehrt. Ein cytopathischer Effekt konnte in den Primärkulturen von der 1. Passage an und in den KEM-La-Zellkulturen von der 5. Passage an beobachtet werden. Das Schafpockenvirus, das an die KEM-La-Zellkulturen adaptiert war, verlor in der 5.–7. Passage seine Virulenz für das Schaf, behielt aber seine immunogene Aktivität. Die Variante gewinnt die Fähigkeit der Hämadsorption von Hühner- und Schaferythrocyten in den infizierten KEM-La-Zellen. Im Kreuzneutralisationstest wurde eine reine antigene Verwandschaft zwischen den Kulturvarianten des Schafpockenvirus festgestellt. E. Wittmann. 6465.

4-64/04-0347 McKercher, D. G.; Davis, Univ. of California, School of Veterin. Med. A comparative study of a strain of myxovirus from cattle in California affected with shipping fever with American and European strains of parainfluenza 3 virus. **(Vergleichende Untersuchungen an einem Myxovirus-Stamm von kalifornischen Rindern mit „shipping fever“ und amerikanischen und europäischen Stämmen von Parainfluenza 3 Virus.)** Cornell Veterinarian **53** (1963) Nr. 2. S. 262–269. – 1 Tab., 7 Lit.
Die vergleichenden Untersuchungen wurden mit dem Umeh-Stamm aus Schweden, dem Stamm BFA aus Deutschland, dem Stamm 10068 von einem Kalb aus Maryland und einem vom Vf. isolierten Myxovirus-Stamm von kali-

fornischen Rindern mit akutem „Shipping fever" durchgeführt. Die Ergebnisse der reziproken Serum-Neutralisations-Tests und der parallel angesetzten Hämadsorptions-Hemmungs-Tests zeigten, daß der kalifornische Myxovirus-Stamm mit den 3 untersuchten Parainfluenza 3 Virus-Stämmen identisch ist. Auf Grund des ständigen Vorkommens von Parainfluenza 3 Virus bei dem „Shipping fever" in Amerika werden ätiologische Zusammenhänge zwischen dem Virus und der Krankheit angenommen. Das Fehlen des „Shipping fever"-Syndroms in Europa, trotz Anwesenheit des Virus, wird auf die im Vergleich zu Amerika geringeren Stress-Wirkungen des Marktauftriebes der Rinder in Europa zurückgeführt. E. Kunter. 6485.

4-64/04-0348 Gillespie, James H., Madin, Stewart N. und Darby jun., Dorman B.; Berkeley, Univ. of California, School of Public Health. Studies on virus diarrhea virus of cattle, with special reference to its growth in tissue culture and its ether susceptibility. **(Untersuchungen über das Virus der Virus-Diarrhoe des Rindes, unter besonderer Berücksichtigung der Züchtung in Gewebekultur und der Aether-Resistenz.)** Cornell Veterinarian **53** (1963) Nr. 2. S. 276–282. – 2 Abb., 1 Tab., 5 Lit.
Die 3 untersuchten Virus-Diarrhoe (VD.)-Virus-Stämme (C 60 F, C 24 V, C 56 K) wurden durch die 24 stündige Einwirkung von 20 bzw. 50%igen Aetherlösungen bei 6 °C vollständig inaktiviert. Bei der Züchtung von VD-Virus, Stamm C 60 F in der Gewebekultur aus embryonalen Rindernierenzellen konnte 8–72 Std. p. i. eine deutliche Zunahme des intracellulären Virus beobachtet werden, während nach diesem Zeitpunkt der Virusgehalt der Zellen bis 216 Std. p. i. laufend zurückging. Freies Virus trat 10–12 Std. p. i. auf und erreichte den höchsten Titer 72 Std. p. i. Zu jeder Zeit war mehr freies als celluläres Virus in den Zellkulturen. Die ersten leichten Zellveränderungen wurden 30 Std. p. i. festgestellt, ein geringgradiger cytopathogener Effekt 48 Std. p. i. und ausgeprägte Zellveränderungen 72 Std. p. i. Die Züchtung des VD.-Virus-Stammes C 24 V in der Gewebekultur führte zu ähnlichen Ergebnissen. Bei der Züchtung von VD.-Virus in primären Kulturen von embryonalen Rindernierenzellen läßt sich die größte Virusausbeute 72–96 Std. p. i. erzielen. Die höchste Viruskonzentration befindet sich in der Kulturflüssigkeit. E. Kunter. 6485.

4-64/04-0349 Gutekunst, Donald E. und Malmquist, Winston A.; Ames, Iowa, U. S. Dep. of Agric., A.R.S. Separation of a soluble antigen and infectious particles of bovine viral diarrhea viruses and their relationship to hog cholera. **(Die Trennung eines löslichen Antigens und eines infektiösen Teiles des Virus der Virusdiarrhöe des Rindes und seine Verwandtschaft zum Schweinepestvirus.)** Canad. J. comparat. Med. veterin. Sci. **27** (1963) Nr. 5. S. 121–123. – 2 Abb., 2 Tab., 9 Lit.
Ein lösliches Antigen, das aus infektiösem Gewebekulturmedium gewonnen wurde, konnte durch Ultrazentrifugation von 2 serologisch verwandten Stämmen des Rinderdiarrhöevirus (NADL-MD und Oregon C 24 V) getrennt werden. In 4 Schweinepest-Antiseren wurden keine neutralisierenden Antikörper gegen die beiden Virusstämme gefunden. Im landesüblich hergestellten Antiserum waren sie jedoch vorhanden. Mit Hilfe des Doppeldiffusionstests konnte eine Präzipitationsbande zwischen dem Schweinepest-Antiserum und den konzentrierten löslichen Antigenen der beiden Viren sowie zwischen ersterem und NADL-MD Virus beobachtet werden.
E. Wittmann. 6485.

4-64/04-0350 Inaba, Yuji, Omori, Tsuneyoshi und Kumagai, Tetsuo; Josuihonmachi, Kodaira-shi, Tokyo, Japan, Nat. Inst. of Animal Health. Detection and measurement of non-cytopathogenic strains of virus diarrhea of cattle by the END method. **(Der Nachweis und die Meßbarkeit eines**

„nichtcytopathogenen“ Stammes der Virusdiarrhöe der Kälber durch die END-Methode.) Arch. ges. Virusforsch. [Wien] **13** (1963) Nr. 4. S. 425 bis 429. – 6 Abb., 1 Tab., 7 Lit.
Im Laboratorium der Vff. wurden 5 bovine Stämme des Virus der Kälberdiarrhöe von Kälbern isoliert. Sie hatten auf den verschiedensten Zellkulturen keinen cytopathischen Effekt, sie mußten durch Tierversuche identifiziert werden. Die END-Methode (exaltation of Newcastle disease virus) eignete sich für den Nachweis des Virus der Viruskälberdiarrhöe und seiner neutralisierenden Antikörper. Voraussetzung für den erfolgreichen Nachweis ist die Verwendung von Rinderhodenzellkulturen anstatt Ferkelhodenzellkulturen, die zum Nachweis des Schweinepestvirus Verwendung fanden. Durch Kreuzneutralisation wurde nachgewiesen, daß die antigenen Eigenschaften des „nichtcytopathogenen“ Stammes denen des von Gillespie isolierten cytopathogenen Stammes „Oregon C 24 V“ ähnlich sind. E. Wittmann. 6485.

4-64/04-0351 Huygelen, C., Thienpont, D. und Vandervelden, M.; Astrida, Ruanda-Urundi, École des Assistants Vétérin. Étude des virus dermotropes des bovidés au Ruanda-Urundi. **(Untersuchung dermotroper Virusarten von Rindern in Ruanda-Urundi.)** Ann. Méd. vétérin. [Bruxelles] **107** (1963) Nr. 1. S. 54–66. – 23 Lit.
In Ruanda-Urundi wurden von Rindern, die an Hautkrankheiten litten, folgende dermotrope Viren isoliert: mehrere Vaccine-Virusstämme, Paravaccine-Virus, Allerton-Virus und drei Stämme eines cytopathogenen Erregers (Nyanza-Virus), die bei experimenteller Infektion für Kälber apathogen waren und auch keine Antikörper erzeugten. D. Schmidt. 6485.

4-64/04-0352 Bindrich, H.; Hannover, Tierärztl. Hochschule, Inst. für Mikrobiol. und Tierseuchen. **Untersuchungen über die Virusarten der Rhinotracheitis und des Exanthema coitale vesiculosum bovis mittels der Fluoreszenzmikroskopie.** Zbl. Bakteriol., Parasitenkunde, Infektionskrankh. Hyg., I. Abt., Orig. **189** (1963) Nr. 2. S. 135–146. – 8 Abb., 22 Lit.
Es wird über fluoreszenzmikroskopische Untersuchungen zur Prüfung der Identität des Virus der infektiösen bovinen Rhinotracheitis und des Virus des Exanthema coitale vesiculosum bovis berichtet. Die hierzu verwendeten Virusstämme wurden auf Kälbernieren-Monolayerkulturen gezüchtet. Das Konjugat wurde mit der Globulinfraktion von Rhinotracheitis-Antiseren hergestellt. Erste Fluoreszenzen traten bereits vereinzelt 5 Std. p. i. in Erscheinung und füllten innerhalb von 20–30 Std. das gesamte Kerninnere aus. In gleichen Intervallen angefertigte Präparate beider Virusarten zeigten übereinstimmende cytopathologische Veränderungen und Fluoreszenzen. Aus diesen Befunden wird auf die Identität des Rhinotracheitis- und des Exanthemavirus geschlossen. Entsprechende Ergebnisse anderer Untersucher werden diskutiert. Ferner wird in der zeitlichen Entwicklung und Lokalisation der Fluoreszenz eine Bestätigung dafür gesehen, daß der Kern der Ort der Virusvermehrung ist. Aus der Identität der geprüften Virusarten wird der Hinweis hergeleitet, die Anzeigepflicht für den Bläschenausschlag der Rinder auf die infektiöse bovine Rhinotracheitis auszudehnen.
E. Hahnefeld. 6485.

4-64/04-0353 Rouhandeh, H. und Werder, A. A.; Kansas City, Univ. of Kansas, School of Med. Plaque production with infectious bovine rhinotracheitis (IBR) virus. **(Plaquebildung beim Virus der infektiösen Rhinotracheitis des Rindes.)** Proc. Soc. exp. Biol. Med. **112** (1963) Nr. 4. S. 1030 bis 1032. – 2 Tab., 6 Lit.
Das Virus der infektiösen bovinen Rhinotracheitis bildet in embryonalen Rindernierenkulturen in Petrischalen unter CO_2-Luft-Incubation 5–7 Tage p. i. Plaques von 5–7 mm Durchmesser. Die Plaqueszahl war der Virus-

konzentration direkt proportional. Die mit der Dulbecco-Methode erzielten Titer lagen etwas höher als die unter flüssigem Medium nach Postlethwaite ermittelten Werte. Sowohl im Neutralisationstest in Röhrchenkulturen als auch im Plaquesverfahren mit Immunserum-haltigem Agar-Overlay kam es zu einer spezifischen Neutralisation bzw. zu einer Hemmung der Plaquesbildung. E. Hahnefeld. 6485.

4-64/04-0354 Lamouroux, J. und Lebeau, A. Observations cliniques sur quelques viroses canines. **(Klinische Beobachtungen über einige Viruskrankheiten des Hundes.)** Bull. Acad. vétérin. France [N. S.] **36** (1963) Nr. 2. S. 79–81.
Infolge des komplexen Auftretens und des Neurotropismus bereiten Viruskrankheiten beim Hund den praktizierenden Tierärzten häufig große Schwierigkeiten. Auf Grund von Erfahrungen wird die monovalente Vaccinierung für am besten gehalten. Es treten keine postvaccinalen Reaktionen auf und ihre Verabreichung ist unschädlich. Bi- und multivalente Vaccinen haben sich weniger bewährt. Bei nicht vaccinierten Hunden beobachtet man oft nervöse Krankheiterscheinungen nach der pulmonalen und intestinalen Form der Hundestaupe. Die Hepatitis contagiosa canis, die in Franreich nur selten vorkommt, läßt sich durch ein homologes, bivalentes Serum gut beeinflussen. Die ansteckende Nasen-Mandelentzündung wird durch die Anwendung von Oxytetracyclin wirksam bekämpft. E. Tempel. 6485.

XII. TUBERKULOSE UND IHRE BEKÄMPFUNG

4-64/04-0355 Flückiger, G. **Bestehen Beziehungen zwischen Tuberkulose von Geflügel und von Säugern?** Schweiz. Arch. Tierheilkunde **105** (1963) Nr. 8. S. 423–428.
Vf. stellt zuerst in einem historischen Abriß die in früheren Jahren vertretenen Ansichten über die Gefährlichkeit der Infektion von Mensch und Tier mit Geflügeltuberkulose gegenüber. Danach wird die von Nassal vertretene Ansicht diskutiert, welche die Gefahr der Übertragung der Geflügeltuberkulose besonders betont. Zusammenfassend kommt Vf. zu folgenden Schlußfolgerungen: 1) die Möglichkeit der Erkrankung eines Menschen an Geflügel-Tbc fällt praktisch kaum ins Gewicht, 2) eine krankmachende Wirkung des Geflügeltyps beim Rind ist nicht mit Sicherheit nachgewiesen, 3) eine Übertragung der Tuberkulose von Hühnern auf Schweine ist unter unhygienischen Verhältnissen nicht auszuschließen, hier bringen aber die weiteren Fortschritte in Haltung, Zucht und Mast des Geflügels das Verschwinden der Geflügel-Tbc mit sich. E. Werner. 6514.

4-64/04-0356 Duben, Zdeněk. K problematice tuberkulózy drůbeče v terénu. **(Zur Problematik der Geflügeltuberkulose im Terrain.)** Veterinářství **13** (1963) Nr. 5. S. 199–202. – 5 Abb., 1 Tab.
Bei der Bekämpfung der Geflügeltuberkulose muß man die besonderen Umstände berücksichtigen, die mit den Methoden der Geflügelhaltung und der Ausläufe zusammenhängen. In Geflügelhaltungen leben das ganze Jahr oder während eines Teiles desselben verschiedene Vögel, die gegen Tuberkulose anfällig sind (besonders Spatzen, Stare, Amseln und Tauben) und ferner Mäuse, Ratten und Wühlmäuse, die mit ihrem Kot die Tbc-Keime verbreiten können. Die ganze Biozönose, zu der auch die im Boden lebenden Insekten und Organismen gehören, spielt bei der Erhaltung und Verbreitung der Geflügel-Tbc eine weit größere Rolle als die Transovarialübertragung. Auf diese Weise werden die Ausläufe in verschiedenen Graden verseucht. Der Grad der Verseuchung von Ausläufen wird vom Prozentsatz der Hennen bestimmt, die in der betreffenden Umgebung während der einjährigen Legezeit mit der Geflügel-Tbc angesteckt werden. Wenn während der einjährigen Legezeit mehr als 15% der Hennen angesteckt werden, ist der Auslauf stark verseucht; man muß mit

der weiteren Verbreitung der Seuche rechnen. Ein solcher Auslauf muß aufgegeben werden, da es praktisch unmöglich ist, eine Genesung der Geflügelhaltung zu erreichen. Ein Auslauf , in dem während der einjährigen Legeperiode 0,17–3,0% Hennen angesteckt werden, wird als schwachverseucht angesehen. Die Sanierung der Haltung ist bei konsequenten hygienischen Maßnahmen möglich. Die Ausläufe mit 3–15% Verseuchung müssen nach der Gesamtsituation und den Sanierungskosten beurteilt werden. In den meisten Fällen wird sich die allmähliche Ausmerzung der Haltung, Überführung der Auslaufhaltungen auf Tiefstreu mit einjährigem Zyklus bewähren. Ausläufe mit 0,1% Tbc-kranken Hennen können als einwandfrei betrachtet werden. ČSSR/ÚVTI. 6514.

4-64/04-0357 Yamamoto, Shutaro und Ishida, Kiichi; Tokyo, Univ., Fac. of Agric. Studies on avian typ tuberculosis. I. Yersin type tuberculosis in rabbits. **(Untersuchungen über die Geflügeltuberkulose. 1. Mitt. Die Tuberkulose vom Yersin-Typ beim Kaninchen.)** Jap. J. veterin. Sci. **24** (1962) Nr. 4. S. 169–182. – 2 Abb., 2 Tab., 23 Lit. Orig.: engl., Ausz.: jap.
Yamamoto isolierte 1935 einen *M. avium*-Stamm aus einem Flamingo des Zool. Gartens in Tokio. An zahlreichen Kaninchen wurde die Pathogenität des Stammes untersucht. Kaninchen, die mit hohen Dosen bis 0,5 mg i. v. infiziert worden waren, starben innerhalb 25 Tagen und zeigten die Erscheinungen des Yersin-Typs. Wenn kleinere Dosen verabreicht wurden, starben die Tiere erst nach 1 Monat unter den Anzeichen des Villemin-Typs. Noch später kam es zu dem chronischen Villemin-Typ. Während der Periode des Yersin-Typs bleibt die Tuberkulinprobe negativ. Vff. halten den Yersin-Typ für die akute Form der Geflügeltuberkulose beim Kaninchen. Über das Schicksal der Tuberkelabakterien in den Organen wurden Reihenuntersuchungen angestellt. Die quantitative Bestimmung der Keime im Gewebe erfolgte nach der Methode von Ogawa. In Leber, Milz, Knochenmark und Lymphknoten vermehren sich die Keime schneller als in Lunge, Niere und Nebenniere. Obwohl der Prozeß in den einzelnen Organen zeitlich differiert, erscheinen voll entwickelte tuberkulöse Herde mit zahlreichen Keimen innerhalb 18 Tagen nach Inoculation. Granulocyten scheinen bei der Entstehung der Yersin-Tbc nur in geringem Maße beteiligt zu sein. Wenn das RES der Kaninchen mit Tusche blockiert wird, ist eine stärkere Vermehrung der Keime festzustellen. Später erscheinen die Tuschepartikel auch in den Riesenzellen und Monocyten. Wenn die Tbc-Keime in den Monocyten eine bestimmte Zahl erreichen, kommt es zu einer für den Yersin-Typ charakteristischen radialen Anordnung. Die Ursache dafür sehen Vff. nicht nur in der Eigenart des *M. avium*-Stammes, sondern auch in der physikalischen Beschaffenheit des Cytoplasmas. W. Richter/Jena. 6514.

4-64/04-0358 Yamamoto, Shutaro, Ishida, Kiichi, Fujiwara, Kosaku und Sato, Akio; Tokyo, Univ., Fac. of Agric. Studies on avian type tuberculosis. II. Villemin type tuberculosis in rabbits. **(Untersuchungen über die Geflügeltuberkulose. 2. Mitt. Die Tuberkulose vom Villemin-Typ beim Kaninchen.)** Jap. J. veterin. Sci. **24** (1962) Nr. 5. S. 245–258. – Orig.: engl. 1. Mitt. vgl. vorst. Ref.
Während der 1. Teil dieser Untersuchungen sich mit dem Yersin-Typ der Geflügeltuberkulose befaßte, widmen sich die Vff. im 2. Teil dem Villemin-Typ. Wieder wurden 30 Albino-Kaninchen i. v. mit dem vom Flamingo isolierten *M. arium*-Stamm infiziert, jedoch nur mit 0,001 mg/Kgw. Kultur. Über die Weiterentwicklung der injizierten Keime, sowie über die eingetretenen Gewebeveränderungen stellten Vff. Reihenuntersuchungen an, wozu die Kaninchen in Abständen von 30 Min. bis zu 20 Wochen p. i. getötet wurden. Es zeigte sich, daß dabei zwei Spitzen auftraten; in der 3.–4. Woche ist eine rasche Vermehrung der Keime in Leber, Milz und Knochenmark zu beob-

achten, ähnlich wie beim Yersin-Typ, nur daß bedeutend weniger Keime in den veränderten Teilen zu finden waren und daß sich tuberkelähnliche Herde, sogar mit Nekrosen, bildeten. In der 10. Woche sinkt die Vermehrungskurve auf ihr Minimum ab. Eine zweite Spitze tritt dann in der 15. Woche p. i. ein. Obgleich dann eine erhebliche Vermehrung der Bakterien auftritt, bleibt das charakteristische Bild des Villemin-Typs erhalten. Diese 2-Spitzen-Entwicklung wird von Lunge und Niere nicht mitgemacht. Hier erfolgt die Entwicklung langsam und kontinuierlich, ohne Anstieg und Abfall, so daß in den späteren Stadien der Krankheit die Lungenveränderungen klar dominieren. Vff. führen dies, wie bei der Niere, auf die Möglichkeit der intrakanalikulären Verbreitung zurück. Zu ähnlichem Ergebnis kam Thomas bei der experimentellen Rindertuberkulose des Kaninchens. Während der gesamten Dauer der Villemin-Tuberkulose blieb die Tuberkulinprobe positiv.

W. Richter/Jena. 6514.

4-64/04-0359 Yamamoto, Shutaro, Ishida, Kiichi und Fujiwara, Kosaku; Tokyo, Univ., Fac. of Agric. Studies on avian type tuberculosis. III. Effect of sensitization on Yersin type tuberculosis in rabbits. **(Untersuchungen über die Geflügeltuberkulose. 3. Mitt. Wirkung der Sensibilisierung auf die Yersin-Typ-Tuberkulose beim Kaninchen.)** Jap. J. veterin. Sci. **24** (1962) Nr. 6. S. 317–330. – Orig.: engl., Ausz.: jap. 2. Mitt. vgl. vorst. Ref. In den vorangegangenen Teilen dieser Arbeit hatten Vff. festgestellt, daß bei Kaninchen während der Dauer der Tuberkulose vom Yersin-Typ die Tuberkulinprobe negativ bleibt, hingegen beim Villemin-Typ positiv wird. Sie sensibilisierten daraufhin die Kaninchen mit dem auf künstlichen Nährböden abgeschwächten Flamingo-Stamm, um sich u. U. auf diese Weise Klarheit zu verschaffen über die so außerordentlich großen Unterschiede der pathologischen und bakteriol. Befunde zwischen dem Yersin- und dem Villemin-Typ der Kaninchentuberkulose. Der Erfolg der Sensibilisierung war offensichtlich bei den Tieren, die 2–4 Wochen nach der ersten subcutanen Infektion intravenös mit dem voll virulenten Stamm reinfiziert worden waren. Bei gut ausgebildeter Sensibilität war eine beschleunigte Gewebereaktion mit erheblicher Splenomegalie auf die Zweitinfektion zu beobachten. Die großen Monocyten und Riesenzellen unterschieden sich von denen beim Yersin-Typ nur dadurch, daß weniger Bakterien im Cytoplasma nachweisbar waren. Die Beteiligung der Lymphocyten an den Gewebeveränderungen deutete auf den Übergang zum Villemin-Typ hin. Die Gewebeveränderungen und die Verteilung der Bakterien, besonders in Lunge und Leber, wurden bei den reinfizierten Tieren ebenso beobachtet wie beim Villemin-Typ. Es traten auch zentrale Nekrosen auf, die beim Yersin-Typ nie vorkommen. Auch war die Tuberkulinprobe nach der Reinfektion deutlich positiv. Die Sensibilisierung mit nachfolgender Reinfektion bewirkte also den Übergang der Erkrankung von Yersin- zum Villemin-Typ. W. Richter/Jena. 6514.

4-64/04-0360 Švrček, Š. und Eliáš, I. Naše skúsenosti s použitím double testu pro diagnostike tuberkulózy sliepok. **(Unsere Erfahrungen mit dem Doppeltest bei der Diagnostik der Hühnertuberkulose.)** Veterinářství **13** (1963) Nr. 5. S. 202–205. – 3 Tab.
Nach einmaliger Tuberkulinisierung mit dem aviären Tuberkulin der Bioveta wurd an der ersten Einstichstelle die zweite Tuberkulinisierung nach Ablauf von 36, 60, 84, 108, 132 und 156 Std. vorgenommen. Der Intervall von 84 Std. hat sich beim Doppeltest als optimal erwiesen. Die Spezifität der Reaktion wurde bei einer kleineren Zahl von Hennen durch Sektion, bakterioskopisch und kulturell kontrolliert. Durch komplizierte Untersuchung wurde die Spezifität der positiven Reaktionen bei 86% der Hennen erwiesen. Der Doppeltest ist zwar wirksamer als die einmalige Tuberkulinisierung, doch ist er verhältnismäßig arbeitsaufwendig. ČSSR/ÚVTI. 6522.

4-64/04-0361 Spryszak, Antoni und Zórawski, Cezariusz. Dalsze obserwacje nad nieswoistymi odczynami tuberkulinowymi u bydła. **(Weitere Untersuchungen über unspezifische Tuberkulinreaktionen beim Rind.)** Med. weteryn. **19** (1963) Nr. 6. S. 319–326. – 10 Tab., 13 Lit. Zus. in Russ., Engl., Franz., Dtsch.

In einer vorhergehenden Arbeit wurde die Feststellung getroffen, daß dort, wo die Geflügeltuberkulose heimisch ist, das Rind Tuberkulin empfindlich sein kann, obwohl es sich als tuberkulosefrei erweist. In der vorliegenden Arbeit werden die Ergebnisse weiterer derartiger Beobachtungen dargelegt. Es konnte festgestellt werden, daß unspezifische Tuberkulinreaktionen beim Rind häufig in Viehherden vorkommen. Den Hauptfaktor dieses Phänomens bilden die durch die tuberkulosekranken Hühner ausgeschiedenen Geflügeltuberkelbakterien. Bei dem unspezifisch auf Säugertuberkulin reagierenden Rind pflegen die Reaktionen auf Geflügeltuberkulin gewöhnlich stärker als die auf Säugertuberkulin zu sein. Jedoch können Fälle vorkommen, bei denen Reaktion auf Säugertuberkulin dieselben oder stärker sind als die auf Geflügeltuberkulin. Beim tuberkulosekranken Rind sind die Säugertuberkulinreaktionen immer stärker als die auf Geflügeltuberkulin. Häufig kann bei diesem Rind die Geflügeltuberkulinreaktion trotz starker Reaktion auf Säugertuberkulin fehlen. Die Beurteilung einer vergleichenden Tuberkulinisierung bei einzelnen Tieren muß auf der Beurteilung der vergleichenden Tuberkulinisierung der gesamten Herde beruhen. Zur richtigen Beurteilung einer vergleichenden Tuberkulinisierung ist nicht nur die Kenntnis der Herkunft und des Gesundheitszustandes der untersuchten Rinder von Bedeutung, sondern auch die Kenntnis des Gesundheitszustandes der übrigen in der Wirtschaft vorhandenen Tiere, besonders der Hühner. Eine vergleichende Rindertuberkulinisierung ist eine wertvolle diagnostische Methode und sollte deshalb bei Kontrolluntersuchungen der als tuberkulosefrei anerkannten Herden Pflicht sein. PRL/CBR. 6522.

4-64/04-0362 Brühl, Peter und Kaiser, Eberhard; Homburg/Saar, Univ. des Saarlandes, Inst. für Hyg. und Mikrobiol. **Über den Einfluß der Splenektomie auf die Tuberkulinreaktion im Tierversuch.** Z. Immunitäts- u. Allergieforsch. **125** (1963) Nr. 3. S. 219–229. – 2 Tab. Zus. in Engl., Franz., Span.

Splenektomierte Meerschweinchen und Kontrolltiere wurden experimentell mit Tb-Bakterien infiziert und gleichzeitig in gewissen Abständen intracutan tuberkulinisiert. Die durchschnittliche Reaktionsgröße, welche gruppenweise aus den Ablesungen nach einer, drei und sechs Wochen p. i. errechnet wurde, betrug bei splenektomierten Tieren das Doppelte der Kontrolltiere. Die präallergische Phase war bei splenektomierten Tieren deutlich verkürzt. Bei den splenektomierten Tieren wurde drei Wochen nach der Operation eine Vermehrung der Gesamtleukocyten gegenüber den Zellwerten der unoperierten Tiere festgestellt. Bis eine Woche nach der Infektion kam es zunächst bei beiden Tiergruppen zu einem Anstieg der Gesamtleukocytenzahl. Drei Wochen p. i. waren die Ausgangwerte zu Beginn der Infektion wieder erreicht und nach weiteren drei Wochen trat ein Abfall der Zellwerte ein, wobei die Differenz der Zellquantitäten der beiden Tiergruppen noch deutlicher war als zum Zeitpunkt der Infektion. Das gleichsinnige Verhalten der Tuberkulin-Reaktionsintensität zu den Veränderungen der Gesamtleukocytenzahl nach Splenektomie zeigt die Bedeutung der Zelle bei der Tuberkulinprobe.
J. Otta. 6522.

4-64/04-0363 Wachnik, Zenon und Zakrzewski, Aleksander. Ziarniniaki Roeckl'a w świetle własnych obserwacji. **(Roeckl'sches Granulom im Lichte eigener Beobachtungen.)** Med. weteryn. **19** (1963) Nr. 7. S. 357–360. – 7 Abb., 7 Lit. Zus. in Russ., Engl., Franz., Dtsch.

Die Roeckl'schen Granulome wurden bis jetzt nicht im polnischen Schrifttum erwähnt. In den ausländischen Publikationen wird dieses Thema ebenfalls nicht erschöpfend behandelt. Es erwies sich, daß in zahlreichen Fällen die Granulome eine Ursache unspezifischer Tuberkulinreaktionen beim Rind waren. Sie pflegen sich in den Rücken-, Hals-, Schulter- und Beckengliedmaßenmuskeln sowie im Unterhautbindegewebe zu lokalisieren. Die beschriebenen Fälle betreffen aus Holland importierte Rinder. Unter den 21 untersuchten Bullen wurden Roeckl'sche Granulome bei neun Tieren (42,8%) festgestellt. Die walnuß- und bis hühnereigroßen Knoten befanden sich in der Unterhaut und zeigten eine enge Verbindung mit der Haut. Sie waren in der Vorderbrustbeingegend lokalisiert. Es wurden keine klinischen Erscheinungen an anderen Organen festgestellt. Bei allen untersuchten Tieren war die Reaktion auf Säugertuberkulin positiv, dagegen auf Geflügeltuberkulin negativ. In mikroskopischen Präparaten konnten keine Keime festgestellt werden. Ebenso ergibt die Aussaat auf Petragnani- und Löwensteinnsen-Nährböden sowie die biologische Probe bei Meerschweinchen, Mäusen und Tauben einen negativen Befund. Von zwei Bullen wurde durch Biopsie Knotenausschnitte zur histopathologischen Untersuchung entnommen. Der Befund war bei beiden Tieren der gleiche. In allen Präparaten wurde ein konzentrischer Knotenbau festgestellt. Um die zentral liegende Nekrosezone entwickelt sich das Granulationsgewebe. An der Berührungstelle dieses Gewebes mit dem Nekroseherd konnten veränderte Bindegewebszellen beobachtet werden. Die Ätiologie bleibt weiterhin unbekannt. Es ist unwahrscheinlich, daß sie mit der Tuberkulose in Beziehung steht, weil bei Tieren, die solche Veränderungen nicht aufweisen, die Tuberkulinisation ebenfalls positiv ausfällt. Es ist jedoch anzunehmen, daß sie beim tuberkulosefreien Rind eine Neigung zum Auftreten unspezifischer Tuberkulinreaktionen hervorrufen können. PRL/CBR. 6522.

4-64/04-0364 Krŭstev, M. Tipizirane na tuberkulozni štamove, izolirani ot kokoški. **(Typisierung von Tuberkulosestämmen, die aus Hühnern isoliert wurden.)** Izvestija na Veterinarnija institut za zarazni i parazitni bolesti, Sofija **7** (1963) S. 69–75. – 6 Lit.

Aus Hühnerorganen wurden 176 Stämme von Tuberkelbakterien isoliert, wobei 157 Stämme zu dem Geflügeltyp gerechnet wurden, 7 zum Typ bov., 5 zum Typ. human., 7 erwiesen sich als atypisch. Die zum Typ. bov. gerechneten Stämme waren aus den Organen von Hühnern isoliert worden, deren Stall in der Nähe des tuberkulosegefährdeten Kuhstalles lag. Vor dem Schlachten reagierte ein krankes Huhn nur auf Tuberkulose des Geflügeltyps, während die übrigen Hühner auf den Rinder- und Geglügeltyp reagierten. Die Stämme der Tuberkelbakterien vom Typ. human. wurden bei den Hühnern gefunden, die von einer Geflügelpflegerin betreut wurden, deren Ehemann an offener Tuberkulose erkrankt war und ihr manchmal geholfen hatte. Das kranke Huhn dieses Geflügelstalles reagierte positiv auf Tuberkulin des Rinder- und Geflügeltyps. NRB/ZSNTI, übersetzt v. N. Kuhlberg. 6530.

4-64/04-0365 Stöckl, W. und Auer, H.; Mödling, Bundesanst. für Tierseuchenbekämpf. **Über den Nachweis von Tuberkuloseantikörpern in Rinderseren mit der Röhrchen-Gelpräzipitationstechnik nach Parlett und Youmans.** Mh. Tierheilkunde **15** (1963) Nr. 5. Rindertuberkulose, Brucellose Leukose **12** S. 88–93. – 1 Tab.

Die Methode erlaubt zwar den Nachweis von Tuberkuloseantikörpern in Rinderseren, jedoch ist eine Anwendung für diagnostische Zwecke beim Rind nicht möglich, da nur bei 60% der mit Tbc infizierten Tiere Antikörper nachweisbar waren. Zusammenhänge zwischen den Formen und Ausmaßen der tuberkulösen Veränderungen bzw. den Ergebnissen der Tuberkulinproben

bestanden nicht. Das Versagen der Methode wird auf das unregelmäßige Auftreten der Tuberkuloseantikörper im Serum zurückgeführt.
J. Otta. 6535.

4-64/04-0366 Nassal, J.; Freiburg/Br., Tierhyg. Inst. **Untersuchungen über die Brauchbarkeit der Frischblut-Schnellagglutination zur Feststellung der Tuberkulose beim Huhn.** Mh. Tierheilkunde **15** (1963) Nr. 6. Rindertuberkulose, Brucellose Leukose **12** S. 109–116. – 2 Tab.
Bei der praktischen Anwendung der Frischblut-Schnellagglutination (FBSA) an ca. 3500 Hühnern ergab sich, daß von 1720 in bäuerlichen- bzw. Wirtschaftsbetrieben gehaltenen Tieren durch die FBSA 221 = 12,8% Reagenten, durch die Tuberkulin-Kehllappenprobe (TKLP) dagegen nur 67 = 3,9% Reagenten festgestellt werden konnten. Bei 500 experimentell infizierten Hühnern zeigte sich besonders bei schwerkranken und kachektischen Tieren die Überlegenheit der FBSA. 1224 Hühner, die in Tbc-freien Zuchtbetrieben gehalten wurden, reagierten bei der FBSA ausnahmslos negativ. Schwierigkeiten bereitet noch die Herstellung eines geeigneten Antigens, da sich von 345 aviären Mykobakterienstämmen nur 12 als bedingt und lediglich 2 als gut brauchbar erwiesen. J. Otta. 6535.

4-64/04-0367 Juskovec, M. K. und Tuzova, R. V.; Beloruss. Veterinärmed. Forsch.-Inst. Patologomorfologičeskie izmenenija u krupnogo rogatogo skota, inficirovannogo vozbuditelem tuberkuleza ptič'ego tipa. **(Pathologisch-morphologische Veränderungen bei mit dem Erreger der Geflügeltuberkulose infizierten Rindern.)** Veterinarija, Moskva **40** (1963) Nr. 6. S. 27–33. – 5 Abb.
Die Untersuchungsergebnisse besagen, daß sich bei Kühen und Kälbern, die mit dem Geflügeltuberkuloseerreger infiziert sind, spezifisches Granulationsgewebe bildet. Im Tuberkel ist ein nekrotisches Zentrum, in dem sich nicht selten bedeutende Mengen von Kalk in Schollenform ablagern. Das Zentrum ist an der Peripherie von einer Zone epitheloider und lymphoider Zellen umgeben. Unter ihnen befinden sich Riesenzellen verschiedener Größen mit einer Vielzahl von Kernen. Auch werden Tuberkel angetroffen, die aus lymphoiden Zellen bestehen. Die pathologischen Veränderungen werden im Lymphknoten und Organen angetroffen. Beobachtungen an natürlich infizierten Kälbern von aviärtuberkulösen Kühen ergaben, daß nicht nur der regionäre Infektionsweg in Frage kommt, sondern auch mit der lymphohämatogenen Dissemination zu rechnen ist. Der Primärherd entsteht an der Infektionspforte. Die Kälber von aviärtuberkulösen Kühen infizieren sich vor allem über die Milch. Es wurden aber auch Bakterien aus den Fruchthüllen isoliert, so daß eine intrauterine Übertragung nicht auszuschließen ist. H. Rauch. 6545.

4-64/04-0368 Nassal, J. und Englert, H. K.; Freiburg/Br., Tierhyg. Inst. **Zur Ätiologie und Histologie isolierter, sog. tuberkuloseähnlicher Veränderungen in den Lymphknoten des Schweines.** Mh. Tierheilkunde **15** (1963) Nr. 8. Rindertuberkulose, Brucellose Leukose **12** S. 149–162.
Zur Klärung der Ätiologie und Histologie sog. tuberkulöser Veränderungen beim Schwein wurden an 552 sog. tuberkuelähnlichen und 92 sicher tuberkulösen Lymphknotenprozessen bakteriologische und pathologisch-histologische Untersuchungen mit folgenden Ergebnissen durchgeführt. Im Schlachthof Freiburg i. Br. konnte isolierte Lymphknoten-Tuberkulose im Jahre 1962 bei 1,84% der geschlachteten 28373 Schweine festgestellt werden. Mikroskopisch wurden zu 65,6% bzw. 58,7% säurefeste Stäbchen nachgewiesen. Nachweis von Mykobakterien durch Kultur oder Meerschweinchenversuch bei 55,1% bzw. 65,2% der Proben. Typendifferenzierung: Vorliegen von aviären Mykobakterien in 91,0% bzw. 88,3%; Mischinfektionen des *M. avium* mit humanen oder bovinen Typen in 2,7% bzw. 5,0% der Fälle.

Humane Typen wurden zu 1,2% bzw. 3,3%, bovine Typen zu 4,2% bzw. 1,7% und atypische Mykobakterien zu 0,9% bzw. 1,7% festgestellt. Als ursächliche Erreger der Lymphknotenveränderungen sind in erster Linie Mykobakterien, bakterioskopisch oder kulturell in 83,0% bzw. 85,9% der untersuchten Proben) verantwortlich zu machen. Unter Zugrundelegung der beschriebenen Kriterien konnte die Diagnose „Tuberkulose" histologisch in 95,4% bzw. 94,6% der Fälle gestellt werden. Zwischen sog. tuberkelähnlichen und sicher tuberkulösen Veränderungen in den Lymphknoten der Schweine wurden bezüglich Ätiologie und Histologie keine nennenswerten Unterschiede festgestellt. Angesichts der hohen Beteiligung des *M. avium* an der Tuberkulose des Schweines weisen Vff. erneut auf die dringende Notwendigkeit einer Bekämpfung der Geflügeltuberkulose hin.

K. Potel. 6545.

4-64/04-0369 Udris, G. A. Značenie mikroėlementov v bořbe s tuberkulezom krupnogo rogatogo skota. **(Die Bedeutung der Spurenelemente im Kampf gegen die Rindertuberkulose.)** Trudy Latvijskogo naučno-issledovatel'skogo instituta životnovodstva i veterinarii, Riga **12** (1961) S. 301–316. – 13 Tab., 14 Lit. Zus. in Engl.

Vf. untersuchte die Zusammenhänge zwischen dem Gehalt des Blutserums an Vitaminen und Mineralstoffen und der Tuberkulose. Als Grundlage hierfür diente ihm die Tatsache, daß die Rindertuberkulose mit einer Leukocytose und einer Anämie vergesellschaftet ist. Es stellte sich heraus, daß bei tuberkulösen Rindern insbesondere der Vitamin A- und -E- sowie der Calcium-, Phosphor- und Kupfer-Blutspiegel niedrig liegt. Bei Tieren mit einer positiven Tuberkulinprobe war der Vitamin C-Gehalt der Milch erniedrigt. Diese Unterbilanz an Vitaminen und Spurenelementen fand Vf. besonders in Rinderherden, welche auf Sand-, Podsol- und Torfböden gehalten werden. Speziell für diese Tiere, aber auch allgemein zur Tuberkulose-Prophylaxe schlägt Vf. folgende Mineralmischung zur Zufütterung vor: 5,8 mg Kobaltchlorid, 9,8 mg Mangansulfat, 9,8 mg Kupfersulfat, 15 mg Kaliumjodid und 10 g Natriumchlorid pro 100 kg Kgw. Mit dieser Mischung versorgte Rinder zeigten normale Leukocytenwerte, einen normalen Hb-Gehalt der Erythrocyten, normalen Stoffwechsel und erhöhte Resistenz gegen Tuberkulose. E. Werner. 6560.

XIII. CHIRURGIE

4-64/04-0370 Ronneberger, H.; Kiel, Tierklin. **Blutstillung in der Kleintierchirurgie mit Tabotamp.** Dtsch. tierärztl. Wschr. **69** (1962) Nr. 20. S. 598 bis 599.

Für den Kleintierpraktiker spielt die zuverlässige Blutstillung bei seinen oft ambulant durchzuführenden Operationen eine große Rolle, so daß jedes neu auf dem Markt erscheinende Hilfsmittel sein Interesse erregt. Es wird über das Hämostypticum „Tabotamp" berichtet. Tabotamp ist oxydierte regenerierte Cellulose von besonderer Gleichmäßigkeit der molekularen und physikalischen Struktur. Natürliche Cellulose führt zu Fremdkörperreaktionen, die bei Tabotamp unterbleiben. Ein völliges Einheilen ist zu erwarten. Das Präparat wurde nicht nur bei Verletzungen durch Unfälle, sondern auch bei Operationen an inneren Organen getestet. Ein Tränken des Präparates mit antibiotischen oder ähnlichen Substanzen muß unterbleiben, da sonst der blutstillende Effekt erheblich gestört wird. Die Anwendung von Tabotamp wird empfohlen.

O. Dietz. 6607.

4-64/04-0371 Salem, G. und Simandi, E. **Erfahrungen mit der medikamentösen Förderung der Knochenbruchheilung.** Chirurg. Prax. **7** (1963) Nr. 2. S. 217.

6634.

4-64/04-0372 Bower, Darrell und Webb, Richard. Successful repair of a double fracture in a calf. **(Erfolgreiche doppelte Frakturbehandlung beim Kalb.)** Veterin. Med. [Kansas City] **58** (1963) Nr. 8. S. 651–654. – 6 Abb.
Ein 6 Mon. altes Kalb, 450 Pfund schwer, konnte nach einem Transport sich nicht erheben, beide linken Beine waren abgebogen, Krepitation bestand. Unter Sedation zeigten 2 Aufnahmen eine Fraktur der distalen Epiphyse des linken Radius und Dislokation mit Absprengungen am linken Tarsalgelenk. Unter Vollnarkose erfolgte die transversale Nagelung mit 2 Steinmannägeln durch die Tibia, die durch Aluminiumbänder und Verbandmaterial befestigt wurden. Das Vorderbein wurde durch eine Metallschiene ruhig gestellt. Während der Rekonvaleszenz traten Decubitus und Tympanie auf. Nach 10 Wochen konnte das Kalb sich allein erheben und bewegen. H. Trolldenier. 6634.

4-64/04-0373 Ahrensburg Christensen, Ebbe, Skadhauge, Knud und Ravn-Jonsen, Andree; Copenhagen, Statens Seruminst. Autoclaving of syringes in pressure cookers. **(Sterilisation von Spritzen in Druckkochern.)** Acta pathol. microbiol. scand. **58** (1963) Nr. 4. S. 521–527.
Spritzen können unter Heißluft oder gespanntem Wasserdampf sterilisiert werden. Das erstere ist im allgemeinen an Kliniken üblich. Die Vor- und Nachteile beider Verfahren werden diskutiert. Es wird ein Überblick über den Sterilisationsprozeß in Haushaltdruckkochern gegeben. Bei einer Sterilisationszeit von nur 5 Min. und bei Verwendung von verpackten Spritzen und Nadeln, die mit nahezu 10^6 getrockneten Sporen von *B. subtilis* infiziert waren, konnte ein Reduktionsfaktor von ca. 10^6 erhalten werden. Diese Methode scheint als Routinesterilisationsverfahren für Spritzen in der allgemeinen Medizin und Krankenpflege geeignet zu sein. Es ist jedoch dabei zu fordern, daß der Druckkocher immer mit einem Thermometer ausgestattet sein sollte und daß wenigsten eine Temperatur von 120 °C 20 Min. lang vorhanden sein sollte. Die Möglichkeit, wie diese Methode kontrolliert werden kann, wird diskutiert. O. Dietz. 6730.

4-64/04-0374 Schultz, Eckart. **Der Stülpaverband in der Veterinärmedizin.** Prakt. Tierarzt **44** (1963) Nr. 10. S. 433–434.
Stülpa ist ein hochelastischer Schlauchverbandstoff in Form eines trikotartigen Gewebes. Seine Besonderheit ergibt sich aus der Neuartigkeit der Verbandtechnik. Dieser Verband wird nicht mehr gelegt, gewickelt, gebunden, sondern, wie sein Name schon sagt, über die zu verbindenden Flächen gestülpt. Nach dem Bekanntwerden aus der Humanmedizin wurde dieser Verband vorerst ausschließlich in der Kleintierpraxis eingeführt. Numehr hat diese neue Verbandstoffart auch in der Großtierpraxis ihre schnellen und leichten Anwendungsmöglichkeiten unter Beweis stellen können. Es wird über den Stülpastrumpf bei Gipsverbänden an Extremitäten von Kälbern und Kühen berichtet. Stülpaverbände werden weiter an Kopf, Schwanz, Huf und Klaue verwendet. Zwei Arten werden unterschieden, der Abdeckverband in einfacher Strumpfform gegen Verschmutzung und Fliegen und der Okklusivverband, bei dem mehrere Lagen durch Raffen, Dehnen und Drehen des Stülpaschlauches ein mehr oder weniger festes Verbandsgefüge ergeben. Alle Anforderungen, die medizinisch an einen Verbandsstoff zu stellen sind, werden von Stülpa in hervorragendem Maße erfüllt. O. Dietz. 6740.

4-64/04-0375 Borzenkov, V. N.; Gebiet Moskau, Sowchos „Osery". Keratokon-junktivitis krupnogo rogatogo skota. **(Keratoconjunctivitis des Rindes.)** Veterinarija, Moskva **40** (1963) Nr. 5. S. 23–25. – 1 Abb.
Im Betrieb O. war eine Keratoconjunctivitis seit langem bekannt, die dort im Verlauf des gesamten Jahres, aber mit einer Spitze im Juli-August auftrat und der Wirtschaft erhebliche Verluste zufügte (Fleisch- und Milchverluste, Unkosten für Medikamente u. ä.). Die Ätiologie galt als unklar, da Mineral-

stoffuntersuchungen zwar den Verdacht einer Xerophthalmie zu bestätigen schienen, die entsprechende Behandlung aber erfolglos blieb. Als Ansteckungsherd konnte immer das erkrankte Tier ermittelt werden. Jungtiere bis zu 1 Jahr waren besonders empfänglich und zeigten einen schweren Krankheitsverlauf. Das klinische Bild entwickelte sich über Tränenfluß, Hyperämie, Konjunktivitis, Eintrübung der Hornhaut, eitrigen Ausfluß zur vollständigen Blindheit mit verschiedenen Komplikationen. Die bakteriologischen Untersuchungen ergaben rickettsienähnliche Mikroorganismen, so daß es sich um eine Rickettsiose handeln dürfte. Die Therapie, die neben symptomatischer Behandlung die Verabreichung von Sulfonamiden (Streptocid) und Antibiotica (Biomycin, Syntomycin und Penicillin) einbegriff, wurde am 1., 3. und dann am jeweils 3. Tage durchgeführt. Prophylaktisch erfolgte eine örtliche Behandlung aller Tiere mit Syntomycin oder mit einem Antibioticumgemisch und die Durchführung einer Desinfektion mit 3%iger Natronlauge. Hierdurch konnte ein starker Rückgang der Kranheitsfälle erzielt werden.
W. Bathke. 6753.

4-64/04-0376 Knight, Gordon; London, Roy. Veterin. Coll. The indications and technique for lens extraction in the dog. **(Indikationen und Technik der Linsenextraktion beim Hund.)** Veterin. Rec. **74** (1962) Nr. 40. S. 1065–1069. – 1 Tab., 2 Lit.
Terrierrassen und deren Abkömmlinge sind von einer Linsendislokation stärker befallen als andere Rassen; gewisse Vererbungsfaktoren werden angenommen. Erstes Anzeichen einer Linsenluxation ist eine Iridodonesis, die von einem Zittern der Iris und Hervortreten von Fäden der Zonula Zinnii begleitet wird. Dazu kann ein Sekundärglaukom (Conjunctivalinjektion, Pupillendilatation, Aufhebung der Lichtreflexe) auftreten. Bei ventraler Verlagerung der Linse erscheint dorsal ein blaugrüner Halbmond, der durch das Tapetum lucidum entsteht. Die dislozierte Linse, die entweder hinter der Pupille oder in der vorderen Augenkammer liegt, erzeugt immer eine Steigerung des intraoculären Druckes und eine Bulbusvergrößerung infolge Verlegung der Abflußwege, denen degenerative Veränderungen der Retina folgen. Die Linsenextraktion soll bei Diagnosestellung so früh wie möglich erfolgen. Zur länger wirkenden Drucksenkung hat sich eine 0,1%ige Di-isopropylfluorophosphanat-Lösung wie auch Dichlorphenamid bewährt. Die Narkose wird mit einem Thiobarbiturat begonnen und mit Halothan fortgesetzt. Nach den üblichen Vorbereitungen wird die vordere Augenkammer mit einer Nadel angestochen, damit Kammerwasser entweichen kann. Der Limbus wird fast zur Hälfte eröffnet, um die Linse mit dem geringsten intraoculären Eingriff herauszubefördern. Nach vollendeter Linsenextraktion soll so bald als möglich die Wunde mit 6 bis 8 Heften geschlossen werden. Die Auffüllung der vorderen Kammer mit Luft verbessert die postoperative Phase. Die intra- und extracapsuläre Operation werden gegenübergestellt. Während die intracapsuläre Technik vergleichweise erfolgreich verläuft, kann es doch am Anfang zum Einreißen der Linsenkapsel kommen. Der Linseninhalt vermischt sich, die Kapsel kollabiert. Eine Tabelle gibt über die zwischen 1958–1961 ausgeführten 318 Operationen Auskunft, von denen 171 Katarakte und 147 Luxationen waren. Unter den Katarakten verheilten 67 gut, 46 schlecht, während 72 Luxationen gut und 41 mäßig ausheilten. H. Trolldenier. 6753.

4-64/04-0377 Funkquist, B.; Stockholm, Sweden, Roy. Veterin. Coll. Thoraco-lumbar disk protrusion with severe cord compression in the dog. III. Treatment by decompressive laminectomy. **(Thoracolumbale Bandscheibenbrüche mit schwerer Rückenmarkskompression beim Hunde. 3. Mitt. Behandlung mit dekomprimierender Laminektomie.)** Acta veterin. scand. **3** (1962) Nr. 4. S. 344–366. – 6 Abb., 3 Tab., 5 Lit. Zus. in Schwed., Dtsch. 2. Mitt. vgl. 4-64/02-0381.

69 Hunde mit thoracolumbalen Bandscheibenbrüchen wurden nach 2 nebeneinander ausgeführten Operationsmethoden („A und B") laminektomiert, nachdem sie laufunfähig wurden. Eine Myelographie wurde bei fast allen nach der Operationsmethode B behandelten 32 Hunden erfolgreich ausgeführt. Der Zeitraum vom Verlust des Laufvermögens bis zur Operation betrug in der Gruppe A 2 Std. bis 5 Tage, in der Gruppe B 2 Std. bis 2 Tage, jedoch wurden die meisten innerhalb von 24 Std. dekomprimiert. Bei der Operationstechnik A wird der dorsale Wirbelbogen bis zum Wirbelkörper abgetragen, bei der Technik B wurde der Wirbelkanal dorsal eröffnet und die dorsolateralen Teile des Bogens geschont. Das Operationsfeld erstreckte sich bei beiden Methoden auf 2 bis 6 Wirbel. Die vorgefallenen Discusteile wurden nur bei lateraler oder dorsaler Lage entfernt. In 3 Fällen wurde versucht, durch extraduralen Zugang nach lateraler Verlagerung des Rückenmarks den Diskusvorfall ventrolateral auszuräumen. Von 36 nach der Methode A operierten Hunden erlangten 10 ihre normale Beweglichkeit, 9 ein behindertes Laufvermögen wieder, 17 starben oder wurden getötet. Von 33 nach der Methode B behandelten Hunden erhielten 27 ihre Bewegfähigkeit zurück, von denen 23 wieder normal laufen konnten. Tiere mit vollständiger Paralyse zeigten spätestens am 3. Tag die ersten Anzeichen einer Bewegungsaktivität, die meist schon nach der Operation begann. Bei der Methode A setzte während der ersten Phase der Heilung eine dorsoventrale Kompression des Rückenmarks durch das Granulationsgewebe ein, welches den Defekt ausfüllte. Klinisch wurde es bemerkbar durch eine postoperative Bewegungsbehinderung. Im Gegensatz zur konservativen Heilung mit 45,7% wurden mit der Operationsmethode B, die ohne sekundäre Kompression ausheilt, 81,8% geheilt oder gebessert.

H. Trolldenier. 6801.

4-64/04-0378 Meier, P.; Zürich, Univ., Veterin. Chirurg. Klin. **Zur Sklerotherapie von Hernien bei Haustieren.** Schweiz. Arch. Tierheilkunde **105** (1963) N. 8. S. 429–437.

Eine Sklerotherapie setzt voraus, daß geeignete Mittel zur Verfügung stehen die in geschwächtes oder defektes Gewebe injiziert, die Proliferation von neuem Bindegewebe anregen. Paraffin löst keine brauchbaren Reaktionen aus. Auch 70%iger Alkohol ist zu wenig wirksam. Die heftigsten, wenn auch die unterschiedlichsten Reaktionen, wurden mit Aethylalkohol unter Beimischung von etwa 4% Jodtinktur beobachtet. Die Menge des zur Anwendung kommenden Mittels richtet sich in erster Linie nach dem Körpergewicht und der Größe des Tieres und nach der Weite und der Form des Bruchringes. Die Erfolge der Sklerotherapie stiegen nach Einführung des Dondren (WZ Knoll). Dondren übertrifft in seinem sklerotisierenden Effekt alle übrigen Mittel, ohne dabei unerwünschte Nebenwirkungen hervorzurufen. Die besten Erfolge wurden bei Patienten im Alter von 20 Tagen bis zu 6 Mon. mit bis gänseeigroßen Hernien und ovaler Bruchpforte erzielt. Komplikationen sind zu erwarten, wenn die Depots in infiziertes Gewebe gelangen. Die Kasuistik umfaßt 46 Fälle, unter denen 2 Hunde, 3 Pferde, 14 Schweine, 17 Kälber und 10 Rinder sind. 7 dieser Patienten wurden mit Jod-Alkohol, 38 mit Dondren behandelt. Die Resultate der histologischen Untersuchungen zeigen, daß Dondren-Depots im benachbarten Gewebe einen produktiven Reiz ausüben. Diese Injektionen führen zu einer völlig unspezifischen und aseptischen Entzündung.

O. Dietz. 6805.

4-64/04-0379 Dirksen, G. und Houwishi, Y.; Hannover, Tierärztl. Hochschule, Richard-Götze-Inst. **Untersuchungen über die Verhütung postoperativer Bauchfellverwachsungen mit Prednisolon und Fluorhydrocortison. 1. Mitt. Versuche am Kaninchen.** Dtsch. tierärztl. Wschr. **69** (1962) Nr. 24. S. 713–717.

Die Verhütung postoperativer Bauchfellverwachsungen ist ein altes Problem der Bauchhöhlenchirurgie, denn jeder Eingriff im Abdomen kann bekanntlich durch mechanische oder andersartige Reizung des Peritoneums zur Fibrinausschwitzung und damit zur Bildung von Adhäsionen führen. ZurVerminderung von postoperativenBauchfellverwachsungen wird überUntersuchungen mit 4 verschiedenen Glucocorticoidpräparaten berichtet. Dabei wurden Verklebungen experimentell bei 48 Kaninchen durch Einpuderung des Dünndarmes mit 250, 500 oder 1000 mg Talcum erzeugt. 15 Tiere dienten als Kontrolle. Den übrigen Tieren wurden zusätzlich Prednisolon- oder 9α-Fluorhydrocortisonacetat intraabdominal injiziert. Durch die einmalige Prednisolon- wie auch 9α-Flourhydrocortisonacetat-Applikation kann eine sichtbare Einschränkung der Adhäsionen erzielt werden. Die wäßrigen Hormonsuspensionen sind den salbenförmigen eindeutig überlegen. O. Dietz. 6805.

4-64/04-0380 Schneider, E. **Zur Reticulitis traumatica: Was geschieht mit dem krankmachenden Fremdkörper?** Schweiz. Arch. Tierheilkunde **105** (1963) Nr. 9. S. 500–506.

Die Antibiotica-Therapie der Fremdkörpererkrankung des Rindes richtet sich gegen die Folgen, nicht aber gegen die Erkrankung. Man spricht vom „Einkapseln" der Fremdkörper. Dabei sieht man bei Sektionen nie eingekapselte Fremdkörper, wenn man darunter einen reaktionslos in bindegewebiger Kapsel ruhiggestellten Fremdkörper versteht. – Die Fremdkörperdiagnose muß klinisch gestellt werden. Der Metall-Detektor ist ein gutes Hilfsmittel. Die Grenzen der Untersuchung mit dem Fremdkörpersuchgerät werden angegeben. Der Fremdkörper sticht infolge der konzentrischen Kontraktionen der Haube in deren Wand ein. Sofort tritt eine Reaktion des Tieres ein. Die Fremdkörpererkrankung wird je nach der Reaktion in 3 Gruppen eingeteilt. In der ersten Gruppe fällt der Fremdkörper infolge entzündlicher Schwellung der Haubenwand in diese zurück. Es kann sich hierbei ein Abszeß bilden, der sich mit dem Fremdkörper in die Haube entleert, oder es bildet sich ein Nekrosezapfen, der sich demarkiert und zusammen mit dem Fremdkörper in die Haube zurückfällt. In der zweiten Gruppe geht der Fremdkörper ohne große Verweildauer durch die Magenwand hindurch. Es kann zum Leber-, Milzabszeß, zur Pericarditis, zur Abszeßbildung am Unterbauch kommen. In der 3. Gruppe bleibt der Fremdkörper dauernd in der Haube stecken. Die Unterteilung der Fälle in 3 Gruppen erfolgte bewußt in bezug auf die Therapie. Es ist keine Kunst, jede Fremdkörperkuh zu operieren. Es ist keine Kunst, alle Fremdkörpererkrankungen mit der Spritze zu behandeln. Es ist eine Kunst, für jeden Fremdkörperfall die beste Lösung zu finden. Für die Patienten der Gruppe 1 wird eine Behandlung mit Antibiotica, Chemotherapeutica, mit der Sonde und einer Diätkost vorgeschlagen. In der Gruppe 2 behandelt man mit Antibiotica, Chemotherapeutica und Diät. In der 3. Gruppe wird operiert, wenn es sich um ein wertvolles Tier handelt, insbesondere wenn es jung und hochträchtig ist, es wird zur Schlachtung geschritten, wenn das Tier keine Operation mehr wert ist. Es wird dargelegt, wie diese 3 Gruppen durch klinische Untersuchung und mit Hilfe des Suchgerätes auseinandergehalten werden können. Ein guter Teil der krankmachenden Fremdkörper fällt in die Haube zurück. Sie gehen mit der Rumination ins Maul und werden vom Tier fallen gelassen. Die Behandlung der Fremdkörpererkrankung wird perfekt, wenn man diesem Vorgang mit der Sonde nachhilft und mit dem Sucher kontrolliert. O. Dietz. 6807.

4-64/04-0381 Schlaaff, S.; Leipzig, Karl-Marx-Univ., Klin. und Poliklin. für Kleine Haustiere. **Zur Diagnostik der Nephrolithiasis beim Hund.** Kleintier-Prax. 7 (1962) Nr. 8. S. 225–232. – 6 Abb., 33 Lit.

Nach Überblick der Literatur werden diagnostische Maßnahmen zur Erkennung der Nierensteine besprochen. Von großer Bedeutung ist die Röntgenuntersuchung in grundsätzlich zwei Ebenen. Jedoch können infolge mangelnder Schattenbildung (durch zu geringen Massenabsorptionskoeffizienten) Xanthin und reine Harnsäure nicht nachgewiesen werden, selbst harnsaures Natron ist schwer feststellbar. Beim Verdacht auf Nierensteine sollte mit einfachen Übersichtsaufnahmen begonnen werden, um andere schattengebende Körper wie Kotsteine, verkalkte Tumoren, Kalkherde in Ovarien abzugrenzen. Zur Vorbereitung soll der Patient hungern und per rectum gespült werden. Das Ausscheidungsurogramm wird als weiteres Beweismittel für verursachte Störungen der Nierenfunktion als schonendste Methode angewandt. Nach intravenöser Kontrastinjektion werden Aufnahmen nach 7, 14 und 20 Min. genommen. Nach der 1. Aufnahme werden die Harnleiter durch ein Bandkompressorium gestaut, um gute Füllungsbilder des Nierenbeckens zu erhalten und die Funktionstüchtigkeit in gewissem Grade zu beurteilen. Nach 25–30 Min. ist die Ausscheidung beendet. Zielaufnahmen mit einem Kompressionstubus sowie das Anlegen eines Pneumoperitoneums sind zur weiteren Diagnostik geeignet. H. Trolldenier. 6815.

4-64/04-0382 Dietz, O., Nagel, E. und Rechenberg, R.; Berlin, Humboldt-Univ., Chirurg. Tierklin. **Beitrag zur Gliedmaßenchirurgie bei Vollblutgalopp- und Vollbluttraberpferden.** Mh. Veterinärmed. **18** (1963) Sonderh. Nr. 1. S. 5–12.

Die zunehmende Bedeutung und Verbreitung des Rennpferdes hat dazu geführt, daß man sich vermehrt mit der Pathogenese, der Diagnostik und Therapie von Gliedmaßenerkrankungen dieser Spezialpferdeart beschäftigt. Zur Gruppe dieser Erkrankungen bei den Vollblütern gehören u. a. die sog. gedeckten distalen Griffelbeinfrakturen der Traber, die Gleichbeinfrakturen sowohl bei Galopp- als auch bei Traberpferden, die gedeckten Strahlenbeinfrakturen und der Spat. Zur Klinik, zur Entstehung, zur Diagnostik und Therapie der sog. gedeckten distalen Griffelbeinfrakturen wird an Hand eines Patientenmaterials von 8 Tieren Stellung genommen. – Gleichbeinfrakturen sind im ganzen seltener als Griffelbeinfrakturen. Man kann überwiegend nach der Lokalisation am Gleichbein 2 Arten von Frakturen unterscheiden, wobei fließende Übergänge möglich sind: Horizontalfrakturen mit gleichgroßen Fragmenten und Abrißfrakturen oder Querfrakturen mit ungleichen Fragmenten einzelner Sesambeine einer Extremität. Die operative Behandlung dieser Frakturform wird geschildert. Frakturen des Stahlbeines werden in der überwiegenden Zahl bei Warmblutpferden beobachtet und hier wiederum fast ausschließlich an den Vordergliedmaßen. Bei Kaltblut- und Vollblutpferden, z. B. Trabern, die wesentlich seltener erkranken, kann sowohl die Vorder- als auch die Hinterextremität betroffen sein. Ätiologisch trennt man die „komplizierten Frakturen" mit nachweisbarem Trauma und nachfolgender Infektion im Bereich des Hufes von den gedeckten Spontanfrakturen, die im Gefolge der Osteoporose und der gedeckten Normalfrakturen, die allein nach Distorsionen oder Kontusionen auftreten sollen. Es wird festgestellt, daß die Strahlbeinspontanfraktur die schwere Form der Podotrochlitis chronica aseptica darstellt. Zur Behandlung des Spats der Traber hat sich die Operation nach Wamberg als vorteilhaft erwiesen. Die operativen Behandlungsmethoden bei Gleichbein- und Griffelbeinfrakturen befinden sich noch im Stadium der Erprobung.
O. Dietz. 6823.

4-64/04-0383 Clapp, N. K., Carlson, W. D. und Morgan, J. P.; Fort Collins, Colorado State Univ., Coll. of Veterin. Med. Radiation therapy for lamenesses in horses. **(Bestrahlungstherapie bei Lahmheiten des Pferdes.)** J. Amer. veterin. med. Assoc. **143** (1963) Nr. 3. S. 277–280.

Über die Behandlung der Arthritis deformans durch Röntgenbestrahlung beim Menschen wird erstmalig aus den USA im Jahre 1960 berichtet. Später sind besonders die hypertrophischen Arthritisformen mit Hilfe der Röntgentheraphie angegangen worden. Auch aus der Veterinärmedizin liegen über die Behandlung osteoarthritischer Prozesse mit einer Bestrahlungstherapie zahlreiche Berichte vor. Es wird über 55 Pferde, die wegen verschiedener Knochen- und Gelenkserkrankungen Lahmheiten zeigten, berichtet. 15 Pferde litten an Carpitis, 5 Pferde an Periarthritis des Fesselgelenkes, 4 Pferde an Gleichbeinlahmheit, 2 Pferde an Podotrochlitis chronica, 2 Pferde an Periostitiden am Sprunggelenkshöcker, 2 Pferde an Tendinitis und 1 Pferd an chronischem Ödem bzw. chronischer Phlegmone im Fesselgelenksbereich. Diese Pferde erhielten Röntgenbestrahlung. Eine Gammastrahlentherapie (Kobalt) wurde bei 2 Pferden mit Carpitis, 3 Pferden mit deformierender Fesselgelenksentzündung, 1 Pferd mit Gleichbeinlahmheit und einem Pferd mit Schale durchgeführt. Die angewandte Technik bei der Röntgen- (280 kV, 20 MA, Halbwertanlage aus 1,3 mm Kupfer) und Kobaltbestrahlung (radioaktive Kobaltnadeln) wird aufgezeichnet. Von 55 behandelten Pferden konnten 39 durch Nachkontrolle erfaßt werden. Bei diesen war die angewandte Therapie in 61,5% der Fälle erfolgreich, d. h. die Tiere konnten wieder Rennen laufen. Nach der Bestrahlungstherapie wurde den Tieren 60–90 Tage Ruhe im Stall und weitere 60–90 Tage Schonung verordnet. O. Dietz. 6833.

4-64/04-0384 Appleby, E. C.; London, Roy. Veterin. Coll. **Malum deformans juvenilis coxae bei einem Zwergpudel.** Kleintier-Prax. 7 (1962) Nr. 8. S. 239–241. — 3 Abb., 3 Lit.
Bei einer einjährigen Zwergpudelhündin wurde als Nebenbefund röntgenologisch eine Osteochondritis coxae diagnostiziert. Lahmheit bestand auf dem linken Hinterbein, ein Trauma wurde nicht vermutet. Die Tötung erfolgte ohne Angabe des Grundes nach ½ Jahr. Am linken Hüftgelenk fand sich eine auffallende Verdickung der Gelenkkapsel, das Caput femoris war deutlich vergrößert und abgeflacht, das Ligamentum teres fehlte. Der Gelenkknorpel zeigte über die Oberfläche unregelmäßig verteilte Knötchen, die voneinander durch Furchen getrennt waren. Das Collum war ebenfalls mit knötchenartigen Knochenwucherungen bedeckt. Das rechte Hüftgelenk war von Veränderungen frei. Die Synonyma dieser Erkrankungen werden einander gegenübergestellt. H. Trolldenier. 6842.

4-64/04-0385 Becker, E.; Berlin-Dahlem, Univ., Inst. für Röntgenol., Tierzahnheilkunde und Veterin.-Orthopädie. **Kurzer Überblick über die Osteosynthese und Osteotomie unter Verwendung einer neuen Knochensäge.** Berliner Münchener tierärztl. Wschr. **76** (1963) Nr. 16. S. 339–342.
Für operative Eingriffe am Knochen benötigt man außer normalen chirurgischen eine größere Zahl besonderer Instrumente. Diese müssen geeignet sein, in das Knochengewebe einzudringen, ohne es mehr als unumgänglich nötig zu schädigen. Als neuestes Instrumentarium, welches für die Knochenchirurgie entwickelt wurde, wird eine Knochensäge mit ihrem Zubehör beschrieben. Diese Knochensäge dient zur Osteotomie sowie zur Kürzung von Fragmenten bei der Osteosynthese. Sie besteht aus 2 Führungsinstrumenten, mit welchen die Säge um den freigelegten Knochen herumgeführt wird und dem Osteotom. Dieses ermöglicht es, die Schnittführung innerhalb des Knochens den Erfordernissen der Operation entsprechend zu ändern sowie den Zug der Drahtsäge auf das Fragment durch Gegendruck zu kompensieren. Bei der Anwendung dieser Säge erfolgt die Durchtrennung des Knochens ohne Erschütterung der Gewebe. Die Methode hat sich bei Osteotomien beim Hund und bei der Klauenamputation beim Rind bewährt. In der Humanmedizin wurde sie bisher an verschiedenen orthopädischen und chirurgischen Kliniken eingeführt. O. Dietz. 6871.

4-64/04-0386 Fowler, Murray E., Parker, Edward E., McLaughlin jun., Richard F. und Tyler, Walter S.; Davis, Univ. of California; Camp Pendleton,

Calif., U. S. Naval Hospital. An inhalation anesthetic apparatus for large animals. **(Ein Inhalationsnarkoseapparat für große Haustiere.)** J. Amer. veterin. med. Assoc. **143** (1963) Nr. 3. S. 272–276.
Die Allgemeinnarkose bei großen Haustieren, besonders beim Pferd, ist immer ein Problem gewesen. Die Chirurgen haben sich immer um bessere Narkotica und um bessere Methoden bemüht. Es wird eine Narkoseapparatur beschrieben, die besonders bei einer verlängerten Experimental-Thorax-Chirurgie beim Pferd zum Einsatz kommen sollte. Als Narkosemittel wurde Fluothan gewählt. Die Narkoseapparatur wird an Hand von einer Abbildung und einer Skizze beschrieben. Das Besondere an dieser Apparatur ist, daß 3 Atembeutel und 2 Absorber Verwendung finden. Insgesamt wurden 25 Pferde und 2 Kälber narkotisiert und thorakotomiert. Im Klinikbetrieb ist die mit der Apparatur mögliche automatische Beatmung im allgemeinen nicht erforderlich. O. Dietz. 6876.

4-64/04-0387 Suter, P.; Zürich, Univ., Veterin.-Chirurg. Klin. **Klinische und röntgenologische Diagnosen und Fehldiagnosen bei Knochentumoren von Hund und Katze.** Schweiz. Arch. Tierheilkunde **105** (1963) Nr. 9. S. 469–490.
Knochentumoren sind bei Kleintieren nicht besonders häufig. An der veterinär-chirurgischen Klinik in Zürich beträgt die Häufigkeit etwa 4% der chirurgischen Patienten. Unter Berücksichtigung der einschlägigen Literatur und auch der eigenen Klinikfälle werden die diagnostischen und differentialdiagnostischen Kriterien der Knochengeschwülste, insbesondere der Osteosarkome, zusammengestellt. Die diagnostischen Schwierigkeiten sind beträchtlich, die Frühdiagnosen selten und die Fehldiagnosen häufig. Der Röntgenaufnahme kommt eine ausschlaggebende Bedeutung zu. Die größte Anfälligkeit für Knochentumoren, insbesondere für Osteosarkome, fällt beim Hund in die Altersgruppe von 6–10 Jahren. In der Anamnese fungiert das Trauma als unmittelbare Ursache der Störung an erster Stelle. Es kommt ihm aber meistens die Rolle des auslösenden Momentes und nur selten eine ursächliche Bedeutung zu. Differentialdiagnostisch kommen die Osteomyelitis, gutartige Geschwülste, komplizierte Frakturheilungen, Osteoporoseherde, die Osteoarthropathie, schwere deformierende Arthritiden, Geschwülste der Weichteile, die Ostitis fibrosa und die Kalkgicht in Frage. Blut- und Harnuntersuchungen ergeben außer beim Plasmocytom keine charakteristischen Anhaltspunkte. Eine Erhöhung der alkalischen Phosphatase, Leukocytose und Linksverschiebung sind nicht selten bei allen fortgeschrittenen Knochentumoren anzutreffen. Mit einiger Wahrscheinlichkeit kann man röntgenologisch Osteosarkome von medullogenen Geschwülsten (Plasmocytome, Reticulosarkome) und den semimalignen Riesenzelltumoren abgrenzen. Die Knochenbiopsie kann nicht in jedem Fall empfohlen werden. Die therapeutischen Möglichkeiten beschränken sich auf die frühzeitige Amputation des befallenen Knochens. Um von vornherein aussichtslose Fälle von der Behandlung auszuschließen, sollte man zunächst ein Röntgenbild der Lunge anfertigen. Auch ohne klinische Anzeichen liegen in solchen Fällen oft schon Metastasen vor. O. Dietz. 7000.

4-64/04-0388 Jurczak, Marek. Wezykulografia u psów. **(Die Vesiculographie beim Hunde.)** Med. weteryn. **19** (1963) Nr. 6. S. 304–305. – 2 Abb., 6 Lit.
Bei Erkrankungen der Samenwege und besonders der Prostata bildet die als Vesiculographie (Samenblasenkontrastdarstellung) bezeichnete Röntgenographie eine sehr brauchbare diagnostische Methode. Die Bezeichunng Vesiculographie ist für den Hund falsch, denn er besitzt keine Samenblase. Sie wurde aus der Humanmedizin übernommen. In der vorliegenden Arbeit werden die Technik und die Ergebnisse der an neun Hunden im Alter bis zu 5 Jahren durchgeführten Vesiculographien dargelegt. Technik: 30 Min. vor

der Operation wurden 0,01–0,03 Morphin s. c. gespritzt, die Cutis scroti lokal anästhesiert und die Haut über beiden Hoden 0,7–1 cm lang durchtrennt. In die freigelegten Samenleiter wurden mittels Injektionskanülen das Kontrastmittel (60%iges Per-Abrodil) appliziert. Unmittelbar danach wurde eine Aufnahme gemacht. So konnte ein deutliches Samenleiter- und Harnröhrenbild erzielt werden. Zwecks Sicherung dieser Ergebnisse durch die pathologisch-anatomische Diagnose wurden 5 Hunde gleich nach dem Eingriff euthanasiert, 4 weitere Tiere 21 Tage lang beobachtet und dann getötet. Bei allen dem Eingriff unterworfenen Tieren konnten keine Verletzungen oder Erkrankungen des Urogenitalsystems festgestellt werden. Daraus folgt, daß die Vesiculographie bei Hunden ein vollkommen harmloser Eingriff ist. Ihre Anwendung in der Veterinärmedizin erleichtert wesentlich die Diagnostik der Erkrankungen der Harn- und Geschlechtswege und besonders die Diagnostik der Prostataerkrankungen. PRL/CBR. 7000.

XIV. HUF-, KLAUEN- UND ZEHENKRANKHEITEN, HUF- UND KLAUENBESCHLAG

4-64/04-0389 Hager, G.; Wien, Tierärztl. Hochschule, Inst. für Histol. und Embryol. **Zur Ätiologie der Hornperlen am Pferdehuf.** Berliner Münchener tierärztl. Wschr. **76** (1963) Nr. 18. S. 365–367. – 3 Abb., 26 Lit.
Nach einem Überblick über die spärliche Literatur wird der histologische Befund mehrerer Hornperlen beschrieben, die an zwei Pferdehufen gelegentlich von Routineuntersuchungen ermittelt wurden. Es handelt sich um mikroskopisch kleine Hornkugeln in der Hornblättchenzone der Wand. Die Entstehung wird mit einer Absprengung epidermaler Zellen erklärt, die evtl. durch einen chronischen Druckreiz zwischen der Hornwand und dem Hufbein verursacht wurde. Auf Grund des Zellbildes erscheint eine Malignität unwahrscheinlich. H. Ruthe. 7139.

4-64/04-0390 Gasanov, M. I., Fel'dštejn, M. A. und Mart'janov, S. N. Pervaja pomošč' i profilaktika zabolevanija kopytec u produktivnych životnych v uslovijach životnovodčeskich chozjajstv. **(Erste Hilfe und Prophylaxe bei Klauenerkrankungen der Leistungstiere unter den Bedingungen des Zuchtbetriebes.)** Doklady Akademii nauk Azerbajdžanskoj SSR, Baku **19** (1963) Nr. 3. S. 71–73. – Orig.: russ., Ausz.: aserbaidshan.
Zur Gewährleistung einer guten Klauenpflege ist jährlich ein zweimaliges Beschneiden der Klauen beim Rind erforderlich. Die dazu notwendigen Instrumente sind Hufmesser, Klauenschere und Raspel. Es werden Hinweise für das Fixieren der Tiere und der jeweiligen Extremität sowie die technische Durchführung gegeben. Auch bei Schafen und Schweinen sollte vor dem Weideauftrieb und dem Gebären der Zustand der Klauen kontrolliert werden. Die beste Prophylaxe ist eine diesbezügliche Untersuchung der gesamten Herde in vierteljährlichen Abständen. Zur Vermeidung eines spröden Horns und von Rissen in der Hornkapsel ist der Zugang zu einem Fluß oder Wasserbassin auf der Sommerweide äußerst vorteilhaft. Neben Hornspalten und Deformationen werden häufig Verletzungen durch spitze Gegenstände und das Eintreten von Nägeln beobachtet. Meist kann erst nach gründlichem Waschen der Klaue und Abtragen einer dünnen Hornschicht an der Sohle die Ursache der plötzlichen Lahmheit erkannt werden. Nunmehr ist ein Tränken der Wunde mit Jodtinktur und ein Klauenverband notwendig. Besonders gefährdet ist der Zwischenklauenspalt. Bei leichten Verwundungen ist Brillantgrün das Mittel der Wahl. Das durch eingeschleppte Infektionen ausgebildete Panaritium erfordert eine rechtzeitige und gründliche Behandlung. M. Schäfer. 7146.

4-64/04-0391 Koch, K.; Berlin, Humboldt-Univ., Inst. für Veterin.-Orthopädie und Lehrschmiede. **Zur Klauenbehandlung an Schweinen anläßlich**

des MKS-Seuchenganges 1962/63. Mh. Veterinärmed. **18** (1963) Nr. 19. S. 741–743. — 3 Abb., 2 Lit.
Gelegentlich einer MKS-Erkrankung kamen 484 Läuferschweine (Durchschnittsgewicht 35 kg) aus zwei Beständen zur Behandlung, bei denen ein totales oder partielles Ausschuhen aller Klauen vorlag. Die Behandlung wurde auf eigens hierfür hergestellten Tischen mit 4 Durchbohrungen der Platten vorgenommen, durch welche die Extremitäten angeschlauft wurden. Die Behandlung bestand darin, daß die noch vorhandenen Hornpartien, soweit sie abgelöst waren, vorsichtig abgetragen wurden. Vor dem gewaltsamen Entfernen des ganzen Hornschuhes wird gewarnt, weil dabei die im Bereich der Klauenspitze noch mitunter vorhandene feste Verbindung dergestalt gelöst wurde, daß die Klauenlederhaut von dem Klauenbein abriß. Erhebliche Blutungen waren die Folge. Als Behandlung wurden die freigelegten und teilweise verschorften Lederhautteile mit 10%iger Kupfersulfatlösung und anschließend Holzteer bestrichen. Auch bei Schwellungen der infizierten Lederhaut wurde das Anlegen von Verbänden unterlassen. Nach 3 bis 4 Tagen liefen die Tiere selbständig zu den Trögen. Verluste, die ausschließlich auf die Klauenveränderungen zurückzuführen gewesen wären, traten nach der Behandlung nicht mehr ein. H. Ruthe. 7194.

4-64/04-0392 Schleiter, H. und Naneff, Sch.; Leipzig, Karl-Marx-Univ., Chirurg. Tierklin. **Eine Behandlungsmethode des Panaritium im Anschluß an die Maul- und Klauenseuche beim Schwein.** Mh. Veterinärmed. **18** (1963) Nr. 19. S. 743–745. — 2 Lit.
Im Anschluß an eine MKS-Erkrankung der Schweine einiger LPG traten nach partieller oder totaler Exungulation erhebliche, durch Sekundärinfektion bedingte Krankheitserscheinungen an den Gliedmaßen einer nicht genannten Anzahl von Tieren auf. Die verschiedenen Erkrankungsformen werden beschrieben. Die Behandlung bestand bei articulären Veränderungen zunächst aus Injektionen von Jenacain, weiterhin wurden Pendepon (Depotpenicillin der Fa. Spofa/ČSSR) verabreicht und Wischnewski-Mischung oder eine selbsthergestellte Paste, deren Rezept angegeben wird, örtlich ohne Verbände appliziert. Der Erfolg wird als außerordentlich zufriedenstellend bezeichnet. Die Tiere konnten sich nach 3 bis 4 Tagen wieder bewegen, und die zum Teil schweren Entzündungserscheinungen waren nach 10 bis 15 Tagen abgeklungen. H. Ruthe. 7194.

4-64/04-0393 Breuer, D.; München, Univ., Chirurg. Tierklin. **Technovit und Klauenbeschlag.** Tierärztl. Umschau **18** (1963) Nr. 10. S. 545–546. 555–556. — 5 Abb., 10 Lit.
Anstelle der Befestigung der bewährten verschiedenen orthopädischen Klauenbeschläge mit Nägeln an der Klaue wurden mit dem Aufkleben mittels des selbstpolymerisierenden Kunststoffes Technovit gute Erfahrungen gemacht. Die Methodik wird beschrieben, wobei der Beschlag der gesunden Klaue oder erkrankter Klauen sowie krankhaft veränderter Gliedmaßen (40 Patienten) aufgeführt wird. An 30 Jungtieren wurde Technovit als Ersatz eines normalen Klauenbeschlages angewendet, hat sich jedoch nicht bewährt, weil der Kunststoff bereits nach einigen Tagen zu glatt wurde und bald darauf zerbrach. H. Ruthe. 7205.

XV. GEBURTSHILFE, KRANKHEITEN DER MUTTERTIERE UND DER NEUGEBORENEN

4-64/04-0394 Mylrea, P. J.; Berry, New South Wales, Dep. of Agric. A suspected genetic cause of abortion in cattle. **(Verdacht auf eine genetische Ursache von Aborten beim Rinde.)** Austral. veterin. J. **39** (1963) Nr. 1. S. 35 bis 36. — 1 Tab., 9 Lit.

Es handelt sich um eine reinblütige australische Illawara-Shorthornherde. Diese wurde bisher ausschließlich im natürlichen Sprunge befruchtet. Seit einigen Jahren wird etwa $^1/_3$ der Herde künstlich besamt. Im Verlaufe einer fünfjährigen Periode kam es bei 8 von 33 (= 24%) auf einen bestimmten Bullen ingezüchteten Tieren nach etwa 7monatiger Trächtigkeit zum Abort. In der übrigen Herde waren im gleichen Zeitraume bei 235 tragenden Tieren nur 3 (= 1,3%) Aborte zu verzeichnen. Die relative Häufigkeit und der fehlende Nachweis einer infektiösen Abortursache sprechen dafür, daß diese genetisch bedingt ist. Die Zahl der Verkalbungen läßt jedoch vermuten, daß nicht ein einziges rezessives letales Gen diesen zugrundeliegt. Weiterhin ist von Interesse, daß der betreffende Faktor anscheinend nur am Ende der Trächtigkeit wirksam ist. H. Busse. 7275.

4-64/04-0395 Franz, W.; Halle/S., Martin-Luther-Univ. Halle-Wittenberg, Inst. für Veterinärwes. **Die zu große Frucht beim Rind, ihre Häufigkeit und Extremgewichte.** Mh. Veterinärmed. 18 (1963) Nr. 9. S. 328–331.

In der Zeit von 1957 bis 1961 wurden an der Tierklinik Halle insgesamt 239 Rinder stationär geburtshilflich versorgt. Unter den zur Zeit der Klinikeinlieferung erhobenen geburtshilflichen Diagnosen steht die „zu große Frucht' (absolut und relativ) mit insgesamt 66 Fällen = 27,6% an erster Stelle. Es folgen mangelhafte Eröffnung bzw. Weite der weichen Geburtswege mit 41 Tieren = 17,2%, Torsio uteri bei 40 Tieren = 16,7% sowie emphysematöse Frucht und Lage-, Stellungs- und Haltungsanomalien der Frucht mit je 23 Fällen (jeweils 9,6%). Klinikeinweisungen aus anderer Indikation (Prolapsus vaginae a. p., Wehenschwäche, Mißbildungen der Frucht, Eihautwassersucht, normaler Geburtszustand bzw. noch nicht eröffnete Geburt) waren wesentlich seltener. Eine Unterteilung der zu großen Frucht in absolut und relativ zu große Frucht ist auf Grund der bekannten Schwierigkeiten einer derartigen Differenzierung nicht erfolgt. Jedoch erscheint bei einer Betrachtung der altersmäßigen Aufgliederung der Diagnosegruppe „zu große Furcht" (57 Färsen im Alter von $1^1/_4$ bis 4 Jahren gegenüber nur 9 Kühen im Alter von etwa 4 bis 7 Jahren) die Schlußfolgerung gerechtfertigt, daß ein hoher Prozentsatz dieser Schwergeburten ursächlich auf die noch juvenilen Beckenverhältnisse des Muttertieres und somit auf eine nur relativ zu große Frucht zurückgehen. Andererseits ist aber zu erwähnen, daß unter den Diagnosegruppen „mangelhafte Weite, emphysematöse Frucht und Einstellungsanomalien" 7 Fälle vorhanden sind, bei denen die Frucht mehr als 50 kg gewogen hat und die daher ursächlich möglicherweise als „absolut zu große Frucht" anzusehen sind. Weiterhin werden 3 Extremfälle von „absolut zu großer Frucht" ohne verlängerte Trächtigkeit, mit Fruchtgewichten von 65, 70 und 94 kg, beschrieben. Alle 3 Kühe stammten aus dem gleichen Bestande, waren nicht untereinander verwandt und kamen innerhalb eines Jahres zur Geburt. Es wird angenommen, daß Erbfaktoren von Seiten des Vatertieres im vorliegenden Falle für die Entwicklung der Fruchtübergrößen verantwortlich zu machen sind. J. Wollrab. 7285.

4-64/04-0396 Holý, L. K císařskému řezu u skotu na stojícím zvířeti. **(Zum Kaiserschnitt am stehenden Rind.)** Sborník Vysoké Školy zemědělské Brně, Řada B 11 (1963) Nr. 2. S. 151–159. – 1 Abb., 26 Lit. Zus. in Russ., Dtsch.

Der Kaiserschnitt wurde von der linken Leistengegend ausgeführt, und es werden Erfahrungen aus der Praxis der geburtshilflichen und gynäkologischen Klinik der Veterinärmed. Fakultät in Brno angeführt. Die Operation wurde bei paravertebraler Anästhesie mit 2–2,5% Denticain auf der Höhe des letzten Thoracal- und I.–IV. Lumbalwirbels (die Gaben des Anaestheticums betrugen je 20–25 ml), zugleich mit der Infiltration der Schnittstelle mit 0,8% Denticain in Dosis von 100–120 ml ohne Epiduralanästhesie vorgenommen.

In der Klinik wird der diagonale Schnitt in Richtung der Fasern des schrägen inneren Bauchmuskels angewandt. Am häufigsten kamen solche Kühe und Färsen in die Klinik, bei denen die Frucht absolut und relativ zu groß war (42% von insgesamt 52 Fällen), und zwar fast in der Hälfte der Fälle erst 20 Std. nach Beginn der Geburt. Die Operation wird unter antibiotischem Schutz durchgeführt. Nach der Operation stellt sich häufig ein subcutanes Emphysem ein sowie auch eine verspätete Nachgeburt, die erst am 8. Tage einsetzte. Von den insgesamt 52 Kühen wurden 28 wieder zugelassen und von diesen wurden 68,7% wieder tragend. ČSSR/ÚVTI. 7375.

4-64/04-0397 Bois, C. H. W. de; Utrecht, Pays-Bas, Clin. d'Obstétrique Vétérin. et des Maladies des Femelles Domestiques. L'opération césarienne chez la vache. **(Über den Kaiserschnitt bei der Kuh.)** Écon. Méd. animales **3** (1962) Nr. 5. S. 311–336.; Nr. 6. S. 383–408. – 7 Abb.
Unter Hinweis auf das ständig wachsende Interesse an dieser geburtshilflichen Operation in den Niederlanden werden sämtliche hiermit zusammenhängenden Probleme aus der Sicht der französischen Tierärzte behandelt. Die historische Entwicklung der Sect. caes. und die Indikationen werden in einer literarischen Übersicht geschildert, die eigenen Erfahrungen über Kontraindikationen, die Anaesthesie, die Operationstechnik, Bemerkungen über die Maßnahmen während der Operation und die hierbei möglichen Komplikationen sowie die postoperative Behandlung sind eingehend dargestellt. H. Busse. 7375.

4-64/04-0398 Tichý, Vladimír. Zdařilý císařský řez u klisny. **(Erfolgreicher Kaiserschnitt bei einer Stute.)** Veterinářství **13** (1963) Nr. 5. S. 233 bis 234.
Es wird ein erfolgreicher Kaiserschnitt bei einer siebenjährigen Vollblutstute beschrieben, bei der es wegen der Größe und der unregelmäßigen Kopflage der Frucht, die sich nicht reponieren ließ, nicht möglich war, die Geburt zu beenden. Die Schleimhäute der Vulva, der Scheide und des Gebärmutterhalses waren bereits stark geschwollen, so daß nicht einmal die Embryotomie prognostisch als zweckmäßig erschien. Unter Total- und Lokalanästhesie wurde ein Schnitt in der unteren Bauchwandhälfte etwa 20 cm vor und oberhalb der Kniefalte in cranioventraler Richtung geführt, und das Fohlen wurde samt der Placenta herausgenommen. Die Gebärmutter wurde fortlaufend zusammengenäht und das Bauchfell mit der Fascie sowie die Oberflächenbauchmuskeln mit Catgut und endlich die Haut mit Silonmaterial nach der Einzelknopfmethode geschlossen. Die Stute erhielt 6 Mill. E Penicillin, 400 ml 40% Glukose und 10 ml Pericent. Während der darauffolgenden 7 Tage wurde das Penicillin in absteigenden Gaben appliziert, und jeden zweiten Tag verabfolgte man zweimal die gleiche Menge Glukose und seit dem zweiten Tag 4 Tage lang je 3 g Streptomycin. Fünf Tage nach der Geburt stellte sich eine Laminitis des linken hinteren Hufes ein, die nach Behandlung mit dem Antihistaminicum Prothazin (150, 200, 250 mg i. m.) und 50 ml Dipron i. v. aufhörte. Am 10. Tage nach der Geburt stellte sich eine schwache Brunst ein, und als die Wunde geheilt war, wurde die Stute am 15. Tage aus der Behandlung entlassen. Sie ist gesund, gut beweglich, die Wunde verursacht ihr keine Schmerzen, und die Gebärmutter ist gut kontrahiert.
ČSSR/ÚVTI. 7375.

4-64/04-0399 Senze, Alfred. Zastosowanie metody wrocławskiej – epiduralna anestezja 45% alkoholu – w niektórych schorzeniach ginekologicznych u krów ze szczególnym uwzględnieniem wypadania pochwy. **(Anwendung der Wrocław-Methode [Epiduralanästhesie mit 45% Alkohol] bei einigen gynäkologischen Erkrankungen des Rindes mit besonderer Berücksichtigung des Scheidenvorfalls.)** Med. weteryn. **19** (1963) Nr. 8. S. 459–464. – 1 Tab., 12 Lit. Zus. in Russ., Engl., Franz., Dtsch.

Die Wrocław-Methode beruht auf der epiduralen Alkoholinjektion zur Ausschaltung des Drängens. Alkohol ruft im Unterschied zu Novocain langwierige, aber reversible Nervenstammveränderungen hervor, wodurch die Aufhebung des Drängens für längerer Zeit (bis zu 3 Mon.) ermöglicht wird. Die in der vorliegenden Arbeit gesammelten Beobachtungen betreffen 29 Kühe mit vollständigem und 11 Tiere mit unvollständigem Gebärmuttervorfall. Die Ergebnisse der Alkoholblockade beim Scheidenvorfall sind von der Trächtigkeitsperiode abhängig: je länger die Trächtigkeit desto besser die Ergebnisse. In der zweiten Trächtigkeitshälfte wurden bis 83,3% Ausheilungen erlangt. Die Alkoholblockade kann auch als ein Vorbeugungsmittel gegen vollständigem Scheidenvorfall betrachtet werden. Das Wesen der Blockadewirkung bei diphtheroider und gangränöser Scheidenentzündung beruht darauf, daß durch die längere Zeit anhaltende Aufhebung des Drängens günstige Bedingungen für die Arzneimittelapplikation geschaffen werden. Auf Grund der Beobachtungen wird der Schluß gezogen, daß die Alkoholblockade bei Kühen in folgenden Fällen Anwendung finden kann: 1) bei vollständigem Scheidenvorfall, besonders der in der zweiten Trächtigkeitshälfte (12–14 ml 40–45% Alkohol), 2) bei unvollständigem Scheiden- und vollständigem Gebärmuttervorfall (10–12 ml 20% Alkohol), 3) bei der Behandlung chronischer Entzündungen der Scheiden- und der äußeren Geschlechtsorgane (12–14 ml 20% Alkohol). Die beschriebene Methode ist einfach, leicht anwendbar und verursachte im Gegensatz zu chirurgischen Eingriffen keine Komplikationen PRL/CBR. 7400.

4-64/04-0400 Dimitrov, Stoičko, Acev, Georgi, Trendafilov, Trendafil und Christov, Kalju. Vŭrchu lokalnata aplikacija na penicilina i streptomicina pri vŭzpalitelni procesi v polovite organi na kravite. **(Die lokale Applikation von Penicillin und Streptomycin bei Entzündungsprozessen in den Geschlechtsorganen bei Kühen.)** Veterinarna sbirka, Sofija **60** (1963) Nr. 2. S. 15–18. – 1 Abb.

Für die Behandlung von Endometriden nach der Geburt werden mit Erfolg intravaginale und intrauterine Penicillin- und Penicillin-Streptomycinzäpfchen angewendet. Die 1 g schweren Penicillinzäpfchen enthalten 50 000 IE Penicillin, die Zäpfchen aus Penicillin und Streptomycin enthalten je 50 000 IE dieser Stoffe. Anfangs wurden je 6 Zäpfchen aus Penicillin dreimal am Tag eingeführt, danach Zäpfchen aus Penicillin und Streptomycin, je 4 Stück dreimal alle drei Tage. In dieser Form erhält das Antibioticum ein ganzes Jahr lang seine Eigenschaften. Eine Stunde nach dem intravaginalen und intrauterinen Einführen der Zäpfchen sammeln sich die Antibiotica in einem Blutbett in therapeutischer Konzentration an und werden zwei Stunden länger im Blute gehalten als bei i. m. Einführung. Das Durchdringen der Antibiotica durch die Wände der Gebärmutter oder der Scheide weist darauf hin, daß ihre intrauterine oder intravaginale Anwendung therapeutische Wirkung auf die Entzündungsprozesse ausüben kann, die sich tief im Beckengewebe befinden und nach der Geburt auftreten. Die intravaginale Anwendung von Penicillin, die eine therapeutische Konzentration des Antibioticums im Blut sichert, ermöglicht das Ausschalten von Nebenerscheinungen bezüglich der Befruchtung, die bei der intrauterinen Anwendung von Antibiotica auftreten können. NRB/ZSNTI, übersetzt v. Ch. Eshkowa. 7400.

XVI. TRÄCHTIGKEITSDIAGNOSTIK, STERILITÄT, BESAMUNG

4-64/04-0401 Schaetz, F. und Busch, W.; Berlin, Humboldt-Univ., Veterinärmed. Fak., Tierklin. für Geburtshilfe und Fortpflanzungsstör. **Zum Stand der Trächtigkeitsdiagnose beim Schwein.** Mh. Veterinärmed. **18** (1963) Nr. 13. S. 499–503. – 2 Abb., 54 Lit.

Die klinische Trächtigkeitsdiagnose ist beim Schwein unsicher. Die Bestimmung derBlutsenkungsgeschwindigkeit und der Serumeiweißzusammensetzung hat diagnostisch keinen Wert. Das Vorhandensein von Oestrogenen im Harn läßt sich durch biologische Verfahren nur in der 3.–4. und nach der 12. Trächtigkeitswoche ermitteln. Aus dem Blut gelingt der Nachweis von Gonadotropin und Oestrogenen nicht. Die Möglichkeit, Oestrogene chemisch festzustellen, ist auf die Zeit vom 20.–30. und nach dem 80. Trächtigkeitstage beschränkt. Dagegen erlaubt die histologische Untersuchung des Scheidenepithels vom 21. Tage nach der Bedeckung ab bei 97% der trächtigen und 100% der nichttragenden Sauen eine sichere Diagnose. J. Jürgens. 7502.

4-64/04-0402 Ostaško, F. I. und Denisova, S. V.; Charkow, Inst. für Tierzucht der Ukrain. SSR. Novyj ėlektrometričeskij metod opredelenija rannej stel'nosti korov. **(Eine neue elektrometrische Methode zur Frühdiagnostik der Trächtigkeit bei Kühen.)** Novoe v plemennom dele i iskusstvennom osemenenii sel'skochozjajstvennych životnych. Materialy meždunarodnogo seminara, Moskva **1963** S. 338–344. – 3 Abb., 2 Tab.,

Vff. stellten fest, daß sich in Abhängigkeit vom physiologischen Zustand des weibl. Tieres die elektrische Leitfähigkeit des Cervikalschleimes verändert. Man mißt den Widerstand, den der Schleim einem elektrischen Strom entgegensetzt. Es wurde ein Gerät mit eingebauter Wheatstonescher Brücke oder einem Ohmmeter zur Bestimmung des Widerstandes entwickelt. Ein zweites Gerät, das nach demselben Prinzip arbeitet, ermöglicht dem Besamungstechniker die Trächtigkeitsbestimmung unmittelbar am Tier, ohne vorher Schleimproben zu entnehmen. Bei tragenden Tieren wurden Widerstandswerte von über 8000 Ohm, bei nichttragenden Tieren unter 7500 Ohm ermittelt. Das Gerät kann ab 20 .Trächtigkeitstag bis zum 6. Trächtigkeitsmonat verwendet werden. Die Genauigkeit der Angaben beträgt 96%. 1–2% der Fehler beruhen auf den Angaben von Tieren mit persistierenden Gelbkörpern, bei denen der Widerstand des Cervikalschleimes trotz Nichtträchtigkeit mehr als 8000 Ohm beträgt. Vff. geben Hinweise für die erfolgreiche Arbeit mit dem Gerät in größeren Herden. I. Tschinkel. 7535.

4-64/04-0403 Rommel, W.; Leipzig, Karl-Marx-Univ., Ambulator. und Geburtshilfl. Tierklin. **Beziehungen zwischen Brunstzyklus und bakterieller Infektion im Genitale des Rindes.** Mh. Veterinärmed. **18** (1963) Sonderh. Nr. 1. S. 18–23.

Die Frage der Infektionsbereitschaft des Endometriums des Rindes ist ein sehr altes Problem. Es ist seit langem bekannt, daß während der anlaufenden Gelbkörperphase auch die Wahrscheinlichkeit des Angehens von Infektionen des Endometriums zunimmt. In einigen Versuchsgruppen wird der nicht nur interessante, sondern auch für die tierärztliche Praxis äußerst bedeutungsvolle Komplex einer systematischen Untersuchung unterzogen. Hierbei werden die drei Mechanismen der Keimabwehr im weiblichen Genitaltrakt, nämlich die Abwehr in der Gebärmutter, das antibakterielle Prinzip der Scheide und die Zyklusregulation in ihrer einschlägigen Bedeutung näher interpretiert und die pathophysiologischen Zusammenhänge beim Zustandekommen der Endometritiden erläutert. Aus dem Verlauf der Infektionsversuche ist die Schlußfolgerung zu ziehen, daß das zyklische Geschehen einen sehr weitgehenden Einfluß auf die Infektionsvorgänge besitzt. Daraus resultiert die Forderung, daß bei der Behandlung der Genitaltraktinfektionen mehr als bisher auf die Einregulierung des Zyklus zu achten ist, da der reguläre Zyklus durchaus in der Lage ist, die Heilungsvorgänge günstig zu beeinflussen. F. Schaetz. 7552.

4-64/04-0404 Tagiev, S. M. Naftalanskaja neft' dlja lečenija vaginita u korov. **(Therapie der Vaginitis bei Kühen mit Naphthalan.)** Veterinarija, Moskva 40 (1963) Nr. 8. S. 59–60.

An 50 Kühen mit verschiedenen Formen der Vaginitis nichtinfektiöser Genese wurde die therapeutische Wirkung von Naphthalan (Naphthalanum liquidum raffinatum) rein und mit einem Zusatz von 0,2% Furacillin oder 0,4% Rivanol geprüft. Während bei der Anwendung des Naphthalans mit den erwähnten Zusätzen in akuten Fällen innerhalb von 6–7 Tagen und in chronischen etwas später die klinische Gesundheit eintrat, mußte die Behandlung mit dem reinen Präparat über 15–17 Tage fortgesetzt werden. Außerdem trat bei den Tieren mit eitriger Vaginitis keine Besserung ein. Die Behandlung erfolgte täglich mittels getränkter Tampons, die nach 8 Std. aus der Scheide herausgenommen wurden. M. Schäfer. 7555.

4-64/04-0405 Kijn, K. Ja. Operativnoe lečenie vypadenija vlagališča u korov. **(Operative Behandlung des Scheidenvorfalles bei Kühen.)** Veterinarija, Moskva **40** (1963) Nr. 6. S. 58–59.

Vf. operierte 10 Kühe mit Prolapsus vaginae nach der Methode von Ricker. Hierbei werden die Scheidenseitenwände mittels Ligaturen zu den im Becken befindlichen Geweben herangezogen. Die Operationstechnik wird im einzelnen beschrieben. H. Rauch. 7555.

4-64/04-0406 Żebracki, Antoni. Histologiczny obraz błony śluzowej macicy klaczy przed i po wlewach jodowych (Pregl) badany metodą „Biopsja uteri" ze szczególnym uwzględnieniem zachowania sie kwaśnych mukopolisacharydów. **(Über das mittels der Gebärmutterbiopsie untersuchte histologische Schleimhautbild der Gebärmutter der Stute unter besonderer Berücksichtigung der sauren Mukopolysaccharidverhaltung vor und nach der Jodinfusion [Pregl].)** Zeszyty naukowe wyższej Szkoły rolniczej Wrocławiu, Weteryn. **11** (1962) Nr. 42. S. 99–160. — 10 Abb., 2 Tab., 111 Lit. Zus. in Russ., Engl.

Der Versuch wurde an 20 Stuten im Alter von 2–18 Jahren durchgeführt. Die Biopsie wurde bei jeder Stute mehrmals während eines Monates ausgeführt. Nach dem Schlachten wurden Proben der Uteruswand mit einer Schere entnommen. Es wurden von 20 Stuten über 200 derartige Proben entnommen und davon über 2000 mit Hämatoxilin-Eosin, „Alcian"- und „Astra"-Blau, PAS und PAS + Alcianblau oder PAS + Astrablau gefärbte Schnitte angefertigt. Ergebnisse: Die örtliche Wirkung der Pregl-Jod-Lösung auf die Gebärmutterschleimhaut der Stute beruht auf einer gelinderen Oberflächen- und teilweisen Drüsenepithelverletzung und somit auf der Anregung der Epithelregeneration, einer Hyperämie der Gebärmutterwand, auf einer Leukocyten- und Plasmazellenmobilisation und auf der partiellen Drüsenmündungserweiterung. Die Pregl'sche Lösung vermehrt die Mukopolysaccharidenmenge im Cytoplasma der Oberflächen- und Drüsenepithelzellen, in der Blutgefäßwand und im Drüsensekret. Die Jodlugollösung zeigt keine derartige Wirkung. Sie verletzt die Gebärmutterschleimhaut viel stärker. Die Pregl'sche Lösung zeigt keine unmittelbare keimtötende Wirkung. Es ist anzunehmen, daß die von der Gebärmutter resorbierte Lösung das vegetative und endokrine System anregt und auf indirektem Wege wirkt, indem sie eine gesteigerte Selbstreinigung der Gebärmutter hervorruft. Die höchste Menge der sauren Polysaccharide der Uterushaut der Stute wurde während der größten Intensität der Proliferationserscheinungen (Brunst), nach Jodinfusionen und bei cytoider Drüsenhyperplasie festgestellt. Im Falle der cystoiden Hyperplasie entwickelte die intrauterin applizierte Pregl'sche Lösung keine therapeutische Wirkung. Nur auf Grund einer Komplexuntersuchung (klinische Untersuchung der Geschlechtsorgane, histologische Untersuchung der Gebärmutterschleimhaut [Biopsie] und bakteriologische Untersuchung) kann eine einwandfreie Diagnose über die Erkrankung des Uterus gestellt und die Pharmakodynamik der angewandten Arzneimittel beobachtet werden.

PRL/CRB. 7590.

4-64/04-0407 Żebracki, Antoni. Zastosowanie metody biopsji macicy w praktyce zwalczania niepłodności u klaczy. **(Anwendung der Gebärmutterbiopsie bei der Sterilitätsbekämpfung der Stuten.)** Med. weteryn. **19** (1963) Nr. 8. S. 464–468. — 10 Abb., 42 Lit.

Die häufigste Sterilitätsursache bei Stuten sind Gebärmuttererkrankungen, besonders die Endometritis. Für die Diagnose dieser Erkrankungen ist außer der klinischen Untersuchung auch die Anwendung von Laboratiumsmethoden, unter denen neben dem mikroskopischen Verfahren die Gebärmutterbiopsie von Bedeutung ist, unentbehrlich. Diese ermöglicht die Entnahme von Gewebeproben für histochemische Untersuchungen. An Hand eines Falles wird das klinische Verfahren und die auf der Basis der Uterusbiopsie gestellte Diagnose dargelegt. Es handelt sich um eine 17jährige Stute, die seit einem Jahr unfruchtbar war. Die Anamnese erregte den Verdacht einer Gebärmuttererkrankung, die klinische Untersuchung ergab funktionsfähige Ovarien und bestätigte den Verdacht einer Uterusentzündung. Aber erst die histologische und histochemische Untersuchung bioptischer Proben ergab das wirkliche Kranheitsbild mit den Erscheinungen der Hyperämie, Entartung, Hyperplasie (besonders am Oberflächenepithel) mit dem Auftreten elastischer Fasern in der Schleimhaut sowie einer beträchtlichen Anhäufung ganzer Mukopolysaccharide. Sechs Tage nach der Biopsie wurde Pregl'sche Lösung intrauterin infundiert und nach 10 Tg. wurden an drei aufeinanderfolgenden Tagen intrauterine Infusionen von je 5 g Streptomycin in 50 ml Aq. dest. vorgenommen. Am vierten Tage wurden 5 g Streptomycin intramuskulär injiziert. Eine wiederholte Untersuchung des am 10. Tage nach der Behandlung entnommenen bioptischen Materials zeigte einen Rekonvaleszenzzustand. Nach weiteren 2 ½ Mon. zeigte die Stute eine Brunst und wurde gedeckt: bei der klinischen Untersuchung wurde Trächtigkeit festgestellt. Auf Grund der Ergebnisse des durchgeführten Verfahrens kann festgestellt werden, daß die Gebärmutterbiopsie zusammen mit der mikrobiologischen Untersuchung des Uterusschleims eine unentbehrliche Ergänzung der klinischen Untersuchung bei der Sterilitätsbekämpfung darstellt. PRL/CBR. 7590.

4-64/04-0408 Abraham, Gotthard; Berlin, Humboldt-Univ., Veterinärmed. Fak., Tierklin. für Geburtshilfe und Fortpflanzungsstör. **Die Hodenbiopsie beim Bullen (eine Literaturstudie).** Diss. Berlin **1963** 96 S. — 1 Abb., 9 Tab., 77 Lit.

Folgende drei Verfahren stehen dem Operateur zur Verfügung: die Excisions-, die Punktions- und die Aspirationsbiopsie. Bei der Excisionsbiopsie werden nach Spaltung der Scrotal- und Scheidenhaut die freiliegenden Hodenhüllen mit einem Messer durchschnitten und das hervorquellende Hodengewebe mit Spezialinstrumenten abgetragen. Mit Hilfe besonders konstruierter Biopsienadeln wird bei der Punktionsbiopsie nach Durchstehen der unversehrten Hodenhüllen aus dem Hodenparenchym ein Gewebsteilchen herausgestanzt und mit der Nadel herausgezogen. Bei der Aspirationsbiopsie wird mit einer Hohlnadel aus dem Hodenparenchym Zellmaterial angesaugt. — Die Excisionsbiopsie hat den Vorteil, daß sie ein Hodengewebsstück liefert, das gute histologische Präparate ergibt und genügend groß ist, den Funktionszustand des gesamten Hodenparenchyms richtig widerzuspiegeln. Infolge des außergewöhnlichen Blutreichtums der Tunica albuginea testis des Bullenhodens treten bei der Excisionsbiopsie jedoch umfangreiche Blutungen auf, die die Operation komplizieren und schwere Störungen der Spermiogenese bewirken können. Da durch Anwendung der Punktionsbiopsie die Gefahr der Blutungen nur geringfügig vermindert wird und das gewonnene Untersuchungsmaterial häufig für histologische Untersuchungen völlig unbrauchbar ist, kann diese Methode zur Gewinnung von Hodenparenchym nicht empfohlen werden. Die Punktionsbiopsie führt am betreffenden Hoden in den meisten Fällen zu einer

Schädigung der Spermiogenese mit nachweisbaren histologischen Veränderungen. Entsprechend den Veränderungen im Keimepithel treten 10–14 Tage nach der Biopsie Verschlechterungen des Spermabildes ein, die in 4–8 Wochen ihren tiefsten Stand erreichen. Das Einsetzen einer Regeneration des Keimepithels nach Abklingen des schädigenden Reizes ist abhängig vom Grad der Degeneration. Soweit Regeneration beobachtet wird, nimmt sie einen Zeitraum von 2–8 Mon. in Anspruch. Sie verläuft bei jungen Tieren schneller als bei älteren. Auf Grund der Tatsache, daß die Anwendung der Excisions- und Punktionsbiopsie nicht ohne erhebliche Gefahr für die Fortpflanzungsfähigkeit des Tieres ist, wird sie in der praktischen Sterilitätsuntersuchung fast immer abgelehnt und nur für wissenschaftliche Untersuchungen der Keimdrüsentätigkeit empfohlen. Mit Hilfe der Aspirationsbiopsie lassen sich Blutungen weitestgehend vermeiden. Die Technik ist einfach in der Ausführung, ohne besondere Gefahr für das Organ und daher für die praktische Sterilitätsuntersuchung geeignet. Leider ist das amorphe Zellmaterial, das die Aspirationsbiopsie liefert, nur für cytomorphologische Untersuchungen brauchbar. E. Wiesner. 7650.

4-64/04-0409 Son, Ja. P., Tapil'skij, I. A., Ljachov, V. V. und Lednev, P. I.; Taschkent, Inst. für Tierzuchtforsch. der Usbek. SSR. Sroki ovuljacii i prodolžitel'nost pereživaemosti živčikov v polovych putjach korov. **(Der Ovulationszeitpunkt und die Überlebensdauer der Spermien in den Geschlechtswegen der Kühe.)** Životnovodstvo, Moskva **25** (1963) Nr. 6. S. 79–81. – 3 Tab.

Fünfzig klinisch gesunde, nichttragende Kühe im Alter von 2–8 Jahren wurden sofort nach dem Auftreten der Brunst (Duldungsreflex, Probierbulle) besamt und anschließend (4–53 Std. nach der Besamung) geschlachtet. Uterus- und Eileiterinhalt wurden mit Hilfe der Spülmethode auf lebende Spermien und das Ovulum auf Zustand und Position untersucht. Die Ovulation ging bei den einzelnen Tieren 17–40 Std. nach dem Beginn der Brunst vonstatten. Die Spermien zeigten in den Geschlechtswegen der Kühe bis zu 35 Std. eine ausreichende Aktivität. Eine 3–4malige Injektion von 10 IE PMS pro kg Kgw. rief bei nichtbrünstigen Tieren innerhalb von 3–10 Tagen bei 50–70% der Kühe eine echte Brunst hervor. Als optimale Besamungszeit erwies sich der Zeitraum von 8–14 Std. nach Beginn der Brunst. Eine Zweitbesamung war in den Fällen angebracht, in denen 10–12 Std. nach der 1. Besamung noch Brunsterscheinungen auftraten. S. Willer. 7678.

4-64/04-0410 Prabhu, S. S. und Sharma, U. D.; Izatnagar, Indian Veterin. Res. Inst. Semen and reaction time of buffalo-bulls kept on three levels of protein. II. **(Sperma und Reaktionszeiten von mit unterschiedlichen Eiweißrationen ernährten Büffelbullen. 2. Mitt.)** Indian J. veterin. Sci. Animal Husbandry **32** (1962) Nr. 4. S. 249–259. – 1. Mitt. vgl. 4-64/04-0414.

In der ersten Mitteilung wird festgestellt, daß weder bei den Spermacharakteristika noch den Reaktionszeiten Unterschiede zwischen den verschieden ernährten, geschlechtsreifen Büffelbullen auftreten. Wegen der zu geringen Bullenzahl im ersten Versuch wird dieser wiederholt und die Ergebnisse hier dargestellt. Das Spermavolumen wird durch unterschiedliche Eiweißgaben nicht beeinflußt. Das gleiche Ergebnis liegt hinsichtlich der Anfangsbeweglichkeit vor. Die Dichte zeigt nur innerhalb der Ejakulate Unterschiede, doch statistisch gesicherte Variationen werden auch hier nicht registriert. Die Unterschiede an Prozentsätzen abnormer Spermien können statistisch nicht gesichert werden. Auch Gesamtspermienmenge und pH-Wert lassen keine Beziehung zwischen der Eiweißration und den gefundenen Werten erkennen. K. Rothe. 7680.

4-64/04-0411 Zorin, I. G.; Min. für Landwirtsch. der Ukrain. SSR. Organizacija plemennoj raboty i iskusstvennogo osemenenija životnych v Ukrainsko

SSR. **(Die Organisation der Zucht und der künstlichen Besamung in der Ukrainischen SSR.)** Novoe v plemennom dele i iskusstvennom osemenenii sel'skochozjajstvennych životnych. Materialy meždunarodnogo seminara, Moskva 1963 S. 27–39. — 9 Tab.

Es wird die Anzahl und die Art der Tierzuchtbetriebe in der Ukraine aufgezählt und deren Leistungsstand beschrieben. Zuchtzentren sind die vier Stationen für Zucht und künstl. Besamung. Neben der Entwicklung der Milchviehzucht arbeitet man an der Schaffung einer Grundlage für eine eigene Fleischrinderzucht. Große Bedeutung kommen den Arbeiten zur Steigerung des Milchfett- und Milcheiweißgehaltes zu. Als Zuchtmethoden kommen Reinzucht mit strenger Selektion und Rassenkreuzung (Jersey) zur Anwendung. In der Schweinezucht liegt das Schwergewicht auf der Weiterentwicklung des Bacon-Types. Die Mastleistungsprüfung für Eber wird angestrebt. In der Schafzucht arbeitet man am Feinwoll- und Halbfeinwollschaf und an der Erhöhung der Woll- und Fleischleistung. Die künstliche Besamung wird in der Ukraine seit 1922 beim Pferd, beim Rind seit 1935 und beim Schaf seit 1959 angewendet. Im Jahre 1961 wurden 70% der Rinder, 54% der Schafe und 14,3% der Schweine künstlich besamt. Ein besonderer Teil des Referates ist der Qualität der Nachzucht künstlich besamter Kühe gewidmet. I. Tschinkel. 7687.

4-64/04-0412 Weis, J. und Ayalon, N.; Bet Dagan, Veterin. Inst. Artificial insemination of sheep in Israel. **(Künstliche Besamung von Schafen in Israel.)** Refuah Veterinarith [Jerusalem] **20** (1963) Nr. 1. S. 51–47. — 5 Tab., 35 Lit.

Die künstliche Besamung (k. B.) kommt gegenwärtig bei 90% der genossenschaftlich gehaltenen Herden des Awassi-Milchschafes in Anwendung und hat zu ausgezeichneten züchterischen Erfolgen geführt. Die Konzeptionsrate entspricht mit 62% Ablammungen nach k. B. nahezu den 65–70% Geburten nach der natürlichen Befruchtung. Eine 2–3 Min. auf 92 °C erhitzte Schafmilch, der nach Abkühlung 10% Eidotter zugefügt werden, erhält 70–80% der Spermien für 2–3 Tage bewegungsfähig und war damit anderen Verdünnern überlegen. Die Aufbewahrung erfolgt am besten bei 8–10 °C. Nur frisch verdünntes Sperma, das sofort nach der Gewinnung zum Einsatz kommt, bringt gleich gute Resultate wie unverdünnter Samen. Die durch Suchböcke ermittelten Mutterschafe werden am besten einmal 12 Std. nach der Feststellung des Oestrus besamt. G. Becker. 7687.

4-64/04-0413 Roussel, J. D., Patrick, T. E., Kellgren, H. C., Randel, P. F. und Rusoff, L. L.; Baton Rouge, Louisiana Agric. Exp. Stat. Influence of high level vitamin A supplement on semen characteristics and blood composition of breeding bulls. **(Der Einfluß hoher Vitamin A-Gaben auf die Spermaeigenschaften und das Blutbild von Zuchtbullen.)** J. Dairy Sci. **46** (1963) Nr. 6. S. 583–585.

Im Versuch erhalten 8 Bullen (2 Jersey-, 3 Holstein- und 3 Guernseybullen) mit etwa gleichen Spermaeigenschaften die gleichen Grundrationen aus Eiweißkonzentrat und gelagertem Heu, berechnet nach Körpergewicht. Während eine Gruppe als Kontrollgruppe läuft, erhält die Versuchsgruppe zusätzlich 45000 IE stabilisiertes Vit. A täglich. Die Kontrolle beginnt nach 13 Wochen Vorversuchsperiode und dauert 16 Wochen. Wöchentlich werden 2 Ejakulate pro Bulle gewonnen. Das Samenvolumen und die Dichte liegen bei der Versuchsgruppe höher als bei der Kontrollgruppe (Menge: 5,9 ml:5,4 ml, Dichte: 1,010 Mill./mm^3:0,963 Mill/mm^3). Gleichzeitig sind die Methylenblau-Reaktionszeit und der Prozentsatz abnormer Spermien bei den mit Vit. A zusätzlich gefütterten Tieren deutlich kleiner. Die Blutuntersuchungen lassen ein Ansteigen des Hämoglobingehaltes, der Hämatokritwerte und des Vit. A-Gehaltes im Blutplasma erkennen. Die Ergebnisse zeigen an, daß eine Zufütterung von Vit. A günstig erscheint, wenn über mehrere Monate gelagertes Heu an Zuchtbullen verfüttert werden muß. K. Rothe. 7700.

4-64/04-0414 Prabhu, S. S. und Bhaya, K. D.; Izatnagar, Uttar Pradesh, Indian Veterin. Res. Inst. Semen and reaction time of buffalo-bulls kept on different levels of protein. I. **(Sperma und Reaktionszeiten von mit unterschiedlichen Eiweißrationen ernährten Büffelbullen. 1. Mitt.)** Indian J. veterin. Sci. Animal Husbandry **32** (1962) Nr. 2. S. 97–105.
Drei Gruppen Büffelbullen werden mit unterschiedlichen Eiweißrationen gefüttert und die Spermaqualität sowie die Reaktionszeiten ermittelt. Eine Gruppe erhält normale Rationen Erhaltungsfutter, die zweite 25% weniger und die dritte 50% weniger verdauliches Protein. In einwöchigen Intervallen gewinnt man zwei Ejakulate von jedem Bullen. Zur Beurteilung gelangen das Volumen, die Initialbeweglickeit, die Dichte, die Prozentsätze abnormer vorvorwärtsbeweglicher und die Gesamtzahl an vorwärtsbeweglichen Spermien. Nach 3½monatiger Versuchsdauer zeigen sich zwar Unterschiede bei den Versuchsgruppen, die Resultate können aber statistisch nicht gesichert werden. Es erscheint notwendig, die Versuche mit einer größeren Anzahl (in diesem Versuch standen nur 9 Bullen zur Verfügung) über längere Zeit zu wiederholen. K. Rothe. 7700.

4-64/04-0415 Schrödl, M. **Weitere Erfahrungen und Ergebnisse mit Spermasol-Milch.** Tierärztl. Umschau **18** (1963) Nr. 7. S. 364–365. – 6 Tab., 2 Lit.
Vf. berichtet über die Erfahrungen, die mit dem seit 2½ Jahren verwendeten Spermasol-Milch-Verdünner gemacht wurden. In dieser Zeit betrug die non-return-Rate bei wöchentlich dreimaligem Samenversand 72,4%, bei wöchentlich zweimaligem Samenversand 73,2%, durchschnittlich also 72,6%. Ejakulate von einer Dichte von 800000 Spermien/cm^3 und darunter sind für hohe Verdünnungen ungeeignet. Das Verdünnen des Samens findet am besten zwischen +30 °C und +33 °C statt. Weiterhin ist es wichtig, um ein „wahres" mikroskopisches Bild zu erhalten, vor der Untersuchung den gekühlten Samen im Brutschrank langsam auf +30 °C vorzuwärmen.
G. Becker. 7710.

4-64/04-0416 Davis, I. S., Bratton, R. W. und Foote, R. H.; Ithaca, N. Y., Cornell Univ. Livability of bovine spermatozoa at 5, –25, and –85 °C in tris-buffered and citrate-buffered yolk-glycerol extenders. **(Die Lebensdauer von Bullensperma bei 5 °C, —25 °C und —85 °C in Tris- und Citrat-gepufferten Eidotter-Glycerin-Verdünnern.)** J. Dairy Sci. **46** (1963) Nr. 4. S. 333–336.
Die Überlebensrate von Bullensperma in einer 0,2- bzw. 0,25moligen Tris-gepufferten Eidotterglycerinlösung (TYG) bei 5 °C, –25 °C und –85 °C ist generell besser als im Standardverdünner aus Eidotter-Glycerin-Citrat. Die 0,1- und 0,15molige Lösung ist schlechter. Schwanzdeformationen deuten auf eine Hypotonie der Lösung hin. Bei 20 Ejakulaten mit durchschnittlich 62% Initialbeweglichkeit werden nach 8 Tagen 50% und 48% bewegliche Spermien bei einer Aufbewahrungstemperatur von 5 °C in 0,2- und 0,25moliger TYG-Lösung ermittelt. Temperaturen von –25 °C sind ungeeignet. Die durchschnittliche Beweglichkeit beträgt hier nach 24stündiger Aufbewahrungsdauer nur 31% oder weniger. Bei –85°C beträgt die Überlebensrate 90% der Anfangsbeweglichkeit (0,2 und 0,25molige TYG-Lösung). Diese Bewegungsrate verringert sich allerdings auf 66% bei der Nachkontrolle am 60. Tag nach dem Einfrieren. Diese Ergebnisse sind besser als mit herkömmlichem Eidotter-Citrat-Glycerin-Verdünner. Außerdem wirken Temperaturschwankungen weniger schädlich. K. Rothe. 7710.

4-64/04-0417 Foote, R. H., Bratton, R. W. und Henderson, C. R.; Ithaca, N.Y., Cornell Univ. Survival of bovine spermatozoa at room temper-

ature in citrate and Cornell University and Tris extenders containing whole and fractionated coconut milk. **(Die Überlebensrate von Bullensperma bei Zimmertemperatur in Citrat-, Cornell-Universität- und Tris-Verdünnern, denen Kokosmilch bzw. deren Fraktionen zugesetzt werden.)** J. Dairy Sci. 45 (1962) Nr. 11. S. 1383–1391.
Der durchnittliche Prozentsatz beweglicher Spermien nach achttägiger Aufbewahrungsdauer beträgt bei Citratverdünnern mit und ohne Zusatz von 15% Kokosmilch 19% bzw. 34%. Die Kokosnußmilch, nach bestimmten Verfahren in die Neutralfraktion bzw. Aktivfraktion getrennt und so zugesetzt, bringt Ergebnisse von 42% bzw. 22%. Gibt man beide Fraktionen gemeinsam zum Verdünner, werden 36% vorwärtsbewegliche Spermien nach achttätiger Aufbewahrungsdauer beobachtet. Die korrespondierenden Ergebnisse mit CUE- und Tris-Verdünnern bei gleichen Zusätzen liegen bei 44%, 42%, 44%, 42% und 42% bzw. 31%, 32%, 24%, 32% und 30%. Gesamtkokosnußmilch und ihre Neutralfraktion verursachen eine Verbesserung der Überlebensrate, wenn sie Citratpuffer zugesetzt werden. Diese positive Auswirkung wird bei den anderen Verdünnern nicht beobachtet. CUE-Verdünner ist allen anderen Variationen gleichwertig oder besser. K. Rothe. 7710.

4-64/04-0418 Sullivan, J. J. und Mixner, J. P.; Sussex, New Jersey Agric. Exp. Stat. Effects of method of egg yolk addition and of glycerol equilibration time upon post-thawing motility and metabolic activity of frozen bull semen. **(Der Einfluß des Dotterzusatzes und der Adaptationszeit auf die Überlebensrate und Stoffwechselaktivität bei Tiefgefriersperma von Bullen.)** J. Dairy Sci. **46** (1963) Nr. 5. S. 463–467.
Je eine Samenprobe von 6 Holstein- und Guernsey-Bullen wird verwendet, um den Einfluß der Methode des Eidotterzusatzes zum Verdünner und der Anpassungszeit nach dem Glycerinzusatz zu prüfen. Die Samenproben werden 2 Wochen, 3 und 6 Mon. bei −79 °C aufbewahrt. Kriterien für die Qualität des Samens sind der Prozentsatz beweglicher Spermien, der Fructoseabbau und die Milchsäureanreicherung. Der Eidotterzusatz erfolgt einmal nur zur glycerinfreien Verdünnerfraktion und zum anderen werden beide Verdünnerteile mit Eidotter versetzt. Bei Auswertung aller drei oben genannten Kriterien ergeben sich keine statistisch gesicherten Unterschiede. Bei der Auswertung der Ergebnisse hinsichtlich der günstigsten Adaptationszeiten zeigt sich, daß Anpassungszeiten von 6, 12, bzw. 18 Std. in allen Versuchen günstiger sind als eine solche von nur 2 Std. K. Rothe. 7710.

4-64/04-0419 Seifert, H.; Trujillo, Peru, Hacienda Casa Grande, Tierärztl. Inst. **Beitrag zur Vereinfachung der Tiefkühltechnik von Bullensperma mittels flüssiger Luft.** Dtsch. tierärztl. Wschr. **69** (1962) Nr. 23. S. 673–677. — 4 Abb., 19 Lit.
Aus technischen bzw. finanziellen Gründen ist es im o. e. Institut nicht möglich, Sperma mit Hilfe von Trockeneis, elektrischen Kühleinrichtungen oder 3 amerikanischen und einer deutschen Apparatur, die mit Stickstoff arbeiten, im Tiefkühlverfahren einzufrieren. Da flüssige Luft in den Reparatur- und Konstruktionswerken laufend anfällt, entwickelte Vf. eine Tiefkühleinrichtung, die mit Hilfe flüssiger Luft arbeitet und die bis zu 5000 Ampullen in einer Charge aufnehmen kann. Die Anlage selbst und ihre Arbeitsweise wird eingehend beschrieben. Die Vorbereitung des Spermas erfolgt in der üblichen Weise. Die Befruchtungsergebnisse nach der neuen Tiefkühlmethode liegen mit wahrscheinlich 75% und 35% höher als im letzten Jahr, in dem noch mit Trockeneis gearbeitet worden war. G. Becker. 7710.

4-64/04-0420 Serdjuk, S. I.; Charkow, Forsch.-Inst. für Tierzucht des Waldsteppen- und Polessje-Gebietes der Ukrain. SSR. Opyt iskusstvennogo osemenenija svinej transportirovannoj spermoj. **(Versuch zur künstlichen Besamung von Schweinen mit transportiertem Sperma.)** Novoe v plemennom

dele i iskusstvennom osemenenii sel'skochozjajstvennych životnych. Materialy meždunarodnogo seminara, Moskva **1963** S. 316–319. – 1 Abb., 1 Tab.
Sperma von Ebern der Landrasse und der Großen Weißen Rasse wurde je nach Spermienkonzentration mit Glukose-Tartrat-Eidotter-Verdünner in den Verhältnissen 1:1–1:3 verdünnt. Bis zu 20 °C wird das Sperma mit je 4–5 °C pro Stunde und anschließend bis zur Konservierungstemperatur, die bei 6–8 °C liegt, je 2° pro Stunde abgekühlt. Das Sperma behält 48 Std. lang seine befruchtenden Eigenschaften. Das so konservierte Sperma wurde mit PKW über etwa 100 km transportiert. Besamt wurde in der Regel einmal in der Brunst, und zwar am 2. Tag. Von 211 besamten Altsauen wurden 83,4% und von 264 besamten Jungsauen 81,8% nach Erstbesamung tragend. Der Vf. geht auf die Perspektiven der Schweinebesamung unter den Voraussetzungen längerer Haltbarkeit und der Versandfähigkeit des Spermas ein.
I. Tschinkel. 7710.

4-64/04-0421 Burdick, J. M. und McGilliard, Lon D.; East Lansing, Michigan State Univ. Interactions between sires in artificial insemination and management of dairy herds. **(Beziehungen zwischen Besamungsvatertieren und Haltungsbedingungen von Milchviehherden.)** J. Dairy Sci. **46** (1963) Nr. 5. S. 452–458.
8638 Holstein-Besamungsbullentöchter von 193 Bullen in 1211 Herden und 1872 Guernsey-Töchter von 139 Bullen in 356 Herden werden auf Produktionsleistungen unter den jeweiligen Standortbedingungen untersucht. Die Leistungen werden mit denen solcher Herden verglichen, von denen kontrollierte Jahresleistungen vorliegen. Berücksichtigt werden Produktionsniveau, Standort, Länge der Trockenstellperiode, Zwischenkalbezeit und Aufstallungsort. Praktisch gesehen, lassen sich keinerlei nennenswerte Beziehungen aufstellen. Die Töchter der Besamungsbullen lassen in den verschiedenen Herden nur geringgradige Differenzen hinsichtlich der Milch- und Fettproduktion erkennen.
K. Rothe. 7750.

4-64/04-0422 *Prokopanov, A.* und *Prachov, R.* **Ustanovjavane na bremennostta pri selskostopanskite životni.** (Feststellung der Trächtigkeit bei landwirtschaftlichen Nutztieren.) 2. Aufl. Sofija: Zemizdat. 1963. (152 S. m. 49 Abb., 2 Tab., 98 Lit.) In klarer und gedrängter Form werden die Methoden zur Feststellung der Trächtigkeit bei landwirtschaftlichen Nutztieren behandelt und klinische Methoden zur Diagnostik und nach den einzelnen Tierarten angeführt. Die Labormethoden werden je nach dem angewendeten Test in biologische und physikalisch-chemische eingeteilt; zur ersteren Gruppe gehören hormonalbiologische und immunobiologische, zur zweiten physikalische, biochemische und chemische Farbreaktionen. In einem speziellen Kapitel sind die verschiedenen Proben zusammengefaßt, durch die die Veränderungen des Vaginalsekrets und des histologischen Aufbaus der Scheidenschleimhaut und des Gebärmutterhalses festgestellt werden. Schließlich werden die organisatorischen Probleme zur Feststellung der Trächtigkeit bei Stuten, Kühen und Büffelkühen behandelt. Als Anlage wird ein Schema der verschiedenen Methoden zur Feststellung der Trächtigkeit der einzelnen Arten landwirtschaftlicher Nutztiere angeführt.
NRB/ZSNTI, übersetzt v. Ch. Eshkowa.

XVII. KRANKHEITEN DER MILCHDRÜSEN

4-64/04-0423 Kästli, P.; Liebefeld-Bern, Schweiz, Eidg. Milchwirtsch. Versuchsanst. **Die Ursachen der Mastitis.** Tierärztl. Umschau **18** (1963) Nr. 10. S. 527–534. – 11 Abb., 4 Tab., 4 Lit.
In der Einleitung werden die verschiedenen Reizzustände des Euters definiert. Als akute Mastitiden werden die Eutererkrankungen bezeichnet, die mit klinisch erkennbaren Entzündungserscheinungen am Gesamteuter bzw. Euterviertel einhergehen. Unter die chronisch katarrhalischen Mastitiden oder Galaktophoritiden werden diejenigen Erkrankungen eingereiht, bei denen nur das Drüsengewebe betroffen ist, die keine äußerlich erkennbaren Entzündungserscheinungen aufweisen, sondern nur mehr oder weniger offensichtliche, meist chronisch verlaufende Sekretionsstörungen zeigen. Euterinfektionen ohne gleichzeitige krankhafte Milchveränderungen bzw. Sekretions-

störungen sind nicht als Mastitiden zu bezeichnen. Akute Mastitiden werden ausschließlich durch pathogene Keime bzw. ihre im Euter produzierten gewebsfeindlichen Toxine verursacht. Für das Entstehen einer chronisch katarrhalischen Mastitis werden zwei Ursachenkomplexe aufgeführt, pathologisch-anatomische Veränderungen im Ausführungsgang des Euters, u. eine bakterielle Besiedelung. Es konnten eindeutige Zusammenhänge zwischen den pathologisch-anatomischen Veränderungen auf der Zisternenschleimhaut und dem Auftreten katarrhalischer Mastitiden nachgewiesen werden. Die traumatisch bedingten Gewebsveränderungen führen entweder zu den aseptischen Euterkatarrhen, oder sie wirken als prädisponierende Faktoren für die Entstehung der unspezifischen katarrhalischen Mastitiden. Die als Dauerbesiedler im Euter vorkommenden Mikroorganismen besitzen eine sehr unterschiedliche Pathogenität, und zwar zunehmend in der Reihenfolge: *Corynebacterium lipolyticum*, *Enterococcen*, *Staphylococcus albus*-Typen, *Staphylococcus aureus*-Typen, *Streptococcus agalactiae*. Als wichtigste Bekämpfungsmaßnahmen werden vorgeschlagen: Verhütung traumatischer Melkschäden und Tilgung derjenigen Euterbakterien im Milchviehbestand, die eine hohe Pathogenität aufweisen, das trifft in erster Linie für den *Streptococcus agalactiae* zu. Die hohe Pathogenität dieses Erregers kann immer wieder zu Neuinfektionen führen. H. Hauke. 7800.

4-64/04-0424 Mielke, H. und Brabant, W.; Leipzig, Karl-Marx-Univ., Ambulator. und Geburtshilfl. Tierklin.; Veterin.-Physiol. Inst. **Über die permanente Störung des normalen unbedingten Milchejektionsreflexes beim laktierenden Rind. 1. Teil.** Mh. Veterinärmed. **18** (1963) Nr. 12. S. 451 bis 457. – 1 Abb., 2 Tab.

Ein 3jähriges Rind wurde einen Tag nach der 1. Abkalbung wegen erheblicher Umfangsvermehrung des Euters und Milchveränderungen vorgestellt. Die Untersuchung von Euter und Milch ergab starkes puerperales Euterödem, Mastitiserreger waren nicht nachweisbar. Trotz Behandlung, häufigen Ausmelkens und Futterumstellung hat die Milch noch am 9. Tag p. p. Colostralmilchcharakter. Obgleich die tägliche Milchleistung zwischen 9 und 11 kg schwankte, kam es zu weiteren Vergrößerungen und Spannungen der Haut der Hinterviertel. Auch die erneute Mamycinbehandlung, verbunden mit vermehrtem Melken, brachte keine Veränderungen; die Diagnose lautete nun pathologisches Euterödem und Galaktophoritis der Hinterviertel. Supronal und Vetidrex (Salidiuretikum-Ciba, Basel) wurden verabreicht. Die ersten Milchportionen des linken Hinterviertels blieben weiterhin verändert und flockig, die übrige Milch wich grobsinnlich nicht von der Norm ab. Die Untersuchung auf Eutertuberkulose verlief negativ. Nach weiteren Untersuchungen wurde auf Grund der unterschiedlichen Gemelkgrößen nach Handmelken und Oxytocin-Injektionen der Verdacht einer permanenten Störung des normalen unbedingten Milchejektionsreflexes ausgesprochen. Anschließend erfolgt eine Besprechung der Diagnose im Zusammenhang mit dem klinischen Verlauf und den möglichen Störungen des Reflexbogens des normalen unbedingten Milchejektionsreflexes. Im weiteren Verlauf machte sich eine Intensivierung der Behandlung notwendig. Nach reichlich 3 Mon. nahm die Milch spontan normalen Charakter an. Das Kalb des Rindes mußte infolge Wehenmangel und primärer Wehenschwäche durch Zughilfe entwickelt werden und verendete 2 Std. p. p. infolge Fruchtwasseraspiration. H. Haase. 7815.

4-64/04-0425 Mielke, H. und Brabant, W.; Leipzig, Karl-Marx-Univ., Ambulator. und Geburtshilfl. Tierklin.; Veterin.-Physiol. Inst. **Über die permanente Störung des normalen unbedingten Milchejektionsreflexes beim laktierenden Rind. 2. Teil.** Mh. Veterinärmed. **18** (1963) Nr. 13. S. 493–499. – 2 Abb., 4 Tab., 57 Lit. 1. Teil vgl. vorst. Ref.

Im 2. Teil wird über spezielle Untersuchungen zur Diagnosestellung berichtet. Im einzelnen wurden: 1. Bestimmungen der Milchmenge beim Handmelken und nach Oxytocininjektionen nach unterschiedlichen Zwischenmelkzeiten, 2. Milchfettgehaltsbestimmungen in fortlaufenden Proben der Zisternen- und Alveolarmilch, 3. Untersuchungen mit offenen Dauerkathetern in den Zitzen, 4. Untersuchungen über die Auslösung des Milchejektionsreflexes durch a) taktile Euterreize, b) Ballonieren der Scheide und Cervixmassage und c) bei der peroralen Wasseraufnahme und 5. Wasserdiureseversuche durchgeführt. In der abschließenden Diskussion wird eine Deutung des Falles vorgenommen. Vff. stellen fest, daß sich auf Grund des Geburtsverlaufes die Annahme nicht ausschließen läßt, daß bereits von der Geburt an ein primärer Oxytocinmangel bestand. In entsprechenden Fällen werden für die Diagnostik folgende Untersuchungen empfohlen: 1. Beurteilung der Residualmilchmenge durch Injektion von 20 IE Oxytocin, 2. Bestimmung des Fettgehaltes in den gewonnenen Milchportionen und 3. Verwendung offener Dauerkatheter, die unter Antibioticaschutz (½ Tube Mamycin) in die milchreichste Zitze einzuführen sind. Als krankheitsverdächtig werden Tiere mit Umfangsvermehrung des Euters über längere Zeit und harte Euter mit steigendem Milchrückgang besonders nach primärer Wehenschwäche angesehen. Die Behandlung derartiger Patienten besteht in der Substituierung des efferenten Reflexbogen-Abschnittes durch Verabreichung von 9–10 IE Oxytocin zu den Melkzeiten. Wegen der Behandlung über längere Zeit und den daraus entstehenden Kosten wird die Prognose vorläufig als ungünstig beurteilt. H. Haase. 7815.

4-64/04-0426 Kuller, H.-J.; Berlin, Humboldt-Univ., Veterinärmed. Fak., Tierklin. für Geburtshilfe und Fortpflanzungsstör. **Die Pyogenesmastitis (Holsteinische Euterseuche) im Raum Berlin.** Mh. Veterinärmed. **18** (1963) Sonderh. Nr. 1. S. 33–35.

Die Pyogenes-Mastitis dringt nach Ansicht des Vf. immer weiter landeinwärts vor und tritt seit einigen Jahren auch im Berliner Raum zunehmend auf. Diesem kurzen epizootiologischen Teil der Mitteilung folgt der größere Abschnitt über Ätiologie, Pathogenese, Klinik und Therapie dieser Mastitis. Trotz guter in vitro-Empfindlichkeit des *C. pyogenes* gegenüber Sulfonamiden und Antibiotica ist die Infektion mit Ausnahme einzelner frischer oder nur gering ausgeprägter Fälle nur ungenügend zu bekämpfen. Da die Übertragung des Erregers durch Insekten als weitgehend gesichert erscheint, wird auf den Wert der prophylaktischen Abschreckung von Insekten durch sogenannte Repellents hingewiesen, denen der Vorzug vor der Besprühung mit Kontaktinsektiziden zu geben wäre. W. Kötsche. 7870.

4-64/04-0427 Burjabaš, S. N. Subkliničeskaja forma mastita u korov. **(Subklinische Form der Mastitis bei der Kuh.)** Veterinarija, Moskva **40** (1963) Nr. 6. S. 57.

Subklinische (latente) Mastitiden verringern gleichfalls die Milchleistung; sie können bei ausbleibender Behandlung auch in die klinische Form übergehen. Vf. untersuchte in einer Reihe von Wirtschaften die Kühe mittels 0,5%iger Bromthymolblau-Lösung. Von 1413 euterdiagnostisch kontrollierten Kühen wurden 189 kranke herausgefunden (alkalische Reaktion). Bei diesen subklinisch erkrankten Kühen wurden 10–20% weniger Milch ermolken. Die Tiere wurden in herkömmlicher Weise antibiotisch mit Erfolg behandelt. A. Rauch. 7890.

4-64/04-0428 Savinskij, A. M. Lečenie korov, bol'nych èndometritom. **(Die Endometritisbehandlung beim Rind.)** Veterinarija, Moskva **40** (1963) Nr. 8. S. 60. – 1 Tab.

Im Verlaufe von 6 Jahren wurden 150 Kühe, die an Endometritis erkrankt waren, mit sog. Kampferserum nach Kadykow geheilt. Die Behandlung verlief auch dann erfolgreich. wenn andere Methoden versagten. Das Serum wird in Mengen von 400 ml 1–2mal in Abständen von einem Tag intravenös verabreicht. Die Lösung besteht aus 1 Teil Kampfer, 15 Teilen Glukose, 60–75 Teilen Alkohol und 1500 Teilen physiologischer Kochsalzlösung.

M. Schäfer. 7890.

4-64/04-0429 Hennau, A.; Cureghem-Bruxelles, École de Méd. Vétérin. La diffusion des antibiotiques dans la mamelle de la vache. Applications au traitement des mammites. **(Die Verteilung der Antibiotica im Euter der Kuh. Die Applikation bei der Behandlung von Mastitiden.)** Écon. Méd. animales **3** (1962) Nr. 6. S. 379–382. – 4 Lit.

Die großen Hoffnungen, die bei der Behandlung der Mastitiden auf die Antibiotica gesetzt wurden, haben sich bei weitem nicht erfüllt. Oft sind die Ergebnisse trügerisch oder nur von kurzer Dauer. Auch nach der Normalisierung der Milchbeschaffenheit und einer bakteriol. Kontrolle können kleine, isolierte Infektionsherde in der Milchdrüse bestehen bleiben. Werden diese wieder aktiv, sind sie u. U. der Ausgangspunkt für die zahlreichen Rezidive. Anatomische, physikalische oder andere Gründe können zu diesem Versagen der Therapie beitragen. Der Nachweis der Verteilung der antibiotischen Stoffe im Euter kann entweder mit Hilfe von Farbstoffen, die den therapeutischen Substanzen zugesetzt wurden, erfolgen. Andere verwendeten radioaktive Substanzen, die sie mit den zu erprobenden Therapeutica mischten. Beim Vergleiche der Befunde in vitro und der klinischen Ergebnisse hat Vigue wäßrige Lösungen und mit Dispersionsmitteln angereicherte Emulsionen als besonders brauchbar gefunden. Andere Autoren verfolgten mittels einer exakten Technik den Weg des mit radioaktivem ^{35}S markierten Penicillins. An Hand von Mikrotomschnitten (50μ Dicke) des behandelten Euters wiesen sie mit Hilfe eines Filmes den Verbleib des radioaktiven Penicillins radiographisch nach. Im zweiten Teile enthält die Arbeit ein in großen Linien entworfenes Programm zur Bekämpfung akuter und chronischer Mastitiden. Dieses baut auf der Feststellung auf, daß die Antibiotica, kritiklos allein angewandt, in keinem Falle die Heilung garantieren. Stets sind alte bewährte Therapie- und Hygienemaßnahmen indiziert, auf die man fälschlicherweise glaubte verzichten zu können. H. Busse. 7950.

4-64/04-0430 Brodauf, H.; Freiburg/Br., Tierhyg. Inst. **Über die Bedeutung von Dokumentation und Statistik bei der Durchführung von Gesundheitsdiensten (dargelegt am Eutergesundheitsdienst 1959/1961 in den Regierungsbezirken Nord- und Südbaden).** Mh. Tierheilkunde **15** (1963) Nr. 6. S. 142 bis 152. – 1 Abb., 5 Tab., 5 Lit.

Es wird am Beispiel des in Baden durchgeführten Eutergesundheitsdienstes der Wert einer auf Lochkarten aufgebauten Dokumentation gezeigt. Eine solche Lochkartenkartei ermöglicht eine vielschichtige Auswertung, die nicht nur eine Statistik und schnelle Information über allgemeine Fragen zuläßt, sondern darüber hinaus Gesichtspunkte für prophylaktische Maßnahmen, für Sanierung und Beratung gibt. Ein Teilergebnis der statistischen Auswertung ist im vorliegenden Falle die Aussage, daß Bestandsgröße, Melkweise und Rasse bzw. Konstitution als bedeutsame prädisponierende Faktoren für das Mastitisgeschehen anzusehen sind. Die Eutergesundheit des Niederungsviehs in Mittelgebirgslagen ist infolge unzusagender Haltungsbedingungen schlechter als die des bodenständigen Höhenviehs. W. Kötsche. 7970.

XVIII. JUNGTIERKRANKHEITEN

4-64/04-0431 Juszczak, Jerzy und Poznański, Wiesław. Zależność pomiędzy ciężarem prosiąt w chwili odsadzenia, a ich późniejszym wzrostem oraz związek tych cech z okresem urodzenia i wychowu młodzieży. **(Die Beziehung zwischen dem Absatzgewicht der Ferkel und dem späteren Wachstum,**

sowie der Zusammenhang dieser Merkmale mit dem Zeitabschnitt des Wurfes und der Aufzucht der Jungtiere.) Zeszyty naukowe wyższej Szkoły rolniczej Wrocławiu, Zootechn. **9** (1962) Nr. 41. S. 129–139. – 4 Abb., 2 Tab. Zus. in Russ., Engl.

Der Versuch bestand in einer Analyse des Lebendgewichtes von 481 Jungebern und 324 Jungsauen, die in Zuchtanstalten der Wojewodschaft Poznań zu verschiedenen Jahreszeiten – den Zeitabschnitt vom 1. November bis 15. Januar ausgenommen – geworfen worden waren. Die Ferkel wurden beim Absetzen und später allmonatlich bis zur Vollendung des 176. Lebenstages gewogen. Das Absatzgewicht schwankte von 12 kg bis 26 kg (im Mittel 17,5 kg). Zwischen dem Absatzgewicht und dem Gewicht am 176. Lebenstage wurde eine hochsignifikante Korrelation festgestellt, die für Jungeber 0,2848 ± 0,042, für Jungsauen 0,4370 ± 0,045, insgesamt 0,3255 ± 0,032 betrug. Die für diese Werte aufgestellten Regressionsgleichungen lauteten für Jungeber: $y = 54,\ 205 + 1{,}032x$, für Jungsauen: $y = 36{,}277 + 1{,}597x$. Die Korrelation zwischen der Höhe der Lebendgewichtzunahme und dem Geburtsgewicht war nicht signifikant. Ein Einfluß der Jahreszeit, in der die einzelnen Würfe erfolgt waren, auf das Absatzgewicht der Ferkel wurde nicht festgestellt. Die höchsten Tagesgewichtszunahmen in der Zeit vom Absetzen bis zur Vollendung des 6. Lebensmonats wiesen Ferkel auf, die im Zeitabschnitt zwischen dem 15. Januar und dem 15. Mai geworfen worden waren.

PRL/CBR. 8012.

4-64/04-0432 Berek, G. und Farkas, M. A korán elválasztott malacok felnevelésének összehasonlító vizsgálata. **(Vergleichende Untersuchung der Aufzucht früh abgesetzter Ferkel.)** Kiserlytüygi Közlemények, Növénytermeszés [Mitt. landwirtsch. Versuchsstellen Ungarns, Pflanzenbau] **56/B** (1963) Nr. 2. S. 3–26. – Aus: Ung. Agrar-Rdsch. **1963** Nr. 4.

Mit ihren Versuchen wollten die Vff. folgende Fragen klären: 1. Welche Ergebnisse lassen sich durch frühzeitiges Absetzen der Ferkel in ungarischen Zuchtbetrieben bei verschiedenen Haltungs- und Fütterungsbedingungen erzielen ? – 2. Welche Zusammenhänge lassen sich zwischen dem Gewicht der verschieden schweren, im Alter von 30 Tagen abgesetzten Ferkel und ihrem Gewicht im Alter von 60 Tagen feststellen ? – Zur Klärung dieser Fragen unternahmen die Vff. zwei Versuche. 909 von 101 ungarischen Yorkshire- und 92 von 10 Cornwall-Sauen stammende Ferkel im Alter von 30 Tagen wurden abgesetzt und danach künstlich aufgezogen; dagegen ließ man die zur Kontrolle dienenden 326 Ferkel von 37 ungarischen Yorkshire- und 61 von 7 Cornwallsauen bis zu ihrem Alter von 60 Tagen saugen. Als Nahrung der früh abgesetzten Ferkel diente ein von den Vff. zusammengestelltes „geflocktes Ferkelfutter“. Zwischen den Gewichten von 30 und 60 Tagen besteht eine deutliche Korrelation von: $r = +0{,}766$ bis $+0{,}848$. Zwischen den Korrelations-Koeffizienten der im Alter von 30 Tagen abgesetzten und künstlich aufgezogenen sowie den Ferkeln, die 60 Tage lang saugten, konnte kein Unterschiede festgestellt weden. Der Wert der Korrelations-Koeffizienten betrug innerhalb der einzelnen Würfe 0,86, zwischen den Würfen 0,89. Nach den Versuchsdaten kann man beim Absetzen nach 30 Tagen auf günstige Ergebnisse rechnen, wenn das Durchschnittsgewicht der Ferkel ungefähr 7 kg beträgt. Die Erhöhung oder die Verminderung des Gewichts der im Alter von 30 Tagen gewogenen Ferkel um eine Gewichtseinheit hat im Alter von 60 Tagen eine Gewichtszunahme bzw. Verringerung von 1,31 bis 2,05 Gewichtseinheiten zur Folge. Verglichen mit den Ferkeln, die die übliche Zeit saugten, verringerte sich die errechnete Streuung der Gewichte der im Alter von 30 Tagen abgesetzten Ferkel bis zu ihrem Alter von 60 Tagen, und es kamen unter ihnen weniger stark zurückgebliebene oder auffallend entwickelte Individuen vor.

8012.

4-64/04-0433 Reinisch, F.; Leipzig, Karl-Marx-Univ., Ambulator. und Geburtshilfl. Tierklin. **Zur Problematik der Anwendung des Sauenmilchersatzpräparates „Ferkmil" in der Ferkelaufzucht unter besonderer Berücksichtigung der tierärztlichen Belange.** Mh. Veterinärmed. 18 (1963) Sonderh. Nr. 1. S. 35–42. – 2 Abb.

Als therapeutische Indikationen zur muttermilchlosen Ferkelaufzucht führt Vf. an: Tod der Sau, Agalaktie, Bösartigkeit, überzählige Ferkel, Hypogalaktie, Euterkrankheiten, Sanierung verseuchter Bestände. Aber es existieren auch ökonomische Indikationen: Erhöhung der Wurffolge auf 2,5/Jahr durch Frühabsetzen der Ferkel in der 2. oder 3. Lebenswoche, Vermeidung von Ferkelverlusten. Für die Wissenschaft hat die Methode große Bedeutung zur Untersuchung des Stoffwechsels von Ferkeln sowie in Infektionsversuchen. Ferkmil wird zuerst in Vollmilch und Wasser, vom 2. Lebensmonat an in Mager- oder Buttermilch gelöst verabreicht. Es sollte nicht Milch von Kühen verwendet werden, die mit hohem oder qualitativ schlechtem Silageanteil gefüttert werden. Zur Vermeidung der bei Beginn der künstlichen Ferkelaufzucht auftretenden Durchfälle sollten 12–16 mg Chlortetracyclin oder Procainpenicillin/l Kunstmilch zugesetzt werden. Eine frühzeitige Beifütterung von Trockenfutter ist wichtig. Gefüttert wird in den ersten Lebenswochen 6mal am Tage, in der Nacht nicht, aus einem Trog mit Unterteilungen, damit sich die Ferkel nicht gegenseitig bedrängen. Regelmäßigkeit, Pünktlichkeit und Sauberkeit sind für den Erfolg entscheidend. Ab 3. Lebenswoche soll den Ferkeln Tränkwasser zur freien Aufnahme zur Verfügung stehen. Auf ausreichende Wärme des Raumes muß geachtet werden, sie soll mindestens 15 °C betragen; durch Infrarotstrahler soll ein begrenzter Raum höherer Temperaturen (30 ° in der 1., 25 ° in der 2., 20 ° in der 3. und 4. Lebenswoche) geschaffen werden. Die 8-Wochen-Gewichte der künstlich aufgezogenen Ferkel lagen im Mittel um 2 kg höher als die der Stallgeschwister an der Sau. Auf die Bekämpfung von Hypoglykämie, Durchfall, A-Avitaminose und Anämie wird hingewiesen. B. Busch. 8012.

4-64/04-0434 Littlejohn, A.; Edinburgh, Royal (Dick) School of Veterin. Studies. Laparotomy and expulsion of meconium in thoroughbred foals. **(Mekoniumentfernung bei Vollblutfohlen durch Laparotomie.)** Veterin. Rec. **75** (1963) Nr. 28. S. 729–731. – 7 Lit.

Versagen bei derBehandlung derMekoniumverhaltung konservativeVerfahren, so wird zur Rettung der Fohlen die intraabdominale Massage von Colon und Rectum nach Laparotomie zur Mekoniumentfernung notwendig. Vf. hat im Verlaufe von 8 Jahren 7 Vollblutfohlen operiert, die bis auf ein Fohlen (Blasenruptur) die Operation gut überstanden und später teilweise gute Rennleistungen erzielten. Zur Narkose wird Pento-Barbiton-Natrium in einer ungefähren Dosierung von 1 g pro 5 lb verwandt. Die Eröffnung der Bauchhöhle erfolgt in der linken oder rechten Flanke zwischen Hüfthöcker und letzter Rippe in einer Größe, die ein leichtes Einführen der Hand erlaubt. Die Hand wird am parietalen Peritoneum entlang in die Beckenhöhle vorgeführt. Das angeschoppte Rectum ist leicht aufzufinden. Die harten Mekoniummassen werden vorsichtig in kleine Portionen zerdrückt und nach außen massiert. In etwa 15 Min. kann auf diese Weise eine ca. 40 cm lange Kotanschoppung beseitigt werden. Der Wundverschluß erfolgt in der üblichen Weise. Die Fohlen erhalten 4–5 Tage Penicillin- und Streptomycininjektionen. Die Hauthefte werden nach 8–10 Tagen entfernt. Alle Fohlen konnten innerhalb von 4 Std. nach Beendigung der Operation stehen. Bei einem Fohlen wurde am 4. postoperativen Tag eine Blasenruptur vermutet und durch Autopsie bestätigt. Bei der Operation waren keine Anzeichen einer Blasenruptur festzustellen. Blasenrupturen sollen bei Mekoniumverhaltungen nicht selten sein. J. Wollrab. 8055.

4-64/04-0435 Bürki, F. und Fey, H.; Bern, Univ., Veterin.-Bakteriol. Inst. **Zur Pathogenese der Kälbercolisepsis. VII. Virologische Untersuchungen.** Zbl. Bakteriol., Parasitenkunde, Infektionskrankh. Hyg., I. Abt., Orig. **187** (1962) Nr. 4. S. 517–524. – 1 Tab., 27 Lit. Zus. in Russ., Engl., Franz., Ital. 6. Mitt. vgl. 4-64/03-0485.
Zur Klärung der Frage, ob bei der Colisepsis ein Virus eine dominante oder unterstützende Rolle spielt, werden 88 Kadaver von Kälbern, die wenige Tage bis Wochen nach der Geburt gestorben sind, bakteriologisch, virologisch und immunologisch untersucht. Die bakteriol. und serologischen Untersuchungen werden in der gleichen Weise wie früher durchgeführt. Aus Organstückchen von Leber, Milz und Nieren sowie Kot aus dem Rectum wird eine 10%ige Suspension hergestellt und damit Gewebekulturen von Kälbernieren beimpft. In keinem Fall lassen sich cytopathogene Virusstämme nachweisen. In 33 Fällen wird Colisepsis festgestellt, die 11mal von dem Coli-Typ 78:80B verursacht worden ist. 22mal werden Pneumokokken- bzw. Streptokokkeninfektionen ermittelt, 6mal durch *Salmonella typhi-murium* bedingte Sepsisfälle. Auch hier wird die Colisepsis vor allem bei Kälbern mit Agamma- oder Hypogammaglobulinämie ermittelt. Das gleiche gilt für Pneumokokken- und Streptokokkenseptikämien. Der negative Befund in bezug auf cytopathogene Viren wird auf das Fehlen einer Exposition, die kurze Lebensdauer der Kälber sowie auf eine passive Immunität zurückgeführt. Auf Grund dieser Untersuchungen haben cytopathogene Enteroviren keinen Einfluß auf die Entstehung der Kälber-Colisepsis. E. Tempel. 8062.

4-64/04-0436 Rubenkov, A. A. Lečenie teljat, bol'nych toksičeskoj dispepsiej. **(Die Behandlung von an toxischer Dyspepsie erkrankten Kälbern.)** Veterinarija, Moskva **40** (1963) Nr. 5. S. 47–48.
Bei der toxischen Dyspepsie der Kälber treten Veränderungen im Blutbild, Bluteindickung und Verschiebung im Ionengleichgewicht ein. Therapeutische Maßnahmen (Antibiotica, Herzmittel) führen meist nicht zum Erfolg, sondern die Tiere sterben. Vf. ging davon aus, daß bei der Behandlung das gestörte Gleichgewicht zwischen Assimilation und Dissimilation wieder hergestellt werden muß, und daß verschiedene Mikroelemente und Wasser zugeführt werden müssen. Daher stellte er eine Lösung aus Kochsalz, Calcium- und Magnesiumchlorid sowie citronen- und essigsaurem Natrium zusammen. Diese Lösung wurde anfangs in reiner Form, später vermischt mit Milch (auch Colostralmilch) über einen Zeitraum von drei Tagen an die erkrankten Kälber verabreicht. Bei komatösen Zuständen der Tiere wurde bis zu einem Liter der Flüssigkeit i. p. appliziert, danach wurde die Behandlung per os fortgesetzt. Ungefähr 3–4 Stunden nach Beendigung der Therapie traten bei den Kälbern eine Normalisierung der Temperatur, Verbesserung der Puls- und Atemfrequenz sowie des Blutbildes ein. Der Kotabsatz normalisierte sich, und der Appetit wurde besser. E. Werner. 8062.

4-64/04-0437 Beduhn, M.; Greifswald, Veterinäruntersuchungs- und Tiergesundheitsamt. **Ein Fall einer mit Dyspnoe einhergehenden Myopathie beim Kalb.** Mh. Veterinärmed. **18** (1963) Nr. 16. S. 619–620. – 11 Lit.
In einer kurzen Schrifttumsübersicht wird besonders auf die in letzter Zeit mehrmals erwähnten Muskelveränderungen bei Saugkälbern durch E-Hypovitaminose hingewiesen. Hierbei müssen besonders die Degenerationen der an den Rippen entspringenden und inserierenden Muskeln beachtet werden, von einigen Autoren werden sie als „myopathisch-dyspnoisches Syndrom" bezeichnet. – Vf. beschreibt danach seine eigenen Untersuchungen an 10 erkrankten Kälbern (3–4 Mon. alt). Die Tiere lebten unter ungünstigen Haltungs-, Fütterungs- und Temperaturverhältnissen (–7 °C!). Sie zeigten klinisch Dyspnoe, z. T. Festliegen, Muskelzittern sowie eine starke Beugehaltung der Vorderextremitäten; pathologisch-anatomisch konnten hellgraue, hühner-

fleischähnliche Veränderungen der Schulter- und Brustmuskulatur festgestellt werden, welche histologisch hyalin-schollige Degenerationen zeigte. Durch hohe Trivitamin- und Mineralstoffgaben konnten die Kälber – bis auf eines – nach unterschiedlich langer Behandlungsdauer geheilt werden. Außer den unzureichenden Fütterungs- und Haltungsbedingungen muß als krankheitsauslösendes Moment die Verabreichung von überlagertem „Wirkmil" angesehen werden, wobei das in ihm durch den Dorschlebergehalt vorhandene Vitamin E bereits in Zersetzung übergegangen war. Die mit „Käl-pan" versorgten Kälber erkrankten nicht. E. Werner. 8095.

4-64/04-0438 Dumas, Jean. Myopathie – dyspnée des veaux de lait. Sa prophylaxie par le sélénium et ses sels. **(Die myopathische Dyspnoe bei Milchkälbern.)** Elevage et Inséminat. **1963** Nr. 73. S. 15–24. – 1 Tab.
Das Syndrom der myopathischen Dyspnoe beim Milchkalb wird durch Ernährungsursachen ausgelöst und hat eine enzootische Verbreitung. Es ist klinisch durch Störungen des Bewegungsapparates sowie der Herz- und Respirationsfunktionen gekennzeichnet. Anatomisch liegen Degenerationen der Skelettmuskulatur und des Herzmuskels vor. Die Bedeutung der Erkrankung bei Saugkälbern ist ständig im Zunehmen begriffen, zumal besonders die Kälber der beiden wichtigsten Fleischrassen, Limousins und Charolais, hiervon trotz Einsatz aller Bekämpfungsmittel befallen werden. In ätiologischer Hinsicht kommt einem Vit. E-Mangel insofern eine vorrangige Rolle zu, als die Mehrzahl der Erkrankungen der Kälber sich in den Monaten März, April bis Juni ereignen. Teilweise, wie z. B. in Finnland, sind sie bei einem zu zeitigen Weidegange der Kälber zu beobachten, wobei auch die Plasma-Tocopherolwerte der Tiere ihr Minimum aufweisen. Auf den Erfahrungen in der Bekämpfung der weißen Muskelkrankheit (WMD) aufbauend, wird dem Spurenelement Selen die Fähigkeit zugesprochen, die Aktivität und Wirksamkeit von Vit. E zu steigern, wenn es dieses auch nicht vollständig zu ersetzen vermag. Immerhin hat es sich als geeignet erwiesen, Vit. E-Mangelzustände zu beheben. Darüber hinaus verdienen die antagonistische Rolle von Se und von S der Beachtung. Beide Metalloide vermögen sich gegenseitig gut zu substituieren, wobei es aber immer zu Störreaktionen kommt, die chemische Schäden des betreffenden Substrates zur Folge haben. Physiologisch wirken sich derartige Balancestörungen auf die Diastasen und bestimmte Zellbestandteile aus. Vom geologischen Standpunkte ist es interessant, daß die Erkrankungen im Zuchtgebiete der Limousins auf Granitböden mit sehr niedrigen Se-Gehalte besonders verbreitet sind. Auf diesen Kenntnissen baut sich die Prophylaxe auf. Vf. hat in den Jahren 1960/61 insgesamt 102 Kälber vom 14. Lebenstage bis zur Schlachtung täglich mit einer 0,2%igen Natriumselenitlösung oral behandelt. Die Dosis belief sich auf einen Kaffeelöffel täglich je 50 kg Kgw. Insgesamt waren 21 Betriebe mit 199 Kälbern in das Versuchsprogramm einbezogen, von denen 97 als Vergleichstiere unbehandelt blieben. Von den letzteren erkrankten 37 Tiere, d. h., etwa 37%. Bei den behandelten Kälbern war bis zur Schlachtung kein Anzeichen der myopathischen Dyspnoe wahrzunehmen. Als wichtigste auftretende Ursache ist eine Störung des Gleichgewichtes zwischen den Elementen Schwefel und Selen, sei es durch S-Überschuß oder Se-Mangel, anzusehen. Diese kann durch eine Zufuhr von Se in der Nahrung behoben werden. H. Busse. 8095.

4-64/04-0439 Awad, F. I.; Giza, Egypt, UAR, Fac. of Veterin. Med. **Darmkrankheiten neugeborener Kälber.** Veterin.-med. Nachr. **1963** Nr. 2/3. S. 141–152. – 40 Lit.
Als Grundlage der Arbeit dienen statistische Angaben über Kälberverluste in der VAR. Sie betragen auch bei Importherden 16–20% und teilweise sogar darüber. – Als Ursachen für diese Verluste müssen viele Faktoren angesehen werden. So konnten bei der Untersuchung des Kotes erkrankter Kälber

verschiedene *E. coli*-Stämme festgestellt werden, die teilweise pathogen waren, aber andererseits auch bei gesunden Tieren auftraten. In anderen Fällen waren wieder Salmonellen für den starken Durchfall der Kälber verantwortlich zu machen. Daneben traten auch virusbedingte Verdauungsstörungen auf, z. B. durch Virus-Diarrhoe (Mucosal Disease), Pneumo-Enteritis, Rinderpest u. a. hervorgerufen. Als besonders wichtigen Punkt hebt Vf. die Notwendigkeit einer ordnungsgemäßen Aufzucht und Haltung der Kälber in der VAR hervor. Dabei sollte trotz Massentierhaltung die ordentliche Versorgung des einzelnen Kalbes gewährleistet werden. Für die nächste Zukunft seien in der VAR die Fragen der Ruhrerkrankungen der Kälber durch Bakterien und Viren sowie die Anwendung von Antibiotica als wichtigste Forschungsthemen anzusehen. E. Werner. 8095.

4-64/04-0440 Belčev, D., Petrov, A., Semov., P. u. a. Prinos kŭm proučvanijata na stomašno-črevnite zaboljavanija po teletata i terapijata im. **(Beitrag zu den Untersuchungen von Magen-Darm-Erkrankungen bei Kälbern und ihre Therapie.)** Izvestija na Veterinarnija institut za zarazni i parazitni bolesti, Sofija 7 (1963) S. 137–144. – 1 Abb., 11 Lit.
In 15 Wirtschaften wurden Magenerkrankungen der Kälber untersucht, die am häufigsten im Frühjahr auftraten. Die Krankheit hatte einen enzootischen Charakter und erfaßte 20–60% der Kälber im Alter von 1 bis 15 Tagen, seltener im höheren Alter. Die Verluste betrugen 20–30%. 50% der Magen-Darmerkrankungen waren von Bronchopneumonien begleitet. Die Hauptursache der Erkrankungen besteht in den schlechten zoohygienischen Bedingungen der Haltung sowie im Mangel und in der schlechten Qualität des Futters, das den Kälbern und trächtigen Kühen verabreicht wird. Bei der bakteriologischen Untersuchung kranker Tiere wurden folgende Mikroorganismen gefunden: von den Coli-Gruppen in 52% der Fälle Salmonellen (4 Stämme *S. dublin*, 2 Stämme *S. gärtneri*, und 2 Stämme *S. typhimurium)*; in 5% der Fälle *Pasteurella vitullorum*; in 35% der Fälle konnten pathogene Mikroben nicht festgestellt werden. Nach Behandlung mit Syntomycin wurden 97,5% der Kälber gesund. NRB/ZSNTI, übersetzt v. Kuhlberg. 8095.

4-64/04-0441 Lambelin, G., Dive, M., Joarlette, P. und Marchand, L. Traitement des diarrhées colibacillaires du veau par la kanasulfin. **(Behandlung der Koliruhr des Kalbes durch Kanasulfin.)** Ann. Méd. vétérin. [Bruxelles] **107** (1963) Nr. 4. S. 271–278.
Kanasulfin, eine Verbindung von Kanamycin, Iodochloroxychinoleine und Sulfadiazin, wird als wirksames Therapeuticum gegen Koliruhr beschrieben. Die prophylaktische Verabreichung ergab bei 20 erkrankten Tieren in 18 Fällen Heilerfolge. Die orale Verabreichung wird bei intestinaler Form für notwendig erachtet, zumal keine Störung der normalen Darmflora durch Kanasulfin hervorgerufen wird. Bei Generalisation wird jedoch die parenterale Verabreichung empfohlen. Die Menge der verabreichten Dosis betrug 25 mg Kanamycin (base), 50 mg Iodochloroxychinoleine und 100 mg Sulfadiazin. Davon wurden während der ersten 3 Tage 3 bzw. ab 1. Tag 4 Dosen, am 2. Tag 3 und am 3. Tag 2 Dosen verabreicht, so daß ca. 9 Dosen in 3 Tagen zur Verabreichung kamen. Die Vorteile dieses Medikamentes sind schnelle Wirksamkeit und Erhaltung der normalen Darmflora. H. Linsert. 8095.

4-64/04-0442 Taillandier, J.-J. Désordres digestifs et hygiène de l'alimentation des veaux. **(Verdauungsstörungen und Fütterungshygiene bei Kälbern)** Écon. Méd. animales 4 (1963) Nr. 1. S. 33–43.
Unter den Jungtieren aller Tierarten sind die Kälber als einzige sofort nach der Geburt in ihrer Ernährung ausschließlich vom Menschen abhängig. Die Fragen des Milcherlöses, die Notwendigkeit einer Kontrolle der von dem Muttertier erzeugten Milch und das Problem des Arbeitskräftemangels sind

die Motive für diesen folgenschweren Eingriff in die Entwicklung des Kalbes. Seine Ernährung beginnt ja eigentlich schon bei der tragenden Kuh. Hier können Unterernährung und zu spätes bzw. versäumtes Absetzen zu Trächtigkeitsschäden und einer irreversiblen Beeinträchtigung des Fetus führen. Was in der Ernährung des Kalbes versäumt wurde, wird nicht sofort sichtbar, weshalb Unterlassungen in der Jungtieraufzucht besonders gefährlich sind. Berücksichtigt man, daß z. B. das am Euter saugende Kalb dies in den ersten Lebenstagen 9–12 × täglich tut, weiß man, was durch die Tränktechnik des Menschen mit ihrem auf Arbeitseinsparung abzielenden wenigen Tränkzeiten am dem zunächst monogastrischen Wiederkäuerkalb gesündigt wird. Diese Aufzuchtmängel führen aber zu schweren funktionellen Störungen und tiefgreifenden Gewebeveränderungen. Therapeutische Maßnahmen führen nur zur unvollkommenen Wiederherstellung von Tieren zweifelhaften Wertes oder bleiben gänzlich erfolglos. Daher gebührt der Fütterungshygiene und der prophylaktischen Bekämpfung der gastrointestinalen Kälberaufzuchtkrankheiten die größte Aufmerksamkeit. H. Busse. 8095.

4-64/04-0443 Tarabin, P. A. und Turcmanovič, V. I. Preparaty selena dlja profilaktiki belomyšečnoj bolezni jagnjat i teljat. **(Selen-Präparate für die Prophylaxe der Weißmuskelerkrankung der Lämmer und Kälber.)** Veterinarija, Moskva **40** (1963) Nr. 5. S. 48–50. – 1 Tab.
Zuerst besprechen Vff. die im Schrifttum aufgezeigten Zusammenhänge zwischen Selenverbindungen und dem Vitamin E. Danach beschreiben sie ihre eigenen Untersuchungen in mehreren Schaf- und Rinderherden. Dabei kommen sie zu folgenden Ergebnissen. Bei der Anwendung von Selenat bzw. Selen-Natrium zur Prophylaxe der Weißmuskelkrankheit kann man den tragenden Mutterschafen bzw. Rindern diese Präparate in der zweiten Hälfte der Trächtigkeit s. c. verabreichen. In besonders gefährdeten Herden sollten auch die Lämmer und Kälber mit den gleichen Mitteln behandelt werden. Als günstigste Dosierung fanden Vff. folgende Werte: Lämmer 2–3 mg, Kälber 8–10 mg, Mutterschafe 8–10 mg und Rinder 40–50 mg jeweils in Lösung. E. Werner. 8095.

4-64/04-0444 Genev, Ch., Žekov, S., Vačev, V. u. a. Proučvane na zaraznite pnevmonii po prasetata u nas. **(Untersuchung infektiöser Pneumonien bei Ferkeln in Bulgarien.)** Izvestija na Veterinarnija institut za zarazni i parazitni bolesti, Sofija **7** (1963) S. 5–20. – 4 Tab., 9 Lit.
Die Untersuchung der infektiösen Pneumonien der Schweine wurde in der Periode von 1960 bis 1961 durchgeführt und umfaßte 450 Schweinefarmen in verschiedenen Gebieten des Landes. Im größten Teil der Farmen, hauptsächlich in den staatlichen Zuchtwirtschaften, betrug der Gesamtabgang an Schweinen aller Altersklassen 6,41% (1960) und 4,80% (1961), sowie an Ferkeln im Alter bis zu 2 Monaten – 4,98% (1960) und 3,32% (1961). Der Gesamtabgang an Schweinen anderer genossenschaftlicher Schweinezucht- und Schweinemastwirtschaften konnte nicht festgestellt werden. Die Angaben über die Verbreitung der Pneumonien werden nur in bezug auf die im Sofioter Fleischkombinat geschlachteten Tiere aufgeführt; so betrug die Zahl solcher Tiere 0,76% im Jahre 1960 und 0,9% im Jahre 1961. Die pathologischen und bakteriologischen Untersuchungen des aus verschiedenen Wirtschaften eingesandten Materials für die genaue Diagnose ergaben, daß die Pneumonien in den Zuchtwirtschaften eine sehr geringe Verbreitung im Vergleich mit den Mastwirtschaften haben, obgleich sie in den letzteren niemals solche Ausmaße erreichen wie in England und in den nordischen Ländern, die für eine starke Verbreitung der Virus-Pneumonien bekannt sind. Es wird festgestellt, daß die Ätiologie der Pneumonien hauptsächlich durch Virus-Pneumonie und durch Aujeszky'sche Krankheit bedingt wird, obgleich in einzelnen Fällen die Beteiligung der primären Infektion mit *P. multocida* bewiesen wurde. Das Pneu-

monie-Virus wurde in 7 aus 27 Fällen isoliert. Das Virus der Aujeszky'schen Krankheit wurde auf biologischem Wege bewiesen, indem es gelang, bei vier Kaninchen eine Lungenerkrankung auszulösen. Die enzootische Viruspneumonie entsteht in zwei Formen; die erste Form besitzt einen ausgeprägten infektiösen Charakter; es erkrankte eine große Anzahl Läufer, die sich in der Mast befinden, wobei am meisten die Ferkel im Alter von 3–4 Monaten eingehen. Die zweite Form besitzt nicht einen so ausgeprägten infektiösen Charakter; es erkrankte nur eine verhältnismäßig geringe Zahl Tiere. Die Aujeszky'sche Krankheit bei Schweinen, die sich in der Mast befinden, ähnelt einer influenzaartigen Erkrankung und unterscheidet sich durch eine große Kontagiosität, pathologisch-anatomisch ausgedrückt durch katarrhalische Merkmale und später durch eitrige Pneumonie, die die Lungenspitzen ergreift. Die Incubationsperiode dieser Krankheit ist kürzer (7–10 Tage) als bei der Virus-Pneumonie. NBR/ZSNTI, übersetzt v. N. Kuhlberg. 8115.

4-64/04-0445 Poznański, Wiesław, Kotliński, Jerzy und Korniewicz, Adolf. Wpływ zapobiegania anemii u prosiąt ssacych na późniejsze wyniki tuczu. **(Die Prophylaxe der Blutarmut bei Saugferkeln im Hinblick auf spätere Mastergebnisse.)** Zeszyty naukowe wyższej Szkoły rolniczej Wrocławiu, Zootechn. **10** (1963) Nr. 45. S. 97–110. – 6 Tab., 21 Lit. Zus. in Russ., Engl.

Der Versuch umfaßte 24 Ferkel im Alter von 4 bis 56 und von 70 bis182 Tagen. Diese erhielten einen Zusatz einer Mineralstoffmischung mit Waldhumus zusammen bzw. gesondert. Außerdem wurden die Versuchstiere mit Ultrarotlicht behandelt. Es ergab sich, daß in beiden Lebensalterabschnitten die höchste Gewichtszunahme jene Gruppe aufwies, die eine Mineralstoffmischung erhalten hatte, die nächstfolgende war die Gruppe, an welche die Mineralstoffmischung zusammen mit Waldhumus gereicht wurde, vor der Gruppe, die lediglich Waldhumus erhalten hatte, und als letzte die Kontrollgruppe, an die keinerlei Zusätze verfüttert wurden. Die Bestrahlung der Ferkel während der ersten 28 Lebenstage ergab lediglich bei der Kontrollgruppe eine positive Auswirkung auf das Blutbild und die Gewichtszunahme.

PRL/CBR. 8142.

4-64/04-0446 Dončev, Jordan. Ektima kontagiozum i nejnoto lekuvane. **(Ekthyma contagiosum und ihre Heilung.)** Veterinarna sbirka, Sofija **60** (1963) Nr. 1. S. 6.

Die Krankheit wurde an Lämmern im Alter von 3 bis 4 Mon. beobachtet. Die erfolgreiche Heilung der veränderten Stellen erfolgte durch die Behandlung mit 200 ml 1%iger Lösung von Furazilintinktur und 5 g Pyoktannin. Die Lösung wird unmittelbar vor Gebrauch hergestellt. 2–3 Tage nach Beginn der Behandlung beruhigte sich der Krankheitsprozeß und am 10. Tage trat völlige Heilung ein. NRB/ZSNTI, übersetzt v. Ch. Eschkowa. 8170.

4-64/04-0447 Kater, Joan C., Davis, Edith A., Haughey, K. G. und Hartley, W. J.; Wellington, Wallaceville Animal Res. Stat.; Wallaceville; Ashburton, Veterin. Club. Escherichia coli infection in lambs. **(Escherichia coli-Infektion bei Lämmern.)** New Zealand veterin. J. **11** (1963) Nr. 2. S. 32–38. – 7 Lit.

Ähnliche Infektionen wurden bereits aus England und Australien berichtet. Bis zum Jahre 1959 waren in Neuseeland nur wenige Einzelfälle einer *Escherichia coli*-Erkrankung bei Lämmern bekannt. Dann traten jedoch zwei starke Ausbrüche in Lämmerherden auf. Im ersten Falle verstarben 6% der jungen Tiere, die ca. 8–9 Wochen alt waren. Der klinische Verlauf war perakut. Im zweiten Falle zeigten die Lämmer unbestimmte Lahmheiten und zentralnervöse Erscheinungen. Das Sektionsbild war nicht charakteristisch, es herrschte eine starke Blutfülle in allen Organen vor. Bakteriologisch wurde aus ihnen *E. coli* isoliert und bei einigen Tieren auch *Cl. welchii*, während Salmonellen, PPLO und andere Anaërobier nicht gefunden wurden. Serologisch wurden die Coli-Keime als 078 K 80 differenziert. Übertragungsversuche solcher Kulturen auf Lämmer konnten das Krankheitsbild wieder reproduzieren. Wurde den Tieren jedoch vor der Infektion ein polyvalentes *E. coli*-Serum appliziert, so vertrugen sie sonst tödlich wirkende Dosen an *E. coli*-Kulturen. E. Werner. 8170.

4-64/04-0448 Wallace, G. V. Homologous passive protection of lambs against various clostridial diseases. **(Passiver Schutz der Lämmer gegen verschiedene Anaërobier-Erkrankungen.)** New Zealand veterin. J. **11** (1963) Nr. 2. S. 39–40. — 1 Tab.

Durch Tetanus, Enterotoxämie, Rauschbrand, malignes Ödem u. ä. Erkrankungen sterben viele Lämmer, bevor sie schlachtreif werden. Eine Immunität gegen diese Krankheiten erhalten die Lämmer durch die Aufnahme von Antikörpern mit der Colostralmilch. Dies ist aber nur möglich, wenn die Mutterschafe Antikörper ausgebildet haben und wenn die Lämmer in den ersten 15 Std. nach der Geburt Milch aufnehmen. Durch Versuche in Neuseeland und in Großbritannien an jeweils mehr als 1000 Mutterschafen konnte festgestellt werden, daß bei einer zweimaligen Applikation einer „Anaërobier-Vaccine" an diese Tiere eine gute Antikörperbildung erreicht wird. Die zweite Vaccinierung darf dabei nur 2–3 Wochen vor dem Ablammen erfolgen. Vf. prüfte bei den Lämmern im Alter von 5 und von 15 Wochen die Titer der Tetanus- und der Enterotoxämie-Antikörper. Er konnte dabei feststellen, daß diese bei 99% bzw. 97% der Lämmer gut ausgebildet waren. Mit dieser Methode der Vaccinierung der tragenden Mutterschafe wurde ein gutes Mittel gefunden, um Lämmerverlusten durch Anaërobier (speziell Clostridien) vorzubeugen. E. Werner. 8170.

4-64/04-0449 Kokuričev, P. I. und Michajlov, N. P. Profilaktičeskoe dejstvie selenistokislogo natrija pri belomyšečnoj bolezni jagnjat. **(Die prophylaktische Wirkung von Na-Selenit bei der Weißmuskelkrankheit der Lämmer.)** Veterinarija, Moskva **40** (1963) Nr. 8. S. 63.

Die Arbeit dient zur Ermittlung der besten Applikationsart des Präparates sowie der Intervalle zwischen den einzelnen Verabfolgungen. In zwei Versuchsgruppen wurde das Na-Selenit mit dem Futter in unterschiedlichen Zeitabständen verabreicht (3–4 mg pro Schaf, 0,8 mg pro Lamm). Die Tiere der 3. Gruppe erhielten es per os in gleicher Dosierung. Die Mutterschafe der 4. Gruppe bekamen es s. c. 3–4 Wochen vor dem Ablammen, während den Lämmern alle 15 Tage auf die gleiche Weise 2,5 mg appliziert wurden. In einer weiteren Gruppe wurden nur die Lämmer einmal im Monat s. c. behandelt, während die Tiere der 6. Gruppe zur Kontrolle dienten. In den Gruppen, die das Na-Selenit per os erhalten hatten, waren die Verluste an enzootischer Muskeldystrophie 10–12mal niedriger als in der Kontrollherde. Die s. c. Verabreichung zeigte sehr gute prophylaktische Ergebnisse, obwohl dennoch vereinzelt die Erkrankung beobachtet werden konnte. M. Schäfer. 8170.

XIX. FLEISCHBESCHAU, LEBENSMITTELÜBERWACHUNG

4-64/04-0450 Wagemann, H.; Duisburg, Schlacht- und Viehhof. **Steht die ungeteilte Fleischbeschau den Erfordernissen der technischen Rationalisierung in den Schlachthöfen entgegen?** Fleischwirtschaft **15** (1963) Nr. 9. S. 777 bis 779.

Es wird von bestimmter Seite behauptet, daß bei der technischen Rationalisierung der Schlachthöfe die ungeteilte Fleischbeschau hemmend wirkt. Aus der gesetzlichen Grundlage in Deutschland geht hervor, daß eine Aufteilung eines geschlachteten Tieres auf zwei oder noch mehr Untersucher nicht vorgesehen, folglich nicht zulässig ist. Es wird die wissenschaftliche Definition gegeben und festgestellt, daß in der Novelle zum FlG in der BRD ebenfalls an dem Grundsatz der ungeteilten Fleischuntersuchung festgehalten wird. Die Technik ist nicht ihrer selbst wegen da, sondern hat zur Verwirklichung hygienischer Grundsätze unbedingt beizutragen. Gegen die Technisierung, als deren Folge sich die reine und die unreine Seite entwickelte, ist nichts einzuwenden, sofern der fließende Arbeitsgang auf den Untersucher zukommt. Im Ausland hat man z.T. die geteilte Fleischuntersuchung mit drei Untersuchern entwickelt, die in den Gesamtschlacht- und Transportvorgang eingebaut ist. Wenn man Rinder im Hängen schlachtet, ergibt sich ein um die Hälfte geringerer Oberflächenkeimgehalt als beim Ausschlachten auf dem Hallenfußboden, und es kann zudem ein Schubverfahren stattfinden, das eine ungeteilte Fleischuntersuchung gewährleistet, wobei im Bedarfsfalle mehrere Tierärzte dergestalt tätig sein können, daß sie nebeneinander je ein Tier vollkommen untersuchen. Auch bei Kälbern ist die ungeteilte Fleischuntersuchung unter Benutzung der bekannten Spreize oder der Pendel-Rutschhaken gewährleistet, das Gleiche gilt auch für Schweine, wobei bei letzterer allerdings noch Verbesserungen notwendig und auch möglich sind. Es ist also gelungen, Schlachtverfahren zu entwickeln, die eine hohe Schlachtleistung und Wirtschaftlichkeit mit einer einwandfreien Schlachthygiene verbinden und zugleich eine ungeteilte Fleischuntersuchung ermöglichen. Es muß aber als selbstverständlich angesehen werden, daß bei der Planung aller Neu- und Umbauten bestimmungsgemäß die tierärztlichen Sachverständigen rechtzeitig zugezogen und daß ihre Vorschläge und evtl. Auflagen strikt durchgeführt werden. W. Mathieu. 8280.

4-64/04-0451 Walper, F.; Berlin, Landwirtschaftsrat beim Ministerrat der DDR; Gera, Rat des Bezirkes. **Zur Beurteilung und Verwertung von Tierkörpern, die Tuberkulosebakterien oder Salmonellen enthalten können.** Mh. Veterinärmed. **18** (1963) Nr. 13. Beil. Veterinärwesen **1** Nr. 4. 4 S.
Bis zur Anweisung des Ministers für Landwirtschaft, Erfassung und Forstwirtschaft, des Ministers für Gesundheitswesen und des Vorsitzenden des Volkswirtschaftsrates vom 30. März 1962 über die Beurteilung und Verwertung von Tierkörpern, die Tuberkulosebakterien oder Salmonellen enthalten können, wurde solches Fleisch fortlaufend in rohem Zustand als tauglich zum Genuß für Menschen in den Verkehr gebracht. Nach dieser Anweisung unterliegt Fleisch, das von an Tuberkulose der serösen Häute und der Knochen erkrankter Tiere bzw. von salmonellaverdächtigen Tieren stammt, dem Kochzwang. Anstelle der früheren Beurteilung „bedingt tauglich“ sind danach die Bezeichnungen „tauglich nach Sterilisation“ und „minderwertig nach Sterilisation“ eingeführt worden. Das unter der ersten Bezeichnung laufende Fleisch wird zur Herstellung von Konserven verwendet, die dann in den freien Handel kommen. Das als minderwertig nach Sterilisation gekennzeichnete Fleisch wird weiterhin auf der Freibank verwertet. Auf diese Weise kann der ständig wachsende Fleischbedarf der Bevölkerung einigermaßen gedeckt werden. Bei einer erheblichen Menge des Importfleisches besteht auf Grund des Nachweises von Salmonellen bei einzelnen Tierkörpern immer wieder der Verdacht auf eine Schmierinfektion mit Salmonellen. Um weitere Fleischimporte zu vermeiden, muß dieses Fleisch als vollwertiges Lebensmittel in Form von Konserven sinnvoll verwertet werden. (? Die Red.)
E. Tempel. 8280.

4-64/04-0452 Jungnitz, M.; Rostock, Veterinäruntersuchungs- und Tiergesundheitsamt. **Listerienisolierungen anläßlich der bakteriologischen Fleischuntersuchung.** Mh. Veterinärmed. **18** (1963) Nr. 16. S. 628–632. – 5 Tab.
Nach allgemeiner Literaturauswertung über Listerien ergibt sich für den Bereich des VUTGA Rostock bei eigenen Befunden, daß bei Schafen zahlenmäßig mehr Listerienfälle als Salmonellen ermittelt wurden, wobei bei

2 Tieren im Begleitbericht Listerioseverdacht stand. In den Begleitpapieren von 1 Kuh und 11 Kälbern hingegen war niemals dieser vermerkt, bei der Kuh und 6 Kälbern fehlte jeglicher Vorbericht, bei 3 Kälbern wurde Lebensschwäche, bei je einem Kalb Enteritis und Kümmern eingetragen. Schlachtbefunde fehlten in jedem Falle. Bei Nachweis von Listerien in einer oder mehreren Proben wurden die übrigen Proben derselben BU der Kälteanreicherung unterworfen, was außer bei der Kuh zu weiteren Funden führte. Jahreszeitlich ist eine Häufung von Februar bis April festzustellen. Bei Schafen sollte man stets den Kopf einsenden, bei Kälbern mit Lebensschwäche und Gastroenteritis ist auch an Listeriose zu denken. Die gewöhnlichen BU-Nährböden reichen aus, die Schrägdurchlichtmethode ist zu aufwendig. Bei der bunten Reihe ist das Verhalten der Listerien Typ 1 gegenüber Rhamnose nach 7 Tagen wechselnd, was beachtenswert ist. Bei Kälbern fiel der starke Befall der Muskulatur auf. Die fleischbeschauliche Beurteilung der Listeriose ist noch nicht einheitlich. Vf. hält § 32, Abs. 1, Ziff. 7 AB. A sowohl bei septikämischer als auch bei enzephalitischer Listeriose für gegeben.
W. Mathieu. 8304.

4-64/04-0453 Banos, G. **Die veterinär-sanitäre Fleischuntersuchung.** Int. Z. Landwirtsch. [Sofia/Berlin] **1963** Nr. 3. S. 67–68.
Vf. gibt einen kurzen Überblick über die Durchführung der Fleischbeschau in Ungarn. Dabei werden Aufgaben, Organisierung und Beurteilung im Rahmen der Fleischbeschau behandelt. Der Fleischbeschautierarzt führt Kontrolluntersuchungen des Fleisches in allen Schlachthöfen und fleischverarbeitenden Betrieben, Kühlhäusern, ständigen städtischen Märkten, Fleischereien, Märkten und geflügelverarbeitenden Betrieben durch. Fleisch, Fleischprodukte, Milch, Milchprodukte und Fische, die sich im Handelsnetz befinden, obliegen der Untersuchung durch Hygienetierärzte, die Angehörige des Rates der Stadt sind. Bei Hausgeflügel sind in Städten und geflügelverarbeitenden Betrieben Lebend- und Fleischbeschau vorgeschrieben. Der private Handel mit Milch von Kühen, die gesund und frei von Tuberkulose und Brucellose sind, ist erlaubt. Darüber muß ein tierärztliches Zeugnis vorliegen, das nicht älter als 6 Mon. ist. Weiterhin ist ein ärztliches Attest erforderlich, daß in der Familie des Besitzers keine Erkrankungen an offener Tuberkulose vorliegen. Einzelheiten sind im Original nachzulesen. F. Ulbrich. 8360.

4-64/04-0454 Bartels, H. und Tändler, K.; Gießen, Justus-Liebig-Univ., Inst. für Tierärztl. Nahrungsmittelkunde. **Bei welchen Gefriertemperaturen sterben Rinderfinnen ab?** Fleischwirtschaft **15** (1963) Nr. 8. S. 709–712. — 1 Abb., 2 Tab.
Die vielen Versuche über das Absterben von Rinderfinnen bei Minustemperaturen und die jeweiligen amtlichen Bestimmungen werden ausführlich aufgeführt. In der Neufassung der Anl. 3 zu § 47 AB. A vom 1.8.1960 ist in der BRD eine Temperatur von −10 °C auf die Dauer von 144 Std. für schwachfinnige Tierkörper angeordnet. Vff. brachten 50 lebensfähige, gesundheitsschädliche Rinderfinnen nach Entfernung anhaftender Fleischteile auf die Dauer von 24 Std. bei −3 °C unter. Danach zeigten noch 9 Finnen Lebenserscheinungen; sie stülpten die Hals-Kopfanlagen aus, bewegten die Köpfe und Saugnäpfe und vollführten Tastbewegungen. Bei −5 °C waren bekapselte Finnen nach 10 Std. Gefrierzeit ohne Lebenszeichen. Kerntemperaturmessungen in der Praxis eines kleinen Schlachthofes mit relativ unmoderner Gefrieranlage ergaben bei konstanter Raumtemperatur von −10 °C auf 144 Std. −5 °C nach 95 Std. nur bei schweren Tieren und großer Schenkeldicke usw. erst nach 126 Std. Da die Kerntemperatur nach der angegebenen Zeit konstant weiter fällt, ergibt sich eine Einwirkung von −5 °C auf mindestens 18 Std. Abgekapselte Rinderfinnen wurden Gefriertemperaturen von −5 °C bis −35 °C ausgesetzt; sie waren bei −5 °C nach 10 Std., bei −8 °C

nach 6 Std., – 15 °C nach 1 Std., bei noch tieferen Temperaturen in entsprechend kürzerer Zeit abgestorben und bei –35 °C in 15 Min. Für die Fleischuntersuchungsvorschrift wird empfohlen, sicherzustellen, daß in der Tiefe der Muskulatur für die Dauer von 10 Std. eine Temperatur von –5 °C geherrscht hat. W. Mathieu. 8360.

4-64/04-0455 Béchade, A., Bru, C. und Gravière, P. A propos d'une toxi-infection d'origine carnée. **(Über eine Toxi-Infektion durch verdorbenes Fleisch.)** Bull. Acad. vétérin. France [N. S.] **36** (1963) Nr. 2. S. 83–89.
In den letzten Julitagen ist in Orleans eine umfangreiche Lebensmittelvergiftung unter einigen hundert Personen nach dem Genuß von Pferdehackfleisch aufgetreten. Außer einer Ecchymose am rechten Knie bestanden bei der Fleischbeschau keinerlei Abweichungen. Das Pferd wird an 2 Fleischer verkauft. Nach einer Incubationszeit von 15–24 Std. erkranken zahlreiche Menschen an Diarrhoe, Erbrechen und sehr hohem Fieber. Aus Stuhlproben sowie aus dem Pferdefleisch, dem Hackfleisch, und der Leber wird *Salmonella New-Haw* aus der E_2-Gruppe isoliert. Da sich dieser Samonellentyp im Knochenmark nicht ermitteln läßt, wird angenommen, daß das Pferd nur Salmonella-Ausscheider gewesen ist. Die beobachteten Umstände beweisen, wie notwendig eine sorgfältig durchgeführte Schlachthygiene ist, vor allem in bezug auf die Messer, Wäsche usw. E. Tempel. 8420.

4-64/04-0456 Leistner, W.; Leipzig, Karl-Marx-Univ., Inst. für Lebensmittelhyg. **Über den Auftauprozeß des Gefrierfleisches im Hinblick auf Qualität und Haltbarkeit.** Mh. Veterinärmed. **18** (1963) Nr. 13. S. 503–505. – 9 Lit.
Zur Bevorratung tierischer Lebensmittel sind besondere Lagermöglichkeiten erforderlich, durch die eine Qualitätsminderung ganz oder nur größtenteils vermieden wird. Da die Fleischverbraucher immer wieder behaupten, daß das Gefrierfleisch in seiner Haltbarkeit herabgesetzt ist, werden 77 Rinderviertel auf Qualität und Haltbarkeit nach schnellem (34%) und langsamen (66%) Auftauen untersucht. Bei schnell aufgetautem Fleisch treten folgende Veränderungen auf: 1) unansehnliches Aussehen durch eine Austrocknungszone an der Oberfläche, 2) Sturz des pH-Wertes, 3) Störung im Ablauf fermentativer Vorgänge, 4) höherer Keimgehalt und schnellere Vermehrung der Keime, 5) kürzere Haltbarkeit. Bei 3–4tägiger Nachkühlung des schnell und langsam aufgetauten Fleisches wird die Qualität verbessert und die Haltbarkeit verlängert. Gefrierfleisch, das in Gefriertunneln unter Einhaltung der Gefrierkette nicht geschädigt ist, kann nur dann schnell aufgetaut werden, wenn es 5 Tage bei Kühlhaustemperatur nachgelagert und alsbald verbraucht wird, wobei es aber ohne Nachlagerung nicht als ein dem Frischfleisch gleichwertiges Produkt angeboten werden kann. E. Tempel. 8450.

4-64/04-0457 Panajotova, Marija, Bajl'ozov, Dimitŭr und Veselinov, Veselin. Promeni v mesnite i ribnite konservi pri sŭchranenie. **(Veränderungen in Fleisch- und Fischkonserven bei Lagerung.)** Veterinarna sbirka, Sofija **60** (1963) Nr. 2. S. 23–25.
Mit Hilfe der Standardmethode wurden die Veränderungen untersucht, die an den Innenflächen von Konservendosen, den organoleptischen Eigenschaften ihres Inhalts, dem Vorhandensein von Mikroorganismen und einigen Kennziffern von Fleisch- und Fischkonserven bei zweijähriger Aufbewahrung eintreten. Die Veränderungen an den Innenflächen der Konservendosen wurden mit Korrosionschromatogrammen nach der Mosdorf-Methode auf Chromatographiepapier bestimmt. Es wurde ein enger Zusammenhang zwischen dem Korrosionsgrad, der Zinnmenge und den auftretenden organoleptischen Veränderungen festgestellt. Mit Hilfe von Korrosionschromatogrammen kann man sehr leicht den Zustand von Konserven und ihre Aufbewahrungszeit bestimmen. NRB/ZSNTI, übersetzt v. Ch. Eschkowa. 8450.

4-64/04-0458 Zatočil, Oldřich; Brno, Landwirtsch. Hochschule, Veterin.-Fak., Inst. für Hyg. und Technol. der Nahrungsmittel. **Zur Frage der Nitritwirkung in Fleischwaren.** Fleischwirtschaft **15** (1963) Nr. 9. S. 798–800.
Nitrite haben beim Salzen und Pökeln von Fleisch Einfluß auf Erhaltung der roten Farbe trotz Wärmebehandlung, sie können aber auch Farbfehler hervorrufen und die Fettranzigkeit beschleunigen; sie haben bakterizide Wirkung und erhöhen die Wasserbindungsfähigkeit. Dieses wird an vielen Beispielen auch formelmäßig gezeigt. Stickstoffdioxyd und Stickoxyd spielen dabei nachweisbar eine wichtige Rolle; das hat schließlich z. B. chemisch bedingtes Grünwerden zur Folge. Die Bakterizidität beruht wahrscheinlich auf Oxydationswirkung des Stickoxyds und der salpetrigen Säure. Bei der Wärmedenaturierung beschränkten Nitrite die Koagulation der Proteine und steigern so die Wasserbindungsfähigkeit des Fleisches.
W. Mathieu. 8495.

XX. MILCHKUNDE

4-64/04-0459 Worseck, M. **Tierarzt und Milchhygiene. Diskussionsbeitrag zur Arbeit von W. Sander in dieser Zeitschrift, Jg. 18, Heft 10. S. 390–395 (1963).** Mh. Veterinärmed. **18** (1963) Nr. 20. S. 792. – Vgl. LZ. Abt. IV 8 (1963) Nr. 12. S. 2650. 8715.

4-64/04-0460 Hauke, H. und Schönherr, W. **Zur Abgabe der Milch stationär in der Tierklinik behandelter Kühe an die Molkerei. Stellungnahme zur gleichnamigen Arbeit von W. Sander in dieser Zeitschrft, Jg. 18, H. 10, S. 390–395 (1963).** Mh. Veterinärmed. 18 (1963) Nr. 20. S. 793–794. – Vgl. vorst. Titel. 8715.

4-64/04-0461 Parau, D. **Durchführung und Hygiene des Maschinenmelkens.** Tierzüchter **15** (1963) Nr. 3. S. 77–80.
Nach einem Hinweis auf die Bedeutung der Tierzucht für das maschinelle Melken (zweckmäßige Euter- und Strichformen, genügender Bodenabstand) werden die bekannten theoretischen Grundlagen der Milchbildung und -abgabe erötert. Danach werden die wichtigsten hygienischen Gesichtspunkte des Maschinenmelkens dargelegt. Dabei wird besonders eingegangen auf die Vorbereitung des Euters (mit warmen Wasser, dem ein Desinfektionsmittel zugesetzt ist), auf das Nachmelken, welches bei den meisten Kühen mit der Maschine durchzuführen ist und auf die Reinigung und Desinfektion der Melkmaschine nach dem Melken. Bei Nichtbeachtung des letzten Punktes wird nicht selten qualitativ schlechtere Milch gewonnen als unter gleichen Bedingungen mit der Hand gemolken wird. R. Held. 8725

4-64/04-0462 Znamenskij, N., Branickaja, A., Bubličenko, E., Belova, N. und Vaver, N. Sintetičeskie tkani dlja fil'tracii moloka i otdelenija syvorotki. **(Synthetische Gewebe zur Filtration von Milch und zum Abpressen der Molke.)** Moločnaja promyšlennost', Moskva **24** (1963) Nr. 6. S. 21–24. – 5 Tab.
Die Milchindustrie hat einen großen Bedarf an Baumwollgeweben zum Filtrieren der Milch und zum Abpressen der Molke bei der Quarkgewinnung. Das Unions-Forsch.-Inst. für die Milch-Industrie beschäftigte sich seit 1960 mit der Entwicklung synthetischer Gewebe für die Milchindustrie. Die Gewebe sollten folgende Forderungen erfüllen: biologische Unschädlichkeit, Hydrophobie, hohe Festigkeit, hohe Verschleißfestigkeit, Unempfindlichkeit gegen die Einwirkung von Bakterien, leichte Reinigung und Sterilisierbarkeit. Es wurde ein Gewebe mit dem Namen Lawsan in verschiedenen Ausführungen entwickelt, die bereits jetzt in einigen Molkereien angewandt werden. Entsprechende Instruktionen zur Anwendung dieser Gewebe wurden vom Institut bereits erlassen. Das Gewebe besteht aus Polyäthylen-Fasern.
W. Plaschke. 8755.

4-64/04-0463 Cersovsky, H. und Neubert, S.; Oranienburg, Inst. für Milchforsch. **Der gegenwärtige Stand der Rohmilchqualität und Vorschläge zu ihrer Verbesserung.** Dtsch. Landwirtsch. **14** (1963) Nr. 8. S. 403–405.
Ein Teil der landwirtschaftlichen Betriebe liefert an die Molkereien Milch, die von mangelhafter hygienischer Qualität ist. Die Ursachen dafür sind in der Tatsache zu suchen, daß das Melkpersonal nicht immer genügend aufgeklärt und beraten ist, zum anderen aber liegt es am Desinteresse der Melker, die Mehrarbeit für eine einwandfreie Reinigung und Desinfektion der Euter, Melkanlagen, Melkgeräte und -gefäße auf sich zu nehmen, da diese Leistungen bei der Entlohnung nicht berücksichtigt werden. Vff. schlagen zur Verbesserung der Anlieferungsmilch für die Milchindustrie folgende Maßnahmen vor: 1. Wirkungsvolle Bezahlung der Rohmilch nach ihrer bakteriologisch-hygienischen Qualität. 2. Einbeziehung des Punktes „Rohmilchqualität" in das Entlohnungssystem der an der Milchgewinnung und -sammlung beteiligten Personen. 3. Untersuchung der Molkereianlieferungsmilch auf die Qualitätskriterien „Reduktionsvermögen" und „Reinheitsgrad" dreimal im Monat. 4. Beratung der Milcherzeuger durch Sachverständige. Chr. Dietz. 8775.

4-64/04-0464 Rackow, H. G. und Poppe, H. H.; Bremen, Staatl. Veterinäruntersuchungsamt. **Bedeutung und Beurteilung von Galtstreptokokken in Vorzugsmilch.** Arch. Lebensmittelhyg. **14** (1963) Nr. 6. S. 133–136.
Auf Grund von Beobachtungen und Erfahrungen weisen Vff. auf die zwingende Notwendigkeit einer Reform der Vorzugsmilchgesetzgebung und darüber hinaus der Milchgesetzgebung überhaupt hin, wobei die bisherige Sonderstellung der Galtstreptokokkeninfektionen im allgemeinen als auch im Hinblick auf die roh in den Verkehr gelangende Vorzugsmilch im besonderen berücksichtigt werden muß. Folgende Änderungen bzw. Maßnahmen werden vorgeschlagen: 1) Fortfall der Sonderstellung der Galtstreptokokkeninfektionen in den §§ 3 und 4 der 1. AVO und des Runderlasses von 1937 betr. Definition des Begriffes „mikroskopisch nachweisbarer Eiter". Dadurch fielen sämtliche Galtstreptokokkeninfektionen — auch die in der „antibiotischen Ära" so häufig gewordenen, nur kulturell nachweisbaren oder subklinischen Fälle — unter die „entzündlichen Erkrankungen der Haut des Euters oder des Euters selbst". 2) Schaffung einer Möglichkeit, bei stärker mit Galt verseuchten Betrieben, bei denen die Inverkehrgabe einer infektionsfreien Milch nicht mehr gewährleistet ist, die Abgabe als Rohmilch, ausschließlich im Hinblick auf die roh in den Verkehr gelangende Vorzugsmilch, auszusetzen bzw. zu verbieten, 3) mindestens zweimalige monatliche Bestandsuntersuchungen von Einzelproben in galtinfizierten Beständen.
Chr. Dietz. 8792.

4-64/04-0465 Brandl, Ernst; Wien, Hochschule für Bodenkult., Inst. für Milchwirtsch. und Mikrobiol. **Zur bakteriologischen Prüfung der Trinkmilch.** Österr. Milchwirtsch. **17** (1962) Nr. 13. S. 221–222.
Zur Gütebewertung molkereimäßig behandelter Milch dienen in Österreich 1) der Nachweis der Coli-Aerogenes-Gruppe (Natrium-Desoxycholat-Agar), 2) der Nachweis der Eiweißzersetzer (Natrium-Desoxycholat-Agar) und 3) die Bestimmung des Keimgehalts (Chinablau-Laktose-Agar). Da die Keimzahlbestimmung nicht Aufschluß gibt über die Menge der hitzeresistenten Keime einerseits und den Grad einer Reinfektion andererseits, ist es auch nicht möglich, auf die Beeinflussung von Geschmack und Haltbarkeit der Milch zu schließen, wofür gerade die Intensität der Nachinfektion von ausschlaggebender Bedeutung ist. Aus diesen Gründen sollte an Stelle der Gesamtkeimzahlbestimmung mit Hilfe des Chinablau-Laktose-Agars als Merkmal vielmehr die Haltbarkeit als Ausdruck des Grades und der Art der Nachinfektion in das Beurteilungsschema eingebaut werden. Wie die Redaktion abschließend mitteilt, wird das Problem bereits vor einem be-

stimmten Gremium erörtert, und man denkt daran, die Keimzahl als Beurteilungsmerkmal durch einen Haltbarkeitstest zu ersetzen.
Chr. Dietz. 8798.

4-64/04-0466 Bannikova, L., Prusakova, N. und Dyblja, N.; Unions-Forsch.-Inst. der Molkerei-Ind. Plotnye pitatel'nye sredy dlja opredelenija kišečnoj paločki v moloke. **(Feste Nährböden zur Bestimmung von Darmstäbchen in der Milch.)** Moločnaja promyšlennost', Moskva **24** (1963) Nr. 6. S. 32–34.

Gegenwärtig werden die Darmstäbchen in der Milch in dem flüssigen Nährboden nach Kessler mit anschließender Aussaat auf Endo-Agar bestimmt. Leichter und schneller lassen sich die Keime direkt auf festem Nährboden auszählen. Der von Romanowitsch vorgeschlagene Gentiana-Violett-Agar ist zur Keimzahlbestimmung der Darmstäbchen nicht geeignet, da er eine zu große Hemmwirkung hat. Vff. vergleichen den in Deutschland entwickelten TTC-Nährboden mit dem in den USA gebräuchlichen Violett-Rot-Galle-Agar. Die Herstellung beider Nährböden wird eingehend beschrieben. Auf dem TTC-Agar wachsen auch andere Bakterien, die jedoch leicht von den eigentlichen Darmstäbchen unterschieden werden können. Auf dem Violett-Rot-Galle-Agar wachsen alle Vertreter der Darmstäbchen. Auch auf diesem Nährboden wachsen andere Bakterien, die jedoch ebenfalls durch ihr unterschiedliches Aussehen leicht von den eigentlichen Darmstäbchen unterschieden werden können. Da der TTC-Agar teure und schwer zugängliche Chemikalien enthält, muß dem Violett-Rot-Galle-Agar der Vorzug gegeben werden.
W. Plaschke. 8798.

4-64/04-0467 Beerwerth, W.; Münster/Westf., Staatl. Veterinäruntersuchungsamt. **Die Eignung der bakteriologischen Untersuchung von Kannenmilchproben als Grundlage eines Eutergesundheitsdienstes.** Arch. Lebensmittelhyg. **14** (1963) Nr. 6. S. 123–124.

Das Bestreben, die Eutergesundheitskontrolle auf alle trinkmilcherzeugenden Betriebe auszudehnen, wird erschwert durch die hohen Kosten, die mit der Entnahme und bakteriol. Untersuchung von Einzelmilchproben bei der großen Zahl der zu untersuchenden Tiere entstehen. Darum muß im Mittelpunkt einer gründlichen Erfassung von Euterfehlern die bakteriol. Untersuchung von Kannenmilchproben stehen. – Im Zuge der Kannenmilchuntersuchungen auf *Brucella*-Antikörper wurden 79745 Kannenmilchproben im Jahre 1962 entnommen und mittels TKT-Nährbodens nach dem von Seelemann und Obiger empfohlenen Verfahren untersucht. Verdächtige Kolonien wurden isoliert und im Camp-Test überprüft. So war es möglich, täglich etwa 1500 Kannenmilchproben zu untersuchen. Allerdings werden auf diese Weise keine Staphylokokkenerkrankungen erfaßt, die jedoch im Raume Münster nur sehr selten auftreten. Nachprüfungen, inwieweit es sich bei den Camp-positiven Streptokokken wirklich um Galterreger handelt, ergaben 81,8% Stämme der Gruppe B, 8,2% der Gruppe E, aber auch solche der Gruppen G, D, L und P. Darum wäre es besser, bei positiver Camp-Reaktion von Camp-positiven Streptokokken als von Galtstreptokokken zu sprechen. – Einzelproben, die auf Grund der kulturellen Kannenmilchuntersuchung aus 619 Betrieben gezogen wurden, bestätigten bei 512 Betrieben (82,9%) den Verdacht auf Euterinfektion. Bestimmungen des Zellgehalts, der durch den Schalm-Mastitis-Test an Bedeutung gewann, ergaben nur bei 43% der infizierten Tiere einen erhöhten Zellgehalt, wohingegen von bakteriol. unverdächtigen Proben 10,1% ebenfalls einen erhöhten Zellgehalt aufwiesen. Auf Grund dieser Tatsache erachtet Vf. die Zellgehaltsbestimmung nicht als Grundlage der bakteriol. Untersuchung, sondern lediglich als Ergänzung für die Feststellung von Euterinfektionen geeignet. Chr. Dietz. 8798.

4-64/04-0468 Kowalczyk, Stanisław. Badania nad wartością próby CAMP w wykrywaniu paciorkowca bezmleczości. **(Untersuchungen über die Anwendbarkeit des Camp-Tests bei der Bestimmung des Streptococcus agalactiae.)** Med. weteryn. **19** (1963) Nr. 8. S. 468–471. – 1 Tab., 5 Lit. Zus. in Russ., Engl., Franz., Dtsch.

Der Camp-Test wird als Test für die Bestimmung des Streptococcus agalactiae angewandt. Da hinsichtlich seiner Anwendbarkeit widersprechende Ansichten bestehen, prüfte Vf. die Übereinstimmung der Ergebnisse dieser Probe mit den Ergebnissen serologischer Untersuchungen. Die Untersuchungen wurden an 256 Streptokokkenstämmen durchgeführt. Die Bakterienaussaat wurde auf 3 verschiedenen Nährböden vorgenommen. 1. Rinderblutagar-Rindfleischextrakt + 2% Agar + 5% auf Staphylokokkenantibetatoxingehalt geprüftes Rinderblut mit 0,3%igem Natriumcitratzusatz; 2. Blutagar + 1 g Aesculin/l; 3. wie oben + 10 ml einer 1+igen wäßrigen Eisencitratlösung/l. Auf dem 1. Nährboden wurden 142 Camp-positive und 114 Camp-negative Stämme festgestellt. Auf dem 2. Nährboden nahm die Anzahl Camp-positiver Stämme auf 144 zu. Davon zersetzten 15 Stämme Aesculin, und 129 Stämme waren Aesculin-negativ. Die Gesamtzahl der Aesculin-positiven Stämme betrug 104, die der Aesculin-negativen 152. Auf Grund der serologischen Untersuchungen mit Standardseren wurden 133 isolierte Streptokokkenstämme der Gruppe B und 10 der Gruppe C zugeordnet. Entsprechend der Murphy-Stuart-Reed-Klassifikation gehörten von den 256 Stämmen 133 Camp-positive und Aesculin-negative den *Str. agalactiae* an, 19 Camp-negative und Aesculin-negative den *Str. disgalactiae* und 104 Aesculin-positive sowie Camp-negative oder positive dem *Str. uberis* an. Der Camp-Test und die Ergebnisse der serologischen Untersuchungen stimmten in 97% der Fälle überein. PRL/CBR. 8815.

4-64/04-0469 Žák, O. Spolehlivost mléčné kroužkové reakce z hlediska nových zkušeností v diagnostice brucelózy skotu. **(Die Zuverlässigkeit der Ringreaktion und neue Erfahrungen mit der Diagnostik der Rinderbrucellose.)** Veterinářství **13** (1963) Nr. 5. S. 218–222. – 5 Tab.

Um den diagnostischen Wert der ABR zu überprüfen, wurden Testergebnisse von individuellen und Kannenmilchproben (1450 Kühe aus frisch Brucellose-verseuchten Zuchten und 2144 Kühe aus Zuchten, die 7 Jahre lang brucellosefrei waren) mit Ergebnissen der Reagenzglasagglutination, der Komplementbindungsreaktion und des Antiglobulintestes der Milch und Blutseren verglichen. Es stellte sich heraus, daß die Normalmilcharten nicht spezifische positive Ringreaktionen (bis in 2% der Fälle) aufweisen. Diese waren bei solcher Kannenmilch besonders häufig, bei der es sich um Beimischung einer für die Untersuchung nicht geeigneten Milch handelte, deren pH verändert war oder die von einer Kuh in allzu spätem oder frühem Laktationsstadium stammte. Innerhalb der verseuchten Zuchten entdeckte die ABR weniger Reagenten als die Untersuchung des Blutserums (in Übereinstimmung mit Diernhofer um etwa 30%, beim Antiglobulintest bis 100% weniger). Von 14 verseuchten Zuchten waren sämtliche Kannenmilchproben von 2 Zuchten negativ, obwohl die individuelle ABR positiv war. Die Prüfung der Kannenproben in neuerlich verseuchten Zuchten ist als weniger zuverlässig zu betrachten, und es wird vorgeschlagen, sie durch Kontrollprüfungen der Milch oder des Milchserums, vor allem durch den Antiglobulintest, zu ergänzen. ČSSR/ÚVTI. 8815.

4-64/04-0470 Mathur, T. N. The presence of brucella organisms in the milk supply of Karnal Town and the surrounding villages, and their pathogenicity for human beings and animals. **(Das Vorkommen und die Pathogenität von Brucellen in der Versorgungsmilch von Karnal Town und den umlie-**

genden Ortschaften.) Indian veterin. J. **40** (1963) Nr. 4. S. 205–211. – 1 Tab., 4 Lit.
Die Anlieferungsmilch aus den angrenzenden Dörfern und der staatlichen Milchfarm wurde in der Zeit von Januar bis Mai der ABR-Probe unterzogen. Bei der ABR positiv reagierende Milch wurde zusätzlich kulturell auf Leberagar untersucht. Die Differenzierung der isolierten Brucellen erfolgte nach den klassischen Methoden unter Einbeziehung der Phagen-Typisierung. Alle 431 Kannenproben aus den Dörfern der näheren Umgebung reagierten in der ABR negativ. Von den 226 Einzelmilchproben aus 3 weiter entfernt liegenden Dörfern waren 2 bei der ABR positiv. Der kulturelle Nachweis von Brucellen aus dieser Milch fiel negativ aus. 28 Einzelmilchproben von 34 serologisch positiven Kühen aus der staatl. Milchfarm reagierten bei der ABR positiv. Aus 8 Milchproben konnten Brucellen gezüchtet werden. In 4 Fällen war auch die Placenta kulturell positiv. Außerdem wurden 16mal Brucellen aus Placenten bzw. Kälberlabmagen isoliert. Alle 24 isolierten *Brucella*-Stämme erwiesen sich bei der Differenzierung als *Br. abortus*. Von 52 in der ABR geprüften Ziegenmilchproben aus einem benachbarten Dorf fiel eine positiv aus. Aus dieser Milchprobe konnte *Br. melitensis* Typ 1 isoliert werden. Die bei den Büffeln im Pandschab vorkommende Brucellose, verursacht durch *Br. abortus*, besitzt vorwiegend wirtschaftliche Bedeutung, während die Melitensis-Brucellose der Ziegen eine ernste Gefahr für die menschliche Gesundheit darstellt. Bisher wurde bei menschlichen Brucellose-Infektionen nur *Br. melitensis* Typ 1 und 2 nachgewiesen, niemals dagegen *Br. abortus*. Bei Ziegenhaltern treten häufiger Brucelloseinfektionen auf als bei Kuh- und Büffelhaltern. Besonders gefährlich ist die Verfälschung von Kuh- und Büffelmilch mit Ziegenmilch. E. Kunter. 8815.

4-64/04-0471 Koroleva, N. Mikrobiologičeskij kontrol' proizvodstva kislomoločnych produktov. **(Die mikrobiologische Kontrolle der Herstellung von milchsauren Produkten.)** Moločnaja promyšlennost', Moskva **24** (1963) Nr. 6. S. 25–29. – 1 Tab., 8 Lit.
Die mikrobiologische Kontrolle der Produktion von Sauermilchprodukten erstreckt sich einerseits auf die Feststellung gesundheitsschädlicher Bakterien, andererseits umfaßt sie die Untersuchung der Erzeugnisse auf solche Bakteriengruppen, die die Produktion günstig oder ungünstig beeinflussen. Vfn. berichtet über die von ihr in einer Moskauer-Molkerei im Vorort Ostankino routinemäßig durchgeführten Überprüfungen. Die Mitteilungen beschränken sich auf allgemein bekannte Tatsachen. W. Plaschke. 8845.

4-64/04-0472 Šmeleva, L., Novotel'nov, N. und Derevjanko, L. Opredelenie soderžanija moločnoj kisloty v kislomoločnych produktach. **(Die Bestimmung des Milchsäuregehaltes in milchsauren Produkten.)** Moločnaja promyšlennost', Moskva **24** (1963) Nr. 6. S. 18–20. – 1 Abb., 1 Tab., 5 Lit.
Bei der Untersuchung von Sauermilcherzeugnissen muß häufig ihr Gehalt an Milchsäure bestimmt werden. Vff. benutzten dazu die von Pickering und Clegg beschriebene Methode; sie beruht auf einer Farbreaktion der Milchsäure mit Eisenchlorid. Da der Milchsäuregehalt in Sauermilcherzeugnissen wesentlich höher liegt als der in der sauren Milch, müssen die zu untersuchenden Produkte 1:25 verdünnt werden. In dieser Modifikation ist die Untersuchungstechnik einfach und relativ genau (vgl. Pickering A. und Clegg, L. F. L. Dairy Ind. **1958** Nr. 5. S. 325.). W. Plaschke. 8845.

4-64/04-0473 Grinevič, A. und Ogaj, D.; Inst. für Bot. der Akad. der Wiss. der Usbek. SSR. O metodike otbora aktivnych štammov moločnokislych streptokokkov. **(Zur Methodik der Auswahl aktiver Stämme von Milchsäurestreptokokken.)** Moločnaja promyšlennost', Moskva **24** (1963) Nr. 6. S. 30–31. – 1 Tab., 8 Lit.

Die Züchtung neuer Milchsäurestreptokokkenstämme ist sehr arbeitsaufwendig. Die aktiven Stämme sind unter solchen Streptokokkenstämmen zu suchen, die Diacetyl bilden. Vff. verglichen drei verschiedene Methoden, die einzeln aufgeführt werden und alle auf dem Nachweis des gebildeten Diacetyls beruhen. Bei der ersten Methode wird das Diacetyl als Dimethylglyoxymat des Nickels nachgewiesen (van Niel 1927). Diese Methode erfordert eine Reihe schwer erhältlicher Chemikalien. Die zweite Methode besteht im Nachweis mit Hilfe der Voges-Proskauerreaktion. Bei der dritten Methode wurde von einer 24stündigen Kultur in Petrischalten ein Abklatsch mit angefeuchtetem Filtrierpapier angefertigt, wobei sich das Diacetyl im Wasser des Filtrierpapieres löste. Das aufgesaugte Diacetyl wurde später mit 30%iger KOH nachgewiesen. Die letztere Methode brachte die besten Ergebnisse. Zur Differenzierung der Kolonien wurde außerdem die Schrägbeleuchtung angewandt.

W. Plaschke. 8845.

4-64/04-0474 *Akopjan, E. S.* **Bestimmung der hygienischen Qualität der Milch.** Aus: Veterinarija, Moskva **40** (1963) Nr. 3. 4°. (Übers. aus d. Russ., Maschinenschr. vervielfält.) – TO 731.

4-64/04-0475 **Milch und Milcherzeugnisse. Mikrobiologische Prüfung.** Bl. 1. Leipzig: Fachbuchverl. 1962. 4°. 1. Vorbereitung der Proben und Geräte. Verbindlich ab 1. 12. 1962. 1962. (5 S.) 2. Bestimmung der Keimzahl auf Chinablau-Laktose-Fleischextraktagar. Verbindlich ab 1. 12. 1962. 1962. (4 S.) 3. Bestimmung der Keimzahl mit Fleischextraktagar. Verbindlich ab 1. 10. 1963. 1963. (3 S.) 4. Bestimmung der Keimzahl auf Kaseinagar. Verbindlich ab 1. 10. 1963. 1963. (4 S.) (SR 2255, 11922, 1 –)

4-64/04-0476 *Zagaevskij, I. S.* **Die Hygiene der Milchgewinnung in Farmen, die mit Paratyphus verseucht sind.** Aus: Veterinarija, Moskva **40** (1963) Nr. 3. 4°. (Übers. aus d. Russ., Maschinenschr. vervielfält.) – TO 732.

XXI. TIERZUCHT, FÜTTERUNGSLEHRE

4-64/04-0477 Delbrück, Max. **Die Vererbungschemie.** Naturwiss. Rdsch. **16** (1963) Nr. 3. S. 85–89. – 11 Abb.

Die Vorgänge der Vererbungschemie spielen sich in Strukturen ab, die jenseits des Auflösungsvermögens des Lichtmikroskopes liegen. Die zu behandelnden Probleme werden an einem Bacterium demonstriert. Das Netzwerk der chemischen Reaktionen in dieser Zelle läuft über eine geringe Zahl kleiner Moleküle ab. Zu dieser gehören die 20 Aminosäuren, die Kohlenhydrate, die Bestandteile der Nucleinsäuren, die Fettsäuren, Vitamine und andere, die in geregelter Weise synthetisiert werden. Das vollzieht sich mit Hilfe hochspezifischer Katalysatoren, der Enzyme. Zur Herstellung einer Aminosäure sind im Mittel etwa 10 Reaktionsschritte notwendig. Jeder dieser Schritte vollzieht sich unter der Kontrolle eines bestimmten Enzyms. Zur Herstellung der 100 Molekülarten bedarf es etwa 1000 verschiedener Enzyme. Jedes dieser Enzyme in der Zelle stellt eine Kette von etwa 2000 spezifisch plazierten Aminosäuren dar, und jede dieser Aminosäuren ist eine von 20 verschiedenen. Die Spezifität einer Kette von 200 Aminosäuren bildet also den Informationsgehalt. Zur Informationsspeicherung und zur Weitergabe der Information an die nachfolgende Generation, d. h. zur Vererbung benutzen die Bakterien ebenso wie Pflanzen und Tiere eine neue Art von Molekülen, die Nucleinsäuren, bei denen es sich ebenfalls um Kettenmoleküle handelt. Ihre Glieder heißen Nucleotide. Während es bei den Enzymen 20 verschiedene Kettenglieder gibt, sind nur 4 Nucleinsäuren vorhanden. Aus den Nucleotidsequenzen in den Nucleinsäuren hat sich ein Kopierverfahren entwickelt, das sich aus der Struktur der Nucleinsäure und ihrer komplementären Zweisträngigkeit ergibt. Bei der Kopierung dieses zweisträngigen Gebildes dient jeweils ein Strang als Matrix, auf dem ein neuer komplementärer Strang synthetisiert wird. Röntgenstrukturuntersuchungen lieferten die Anhaltspunkte für die Vorstellung von der Doppelsträngigkeit und Komplementalität der Nucleinsäuren. Im genetischen Experiment wurde die Tatsache der Informationsspeicherung nachgewiesen, da sich Erbinformationen unter Versuchsbedingungen, wo nur Nucleinsäure austritt, aus einer Zelle in eine andere übertragen ließen. Die Vermehrung der Nucleinsäuren durch das Auseinandertreten der beiden Stränge wurde durch Isotopenmarkierung unter Verwendung von ^{15}N und ^{13}C im Experiment demonstriert. Die Ermittlung der Folge der Nucleotide in den Nucleinsäuren ist bisher nicht gelungen. Ansätze hierfür sind aber vorhanden. H. Busse. 8920.

4-64/04-0478 Barkema, R. M.; Utrecht, Niederlande, Reichsuniv., Veterinärmed. Fak., Inst. für Zootechn. **Die Heterosis und ihre Begründung.** Zuchthyg., Fortpflanzungsstör. Besam. Haustiere **7** (1963) Nr. 1. S. 69–78. – 6 Abb., 19 Lit. Zus. in Russ., Engl.
Die Arbeit behandelt den Heterosisbegriff sowie seine Begründung. Dargestellt werden die mendelgenetischen, populationsgenetischen und physiologisch-genetischen Aspekte des Problemes. Im letzten Absatz wird das Speicherungsvermögen an Reservestoffen im Laufe von Generationen und die Beeinflussung des Stoffwechsels durch Erbgut und Umwelt besprochen. Bei Änderung des Erbgutes beim Generationswechsel kommt es zur Genomheterosis, während eine plötzliche Änderung der Umwelt beim Generationswechsel zur Umweltheterosis führt. Die Nachkommen haben im ersten Falle ein anderes Erbgut, im zweiten eine andere Umwelt. Mit dieser Änderung vermögen sie unter Umständen aus ihnen zugeführten wichtigen Nährstoffen, andere, wichtige Nährstoffe zu bereiten. Sie luxurieren in Nährstoffen, ihr Stoffwechsel wird wirkungsvoller und die Menschen nutzen das aus. Die Beziehungen zwischen Heterosis und Heterosiseffekt beruhen auf dem Prinzip von Ursache und Wirkung. H. Busse. 8920.

4-64/04-0479 Gall, Chr.; München, Univ., Inst. für Tierzucht, Vererbungs- und Konstitutionsforsch. **Umweltgestaltung für Zucht auf hohe Lebensleistung und lange Nutzungsdauer der Milchkuh.** Bayer. landwirtsch. Jb. **39** (1962) Nr. 7. S. 771–791. – 77 Lit.
Die Arbeit gibt einen Überblick wie Ernährung, Haltung Fortpflanzung und das Melken, die Lebensleistung und Nutzungsdauer der Milchkuh bestimmend beeinflussen. Mangel und Überernährung, zu hohe und zu geringe Aufzuchtintensität, zu frühe oder zu späte Zuchtbenutzung, vor allem aber die Sachkenntnis des Menschen und sein Einfühlungsvermögen sind die Ursachen der Leistungsteigerung oder des Versagens bzw. des vorzeitigen Ausscheidens der gut veranlagten Kühe aus der Zucht und der Milchnutzung. Die Rationalisierung der landwirtschaftlichen Betriebe, die zur sparsamen Anwendung von Arbeit und Kapital drängt, darf nicht zur Nachlässigkeit in der Betreuung des empfindlichen Organismus der Hochleistungskuh im einzelnen führen. Die vom Menschen und der Technik herrührenden Gefahren für die Gesundheit des Milchrindes werden am Beispiel des Maschinenmelkens eindrucksvoll demonstriert. Auf das Zusammenwirken der unzähligen Einzelfaktoren in der Umweltgestaltung wird aus der Sicht des tierzüchterischen Tierarztes und anhand der Weltliteratur umfassend eingegangen. H. Busse. 8940.

4-64/04-0480 Tichonov, V. N.; Sibir. Abt. der Akad. der Wiss., Inst. für Cytol. und Genetik. Ispol'zovanie grupp krovi dlja immunogenetičeskogo kontrolja v plemennoj rabote. **(Die Anwendung der Blutgruppen zur immunogenetischen Kontrolle der Zuchtarbeit.)** Životnovodstvo, Moskva **25** (1963) Nr. 7. S. 57–63. – 2 Abb., 2 Tab., 20 Lit.
Vf. untersuchte die Blutgruppenverteilung bei Schweinen der Estnischen Bacon-, Großen Weißen- und Schwedischen Landrasse. Die 15 Blutgruppen sind bei Tieren verschiedener Rassen in unterschiedlichem Maße vorhanden. Es gehörten z. B. zur Ao Gruppe $^2/_3$ der Schweine der Estnischen Bacon- und Großen Weißen Rasse und $^6/_7$ der Schwedischen Landrasse. In der Gruppe Ga waren $^2/_3$ der Tiere der ersten beiden Rassen und weniger als $^1/_{10}$ der Landrasse verzeichnet. Einzelheiten müssen der Tab. entnommen werden. Da die

Unterschiede in den Blutgruppenfaktoren zwischen den einzelnen Rassen in fast allen Fällen signifikant sind und die relative Gleichartigkeit innerhalb einer Rasse lediglich ein Selektionszeichen ist, besteht die Möglichkeit, eine genetischen Kontrolle der Linien- und Reinzuchtvorhaben auszuüben. Die Durchschlagskraft bestimmter Vorfahren kann dadurch erhöht werden. In der Folgezeit sind Untersuchungen darüber anzustellen, ob Fruchtbarkeit, Frühreife, Mast- und Schlachtleistung sowie alle weiteren Nutzleistungen direkt mit bestimmten Blutgruppenstrukturen in Zusammenhang stehen.

S. Willer. 8950.

4-64/04-0481 Bergström, P. L., Hart, P. C. und Veen, H. E. van der; Zeist, Inst. voor Veeteeltkundig Onderzoek „Schoonoord". Mestproeven over de invloed van daglicht bij kalvermesten. **(Mastprüfungen über den Einfluß des Tageslichtes auf Mastkälber.)** Tijdschr. Diergeneeskunde 88 (1963) Nr. 16. S. 1002–1013. – 1 Abb., 7 Tab., 3 Lit. Zus. in Engl., Franz., Dtsch.
Unter den verschiedenen Produktionsformen von Rindfleisch nimmt in den Niederlanden die Erzeugung von Fleisch fetter Kälber einen beachtenswerten Platz ein. Während seit 1955 die Zahl der Schlachtungen nüchterner Kälber auf über die Hälfte zurückgegangen ist, stieg in der gleichen Zeit die Zahl der Schlachtungen fetter Kälber um das Doppelte an. Diese Mastkälber wurden häufig unter sehr unhygienischen Verhältnissen, so auch bei Dunkelheit, aufgezogen. Während in den vergangenen Jahren sich in dieser Hinsicht einiges besserte, so erhielten die Kälber geräumigere Boxen und nicht mehr die einseitige Milchdiät, blieb doch die Haltung im Dunkeln bestehen und wurde als entscheidend für den Masterfolg gedeutet. Vff. untersuchten deshalb nach subjektiven Methoden die Fleischqualität der im dunklen Raum oder bei Tageslicht aufgewachsenen Mastkälber und konnten dabei keine Unterschiede feststellen. Anhand der Bestimmung der täglichen Gewichtszunahme und des Futterverbrauchs pro kg Gewichtszunahme konnte ferner ermittelt werden, daß die bei Tageslicht gehaltenen Mastkälber eine bessere Futterverwertung und ein besseres Wachstum zeigen als die im Dunkeln aufgezogenen Tiere.

W. Kuhlmann. 8960.

4-64/04-0482 Kahn, J. Résultats d'une expérimentation d'implantation hormonale chez les bovins. **(Ergebnisse eines Hormonimplantationsversuches bei Rindern.)** Écon. Méd. animales 4 (1963) Nr. 1. S. 44–55. – 5 Tab., 13 Lit.
Die Methode der s. c. Implantation komprimierter Oestrogene wird auch in Frankreich zur Intensivierung der Rindermast angewandt. Folgende Präparate stehen zur Verfügung: 1) Diaethylstilboestrol, 2) eine Verbindung von D. mit Testosteron 3) Hexoestrol, besonders in Großbritannien, 4) Verbindungen von Oestradiol mit Progesteron oder Oestradiol und Testosteron. Durch die Hormonbehandlung wird eine Steigerung der täglichen Gewichtszunahme und eine Verminderung der Futteraufnahme pro/kg Zunahme angestrebt. Das Ausschlachtungsergebnis und die Relation der einzelnen Teilstücke des Schlachtkörpers ändern sich wenig. Gleichzeitig ist mit einer Verminderung des Fettanteiles zugunsten der Fleischwüchsigkeit zu rechnen. Dieser Effekt wird mit der Beeinflussung des Hormonstoffwechsels zu erklären versucht, wobei z. B. die Oestrogene eine erhöhte Inkretion des Wachstumshormons, des Thyroxins und der Hormone der Nebennierenrinde bedingen. Die erhöhte Wachstumsbereitschaft führt zu einer Verlängerung des Muskelwachstums und einem verzögerten Fettansatz. Der Bericht behandelt die statistischen Erhebungen zweier Versuche mit Charolaisstieren, die teils als behandelte Versuchstiere, teils als unbehandelte Kontrolltiere überprüft wurden. Die hormonalbehandelten Versuchstiere übertrafen die Kontrolltiere um etwa 300 g in der täglichen Zunahme. Der Einfluß des Präparates auf die Steigerung der täglichen Zunahmen war bei den Tieren, die zu Beginn der Behandlung 400 bis 600 kg gewogen hatten, unwesentlich. Die Variation

betrug in 134 Tagen 2 kg, d. h. die Tageszunahme war um 0,015 g höher. Auf die prozentuale Fleischausbeute hatte die Implantation keinen Einfluß.
H. Busse. 8980.

4-64/04-0483 Koechlin, J. Étude sur les pâturages et les questions fourragères en République Centrafricaine. **(Untersuchungen über Weiden- und Futterfragen in der Republik Zentralafrika.)** Rev. Élevage Méd. vétérin. Pays trop. [N.S.] **15** (1962) Nr. 1. S. 43–73. – 17 Abb. Zus. in Engl., Span.
Der Vf. bespricht die Weideprobleme, die Fragen der Erhaltung der Bodenfruchtbarkeit, die Möglichkeiten der Verbesserung der Weideleistung und der Futtererträge aus der Sicht ihrer Bedeutung für die Ernährung der Viehbestände. Er unterstreicht, wie dringend notwendig die Lösung einiger dieser Probelme im Interesse der tier. Produktion ist. Diese wird immer mehr zu einem lebenswichtigen Bestandteil der Republik und ihrer Bevölkerung. Die verantwortlichen Stellen sollten umgehend den Problemen der Weidewirtschaft und der Tierfütterung ihre erhöhte Aufmerksamkeit zuwenden.
H. Busse. 9142.

4-64/04-0484 Vaciete, L. Organizacija veterinarnogo nadzora za kačestvom kormov. **(Organisation der tierärztlichen Futtermittelqualitätskontrolle.)** Veterinarija, Moskva **40** (1963) Nr. 7. S. 5–6.
Im Jahre 1962 untersuchte Vf. 1098 verdächtige Futtermittelproben, von denen 192 als Ursache von Aborten, Erkrankungen der Atmungsorgane oder allergischen Erkrankungen bei verschiedenen Haustierarten angesehen werden mußten. Als Erreger standen saprophytäre Pilze vor bakteriellen und toxischen Verunreinigungen. Eine Feuchtigkeitskontrolle steht der Verpilzung entgegen. Der Wassergehalt von Heu darf nicht höher als 16–17%, von Stroh 15% und von Getreide 12–14% sein. Weiterhin müssen regelmäßige Säuregradkontrollen und Kontrollen des Buttersäuregehalts von Silagen durchgeführt werden. Von 404 Proben enthielten 190 einen erhöhten Anteil an organischen Säuren und 221 einen erhöhten Buttersäuregehalt. Auch die Kontrolle des Vitamin- und Mineralstoffgehalts der Futtermittel und der entsprechenden Milch- und Serumkonzentrationen sowie toxikologische Kontrolluntersuchungen gehören zu diesem Aufgabenbereich. S. Willer. 9145.

4-64/04-0485 Porter, G., Lane-Petter, W. und Horne, Nancy; Carshalton, Surrey, Med. Res. Council. Assessment of diets for mice. **(Die Einschätzung von Diäten für Mäuse.)** Z. Versuchstierkunde **2** (1963) Nr. 5/6. S. 171–182. – 11 Tab., 9 Lit. Zus. in Dtsch.
Als Kriterien für die Einschätzung von 5 handelsüblichen Diäten, von denen 3 nach gleichen Rezepten von verschiedenen Firmen hergestellt worden waren, wurden herangezogen das Alter der weiblichen Tiere bei Eintritt der Geschlechtsreife, das Alter bei der 1. fruchtbaren Verpaarung, die ökonomische Nutzungsdauer weiblicher Tiere, die Zahl der geborenen Jungtiere, die Sterblichkeit der Jungtiere vor dem Absetzen. Es ergaben sich zwischen den Diäten hinsichtlich aller untersuchten Kriterien wesentliche Unterschiede, die über Generationen wirksam waren. B. Busch. 9145.

4-64/04-0486 Šulc, Josef. Možnosti výroby zakysaného mléka pro odchov telat. **(Herstellung von Sauermilch für die Kälberaufzucht.)** Průmysł Potravin **14** (1963) Nr. 6. S. 290–293.
Anstelle der im Jahre 1950 eingeführten Herstellung der acidophilen Milch, deren Acidität stieg und Kühlung erforderte, und anstelle der Erzeugung derselben Milch in Trockenform, für deren Erzeugung jedoch der Zerstäubungstrockner nicht ausreichte, wurde die Erzeugung der Sauermilch mit Hilfe der Nisinkultur vorgeschlagen, die eine dauerhaftere und zum Tränken von Kälbern geeignete Milch liefert. Die optimale Temperatur für die Kultur ist 30 °C, doch wächst die Kultur auch bei 15–37 °C, und das weitere Sauerwerden hört automatisch auf, sobald die Acidität 32–38 °SH erreicht. Bei diesem Prozeß

bildet sich auch das Antibioticum Nisin, und bei Einlagerung unter üblicher Temperatur übersteigt die Acidität nicht 40 °SH. Die Erzeugung kann sowohl in der Molkerei als auch in den landwirtschaftlichen Betrieben oder „fortsetzungsweise" stattfinden. Vor der Verfütterung müssen Farbe, Aroma, Qualität, Temperatur und Acidität kontrolliert werden. Bei der Säuerung muß man darauf achten, daß die Temperatur nicht unter 15 °C sinken darf. Vor dem Tränken kann die Milch angewärmt werden. ČSSR/ÚVTI. 9150.

4-64/04-0487 Zel'ner, V. R.; Dubrowizy, Gebiet Moskau, Union-Inst. für Tierzuchtforsch. Vlijanie uksusnokislogo ammonija na žirnomoločnost' i piščevarenie korov. **(Einfluß von Ammoniumacetat auf den Milchfettgehalt und die Verdauung bei Kühen.)** Životnovodstvo, Moskva **25** (1963) Nr. 6. S. 19–21. – 3 Tab.
Je zwei mit Hilfe der Pansen- und Duodenalfistelmethode untersuchte gleichalterige, im gleichen Laktationsstadium befindliche Kühe der Ostfriesen- und Jerseyrasse erhielten in der Versuchsperiode zusätzlich zur Grundration (9–12 kg Zuckerrüben, 3 kg Kraftfutter, 2,4–4,5 kg Heu und Mais-Grünhafer-Mischsilage ad libit.) tägl. 300 g Ammoniumacetat in der Kraftfuttermischung verabfolgt. Gegenüber der Vorperiode erhöhte sich in der 20 Tage dauernden Versuchsperiode bei den Ostfriesen die Rohproteinverwertung um + 4,67% und die Rohfettverwertung um 12,14%. Bei Jerseys wurde eine größere Wirkung erzielt. Die betreffenden Werte lagen bei + 11,23% und + 16,09%. Die Milchmengenleistung zeigte mit + 9,6% und + 27,8% (jeweils für Ostfriesen und Jerseys) ein ähnliches Verhalten, während die Steigerung des prozentualen Milchfettgehalts bei beiden Rassen in annähernd gleicher Höhe lag (0,69 bzw. 0,63%). In der Fett-kg-Leistung zeigten die Jerseys wegen ihrer höheren Milchmengenleistung ebenfalls Vorteile (+ 41,8% gegenüber +26,6% bei den Ostfriesen). Die die Milchleistung betreffenden Ergebnisse wurden in einem Fütterungsversuch an 30 in zwei analoge Gruppen (gleiches Alter, 3.–5. Laktationsmonat) eingeteilten Ostfriesenkühen überprüft. In der Versuchsgruppe, deren 15 Tiere tägl. 215 g Ammoniumacetat erhielten, stieg die Milchmengenleistung um +12,0% (Kontr. +2,7%), der prozentuale Milchfettgehalt um +0,52% (Kontr. +0,1%) und die Fett-kg-Leistung um +28,6% (Kontr. +5,4). S. Willer. 9160.

4-64/04-0488 Karpunin, P. M. und Bolotenko, V. V.; Moskau, Veterinärmed. Gebietslab. Ispol'zovanie kul'tury Azotobacter suis pri otkorme svinej. **(Die Verwendung von Azotobacter suis-Kulturen in der Schweinemast.)** Veterinarija, Moskva **40** (1963) Nr. 5. S. 58–59.
Milchserum oder Magermilch wurde mit 0,5% Kochsalz, 0,5% Kohlenhydraten (oder 5% Kartoffelbrei) sowie 0,01 g Kobaltchlorid pro kg Serum versetzt und 15–20 Min. bei pH 6,0–6,2 im Autoklaven erhitzt. Nach Abfüllung und Abkühlung auf 35–40 °C wurden 20 ml Azotobacterkultur nach Orobinski pro Liter Medium hinzugefügt. Die Menge wurde durch 5–6 Passagen vergrößert, dann mußten neue Mutterkulturen genommen werden. Nach 48stündiger Aufbewahrung bei 40–44 °C war das Medium unter für Biopräparate vorgeschriebenen Lagerbedingungen für 2 Mon. haltbar. Saugkälber erhielten tägl. 50 g, Kälber im Alter von ½ Jahr 100–150 g, Absatzferkel 50 g, Mastschweine 80–100 g und Hühner 3–5 g. Gegenüber Kontrolltieren wurden um 10–30% höhere Kgw.-Zunahmen erzielt. S. Willer. 9160.

4-64/04-0489 Kudrjavcev, A. A., Beschlebnov, V. A. und Ivlieva, E. Ja.; Kusminki, Gebiet Moskau, Unions-Inst. für Exp. Veterinärmed. Selen kak lečebnoe sredstvo. **(Selen als Arzneimittel.)** Vestnik sel'skochozjajstvennoj nauki, Moskva 8 (1963) Nr. 7. S. 62–64. – 2 Abb., 11 Lit. Zus. in Engl., Franz., Dtsch.
Selenmangel führt bei Ratten zu einer Lebernekrose und bei Vögeln zu einem Syndrom, bestehend aus exsudativer Diathese, Encephalomacie und all-

gemeiner Muskelatrophie. Bei Schweinen wurde als Folgeerscheinung eine toxische Leberdystrophie und bei Lämmern und Kälbern die Weißfleischigkeit beschrieben. Experimentell wurde ermittelt, daß Natriumselenit (Na_2SeO_3) bei einer einmaligen Dosierung in Höhe bis zu 0,1 mg pro kg Kgw. wenig toxisch wirkt und eine gute Heil- und Vorbeugungskraft gegenüber der Weißfleischigkeit der Lämmer besitzt. Bei höherer Dosierung traten innerhalb von 20–30 Min. Vergiftungserscheinungen auf (Nahrungsverweigerung, Tachypnoe und Krämpfe). Bei einer Verabfolgung von 3,5 mg pro kg Kgw. führten diese Erscheinungen (verbunden mit Kreislaufstörungen, häufigem Harnabsatz und Defäkation) innerhalb der nächsten 8 Stunden zum Tode.
S. Willer. 9172.

4-64/04-0490 Leonov, N. Antibiotiki v životnovodstve. **(Antibiotica in der Tierzucht.)** Sel'skoe chozjajstvo Podmoskovja, Moskva **11** (1962) Nr. 6. S. 26–27. – 3 Tab.
In einem Kälberaufzuchtversuch mit 18 Tieren (Dosierung 1 g pro kg Kgw.) wurden mit dem neuentwickelten Antibioticum Grisin um 19% (675 gegenüber 567 g) verbesserte tägl. Kgw.-Zunahmen und eine Senkung des Futteraufwands um 12,5% (3,5 gegenüber 4,0 FE pro kg Kgw.-Zunahme) erzielt. In der Schweinemast (Dosierung 0,5 g pro kg Kgw.) konnten die tägl. Kgw.-Zunahmen um 17% erhöht werden. Ein gleichgutes Ergebnis wurde durch die Anwendung von Grisin in der Kükenaufzucht erzielt. Bei einem durchschnittl. Anfangs-Kgw. von 38,0 und 38,8 g wurden nach 25 Tagen in der Versuchsgruppe 204 g und in der Kontrollgruppe 173 g erreicht. Ein anderes neues Präparat namens Vitamycin wurde an Stelle von Lebertran in die Ration der Legehennen aufgenommen. Es erhöhten sich der Carotingehalt im Ei von 18,7 auf 38,5 μg pro g und der gleichzeitig gemessene Vitamin A-Gehalt von 8,75 auf 9,10 μg pro g. Weiterhin wurde der Einfluß von Antibiotica auf den Tryptophanbedarf von Ferkeln untersucht. Durch Rationen, die 0,04% Tryptophan enthielten, wurden bei gleichzeitiger Gabe von obenerwähntem Antibioticum die tägl. Kgw.-Zunahmen um 159 g (von 590 auf 749 g) verbessert. Weiter Untersuchungen über die optimale Ausnutzung der Antibiotica in der Tierernährung sind notwendig. S. Willer. 9176.

4-64/04-0491 Hayakawa, Tatsuo und Takayama, Tomonori. Effect of cobalt applied as fertilizer on the cobalt content of pasture grass. **(Der Einfluß einer Kobaltdüngung auf den Co-Gehalt des Weidegrases.)** Nat. Inst. Animal Health Quart. [Tokyo] **2** (1962) Nr. 4. S. 216–221. – 3 Abb., 2 Tab., 11 Lit. Orig.: engl.
In Japan besteht im allgemeinen ein Spurenelement-Mangel in den Weidegräsern. Die Gehaltswerte hieran liegen meist unter 0,08 bis 0,10 ppm. Dieser Wert entspricht allerdings dem minimalen Bedarf an Kobalt bei Weiderindern und Schafen. Um in Mangelgebieten den Kobaltgehalt im Weidegras zu erhöhen, hat sich die Düngung der Böden mit Kobaltsalzen als nützlich erwiesen. Bei einem pH-Wert des Bodens von 7,4 wurde, um den Kobaltgehalt im Grase (Kentucky-31-Schwingel) über 0,1 ppm. in der Trockenmasse zu halten, eine Düngung von 60 gr. Co je acre angewandt. Hierbei kommt es bei steigendem Kobaltgehalt im Grase auch zu einer Zunahme des Molybdängehaltes. Von der Erhöhung des Kobaltgehaltes in den Weidepflanzen erhofft man sich einen Schutz der Wiederkäuer vor entsprechenden Mangelkrankheiten. Weitere Untersuchungen über den pH-Wert der zu behandelnden Böden, die zulässige Kobaltdüngermenge, die geeigneten Gräserarten, das Wechselspiel mit Molybdän werden für erforderlich gehalten. H. Busse. 9182.

4-64/04-0492 Karg, Heinrich; Munich, Univ. Inst. de Physiol. et d'Alimentation Animales. Possibilités et limites de l'utilisation de substances hormonales actives sur l'engraissement des animaux domestiques. **(Die Möglichkeiten und Grenzen der Anwendung hormonal-aktiver Substanzen bei der Mast von Haustieren.)** Écon. Méd. animales **3** (1962) Nr. 5. S. 337–352. – 84 Lit.

Unter den hormonalen Substanzen sind die antithyreoiden oder goitrogenen Stoffe sowie die Sexualhormone für die Praxis von besonderer Bedeutung. Die mögliche Applikationsweise beim Geflügel, bei Hammeln oder dem Rinde, die Grenzen ihrer Wirtschaftlichkeit sowie ihre Wirkungsweise werden besprochen. Unter Berücksichtigung der möglichen Retention hormonaler Substanzen im Gewebe werden die kritischen Auffassungen gegenüber der hormonalen Mast beleuchtet. Unter Oestrogenen werden Präparate mit sehr unterschiedlichen Eigenschaften verstanden. Dies gilt sowohl für ihre Stabilität, ihre Wirkung bei oraler Applikation und ihre unter Umständen vorhandene Neigung, im Körper zu persistieren. Der Gehalt an wirksamen Substanzen und ihre Unschädlichkeit stehen bei der Verwendung für die Mast von Haustieren im Vordergrunde. In Deutschland ist die parenterale Applikation der genannten Substanzen für diesen Zweck verboten, ihr Zusatz zu Handelsfuttermitteln ebenfalls nicht zulässig, außer in den Fällen, wo eine tierärztliche Anweisung dies regelt. Über cancerogene Eigenschaften der Oestrogene herrschen widerspruchsvolle Auffassungen. Alte Befunde und die Ergebnisse neuerer Untersuchungen sprechen diesen jeden bestimmenden Einfluß auf die Entwicklung von Mammacarcinomen ab. Die Legislative hat jedoch in Anbetracht der häufig divergierenden Auffassungen der Fachwelt die Fälle mit ungünstigem Ausgang zur Grundlage ihrer Entscheidungen gemacht. Tatsächlich kommt den genannten Hormonsubstanzen in der Reihe der cancerogenen Stoffe nur eine Teilfunktion zu. Muehlbrock ist der Auffassung, daß sie hierbei keine spezifische Wirkung und nur bei bestimmten, zu Mammatumoren besonders disponierten Mäusestämmen cancerogene Eigenschaften hätten. Die Bestimmungen des 1958 in den USA erlassenen Delaley-Gesetzes dürften insofern auf die Oestrogene keine Anwendung finden, als hiernach an Mensch und Tier Stoffe von cancerogenem Charakter als Nahrungsmittelzusätze nicht verabreicht werden dürfen.

H. Busse. 9185.

4-64/04-0493 Nersesjan, Š. S. Rost i razvitie teljat i nekotorye biologičeskie pokazateli pri vyraščivanii ich na zanižennych dačach cel'nogo moloka. **(Wachstum und Entwicklung sowie einige biologische Daten bei der vollmilchsparenden Kälberaufzucht.)** Izvestija Akademii nauk Armjanskoj SSR, Erevan **16** (1963) Nr. 3. S. 85–94. – 5 Tab. Orig.: russ., Ausz.: armen.

Zwanzig in zwei Gruppen eingeteilte Kälber der Schweizer Rasse (10 männl., 10 weibl.) erhielten neben einer Grundration aus Grünmais bzw. Futterrüben und Luzerneheu in Gruppe I 150 kg Vollmilch und eine spezielle Kraftfuttermischung (Hersteller: Jerewaner Kraftfutterwerk), während in Gruppe II 300 kg Vollmilch gegeben wurden. Vom 10.–60. Lebenstag erhielten die Tiere der Versuchsgruppe hiermit u. a. tägl. 0,21–1,3 kg einer Mischung, die aus 11,53% Blutmehl, 36,03% Weizenkleie, 20.17% Hafermehl, 28,83% Baumwollextraktionsschrot, 1,72% Tricalciumphosphat und 1,72% Standardmineralstoffmischung bestand (Rohproteingehalt 34,48%, Rohfett 2,11%, Rohfaser 7,18%, N-freie Extrakstoffe 36,21%, Calcium 1,8% und Phosphor 1,55%). Die Standardmineralstoffmischung enthielt 99,75% Kochsalz und 0,25% Spurenelemente (33 Teile Cobaltchlorid, 60 Teile Mangansalze und 7 Teile Jod). Vom 61.–180. Lebenstag (1,3–1,9 kg) bestand die Mischung aus 68,36% Weizenkleie, 18,28% Hafermehl, 1,48% Baumwollextraktionsschrot, 5,92% Maismehl, 2,96% Gerstenmehl, 2,0% Tricalciumphosphat und 1% Standardmineralstoffmischung (Rohprotein 17,88%, Rohfett 3,07%, Rohfaser 7,18%, N-freie Extraktstoffe 47,2%, Calcium 1,06% und Phosphor

1,04%). In der tägl. Kgw.-Zunahme lagen die Tiere der Versuchsgruppe in den ersten drei Lebensmonaten um 50–100 g unter den Tieren der Kontrollgruppe. Vom 4.–6. Lebensmonat übertrafen sie diese um 66–78 g. In der Nährstoffverwertung unterlagen die Tiere der Versuchsgruppe nur im 1. Lebensmonat. Im 6. Lebensmonat übertrafen sie die Kontrollen bedeutend (Verwertung von Rohfaser z. B. 53,9 gegenüber 45,7%, von Rohprotein 69,5 gegenüber 63,9% und von Rohfett 68,9 gegenüber 65,7). Einige Körpermaße und -indices der Versuchstiere lagen noch im 4.–6. Lebensmonat unter denen der Kontrolltiere. Im Alter von 9 Mon. zeigten die Versuchstiere die bessere Körperentwicklung. S. Willer. 9187.

4-64/04-0494 Idomśkyj, B. M. Stymuljator rostu. **(Ein Wachstumsstimulator.)** Socialistyčne tvarynnyctvo, Kyïv **35** (1963) Nr. **3.** S. 55–56.
Mit Hilfe des Präparates NRW, einem Salz der Naphthensäure, das bei der Verarbeitung von Naphthalin anfällt, konnten tägl. Kgw.-Zunahme von Kälbern, Ferkeln und Küken um 8–12% und die Legeleistung von Hühnern gesteigert werden. Optimal waren Dosierungen von 0,5–5 ml einer 1% wäßrigen Lösung pro kg Kgw. S. Willer. 9187.

4-64/04-0495 Lichonosova, N. D. Sostojanie processov piščevarenija u ovec pri skarmlivanii im kukuruznogo silosa, obogaščennogo karbamidom. **(Die Verdauung der Schafe bei Fütterung mit Silomais, der mit Harnstoff angereichert wurde.)** Trudy Vsesojuznogo naučno-issledovatel'skogo instituta životnovodstva, Moskva **24** (1962) S. 214–217. — 4 Tab.
An 2 Schafen mit äußerer Duodenalanastomose wurde die Verdauung nach Verfütterung von normalem und mit Harnstoff (0,6%) angereichertem Silomais untersucht. Der Zusatz von Harnstoff zum Silomais besaß keinen wesentlichen Einfluß auf die Menge der aufgenommenen Nahrung. Die Tagesproduktion an Chymus und Nahrungssäften war annähernd gleich. Die Konzentration der Stickstoffverbindungen im Chymus ist, gemessen am Gesamtprotein, verhältnismäßig stabil, während der Harnstoff-Stickstoff bei mit Harnstoffsilomais angereichertem Futter um 20% erhöht ist. Hieraus geht hervor, daß nur ein kleiner Teil des Harnstoffes in den Darm gelangt, der größte Teil jedoch im Magen angegriffen wird. G. Pose. 9187.

4-64/04-0496 Goóts, L. Sertések sulygyarapodásának fokozása vércukorszintre ható anyagokkal. **(Steigerung der Körpergewichtszunahme von Schweinen durch Verabfolgung von Substanzen, die den Blutzuckerspiegel beeinflussen.)** Magyar Állatorvosok Lapja [Ung. veterinärmed. Bl.] **18** (1963) Nr. 1. S. 23–26. — Aus: Ung. Agrar-Rdsch. **1963** Nr. 4.
Vf. setzte sich das Ziel, die Aktivität des neuroendokrinen Systems von Mastschweinen derartig zu beeinflussen, daß sich der Gewichtszuwachs erhöht. Deswegen prüfte er die Wirksamkeit von Insulin und des peroralen Antidiabeticums Bucarban auf den Stoffwechsel der Schweine. Er stellte fest, daß durch Verabfolgung von Mitteln, die den Blutzuckerspiegel senken, eine Steigerung der Gewichtszunahme von Schweinen möglich ist. In seinen Versuchen konnte dieses Ziel durch tägliche Dosen von 20 bis 25 IE Insulin oder 0,5 bis 0,7 g Bucarban (N-sulfanil-N-butylcarbamid) je kg Futter erreicht werden. Auf diese Weise behandelte Schweine erzielten ein Körpergewicht, das um $^1/_3$ höher lag als das der nichtbehandelten Kontrolltiere. Der Blutzuckerspiegel, der bei Mastschweinen um rund 160 mg% liegt, verminderte sich infolge der Verabreichung bereits niedriger Dosen beider Präparate auf etwa 100 mg%. Mit der Verminderung des Blutzuckergehaltes steigt der Appetit und demzufolge auch die Gewichtszunahme. Hinsichtlich der Steigerung der Gewichtszunahme erwiesen sich Blutzuckerspiegel von 80 bis 130 mg als optimal. Das einfachste Verfahren ist die tägliche oder wöchentliche Beimengung von Burcaban zum Futter der Schweine. Es ist wichtig, daß die Futterration der Tiere nach ihrem Appetit gesteigert wird, eine Steigerung des

Körpergewichtes durch die Arzneiwirkung kann nämlich nur auf diese Weise realisiert werden. Diese Verabfolgung des Mittels entspricht den Forderungen der Großbetriebe und kann zentralisiert und leicht überwacht werden. 9187.

4-64/04-0497 Pinkiewicz, Edward. Liście i odpady przemysłowe buraków cukrowych jako przyczyna chorób bydła. **(Zuckerrübenblätter und -abfälle als Krankheitsursache bei Rindern.)** Med. weteryn. **19** (1963) Nr. 6. S. 299–304. – 18 Lit.

Während der Zuckerrübenernte wurde eine durch Fütterung von Rübenblättern und Rübenabfällen verursachte Erkrankung der Rinder beobachtet. Diese Krankheit tritt in 4 Grundformen auf. a) akute Vergiftungen (Durchfälle), b) Osteomalacie, c) fibröse Osteodystrophie und d) Tetanie. Die vorliegende Arbeit gibt eine zusammenfassende Darstellung der Pathogenese und des Verlaufes dieser Krankheiten auf Grund des Schrifttums und eigener Beobachtungen. Als Vergiftungsursache ist eine auf einer Phosphorspiegelerniedrigung beruhende Ca- und P-Stoffwechselstörung, eine Erhöhung des Cholesterolspiegels, eine Steigerung der Basalphosphataseaktivität sowie eine Prothrombinzeitverlängerung anzunehmen. Die Symptome der einzelnen Vergiftungsformen sind folgende: 1. Akute Intoxikation – Sinken der Körpertemperatur auf 37–38 °C, Pulsfrequenzsteigerung, Benommenheit, Muskelkrämpfe, Festliegen; 2. Osteopathie – Festliegen der Rinder. Diese Erscheinungen entwickeln sich gewöhnlich langsam. 3. Tetanie – kommt selten vor; sie beginnt mit Unruhe, Muskelzittern, unsicherem Gang; später treten Zähneknirschen und anomale Augen- und Lidmuskelkontraktionen auf, was dem Tier einen wilden Blick verleiht; einige Tiere brüllen ununterbrochen. Der Krankheitsverlauf ist in 30% der Fälle tödlich. Die Behandlungsweise ist von der Störungsart abhängig. In jedem Falle ist jedoch das Futter zu wechseln und durch frisches Heu zu ersetzen. Die Prophylaxe ist am wichtigsten. Sie beruht auf dem allmählichen Gewöhnen der Tiere an die Rübenblätter und -abfälle, auf dem Verabreichen von Mineralmischungen, deren Ca:P-Verhältnis 2:1 beträgt. In jedem Falle sind die Rübenblätter und -abfälle in einer Menge zu verabreichen, die 50 kg täglich nicht überschreitet.

PRL/CBR. 9190.

4-64/04-0498 Tosunjan, N. G. Predupreždenie poraženija životnych koljučkami sornjaka. **(Die Verhütung von Verletzungen der Tiere durch dorniges Unkraut.)** Veterinarija, Moskva **40** (1963) Nr. 8. S. 62

In einigen Gegenden der Grusinischen SSR ist das sog. Tatarenkraut weit verbreitet. Ende August bis Anfang September ist seine Blütezeit. Jeder Strauch hat 100–150 dornenreiche Früchte. Diese fallen bis zum Frühjahr nicht ab, haften aber fest bei Kontakt und werden so verbreitet. Mähne und Schweif der Pferde sowie Brust- und Bauchdecke der Rinder sind in dieser Zeit oft völlig übersät mit solchen Früchten. Bei Schafen ist es meist der ganze Körper, was zu 30–40% Wollverlust bei der Frühjahrsschur führt. Durch die örtlich auftretenden Traumen sind die Lämmer für Nekrobazillose prädisponiert. Die Mutterschafe leiden in dieser Zeit häufig an gangränöser Mastitis. Bei männlichen Zuchttieren haften die Früchte vorwiegend in den Haaren des Präputiums. Die hier auftretenden schweren Entzündungsprozesse wirken sich erschwerend auf den Harnabsatz aus und machen den Deckakt unmöglich. Um diesen großen ökonomischen Verlusten vorzubeugen, gibt es nur die Möglichkeit, das Unkraut vor der Blüte (bis Juni, Juli) auszurotten.

M. Schäfer. 9190.

4-64/04-0499 Hidiroglou, M. und Knitti, H. J.; Kapuskasing, Ontario, Canada Dep. of Agric. The effects of green tall buttercup in roughage on the growth and health of beef cattle and sheep. **(Die Einflüsse des frischen scharfen Hahnenfußes im Grünfutter auf Wachstum und Gesundheitszustand bei Rindern und Schafen.)** Canad. J. Animal Sci. **43** (1963) Nr. 1. S. 68–71. – 2 Tab., 6 Lit.

Über einen Zeitraum von 12 Wochen wurden junge Ochsen (14 Mon.) und Schafe mit scharfem Hahnenfuß (I) (*Ranunculus acer*) gefüttert. Der Zeitraum der Fütterung (20. 6.–11. 9.) erfaßte alle Entwicklungsstadien (außer dem Keimlingsstadium) von I. Drei Versuchsgruppen zu je 4 Ochsen erhielten folgende Mengen von I im Gesamtfutter: eingestallte Tiere 22–57%; Weidetiere 25 und 2–3%. Bei Schafen (je 6 Tiere): eingestallte bis zu 90%; Weidetiere 25% und kein I. Die durchschnittliche Aufnahme von I je Tier und Tag betrug 8 kg bei Ochsen und 4 kg bei Schafen, die entsprechende tägliche Gewichtszunahme 0,62–0,83 kg bzw. 0,04–0,13 kg. Bei den Tieren traten weder Diarrhoe, Kolik, Hämaturie noch andere klinische Symptome auf.
H. Liebenow. 9190.

4-64/04-0500 Lewandowski, Lesław und Bak, Tadeusz. Metoda ilościowego określania pleśniaków w paszach treściwych. **(Methode zur quantitativen Bestimmung von Schimmelpilzen im Kraftfutter.)** Zeszyty naukowe wyższej Szkoły rolniczej Wrocławiu, Zootechn. **10** (1963) Nr. 45. S. 187–196. — 12 Lit. Zus. in Russ., Engl. PRL/CBR. 9190.

4-64/04-0501 Arandi, P. Ja. und Lucht, A. Ja.; Tartu, Estn. Forsch.-Inst. für Tierzucht und Veterinärmed. Vlijanie silosnych racionov na organizm moločnych korov. **(Einfluß von Silagerationen auf den Organismus der Milchkühe.)** Vestnik sel'skochozjajstvennoj nauki, Moskva 8 (1963) Nr. 7. S. 58–61. — 2 Tab., 7 Lit. Zus. in Engl., Franz., Dtsch.
Die ausschließliche Fütterung von Milchkühen mit Maissilage (58,2 kg tägl.) rief nach den Ergebnissen von biochemischen und bakteriologischen Untersuchungen keinerlei spezifische Veränderungen in Qualität und Quantität der Pansenflora hervor. Lediglich die Gesamtzahl der Keime war durch die aus der Silage stammenden Anaërobier erhöht. Durch Zufütterung von Kleeheu (3,4–5,7 kg tägl.) konnte bei den Versuchstieren die Nährstoffverwertung um 15–21% verbessert und die tägl. Milchleistung um ca. 1 kg gesteigert werden.
S. Willer. 9195.

4-64/04-0502 *Gerov, K., Konstantinov, P.* und *Marinov, P.* Priloženie na njakoi biogenni stimulatori vŭv veterinarnata medicina i životnovŭdstvoto. **(Die Anwendung einiger biogener Stimulantien in der Veterinärmedizin und in der Tierzucht.)** Sofija: Zemizdat. 1963. (100 S. m. 12 Abb., 18 Tab., 91 Lit.) In dem Buch werden biogene Stimulantien behandelt, die eine weitgehende Anwendung in der Veterinärmedizin und Tierzucht finden. Nach eingehender Analyse der theoretischen Grundlagen und des Wirkungsmechanismus von Gewebepräparaten wird der Gewebetheorie von Filatow breiter Raum gegeben und ganz flüchtig die Fragen der Histolysate, antireticulären cytotoxischen Seren und des Belenki-Serums behandelt. In dem Kapitel „Die Anwendung biogener Stimulantien" werden Angaben über Krankheiten gebracht, bei denen diese Mittel verwendet werden, sowie die Methoden zu ihrer Anwendung und Dosierung bei Augenkrankheiten, inneren Krankheiten und einigen Infektionskrankheiten. Breite Aufmerksamkeit wird den Problemen der Anwendung biogener Stimulantien für die Wachstumsbeschleunigung, die Mast und die Steigerung der Milchleistung landwirtschaftlicher Nutztiere zugewendet. Am Ende des Buches werden die Fragen der Erhaltung und Anwendung von Histolysaten, antireticulären cytotoxischen Seren und der verschiedenen Arten nichtspezifischer Seren nach Belenki behandelt. NRB/ZSNTI, übersetzt v. Ch. Eshkowa.
4-64/04-0503 **Antibiotiki v životnovodstve i veterinarii.** (Antibiotika in der Tierzucht und in der Veterinärmedizin.) Hrsg. Instn.: Vsesojuznaja akad. sel'skochoz. nauk imeni V. I. Lenina. Moskva: Izd. sel'skochoz. lit., žurnalov i plakatov. 1963. (255 S.) 8°. (1963 A 1274)
4-64/04-0504 **Metodičeskie rekomendacii po opredeleniju mikroėlementov v počvach, rastitel'nych i životnych organizmach.** (Methodische Empfehlungen zur Bestimmung von Spurenelementen in Böden, in pflanzlichen und tierischen Organismen.) Hrsg. Instn.: Min. sel'skogo chozjajstva SSSR. Vsesojuznyj naučno-issledovatel'skij inst. životnovodstva (VIŽ). Moskva: ONTI VIŽa. 1963. (61 S.) 8°. (1963 A 1241)

XXII. PARASITOLOGIE

4-64/04-0505 Goliszewski, Kazimierz. Umiejscowienie rzęsistka bydlęcego w narządach moczopłciowach buhajów. **(Die Lokalisation von Trichomonas bovis in den Harn- und Geschlechtsorganen des Bullen.)** Med. weteryn. **19** (1963) Nr. 7. S. 395. — 1 Abb., 1 Tab., 10 Lit.

Vf. untersuchte die Lokalisation von *Trichomonas bovis* in den Harn- und Geschlechtsorganen des Bullen. Alle infizierten Bullen wurden geschlachtet. Aus einzelnen Abschnitten des Harn- und Geschlechtsapparates wurde Material entnommen und auf dem Schneider-Nährboden ausgesät. Das Material wurde aus den vorderen und hinteren (hinter der Flexura sigmoidea) Harnröhrenabschnitten, aus der Harnblase, aus der linken und rechten Samenblase, aus beiden Nebenhoden sowie beiden Hoden entnommen. Es wurden 21 Bullen untersucht und folgende Ergebnisse ermittelt. In der Vorhaut konnte *Trichomonas bovis* in 21 Fällen und im vorderen Abschnitt der Harnröhre in 4 Fällen nachgewiesen werden; die übrigen Abschnitte der Harn- und Geschlechtsorgane wiesen keine Trichomonaden auf. Es folgt daraus, daß in 18% der Fälle *Trichomonas* nicht nur in der Vorhautschleimhaut, sondern auch im vorderen Abschnitt der Harnröhre lokalisiert war. Die daraus folgenden therapeutischen Hinweise zeigen, daß die trichomonaciden Mittel auch in die übrigen Abschnitte der Harn- und Geschlechtsorgane, unabhängig von der Lokalbehandlung, eingeführt werden sollten. PRL/CBR. 9268.

4-64/04-0506 Paronikjan, G. M. K voprosu zaraženija belych myšej kožnym lejšmaniozom. **(Zur Problematik der Ansteckung weißer Mäuse mit der Hautleishmaniose.)** Izvestija Akademii nauk Armjanskoj SSR, Erevan **16** (1963) Nr. 4. S. 33–37. — 3 Tab., 5 Lit. Orig.: russ., Ausz.: armen.

Aus der Literatur ist kein Versuchsmodell der Hautleishmaniose bekannt, das eine ökonomische Überprüfung der Medikamente gestattet. Weiße Mäuse wurden mit *L. tropica* I und II bzw. *L. donovani* s. c. oder i.v. infiziert. Nach 3–4 Mon. wurden die Tiere getötet, die Milz und Leber sowie gebildete Knötchen untersucht (mikroskopisch und kulturell im Medium NNN). Die s.c. Infektion mit dem Typ II von *L. tropica* verlief positiv, wobei frisch isolierte Stämme eine größere Virulenz aufwiesen. Bei i.v. Applikation entstanden entgegengesetzte Resultate; hier führten alle Stämme der visceralen Leishmaniose zu einer Infektion. Vorbereitende bzw. gleichzeitige s.c. Applikationen von Kaolinsuspensionen oder Blut zur Erzeugung s.c. Entzündungen führten zu höheren Infektionsergebnissen (auf 90%). Vf. sieht in dieser Form ein geeignetes Versuchsmodell. W. Bathke. 9269.

4-64/04-0507 Boch, J. und Wiesenhütter, E.; Berlin-Dahlem, Univ., Veterinärmed. Fak., Inst. für Parasitol. **Über einzelne Stadien der endogenen Entwicklung des Schweinekokzids Eimeria debliecki, Douwes 1921.** Berliner Münchener tierärztl. Wschr. **76** (1963) Nr. 12. S. 236–238. — 5 Abb., 12 Lit. Zus. in Engl.

6 Ferkel im Alter von 2–7 Wochen, wurden mit 20000–50000 Oocysten von *Eimeria debliecki* je Tier und Tag künstlich infiziert. Die Oocysten-Ausscheidung begann 7 Tage nach der Infektion. Von den z.T. hochgradig katarrhalisch entzündeten Mittel- und Endabschnitten des Jejunums wurden neben den koprologischen Untersuchungen und Schleimhautabstrichen histologische Untersuchungen durchgeführt (Färbung mit Hämatoxylin-Eosin, Eisen-Hämatoxylin, PAS). Die endogenen Stadien ließen sich nicht nur in den Epithelzellen, sondern auch in der Propria und Submucosa nachweisen. Die 18×12 μ großen Schizonten enthalten mit Eisen-Hämatoxylin dunkel angefärbte Granula. Hieraus entstehen 25 $4{,}7 \times 1{,}2$ μ große Merozoiten. Die Häufigkeit der Schizogonie konnte nicht festgestellt werden. Die meist runden Makrogametocyten sind 4–12 μ groß und besitzen einen zentral gelegenen Kern. Die wabig strukturierten Makrogameten haben eine Größe von $12\text{–}18 \times 8\text{–}10$ μ; sie besitzen um den Kern einen hellen Hof und liegen in einer Flüssigkeitsvacuole. Histochemisch ließen sich in Makrogametocyten und Mikrogameten Polysaccharide nachweisen. Der Kern der 16×10 μ großen Mikrogametocyten geht nach Ausbildung der etwa 70 Mikrogameten ($2\text{–}4 \times 0{,}5\text{–}0{,}7$ μ) vollstän-

dig zurück. Nach der Befruchtung der Makrogameten verschwindet der zentrale Kern, das Plasma verdichtet sich an der Peripherie, es bildet sich eine Hülle aus, und die entstandenen Oocysten gelangen in das Darmlumen.
R. Jungmann. 9305.

4-64/04-0508 Hammond, D. M., Sayin, F. und Miner, M. L.; Logan, Utah State Univ. **Über den Entwicklungszyklus und die Pathogenität von Eimeria ellipsoidalis Becker und Frye, 1929, in Kälbern.** Berliner Münchener tierärztl. Wschr. **76** (1963) Nr. 16. S. 331–333. – 6 Abb., 1 Tab. Zus. in Engl.
Nach Literaturangaben soll *Eimeria ellipsiodalis* die häufigste Coccidien-Art beim Rind in den USA sein. Da bisher über ihre Entwicklung wenig bekannt war, haben sich Vff. dieser Problematik zugewandt. 33 Kälber im Alter von 2–4 Wochen erhielten unterschiedliche Mengen eines Infektionsmaterials, bestehend aus 92% *Eimeria ellipsoidalis*, 5% *Eimeria subspherica* und 3% *Eimeria cylindrica*, mit Hilfe einer Saugflasche oral appliziert. Zur Untersuchung auf endogene Entwicklungsstadien wurden 9 Kälber 8–13 Tage nach der Infektion getötet und histologisch ausgewertet. Die Präpatent-Periode betrug 10,1 Tage, die höchste Oocystenmenge (76,0 in 1/200 ml einer Probe) wurde am 12,3. Tag ermittelt. Die Oocystenausscheidung hielt 6,2 Tage an. Bei den angegebenen Daten handelt es sich um Durchschnittswerte. Die Anzahl der ausgeschiedenen Oocysten und die Schwere der Erkrankung scheinen nicht im wesentlichen Zusammenhang mit der Anzahl der applizierten Oocysten zu stehen. Es wurden schleimige Durchfälle beobachtet, die leicht, mittelgradig oder schwer verliefen. Bei 5 Tieren traten keine Störungen im Verdauungskanal auf. Histologisches Bild: Seröse Entzündung des Ileums und Jejunums. Die endogenen Entwicklungsstadien lagen i.d.R. neben dem Kern der nur wenig veränderten Wirtszelle. Die Schizonten sind $10{,}6 \times 9{,}4\ \mu$ groß und enthalten $24\text{–}36 \times 1\text{–}2\ \mu$ große Merozoiten. Die Makrogametocyten besitzen Kerne mit exzentrischem Karyosom. Die $15{,}1 \times 12{,}7\ \mu$ großen Mikrogametocyten wiesen zentrale Residualkörper auf. Im ausgereiften Zustand enthalten sie an der Peripherie gelagerte 2–3 μ lange Mikrogameten. Zur Überprüfung der Immunitätslage bei der *Eimeria-ellipsoidalis*-Coccidiose wurden Kälber 35–52 Tage nach der Erstinfektion abermals künstlich infiziert. Es konnte festgestellt werden, daß diese Tiere nur wenig Coccidien ausschieden und ohne Durchfälle blieben. Diese Ergebnisse berechtigen Vff. zu der Schlußfolgerung, daß die Infektion mit *Eimeria ellipsoidalis* zu einem gewissen Grad eine Immunität hinterläßt. R. Jungmann. 9305.

4-64/04-0509 Ronéus, Otto; Stockholm, Sweden, State Veterin. Med. Inst. Parasitic liver lesions in swine, experimentally produced by visceral larva migrans of Toxocara cati. **(Durch wandernde Toxocara cati-Larven experimentell erzeugte parasitäre Leberveränderungen beim Schwein.)** Acta veterin. scand. **4** (1963) Nr. 2. S. 170–196. – 22 Abb., 1 Tab., 16 Lit.
Vf. infizierte Ferkel mit 20000 bis 100000 embryonierten *Toxocara cati*-Eiern und untersuchte bei den 3, 10, 60 bzw. 63 Tage nach der Ansteckung getöteten Versuchstieren die durch die wandernden Spulwurmlarven ausgelösten Organveränderungen. 3 Tage nach der Infektion fanden sich auf der Leberoberfläche kleine Blutungen sowie sternförmige grau-weiße Flecken. Die histologische Untersuchung ergab zu diesem Zeitpunkt intralobuläre Blutungen mit Leberzellnekrosen und intralobuläre herdförmige Zellinfiltrationen sowie durch Zellinfiltrationen verdickte interlobuläre Septen. Bei den 10 Tage nach der Ansteckung untersuchten Ferkeln waren die Blutungen vollständig verschwunden, während die grau-weißen Flecken an Umfang zugenommen hatten. Jetzt ergab die histologische Untersuchung den Ablauf von Reparationsvorgängen und eine weitere Zunahme der intralobulären, vor allem aber der interlobulären Zellinfiltrationen mit starker Beteiligung eosinophiler Granulocyten, jedoch keine bemerkenswerte Zunahme des Bindegewebes. Bei

den am 63. Tage nach der Infektion getöteten Versuchstieren waren nur noch isolierte Leberveränderungen festzustellen, die aus vermehrtem perilobulären Bindegewebe bestanden. Die durch *Toxocara cati*-Larven in der Leber bei Schweinen verursachten pathologisch-anatomischen Veränderungen können sich also im Verlauf von wenigen Monaten zurückbilden, wobei schließlich nur wenige bindegewebig veränderte Bezirke oder herdförmig angeordnete lymphocytäre Infiltrate übrigbleiben. E.-A. Nickel. 9330.

4-64/04-0510 Enigk, K. und Eckert, J.; Hannover, Tierärztl. Hochschule, Inst. für Parasitol. und Veterinärmed. Zool. **Versuche zur Behandlung des Trichostrongylidenbefalls des Rindes mit Thiabendazole.** Dtsch. tierärztl. Wschr. **70** (1963) Nr. 1. S. 6–13. – 7 Tab., 34 Lit. Zus. in Engl.
Der Imidazolabkömmling Thiabendazol wurde hinsichtlich anthelminthischer Wirksamkeit und Verträglichkeit gegen unreife und reife Trichostrongyliden an 53 künstlich infizierten Kälbern geprüft; als Vergleichspräparat diente Dekelmin (Methoxyaethylpyridin). Die Thiabendazol-Applikation erfolgte per os mit der Suco-Spritze. In einer Dosis von 100 mg Wirkstoff/kg Kgw. gelang es gute Wirkung sowohl auf die geschlechtsreifen Exemplare als auch auf die 4. und 5. Larvenstadien von *Haemonchus contortus, Ostertagia ostertagi* und eine nicht immer zuverlässige Wirkung auf *Trichostrongylus colubriformis* zu erzielen. Andere Trichostrongyliden-Arten wurden in die Prüfung nicht einbezogen. Thiabendazol führte zu einer Hemmung der Helminthen-Eiproduktion. Die Verträglichkeitsprüfungen fielen günstig aus; bis zu 400 mg/kg Kgw. traten Unverträglichkeitserscheiungen nicht auf. Th. Hiepe. 9344.

4-64/04-0511 Trifonov, T. Nov meždinen gostopriemnik na Gongylonema pulchrum. **(Ein neuer Zwischenwirt von Gongylonema pulchrum.)** Izvestija na Veterinarija institut za zarazni i parazitni bolesti, Sofija **7** (1963) S. 191–193. – 1 Abb., 8 Lit.
Durch Verfütterung von 17 Mistkäfern der Art *Copris lunaris* gelang es, eine Invasion mit *G. pulchrum* zu erzielen. Die Invasion wurde durch Kotuntersuchung bewiesen am 111. Tage nach der Infektion mit Hilfe der Telemann-Methode (anstelle der Salzsäure wurde eine 50-prozentige Ätzkali-Lösung verwendet) sowie teilweise durch helminthologische Autopsie: nach der Schlachtung des Ferkels befand sich in der Schleimhaut der Speiseröhre ein geschlechtsreifes Weibchen von *G. pulchrum*.
NBR/ZSNTI, übersetzt v. N. Kuhlberg. 9347.

4-64/04-0512 Trifonov, T. Proučvane vŭrchu meždinnite gostopriemnici na Physocephalus sexalatus i Ascarops strongylina v Burgaski okrŭg. **(Untersuchung der Zwischenwirte von Physocephalus sexalatus und Ascarops strongylina im Bezirk Burgas.)** Izvestija na Veterinarija institut za zarazni i parazitni bolesti, Sofija **7** (1963) S. 181–185. – 2 Abb., 9 Lit.
Bei der Verfütterung von Mistkäfern an Ferkel wurde festgestellt, daß der kleine Mistkäfer *Coccobius schreberi* als Zwischenwirt der beiden Spirudiden des Schweinemagens und der Mistkäfer (*Sisiphus schaefferi*) als Zwischenwirt von *Ph. sexalatus* erscheint.
NRB/ZSNTI, übersetzt v. N. Kuhlberg. 9347.

4-64/04-0513 Levine, Norman D., Birch, Carroll, Dolowy, William C. und McKinney, Robert E.; Urbana, Univ. of Illinois, Coll. of Veterin. Med. Rhabditis axei, a pseudoparasitic nematode of the dog. **(Rhabditis axei, ein pseudoparasitischer Nematode des Hundes.)** J. Amer. veterin. med. Assoc. **142** (1963) Nr. 12. S. 1404–1406. – 2 Abb., 11 Lit.
Vff. fanden im frischabgesetzten Kot eines Hundes zahlreiche rhabditiforme Larven und einige adulte männl. und weibl. Würmer der Art *Rhabditis axei* (Cobbold 1884) Dougherty 1955 als Pseudoparasiten. Der Nematode ließ sich auf Blut-Agar-Kulturplatten bei Zimmertemperatur leicht züchten. Er

ernährte sich von Bakterien. Bei regelmäßigen Übertragungen in zwei- bis dreiwöchigen Abständen auf neue Kulturplatten konnte die Art über mehr als 3 Jahre kultiviert werden. In der gleichen Kultur verblieb der Nematode über mehrere Monate am Leben. *Rhabditis axei*, eine saprophagisch lebende Art, wurde wiederholt auf faulendem pflanzlichen und tierischen Material, aber auch im Kot von in Zwingern gehaltenen Hunden sowie bei Affen angetroffen. Über den Fund des Nematoden im Urin eines chinesischen Kindes ist gleichfalls berichtet worden. Die Entwicklung der rhabditiformen Larven zum adulten Wurm verlief bei 26 °C im Kot innerhalb von 2 bis 3 Tagen. Versuche, Hunde per os bzw. percutan mit Larven und Würmern zu infizieren, verliefen erfolglos. Es werden Größenangaben der diagnostisch wichtigen Körperabschnitte des Nematoden gemacht, die typischen morphologischen Kennzeichen genannt und die synonymen Namen dieser Art aufgezählt. Vff. nennen weiterhin die charakteristischen Merkmale der Nematodenarten *Rhabditis axei* und *Strongyloides stercoralis*. S. Nickel. 9353.

4-64/04-0514 Eubanks, J. W. und Pick, J. R.; Winston Salem, N.C., Wake Forest Coll. Dioctophyma renale infection in a dog. **(Dioctophyma renale-Befall bei einem Hund.)** J. Amer. veterin. med. Assoc. **143** (1963) Nr. 2. S. 164–169. – 8 Abb., 2 Tab., 9 Lit.
Vff. fanden bei der mikroskopischen Untersuchung des gelb bis dunkelbraun gefärbten und trüben Harns eines dreijährigen Versuchshundes im Sediment Eier von *Dioctophyma renale*, die sich in Leitungswasser bei Zimmertemperatur weiter entwickelten. Durch die intravenöse Pyelographie konnte eine funktionstüchtige linke Niere nachgewiesen werden. In der rechten Niere war eine Anreicherung des Kontrastmittels nicht zu beobachten. Mit Hilfe der retrograden Pyelographie und der Cystoskopie gelang es, zwei Nematoden im rechten Nierenbecken nachzuweisen. Bei der Sektion fanden Vff. zwischen den Leberlappen noch einen männlichen Wurm. Die durch den Nematodenbefall bedingten Organschäden sowie die histopathologischen Veränderungen der Nieren werden dargelegt und durch die Ergebnisse regelmäßig durchgeführter Blut- und Harnuntersuchungen ergänzt. S. Nickel. 9353.

4-64/04-0515 Cotteleer, C.; Uccle, Bruxelles, Inst. Nat. de Rech. Vétérin. L'influence du milieu exterieur sur l'eclosion des œufs de Fasciola hepatica. **(Der Einfluß des äußeren Milieus auf das Ausschlüpfen der Eier von Fasciola hepatica.)** Ann. Méd. vétérin. **107** (1963) Nr. 2. S. 126–130.
Die Bildung des Embryos im Ei und die Freisetzung des Miracidiums findet nur bei bestimmten Feuchtigkeits-, Temperatur- und Lichtverhältnissen statt. Um den Wert jeder dieser drei Voraussetzungen zu erkennen, wurden Eier von *Fasciola hepatica* den verschiedensten Bedingungen unterworfen und die Prozentsätze des Ausschlüpfens notiert. Von beschlagnahmten Lebern stammende Leberegel werden in Petrischalen mit physiologischer Kochsalzlösung bis zum nächsten Morgen aufbewahrt; diese produzieren vor dem Absterben eine große Menge Eier, die zu den Versuchen verwendet werden. Da Miracidien wegen ihrer schnellen Ortsveränderung nicht zu zählen sind, wird ein leeres Ei als ein geschlüpftes Miracidium gerechnet. Unter optimalen Bedingungen (Wasser, Temperatur von 27° und Finsternis) schlüpfen 57% der Eier aus. Das Vorhandensein von Wasser ist während der ganzen Dauer der Entwicklung des Embryos unerläßlich. Auch nur vorübergehender Wasserentzug z. B. durch langsames Verdampfen und Wiederauffüllen des Wassers tötet die Eier ab. Die Temperatur von 27° ist für die Entwicklung optimal, während Temperaturen unter 10°C und über 35 °C die Entwicklung nicht gestatten. Bei Finsternis und schwachem, zerstreuten Licht schlüpfen 5–10% mehr Eier aus als unter Lichteinwirkung. Um die Entwicklung der Distomatose zu hindern und in Anbetracht der Schwierigkeiten der Vernichtung des Zwischenwirtes und der geringen Wirksamkeit der Leberregelbekämp-

fungsmittel, schlägt der Vf. vor das Vieh nur in einer gewissen Entfernung von Wasserläufen, Tümpeln usw. zu weiden, besonders in Regenzeiten, in denen die Rinnsale die Eier aus dem Dung bis ans Wasser bringen. Von feuchten, sumpfigen Gegenden sind alle mit Distomatose und mit Enteritis befallenen Tiere fernzuhalten. Bei Leberegelkuren ist an die mit dem Absterben der Leberegel verbundene erhöhte Eiausscheidung zu denken.
K. Preißler. 9372.

4-64/04-0516 Vogel, D., Priboth, W. und Krüger, H.-L.; Leipzig, Karl-Marx-Univ., Med. Tierklin. **Zur Therapie der Schafmonieziose mit einer Zinn-Arsenat-Verbindung. 2. Mitt. Anwendung in der Herdenbehandlung.** Mh. Veterinärmed. **18** (1963) Nr. 12. S. 465–467. – 4 Tab., 3 Lit. 1. Mitt. vgl. LZ. Abt. IV **7** (1962) Nr. 2. S. 455.
Die Monieziose gehört im Bezirk Leipzig zu den bedeutsamen Herdenkrankheiten des Schafes; eine medikamentöse Bekämpfung wird für notwendig erachtet. Insgesamt 513 Merinofleischschafe (305 Lämmer, 108 Jährlinge und 100 Mutterschafe) aus 3 Gebrauchsherden und 1 Stammherde wurden unter Praxisbedingungen mit einer Zinn-Arsenat-Verbindung behandelt. Das Präparat besteht aus Zinn-Arsenat, Zinn-2-Chlorid und Natrium-Chlorid, wovon 19,93 auf As und 37,85 auf Sn entfallen. Als Dosis wurden 80 mg/kg Kgw. gewählt, die Applikation erfolgte nach 12stündigem Hungernlassen in Form von Tabletten zu 0,5 g per os mit Hilfe einer Darmklemme nach Doyen. Die vorerwähnte Zinn-Arsenat-Verbindung erwies sich als gut wirksam und verträglich. Die Schafe sind nach der Behandlung mindestens 3, besser 8 Tage im Stall oder im Pferch zu belassen; der proglottidenhaltige Kot sollte durch Umgraben oder Verbrennen beseitigt werden. Th. Hiepe. 9389.

4-64/04-0517 Meleney, William P., Cobbett, N. G. und Peterson, H. O.; Albuquerque, U.S. Dep. of Agric. The natural occurrence of Oestrus ovis in sheep from the Southwestern United States. **(Über das natürliche Vorkommen von Oestrus ovis beim Schaf im Südwesten der Vereinigten Staaten.)** Amer. J. veterin. Res. **23** (1962) Nr. 97. S. 1246–1251. – 4 Abb., 3 Tab., 10 Lit. Zus. in Esperanto.
In einem Zeitraum von 28 Jahren (1934–1961) untersuchten Vff. bei 720 männl. und weibl. Schafen verschiedener Rassen und Altersstufen sowie unterschiedlicher Kondition die Nasengänge und die Stirnbeinhöhle auf das Vorkommen von Larven der Dasselfliege *Oestrus ovis*. Bei 659 (91,5%) der untersuchten Tiere wurden Nasendasseln gefunden, nur 61 (8,5%) von ihnen wiesen keinen Befall auf. Mit 18434 isolierten lebenden Larven (78% I. Larven-, 12% II. Larven- und 10% III. Larvenstadium) betrug das Durchschnittsvorkommen bei den kontrollierten Schafen 25,6 Stück pro Tier und variierte von 0 bis 286 Nasendasseln. 40% der untersuchten Schafe waren mit mehr als 50 Dassellarven befallen. Die niedrigsten Larvenfunde wurden in all den Jahren von Ende April bis Anfang Juni getätigt, die meisten Larven dagegen von Ende Okt. bis Anfang Dez. gefunden. Das Vorkommen an I. Larven war im April/Mai, das der II. und III. Stadien von Ende August bis Anfang Sept. am geringsten. Während die I. Larven zumeist in den Nasengängen angetroffen wurden, befanden sich die II. und III. Larven vorwiegend in den Stirnbeinhöhlen. Die Fliege *Oestrus ovis* war von Ende Mai bis in den Okt. hinein anzutreffen und war besonders in den Sommermonaten aktiv. S. Nickel. 9460.

4-64/04-0518 Horton-Smith, C., Long, P. L. und Rowell, J. G.; Houghton, Huntingdon, Houghton Poultry Res. Stat.; Cambridge, Univ., School of Agric. Effects of thiabendazole on experimental infestations of Syngamus trachea. **(Die Wirkung von Thiabendazol bei der experimentellen Übertragung von Syngamus trachea.)** Brit. Poultry Sci. **4** (1963) Nr. 2. S. 217–224. – 2 Tab., 14 Lit.

In 10 verschiedenen Versuchsreihen prüften Vff. die Wirkung von Thiabendazol auf *Syngamus trachea*. In vitro erwies sich Thiabendazol in einer Konzentration von 1:4000 ohne wesentliche Einflußnahme auf III. Larvenstadien. Ebenso blieb eine Wirkung in vivo auf im Darm befindliche III. Larvenstadien bei Hühner- und Putenküken aus. Eine wirksame Eleminierung durch Thiabendazol der in der Lunge befindlichen IV. Larvenstadien sowie der immaturen und adulten Würmer konnte festgestellt werden, wenn die Behandlung am 9. Tag nach der experimentellen Infektion in einer Dosierung zwischen 0,3 und 1,5 mg/kg Kgw. oder wenn vom 9. bis 11. Tag nach der Infektion ein Futterzusatz von 0,2% vorgenommen wurde. Die beste Wirkung jedoch wurde erzielt, wenn ein Thiabendazol-Zusatz von 0,1 und 0,2% im Futter bereits vor der experimentellen Infektion verabfolgt wurde. D. Ebner. 9480.

4-64/04-0519 Everz, K. E. und Jönsson, G.; Stockholm, Veterinärhögskolan, Med. Avd. for Idisslare. Avmaskningsförsök på får. **(Entwurmungsversuche bei Schafen.)** Medlemsbl. Sveriges Veterinärförbund **15** (1963) Nr. 4. S. 101–106. – 11 Lit.

Diese Versuche bilden die Fortsetzung der in dieser Zeitschrift (vgl. LZ. Abt. IV 7 [1962] Nr. 9. S. 1875.) beschriebenen Versuche mit Promintic ICI (2 [β-Methyoxäthyl]-Pyridin). Die Versuche bei Schafen mit subcutaner Injektion (0,2 ml/kg) bestätigen den guten Effekt gegen Labmagen- und Darmparasiten. Besonders deutlich schien die Wirkung gegen *Strongyloides* und *Trichuris* zu sein, aber auch *Trichostrongylus*, *Nematodirus*, *Chabertia*, *Bunostomum*, *Haemonchus* und *Ostertagia* zeigten eine Verminderung in der Anzahl nach der Behandlung. *Eimeria* wies eine bedeutende Abnahme auf. Wiederholte Behandlungen mit Intervallen von 6 Wochen sind zu empfehlen. In den letzten 6–8 Wochen vor der Schlachtung soll die subcutane Promintic-Behandlung unterbleiben. E. Lehnert. 9480.

4-64/04-0520 Betke, P., Danailov, J. und Gräfner, G.; Schwerin, Veterinäruntersuchungs- und Tiergesundheitsamt. **Parenterale Leberegelbehandlung bei Schafen.** Mh. Veterinärmed. **18** (1963) Nr. 15. S. 595–597. – 1 Abb., 2 Tab., 17 Lit.

Zur medikamentösen Therapie des Leberegelbefalls bei Schafen mischten Vff. 28 Teile Lebertran und 2 Teile Anaesthesin und erwärmten dieses Gemisch unter Umrühren langsam bis auf +60 °C zur Erzielung einer vollständigen Lösung des Anaesthesins. Dann setzten sie der klaren Lösung 70 Teile Carboneum tetrachloratum zu und schüttelten das ganze kräftig. Von diesem Gemisch erhielten erwachsene Schafe 4 ml, Jährlinge 2 bis 3 ml in die Oberschenkelmuskulatur injiziert. Insgesamt wurden 3317 Schafe behandelt, von denen bei 70,1% durch die koprologische Untersuchung mit dem Sedimentierverfahren nach Benedek und Nemeseri Leberegeleier nachgewiesen wurden. Der Behandlungserfolg wurde durch eine erneute Kotuntersuchung 15 Tage später kontrolliert, bei 11 Schafen durch Untersuchung der Leber auf Parasitenbefall. Die Behandlung wurde sowohl im Herbst als auch im Frühjahr durchgeführt. Dabei konnte nach einmaliger Verabreichung des Gemisches durch koprologische Untersuchungen eine Wirksamkeit von 91,2% festgestellt werden. Bei 11 sezierten Schafen fanden sich 15 Tage nach der Behandlung in der Leber 262 tote und 19 lebende Egel, was einer Wirksamkeit von 93,2% entsprach. Das Mittel ist billig, da bei Selbstherstellung des Präparates 1 kg etwa 4,– DM kostet. Die Lagerung des Mittels soll bei +8° bis 15 °C erfolgen. Eine Unterkühlung führt zum Auskristallisieren des Anaesthesins, was sich jedoch durch Erwärmen im Wasserbad wieder beheben läßt. Der geeignetste Zeitpunkt zur Behandlung ist das Frühjahr. Auch Schafe in schlechtem Ernährungszustand können gefahrlos behandelt werden.
E.-A. Nickel. 9480.

4-64/04-0521 Endrejat, E., Hall, C. A. und Stubbs, G.; Leverkusen, Farbenfabriken Bayer AG. **Feldversuche mit Lucijet (Bayer S 1751) zur prophylaktischen Behandlung gegen Schmeißfliegenbefall.** Veterin.-med. Nachr. **1963** Nr. 2/3. S. 259–271.

Die Schafherden Australiens werden von *Lucilia cuprina* bedroht. Verschiedene Vorbeugungsmaßnahmen wurden bisher angewendet, um die Schafe vor dem Befall mit Fliegenmaden zu schützen. Bekannt sind das „Crutchen“ (Ausscheren der verschmutzten und riechenden Wolle an den Schenkeln der Tiere), weiterhin die „Mule“-Operation an Merinoschafen (Operative Beseitigung der Hautfalten der Tiere). Diese Maßnahmen sind gegenüber den Behandlungen mit Insektiziden aus verschiedenen Gründen im Nachteil. „Jetten“ und „Tipsprayen“ werden deshalb mehr und mehr bevorzugt oder im Verein mit den beiden genannten Maßnahmen. Folgende Gesichtspunkte sind bei Anwendung eines solchen Präparates zu berücksichtigen: 1. Gute Haftfähigkeit und lang anhaltende Insektizidwirkung. 2. Toxikologische Unbedenklichkeit des Mittels für Tier und Mensch. 3. Werterhaltung der Wollfaser. Die Versuche wurden in drei verschiedenen Klimazonen geprüft, im gemäßigten Klima von Victoria, dem wärmeren von Neusüdwales und dem subtropischen von Queensland. 27 Herden mit 29850 Schafen standen zur Verfügung. Bei nur 14 Herden waren die Versuche auswertbar. Lucijet (Bayer S 1751), ein organischer Phosphorsäureester mit der Strukturformel

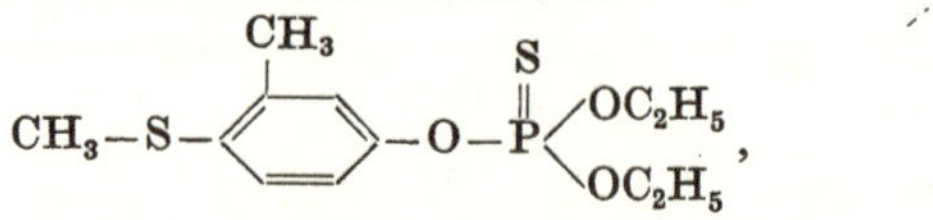

wurde im Jetteverfahren (Aufbringen des Insektizides mittels Druckspritze) in den Konzentrationen von 0,01–0,075% angewendet. Die Konzentration von 0,05% schützte die Schafe mindestens 10–12 Wochen vor Fliegenbefall. Die angewendeten Konzentrationen von 0,75 und 0,1% erhöhten die Schutzwirkung. F. Coch. 9480.

4-64/04-0522 *Bondareva, Varvara Ivanovna.* Hrsg.: Akad. nauk Kazachskoj SSR, Inst. zool. **Cenuroznye invazii domašnich i dikich životnych (K devastacii cenuroza cerebral'nogo v SSSR).** (Coenurus-Invasionen bei Haustieren und wildlebenden Tieren.) Alma-Ata: Izd. Akad. nauk Kazachskoj SSR. 1963. (355 S.) 8°. (1963 A 1243)

XXIII. HAUTKRANKHEITEN

4-64/04-0523 Geyer, Susanne; München, Univ., Med. Tierklin. **Cholesterinwerte in ihrer Beziehung zu Hautkrankheiten.** Kleintier-Prax. 8 (1963) Nr. 4. S. 79–80. — 5 Lit.

Mit Hilfe der Cholestrol-Methode von Dade (mod. Schönheimer-Sperry-Methode) wurden je nach Hunderasse Gesamtcholesterinwerte zwischen 90 bis 120 mg% gefunden. Bei Alopecie mit Hyperpigmentation liegen die Normalwerte um 100 mg% höher, während beim hormonalen Ekzem je nach ursächlicher Beteiligung der Keim- oder Schilddrüse große Schwankungen des Cholesteringehaltes auftreten. Bei Seborrhoe, einfacheren Formen des squamösen Ekzems und überraschenderweise bei Acanthosis nigricans gehen die Cholesterinwerte nicht über den Normalwert hinaus. Die Behandlung all jener Fälle, bei denen auf Grund des erhöhten Cholesteringehaltes im Serum eine Schilddrüseninsuffizienz anzunehmen ist, wurde mit Thyreoidin oder cytoplasmatischer Therapie vorgenommen. P. Kielstein. 9622.

4-64/04-0524 Bisping, W.; Hannover, Tierärztl. Hochschule, Inst. für Mikrobiol. und Tierseuchen. **Untersuchungen über die Ätiologie von Sproßpilzinfektionen bei Haustieren.** Zbl. Veterinärmed., R. B **10** (1963) Nr. 4. S. 325 bis 361. — 10 Abb., 7 Tab., 200 Lit.

Die Arbeit sollte klären, welche Hefearten bei einigen Haustieren überhaupt vorkommen und inwieweit Antibiotica Ursache für die in den letzten Jahren beobachtete Zunahme von Mykosen sind. Vergleichende Untersuchungen an Otitis externa erkrankter Hunde und Hautabstrichen gesunder Haut erbrachten in beiden Fällen den Nachweis insbesondere von *Pityrosporum canis* und anderen Hefen (*Candida*- und *Torulopsis*-Arten), so daß diese Hefen normalerweise saprophytisch auf der gesunden Haut leben und nicht die alleinige Ursache der Otitis externa sein können. Weiterhin wurde an Vaginalabstrichen von 792 Stuten und 134 Kühen und ferner an 270 Präputial- und 174 Samenproben von Bullen die Bedeutung von Hefen auf den Genitalschleimhäuten der Tiere untersucht. 10,4% der Proben von Stuten und 8,2% der Kühe wiesen *C. parapsilosis* und *C. pseudotropicalis*, seltener *C. albicans* auf. Die Mehrzahl dieser Tiere war längere Zeit steril und bisher ergebnislos mit Antibiotica behandelt worden, so daß diese Hefen ursächlich an der Erkrankung beteiligt sein können. Die Zahl der Hefeisolierungen aus den Präputial- und Samenproben ist dagegen sehr gering, niemals wurden *Candida*-Arten nachgewiesen. Bei 17 an Euterentzündungen erkrankten Rindern konnten bei fehlenden bakteriellen Infektionserregern *C. albicans*, *C. parapsilosis*, *C. pseudotropicalis*, *C. tropicalis* und *C. humicola* nachgewiesen werden, während aus Milchproben eutergesunder Kühe wahrscheinlich nur infolge sekundärer Verunreinigung vorwiegend *Rhodotorula mucilaginosa* isoliert wurde. Experimentelle Infektionsversuche an Eutern mit *C. albicans* und *C. tropicalis* waren positiv. Untersuchungen von Tierorganen von Pferden, Rindern, Schweinen, Hunden und Hühnern ergaben in 18,3% des Untersuchungsmaterials Hefen, am häufigsten bei Hühnern. Die feststellbare Zunahme von Mykosen wird vom Vf. mit der antibiotischen Therapie in Verbindung gebracht. Experimentelle Infektionen von Mäusen und Hühnerküken bei gleichzeitiger Verabreichung bestimmter Antibiotica in therapeutischen Dosen weisen auf diese Zusammenhänge hin.

P. Kielstein. 9650.

4-64/04-0525 Hörter, R.; Arnsberg/Westf., Staatl. Veterinäruntersuchungsamt. **Zur Pilzflora hautkranker und -gesunder Schweine.** Dtsch. tierärztl. Wschr. **69** (1963) Nr. 24. S. 717–719. – 6 Abb., 11 Lit.

5 Ferkel, die an einem krustösen Ekzem erkrankt waren, wurden vergleichend zu 20 hautgesunden Schweinen mykologisch untersucht. Die erkrankten Tiere zeigten zunächst schmierige, gelblichbraune, feuchte Auflagerungen, später grauschwarze panzerartige, der Haut fest aufsitzende Beläge. Juckreiz bestand nicht, die Veränderungen lokalisierten sich fast ausschließlich auf Brust- und Bauchwand sowie Schwanz. Regelmäßig waren ganze Würfe erkrankt, Tiere anderer Buchten erkrankten nicht. Die histologische Untersuchung der Haut zeigte einen vorwiegenden Befall der Epidermis mit zapfenartigen Veränderungen bis in tiefe Schichten des Coriums. Kulturell konnte aus den Hautveränderungen bei 5 Tieren *Alternaria spec.* und bei einem Tier außerdem *C. albicans* isoliert werden. Bei 20 gesunden Schweinen wurde dagegen niemals *Alternaria* nachgewiesen, sondern vor allem *Penicillium*, *Aspergillus*, *Mucor* und *Rhizopus*. Es wird angenommen, daß es sich bei diesen Hauterkrankungen um eine durch *C. albicans* verursachte *Pityriasis* mit nachfolgender Sekundärinfektion durch *Alternaria* handelt. P. Kielstein. 9650.

4-64/04-0526 Kral, F.; Philadelphia, Univ. of Pennsylvania, School of Veterin. Med. **Mykosen der Hunde und Katzen.** Berliner Münchener tierärztl. Wschr. **76** (1963) Nr. 16. S. 333–335. – 5 Abb., 9 Lit.

Die Infektion der Hunde und Katzen mit Dermatophyten erfolgt durch direkte Berührung mit infizierten Tieren und Menschen oder indirekt durch verschiedene infizierte Gegenstände, Räume und kontaminierte Luft. Prädisponiert sind junge, schlecht genährte und gepflegte Tiere, durch innere Krankheiten geschwächte oder über längere Zeit mit Antibiotica behandelte Tiere. In den

USA wurden beim Hund *M. canis* (66%), *M. gypseum* (24%), *M. audouinii*, *T. mentagrophytes* (10%), *T. verrucosum* und *T. schoenleinii*, bei Katzen in 98% der Fälle *M. canis* isoliert. Die Übertragung von *M. audouinii* geschah oft von erkrankten Kindern, während die seltenen *T. verrucosum*- bzw. *T. schoenleinii*-Infektionen auf erkrankte Rinder bzw. Kaninchen und Mäuse zurückzuführen waren. P. Kielstein. 9650.

4-64/04-0527 Rieth, H. und Dreisörner, H.; Hamburg-Othmarschen, Klin. für Hunde und Kleine Haustiere. **Über Dermatomykosen bei Hund und Katze.** Kleintier-Prax. 8 (1963) Nr. 4. S. 83–87. – 6 Abb., 2 Tab., 12 Lit.
Im Verlaufe einer Mikrosporie-Epidemie im Raum von Hamburg erkrankten 1962 viele Personen. Als Ursache konnten vorwiegend Katzen, seltener Hunde ermittelt werden. Während dieser Epidemie konnten nicht nur typische, sondern sehr häufig atypische, schwer erkennbare Erkrankungen beobachtet werden, wie Mikrosporie ohne Haarausfall, Frühstadien mit und ohne Juckreiz, Zusammentreffen von nicht pilzbedingtem Ekzem mit Mikrosporie usw. Für diese Erkrankungsformen hat sich die Woodlicht-Lampe zur Klärung der Diagnose sehr bewährt. Häufig waren nur 4–5 Haare an einem Tier pilzbefallen. Die Behandlung erfolgte mit Griseofulvin (Katzen 1/4 Tablette pro Tag, Hunde 20–30 mg/kg Kgw.). Zur Heilung durch Griseofulvin kommt es dadurch, daß die Eindringtiefe des gehemmt wachsenden Pilzes geringer ist als die natürliche Wachstumsrate von Haar und Epidermis. P. Kielstein. 9650.

4-64/04-0528 Rieth, H. und Dreisörner, H.; Hamburg-Othmarschen, Klin. für Hunde und Kleine Haustiere. **Erkennung und Behandlung der Mikrosporie bei Katzen und Hunden.** Tierärztl. Umschau 18 (1963) Nr. 7. S. 350–353. – 5 Abb., 8 Lit.
Mikrosporiekranke Katzen und Hunde sind in den letzten Jahren häufig Ursache menschlicher Erkrankungen. Dabei verlaufen die tierischen Erkrankungen meistens atypisch, d. h. die Tiere erscheinen klinisch gesund. Diese latent erkrankten Tiere sind am besten bei gründlicher Untersuchung mit der Woodlicht-Lampe auf Grund einer grünen Fluoreszenz der pilzbefallenen Haare (*M. canis, M. audouinii*) zu erkennen. Einzelne pilzinfizierte Haare befinden sich mit Vorliebe an den Ohren, über den Augen, am Schwanz und an den Pfoten. Zur Unterstützung der Diagnose wird die mikroskopische und kulturelle Untersuchung empfohlen. Vorwiegend wurde bisher *M. canis*, gelegentlich *M. gypseum* und sehr selten, meistens bei jungen Hunden, *M. audouinii* isoliert. Zur Behandlung diente Griseofulvin: Katzen je nach Größe 1/4 bis ½ Tablette, Hunde 20–30 mg/kg Kgw. P. Kielstein. 9650.

XXIV. GEFLÜGELZUCHT, GEFLÜGELKRANKHEITEN

4-64/04-0529 Gylstorff, I.; Hannover. **Geflügelgesundheitsdienst.** Züchtungskunde 34 (1962) Nr. 9/10. S. 478–485. – Zus. in Russ., Engl., Franz.
Ein Rückblick auf den vor 30 Jahren durch Lerche und Fritzsche auf freiwilliger Basis ins Leben gerufenen Geflügelgesundheitsdienst (GD) mit seinen wechselvollen Aufgaben und Möglichkeiten führt zu der Erkenntnis, daß die Organisation des GD auf möglichst freiwilliger Basis sich als Grundlage bewährt hat. Der GD muß den Qualitätsbetrieben zur Seite stehen und kann für alle Betriebe da sein, die ihn beanspruchen wollen. Es kann jedoch nicht Aufgabe des GD sein, irgendwelche polizeilichen Funktionen zu übernehmen. Der angeschlossene Betrieb muß von sich aus bereit sein, die Vorteile einer regelmäßigen gesundheitlichen Kontrolle zu erkennen und anzuerkennen und die notwendigen Maßnahmen, auch zunächst unangenehme, auf sich zu nehmen. Die Stellung des GD gegenüber dem einzelnen Züchter muß absolut unabhängig sein, damit nicht der geringste Verdacht entstehen kann, daß die Maßnahmen des Tierarztes direkt oder indirekt mit persönlichen Interessen im

Zusammenhang stehen. Erfolg oder Mißerfolg der Krankheitsbekämpfung sind im wesentlichen von drei Komponenten abhängig, von der wirtschaftlichen Bedeutung einer Krankheit, vom Stand der wissenschaftlichen Kenntnisse in Zusammenhang mit technischen Möglichkeiten und von der exakten und konsequenten Durchführung aller als richtig erkannten Maßnahmen gemeinsam von Tierarzt und Züchter, die den absoluten Willen zu Höchstleistungen auf beiden Seiten einschließt. Die Aufgaben des Tierarztes umfassen alles, was auf die Gesundheit des Geflügelbestandes Einfluß nehmen kann, von der erblich verankerten Konstitution bis zur Umweltgestaltung, Fütterung und Krankheitserregerbekämpfung. Diese Faktoren beeinflussen sich gegenseitig in hohem Maße. Die ungeheure Entwicklung der Geflügelzucht im Zusammenhang mit neuen Forschungsergebnissen auf dem Gebiet der Medizin stellen die GD vor neue Aufgaben, Verhinderung und Ausgleich von Haltungs- und Fütterungsschäden, planvolle Prophylaxe und Seuchenbekämpfung auf der Basis der in den gesunden Beständen festgestellten Erreger-Antikörper-Verhältnisse, Mitarbeit bei der züchterischen Auslese von Letal- und Semiletalfaktoren, genverankertem, minderwertigem Reaktionsvermögen und Organminderwertigkeiten. C.-U. v. Mickwitz. 9700.

4-64/04-0530 Griminger, Paul und Fisher, Hans; New Brunswick, N.J., Rutgers State Univ. Genetic differences in growth potential on amino acid deficient diets. **(Genetische Unterschiede im Wachstumspotential bei Aminosäurenmangeldiät.)** Proc. Soc. exp. Biol. Med. **111** (1962) Nr. 3. S. 754–756. – 3 Abb., 1 Tab., 11 Lit.
Das Geflügel hat wie zahlreiche Säugetierarten einen klar definierten Bedarf an Arginin. Auf Grund von Versuchsbeobachtungen ist bekannt, daß die Körpergewichtszunahmen wachsender Küken bei Verfütterung einer Argininmangeldiät beträchtlichen Variationen unterliegen. Diese Variation kann so groß sein, daß bei Reduzierung der Argininzufuhr im Futter auf die Hälfte des Normalbedarfes einzelne Tiere fast die normale Wachstumsintensität beibehalten, während andere ihr Gewicht gerade noch halten. Im Versuche wurde weibliche Küken der Leghornrasse bis zum Alter von 4 Wochen entweder mit einer Arginin- oder einer Lysinmangeldiät aufgezogen. Meistens reagierte die Nachkommenschaft einer Henne auf die beiden Mangeldiäten unterschiedlich. Die Mütter reagierten hinsichtlich des Wachstumspotentiales ihrer Nachkommen, die mit einer vollwertigen Futterration ernährt wurden, in einer ähnlichen Reihenfolge wie bei der Verabreichung der Argininmangeldiät an die Küken, jedoch anders als bei Lysinmangel im Futter. Der Variationskoeffizient der 4-Wochen-Gewichte war bei Argininmangel am größten und am geringsten bei einer vollwertigen Diät. H. Busse. 9710.

4-64/04-0531 Crasemann, E. und Prabucki, A. L.; Zürich, ETH, Inst. für Tierernähr. **Untersuchungen über den Einfluß der Anreicherung eines Geflügelmastfutters mit Fetten bzw. mit freien Fettsäuren auf den Zuwachs und die Zusammensetzung von Küken im Frühstadium ihrer Entwicklung.** Schweiz. landwirtsch. Forsch. 2 (1963) Nr. 2. S. 218–232. – 2 Abb., 9 Tab., 5 Lit.
In 2 Versuchsreihen überprüften Vff. den Einfluß eines Zusatzes von Rindertalg, Schweineschmalz, Sojaöl, Kokosöl und Kakaobutter bzw. freien Fettsäuren in Höhe von 5% zu einem Broilermastfutter. Dabei ergaben sich bei einer Verfütterung von Fett bis zum 25. Lebenstage keine signifikanten Unterschiede im Gewichtzuwachs der Tiere der einzelnen Gruppen. Im Vergleich dazu blieb der Zuwachs bei denjenigen Küken, die freie Fettsäuren zugefüttert bekamen, eindeutig hinter denen mit Fettzulage zurück. Auch hinsichtlich der grobchemischen Zusammensetzung wiesen die mit den Fettzulagen gefütterten Küken keine wesentlichen Unterschiede auf. Bei der Verabreichung von Fett war der Rohfettgehalt des Körpers wesentlich höher als bei der Zufuhr

freier Fettsäuren. Das Fettsäuremuster des Kükenkörpers wurde durch das mit Fett und Fettsäuren angereicherte Futterrohfett weitgehend beeinflußt. In beiden Versuchen ergab sich zwischen dem Gesamtgehalt des Futterrohfettes an ungesättigten Fettsäuren und dem Anteil dieser Fettsäuren im Kükenfett eine hochsignifikante Beziehung. Signifikante Zusammenhänge lagen auch zwischen der insgesamt aufgenommenen Menge Fettsäuren und deren Anteil im Körperfett vor. H. Gürtler. 9710.

4-64/04-0532 Prohászka, L. und Sósky, G. Baromfitápokba kevert A-vitamin stabilitása. **(Die Stabilität des zu Geflügelfutter gemischten Vitamin A.)** Magyar Állatorvosok Lapja [Ung. veterinärmed. Bl.] **18** (1963) Nr. 1. S. 27–29. – Aus: Ung. Agrar-Rdsch. **1963** Nr. 4.
Der Vit. A-Gehalt von Geflügelfuttern wurde mit Hilfe des Carr-Priceschen Verfahrens bestimmt. Es wurden verschiedene Futterprämixe, Konzentrate und fertige Futtergemische geprüft. In industriell hergestellten Futtergemischen ist Vit. A nicht in homogener Verteilung vorhanden. Deswegen sollen bei Routineuntersuchungen an 5 bis 20 g-Futterproben Parallelbestimmungen vorgenommen werden. Bei Futtergemischen, die Fett enthalten, gehen während der Lagerung Autooxydationsprozesse vor sich; als Folge davon steigt der Säuregrad des Futters, und die gebildeten Peroxyde zersetzen das Vit. A. Die Peroxydbildung im Futter kann durch Beifügung des Antioxydationsmittels Ethoxymethylhydrochinolin verhütet werden. Dieses soll in einem Verhältnis von 0,012% den Futtergemischen beigefügt werden. In Gegenwart dieses Anitoxydationsmittels zeigt die Peroxydzahl keinen Anstieg, die Oxydation bzw. das Ranzigwerden der Fette wird verlangsamt, es kann aber nicht gänzlich verhindert werden. In ihren Untersuchungen verglichen Vff. Änderungen in Futtergemischen, die das Antioxydans enthielten bzw. nicht enthielten. Behandelte Futtergemische konnten ohne Wertminderung zwei Monate lang gelagert werden. Bei einer Lagerung von 5 Mon. kann aber damit gerechnet werden, daß der Vit. A-Gehalt des Futters auf die Hälfte des ursprünglichen Wertes fällt. Deswegen soll Tieren, die ein solches Futter verzehren, Vit. A auch zusätzlich gereicht werden. Der Abbau von Vit. A wird auch durch andere Faktoren (Temperatur, Wassergehalt, Lichteinwirkung) beeinflußt. Deswegen zeigen Futtergemische, die zu verschiedenen Zeiten und an verschiedenen Orten gelagert wurden, diesbezüglich große Unterschiede. 9710.

4-64/04-0533 Braekkan, Olaf R.; Bergen, Norw. Fisheries Res. Inst. Vitamin A status of young chicks during absorption and depletion of different single doses. **(Vitamin A-Status junger Küken während der Resorption und des Schwunds von unterschiedlichen Einzeldosen.)** Int. Z. Vitaminforsch. [Bern] **33** (1963) Nr. 2. S. 154–175. – 4 Abb., 6 Tab., 55 Lit. Zus. in Franz., Dtsch.
Insgesamt 260 Weiße-Leghorn-Eintagsküken werden zunächst bis zur Vit. A-Freiheit der Lebern mit einem Vit. A Mangelfutter ernährt (14 Tage). Dann erhalten sie in Gruppen von 52 Tieren 250, 1000, 4000, 16000 oder 61000 IE Vit. A-Acetat in Erdnußöl verabfolgt. Im Verlauf der nächsten 76 Tage wird bei je 4 Tieren zu 13 verschiedenen Zeitpunkten der Vit. A-Spiegel von Blut, Leber und Nieren bestimmt. Die maximale Plasmakonzentration wird unabhängig von der Dosierung nach 3 Std. erreicht. Außer in der Leber steht auch im Plasma und in den Nieren der Vit. A-Gehalt in einer linearen Beziehung zur Dosierung. Zwischen der Konzentration in der Leber und der im Plasma oder in den Nieren besteht jedoch keine lineare oder umgekehrte Proportionalität. Das zeitliche Maximum der Leberspeicherung hängt von der Höhe des A-Angebots ab. Die tägliche Abnahme des A-Gehaltes in der Leber ist konstant; ihr Ausmaß ist eine Funktion der gespeicherten Menge. Auch in den Nieren wird ein stetiger Abfall des A-Spiegels festgestellt. Er ist jedoch unabhängig von der verabreichten Dosis. B. Gaßmann. 9710.

4-64/04-0534 Sell, J. L. und Roberts, W. K.; Winnipeg, Canada, Univ. of Manitoba. Effects of dietary nitrite on the chick: growth, liver vitamin A stores and thyroid weight. **(Die Einflüsse des mit der Nahrung zugeführten Nitrites auf das Küken. Wachstum, Vitamin A-Gehalt der Leber und Schilddrüsengewicht.)** J. Nutrit. [Philadelphia] **79** (1963) Nr. 2. S. 171–178. – 4 Tab., 6 Lit.
Eintagsküken (Weiße Leghorn) wurden in verschiedene Gruppen geteilt und erhielten: 1) 510–4080 IE Vit. A (I) (entweder im Futter oder zusätzliche i.m. Injektion, sowie mit oder ohne 0,4% KNO_2 (II) im Futter. 2) 11230 bis 14800 IE (I) im Futter und gespritzt sowie ebenfalls mit oder ohne (II). 3) (I) allein im Futter; allein injiziert oder β-Carotin allein im Futter (in allen 3 Fällen Versuche mit 4080 und 16320 IE). Das Wachstum wird durch (II) reduziert, wenn (I) oral oder als Injektion verabreicht wird (Gewichtsabnahme tritt primär durch verminderte Futteraufnahme in Erscheinung; die Einflüsse auf (I) und das Schilddrüsengewicht sind als Sekundäreffekte zu deuten). Der (I)-Gehalt der Leber wird auf jeden Fall durch (II) reduziert, jedoch geringer in der Versuchsgruppe 2 (sehr viel (I)). Das Schilddrüsengewicht war bei den (II)-Versuchen erhöht, jedoch relativ nicht so stark bei den hohen i.m. injizierten (I)-Dosen. Die Mortalität wird durch (II) erhöht. H. Liebenow. 9710.

4-64/04-0535 Anonym. Zinc requirements of poultry. **(Der Zinkbedarf des Geflügels.)** Nutrit. Rev. **19** (1961) Nr. 10. S. 302–305. – 7 Lit.
Zinkmangel im Futter von Geflügel führt zu Störungen in der Federbildung, in Form und Zusammensetzung der Knochen und im Wachstum. Der Bedarf an Zink beträgt bei den schnell wachsenden Puten 70 ppm, damit Wachstum, Gefiederausbildung und Knochenentwicklung normal ablaufen; Hühner brauchen weniger, etwa 35 ppm Zinkchlorid, Zinksulfat (heptahydrat) und Zinkcarbonat scheinen für das Geflügel gleich verwertbare Zinkquellen zu sein. C.-U. v. Mickwitz. 9710.

4-64/04-0536 Alekseevič, L. A. O tormoženii jajcekladki u nekotorych porod kur i gibridov. **(Die Hemmung der Eiablage bei einigen Hühnerrassen und bei Hybriden.)** Vestnik Leningradskogo universiteta **18** (1963) Nr. 3. Serija biologii Nr. 1. S. 133–139. – 1 Abb., 4 Tab., 18 Lit. Zus. in Engl.
Eine der angeborenen Eigenschaften der höheren Nerventätigkeit, die Eiablage, wurde bei Hühnern der Leghorn-, Australorps- und Plymouth Rock-Rasse sowie bei Hybriden (F_1 ♀ Australorps × ♂ Plymouth Rock) untersucht. Gemessen wurde die äußere Hemmung des Eiablagestereotyps (Zeit) nach dem während des Legens vorgenommenen Umsetzen in ein anderes Nest. Die Variabilität der Hemmung war zwischen Tieren verschiedener und innerhalb einer Rasse groß. Die Hemmung war im Durchschnitt bei Leghorns am intensivsten (9,1 ± 1,63fach) und bei Australorps (2,4 ± 0,16fach) und Hybriden am geringsten (2,5 ± 0,51fach). Die Plymouth-Rock-Hennen lagen zwischen den beiden anderen Gruppen (6,3 ± 1,71fach). Die Mittelwerte waren jedoch nicht typisch. Es konnten z. B. bei Leghorns nach den Maxima der Hemmung zwei Gruppen unterschieden werden. In allen Fällen war die Legeleistung bei Tieren mit geringer Hemmung höher als bei Tieren mit starker Hemmung. S. Willer. 9710.

4-64/04-0537 Hajdu, G., Ratalics, L. und Temesi, Z. A tyukok szivhalálának hazai elöfordulásáról. **(Über das Vorkommen des Herztodes des Geflügels in Ungarn.)** Magyar Állatorvosok Lapja [Ung. veterinärmed. Bl.] **18** (1963) Nr. 4. S. 146–148. – Aus: Ung. Agrar-Rdsch. **1963** Nr. 4.
Die als Herztod des Geflügels bekannte Krankheit wird zum erstenmal in Ungarn beschrieben. Bei einem Bestand von 3000 Leghorn-Junghühnern wurden Krankheit und Verluste nur in den überfüllten Ställen beobachtet, obwohl die Einrichtung der Ställe sowie Einstreu und das Futter der Tiere

einwandfrei waren. Tagsüber stand den Hühnern eine Weizenweide zur Verfügung. Todesfälle wurden Ende Februar beobachtet, vornehmlich während des Tages. Morgens, nachdem die Tiere hinausgelassen wurden, fielen einige Junghühner oder Hühner auf den Rücken, begannen zu kreischen und gingen kurz danach ein. Bei der Sektion war das Herz kugelartig abgerundet, seine Muskulatur war hell und brüchig, das Pericard und Endocard zeigte keine Veränderungen. In allen Körpern enthielt die Bauchhöhle viel gelbe, klare und bald gerinnende Flüssigkeit. Die Leber war dunkelbraun, geschwollen, blutreich und ihre Oberfläche war mit einer dünnen Fibrinschicht bedeckt. Die Lungen waren hyperämisch, die Schleimhaut der Luftröhre war vascularisiert und enthielt punktförmige Blutungen. In anderen Organen konnten keine Veränderungen festgestellt werden. Die bakteriol. Untersuchung führte zu einem negativen Ergebnis. Die histologischen Befunde stimmten mit denjenigen überein, wie sie als für den Herztod charakteristisch in der ausländischen Literatur beschrieben wurden. Das Leiden verursachte bei den Leghornhühnern einen Verlust von 17,02%. Man ging zu industriellem Legefutter über und gebrauchte Zinkbehälter und Eimer nicht mehr zum Mischen des Futters und zur Lagerung von Kochsalz. Danach hörten die Krankheitsfälle plötzlich auf; Verluste wurden später nicht mehr beobachtet. Die Infektionsversuche führten zu negativen Ergebnissen. Nach Ansicht der Vff. wird das Leiden durch eine Stoffwechselstörung oder Toxikose hervorgerufen. 9740.

4-64/04-0538 O'Dell, B. L., Hardwick, B. C., Reynolds, Genevieve und Savage, J. E.; Columbia, Univ. of Missouri. Connective tissue defect in the chick resulting from copper deficiency. **(Bindegewebeschäden beim Huhn infolge Kupfermangels.)** Proc. Soc. exp. Biol. Med. **108** (1961) Nr. 2. S. 402 bis 405. – 6 Abb., 1 Tab., 9 Lit.
Acht Gruppen zu je 10–20 Küken wurden unter Verhinderung jeder Metallberührung 4 Wochen lang auf die Wirkungen eines Kupfermangels untersucht. Die Kupfermangel-Grundnahrung enthielt nur 0,8 ppm. Kupfer, während die Kontrolltiere zusätzlich 20 mg $CuSO_4 \cdot 5\,H_2O$ je kg erhielten. Bei den mangelernährten Tieren zeigten sich folgende Werte bzw. Veränderungen: durchschnittliches Kgw. 244 ± 6 g (86 Tiere), Mortalität 23% (112), Hämatokrit 28,5 ± 5% (60), Beinschwäche 31% (90), Knochendeformation oder Perosis 21% (60), subcutane Hämorrhagien 47% (90) und innere Blutungen bei der Sektion 78% (40). Die entsprechenden Zahlen bei Tieren mit Cu-Beifütterung waren: 388 ± 7 g Kgw. (77), 1,3% (78), 31,5 ± 5% (52), 2% (60), 2% (60), 2% (60) und bei keinem Tier innere Blutungen. Die subcutanen Blutungen wurden von der dritten Woche an vor allem an Brust und Schenkel beobachtet. Die histologisch untersuchten Aorten zeigten bereits makroskopisch eine Verfärbung, Wandverdickung und Lumeneinengung; es wurden Mediaverdickung und ein intramurales Aneurysma gefunden. In anderen Fällen wurden Ruptur der elastischen Fasern, Auseinanderdrängen der elastischen Fasern durch nach Gomori grün färbbares, vermutlich kollagenartiges Material oder Anreicherung der elastischen Fasern in der äußeren Schicht der Gefäßwandung angetroffen. Offenbar spielt Cu im Stoffwechsel des Bindegewebes eine bisher noch unbekannte Rolle, worauf die Schädigung des elastischen Gewebes und die Anreicherung unbekannten Materials deuten.
C.-U. v. Mickwitz. 9740.

4-64/04-0539 Gerriets, E.; Berlin-Lichterfelde. **Riboflavinmangelkrankheiten beim Küken nach Dauerverabreichung von Sulfa-dimethyl-pyrimidin und Nitrofurazon.** Berliner Münchener tierärztl. Wschr. **75** (1962) Nr. 18. S. 346–348. – 4 Abb., 1 Tab., 11 Lit.
Vier Gruppen unsortierter Leghorn-Küken zu je 100 Tieren erhalten ein vitaminarmes Grundfutter mit 8000 IE Vit. A und 500 IE Vit. D_3 je kg Futter. Gruppe II erhält einen Zusatz von 0,1% Sulmet/kg Futter (Sulfadimethyl-

pyrimidin), Gruppe III 0,0067% NFZ/kg Futter (Nitrofurazon) und Gruppe IV außer 0,0067% NFZ/kg Futter 5 mg Vit. B/kg Futter und 2 mg Vit. K_3/kg Futter. Am 18. Versuchstag traten die ersten Riboflavin-Mangelerscheinungen auf, bis zum 52. Versuchstag erkrankten klinisch an Riboflavin-Avitaminose 31 Tiere der Gruppe I (Kontrolle), 94 Tiere der Gruppe II (Sulmet) und 70 Tiere der Gruppe III (NFZ). In Gruppe IV konnten derartige Schädigungen nicht beobachtet werden. Die 8-Wochen-Durchschnittsgewichte betrugen: Gruppe I 529,3 g, Gruppe II 443,7 g, Gruppe III 446,9 g und Gruppe IV 523,6 g. Die Wachstumsdepressionen in den Gruppen II und III sind gegenüber der Gruppe I für $p = 0,001$ signifikant. Es wird somit die durch unterwertigen Gehalt der Ration an B-Vitaminen hervorgerufene B-Avitaminose durch Applikation von Sulfadimethylpyrimidin und in besonderem Maße durch das Coccidiostaticum NFZ, wie zusätzliche Vitaminbestimmung an den Lebern einiger Tiere zeigten, deutlich verstärkt; es werden Wachstumsdepressionen verursacht. Die schädigenden Einflüsse des NFZ werden durch zusätzliche Verabreichung von Vit. B_2 und Vit. K aufgehoben. Auf ausreichende Verabfolgung dieser beiden Vitamine ist bei Anwendung des Coccidiostaticums Nitrofurazon zu achten. C.-U. v. Mickwitz. 9740.

4-64/04-0540 Vorob'ev, S. A.; Sagorsk, Gebiet Moskau, Unions-Forsch.-Inst. für Geflügelzucht. Furazolidon i terramicin pri pulloroze pticy. **(Furazolidon und Terramycin bei Pullorum-Infektionen des Geflügels.)** Veterinarija, Moskva **40** (1963) Nr. 5. S. 45.
Furazolidon und Terramycin wurden an 60 positiv auf Pullorumantigen reagierenden Hühnern auf ihre Wirksamkeit getestet, wobei gleichzeitig die Dynamik der Agglutinationsreaktion nach Eingeben dieser Präparate geprüft wurde (im Verlauf 1 Monats tägliche Frischblutschnellagglutination). Einmal wöchentlich wurden Eier und Kot auf den Erregergehalt getestet. In variierten Versuchsreihen konnte ermittelt werden, daß die Verabreichung von 120 mg Furazolidon oder 110 mg Terramycin je Huhn und Tag im Verlauf von 10 Tagen bei Pullorum-Infektionen des Geflügels wirksam ist. So konnte in der unbehandelten Kontrollgruppe in 13,9% der Fälle der Erreger in den Eiern nachgewiesen werden, bei den behandelten Tieren aber niemals. Bei mit den genannten Präparaten behandelten Hühnern fällt die Agglutination zeitweilig, aber nie ganz aus. W. Bathke. 9768.

4-64/04-0541 Conev, C., Mateev, M., Slavkov, I. u. a. Proučvanija vŭrchu etiologijata i epizootologijata na salmonelozata i pulorozata na kokoškite vŭv Varnenski i Kolarovgradski okrŭg. **(Untersuchung der Ätiologie und der Epizootiologie der Salmonellose und Pullorumseuche der Hühner in den Bezirken Warna und Kolarowgrad.)** Izvestija na Veterinarnija institut za zarazni i parazitni bolesti, Sofija **7** (1963) S. 43–56. — 2 Abb., 4 Tab., 20 Lit.
In den Jahren 1959–1961 wurde eine bakteriologische Untersuchung an 8744 abgestorbenen Hühnerembryonen, 9102 verendeten Küken und 956 Proben von Hühner- und Küken-Fäkalien gemacht. Es wurden 302 Salmonella-Stämme isoliert, und zwar: *S. typhimurium* — 77 Stämme, (25,7%), *S. brandenburg* — 14 Stämme (5,6%), *S. chloerae suis* — 6 Stämme (1,9%), *S. emek* — 2 Stämme (0,6%), *S. muenchen* — 3 Stämme (0,9%), *S. gallinarum pullorum* — 197 Stämme (65,7%), *S. muenster* — 1 Stamm (0,3%) und *S. give* — 2 Stämme (0,6%). Die Typen *S. brandenburg*, *S. cholerae suis*, *S. muenchen* und *S. muenster* wurden zum ersten Male aus dem Organismus von Hühnern in Bulgarien isoliert. *S. emek* und *S. give* sind neue Typen, isoliert aus eingeführten Küken aus Isreal.
NRB/ZSNTI, übersetzt v. N. Kuhlberg. 9768.

4-64/04-0542 Božilov, B. Izolirane na Salm. give pri piletata. **(Isolierung von Salm. give bei Küken.)** Izvestija na Veterinarnija institut za zarazni i parazitni bolesti, Sofija **7** (1963) S. 91–93. — 2 Lit.

In Bulgarien wurden erstmalig *Salm. give* aus dem Organismus erkrankter und verendeter Küken im Alter von 12–15 Tagen, die aus Israel eingeführt wurden, isoliert. Bis zu 20 Tagen nach dem Krankheitsbeginn wird ein ziemlich hoher Abgang, über 20%, beobachtet, der nach Anwendung von 1500 bis 2000 IE Calciumsalz des Biomycins aufhörte. NRB/ZSNTI. 9768.

4-64/04-0543 Neuhauser, Hubert; Berlin, Humboldt-Univ., Veterinärmed. Fak.; Staatl. Veterinärmed. Prüfungsinst. **Bakteriologische Untersuchungen auf das Vorkommen und die Verbreitung von Salmonellen in einer Entenfarm.** Diss. Berlin **1963** 123 S. – 2 Abb., 6 Tab., 188 Lit.

In der Literaturbesprechung wird das Wesen der latenten Salmonellen-Infektion und der Salmonellenausscheidung bei Enten dargestellt. Die Tatsache, daß weder durch Ausmerzung der als Ausscheider erkannten Enten noch medikamentös eine Sanierung von salmonellainfizierten Beständen erfolgen kann, lenkte das Augenmerk auf die Epizootiologie der Salmonellen. Aus 85 von 1600 untersuchten Einzelkotproben klinisch gesunder Enten einer Entenfarm konnten Salmonellen gezüchtet werden. Die weitere Untersuchung der kotpositiv befundenen Enten ergab eine latente Darminfektion bei 7 Enten und eine latente Organinfektion bei 6 Enten. Bei letzteren waren Leber und Nieren Depots für die Keime. Der Tierversuch mit weißen Mäusen wurde zur Ermittlung von Salmonellen aus Organen für ungeeignet befunden. Durch Brutei-, Futtermittel- und Umgebungsuntersuchungen wurde nach ständigen Infektionsquellen gesucht, wobei besonders auf die Bedeutung der Hygiene der Futterzubereitung und auf die Mängel in der Haltung hingewiesen wird. Maßnahmen, die akute und latente Infektionen in Zukunft verhindern können, werden erörtert. Es wird darauf hingewiesen, daß zur Überwachung der Salmonellensituation in unseren Entenhaltungen auf stichprobenweise durchgeführte bakteriologische Kotuntersuchungen nicht verzichtet werden kann. Dabei müssen die kotpositiv befundenen Tiere weiter untersucht und die Ergebnisse mit den gleichzeitig durchgeführten epizootiologischen Ermittlungen ausgewertet werden. E. Wiesner. 9768.

4-64/04-0544 Maag, T. A. und Schmittle, S. C.; East Lansing, Michigan State Univ., Agric. Exp. Stat.; Athens, Univ. of Georgia, Poultry Disease Res. Center. The effect of methyl bromide upon Salmonella pullorum. **(Die Wirkungen von Methylbromid auf Salmonella pullorum.)** Amer. J. veterin. Res. **23** (1962) Nr. 97. S. 1289–1293. – 3 Abb., 2 Tab., 15 Lit. Zus. in Interlingua.

Es wird der Einfluß einer Begasung von *S. pullorum*-Kulturen mit Methylbromid (MeBr) in einer abgedichteten Kammer untersucht. Die übliche Konzentrationsangabe des im Handel erhältlichen, 99% CH_3Br enthaltenden Produktes errechnete sich aus dem Ausdruck

$$\frac{\text{ml gasförmiges MeBr}}{\text{Kammervolumen} \times \text{MeBr-Dichte in ml}} \doteq \text{lb/1000 cu.ft.}$$

Bei 100% relativer Luftfeuchtigkeit wurden dicht bewachsene *S. pullorum*-Kulturen bei 24 °C durch 2, 3, 4 und 5 lb/1000 cu.ft. in 47, 44, 35 und 23 Std. abgetötet. Die MeBr-Wirkung von 5 lb/1000 cu.ft. auf *S. pullorum* und *Staph. aureus* wurde durch relative Luftfeuchtigkeiten von 0, 50 oder 100% nicht beeinflußt. Um *S. pullorum* durch 5 lb/1000 cu.ft. MeBr bei 5° und 32 °C vollständig abzutöten, wurden Einwirkungszeiten von entsprechend 111 und 11 Std. benötigt. Die Befunde stimmen mit Angaben in der Literatur überein. Voraussetzung für die Anwendung von MeBr ist eine vollständige Abdichtung des Raumes. Die Wirkungsminderung bei niedrigen Temperaturen setzt der Anwendung in der kalten Jahreszeit Grenzen. Trotz toxischer Wirkungen bei Säugern bietet MeBr den Vorteil, nicht explosiv zu sein und begaste Gegenstände nicht anzugreifen. C.-U. v. Mickwitz. 9768.

4-64/04-0545 Szécsényi, I. A baromfi-cholera oktana és az eredményes védekezés irányelvei. **(Die Ätiologie der Geflügelcholera und Maßnahmen zur wirkungsvollen Bekämpfung der Krankheit.)** Magyar Állatorvosok Lapja [Ung. veterinärmed. Bl.] **18** (1963) Nr. 3. S. 105–108. – Aus: Ung. Agrar-Rdsch. **1963** Nr. 4.

Die Geflügelcholera verursacht in mehreren Ländern seit Jahrzehnten bedeutende Verluste. Nach allgemeiner Auffassung ist sie eine Infektionskrankheit, zu deren Erhaltung und Verbreitung Bakterienträger eine bedeutende Rolle spielen und zu deren Entstehung eine Verminderung der Resistenz des Organismus nötig ist. Die in beinahe allen Geflügelbeständen nachweisbaren avirulenten Pasteurellen werden mit der Entstehung der Geflügelcholera-Seuchen ebenfalls in Verbindung gebracht. Diese Auffassung führte zu der Meinung, daß die die Resistenz vermindernden Faktoren beinahe als ausschließliche Krankheitsursache betrachtet werden müßten. Bei der Bekämpfung der Krankheit wurden auch Verfahren geprüft, die zur Erkennung der Bakterienträger geeignet wären. Sie haben sich aber in der Praxis nicht bewährt. Vf. untersuchte die Virulenz von Pasteurellastämmen für Geflügel und äußerte die Meinung, daß die weit verbreitet vorkommenden avirulenten Pasteurellen in der Ätiologie der Geflügelcholera keine Rolle spielen. Nach seinen Feststellungen nehmen Geflügelcholera-Seuchenausbrüche ihren Ursprung immer in mit virulenten Pasteurellen verseuchten Beständen; Bakterienträger, die mit virulenten Pasteurellen infiziert sind, können in Beständen auftreten, in denen Todesfälle an Geflügelcholera vorgekommen waren, und möglicherweise auch in Beständen, die mit derartigen Bakterienträgern oder mit verseuchten Gegenständen in Berührung gekommen sind. Die Infektion kann also auch auf indirekte Weise zustandekommen. Mit Impfstoffen und Medikamenten können in verseuchten Beständen meistens nur kurzfristige und vorübergehende Ergebnisse erzielt werden. Falls die Bekämpfungsmaßnahmen nur aus derartigen Eingriffen bestehen, kann die Geflügelcholera enzootisch werden. Eine durchschlagende Wirkung der Bekämpfung kann nur von veterinärpolizeilichen Maßnahmen erhofft werden, die sich auf die einwandfreie Kenntnis der Ätiologie der Krankheit stützen.
9772.

4-64/04-0546 Hubrig, Th.; Jena, Inst. für Bakterielle Tierseuchenforsch. der Dtsch. Akad. der Landwirtsch.-Wiss. zu Berlin. **Mykoplasmainfektionen unter besonderer Berücksichtigung des Geflügels.** Mh. Veterinärmed. **18** (1963) Sonderh. Nr. 1. S. 12–15. – 6 Abb.

Die PPLO werden seit 1947 nach Bergey der Gattung *Mycoplasma* zugerechnet. Sie passieren bakteriendichte Filter, wachsen auf zellfreien Nährböden und zeigen einen starken Pleomorphismus, da sie keine festen Zellmembranen aufweisen. Sie sind unbeweglich, rund bis bläschenförmig und erreichen eine Größe von 200–700 mμ. Sie sind aus verschiedenen Organen von Mensch, Säugetieren und Vögeln isoliert worden. Seit 1943 in USA die Massierung des Geflügels immer größer wurde, kennt man bei Hühnern und Puten die Chronic Respiratory Disease (CRD), bei der *Mycoplasma gallisepticum* als Erreger nachgewiesen wurde. Die Incubationszeit ist relativ lang (10–20 Tage). Folgende klinische Erscheinungen werden beobachtet: Rückgang der Futteraufnahme, Auftreten von Schnupfensymptomen, sistierende Legetätigkeit, Verminderung der Gewichtszunahme bei Masttieren. Pathologisch-anatomisch werden katarrhalische bis schwere fibrinöse Luftsackentzündungen, Tracheitiden und selten katarrhalische bis eitrige Pneumonien ermittelt. Die Übertragung des Erregers erfolgt über das Brutei oder aërogen durch Dauerausscheider. Mit Hilfe der Hämagglutinationshemmung werden in den Monaten Juli/August 1962 zahlreiche Blutuntersuchungen zum Nachweis von Antikörpern in Beständen von 10–10000 Tieren durchgeführt. Die

Methodik der Untersuchung wird eingehend dargelegt. Die Ergebnisse können nur im Rahmen der Herdenuntersuchung, nicht aber für das Einzeltier ausgewertet werden. Fast die Hälfte aller untersuchten Betriebe muß als infiziert angesehen werden. Da der Erreger mit dem Brutei übertragen wird, ist es notwendig, mit Hilfe der serologischen Untersuchung negative Herden aufzubauen. Große wirtschaftliche Schäden durch die CRD entstehen nur dann, wenn grobe Fehler in der Stall- und Fütterungshygiene gemacht werden. Dies gilt insbesondere für die Intensivhaltungen, die durch schlechte Ventilation, Überbesetzung der Ställe und mangelhafte, einseitige Fütterung die besten Vorbedingungen für das Haften des Erregers bieten.

E. Tempel. 9774.

4-64/04-0547 Fritzsche, K.; Koblenz, Landes-Veterinäruntersuchungsamt für Rheinland-Pfalz. **Die chronische Atmungskrankheit (Mycoplasmosis) des Huhnes. Ihre Ursachen und Bekämpfung.** Veterin.-med. Nachr. **1962** Nr. 3. S. 152–161. – 3 Abb., 2 Lit.

Die chronische Atmungskrankheit (CRD) wird durch einen Erreger der PPLO-Gruppe erzeugt, der neuerdings als *Mycoplasma gallisepticum* bezeichnet wird. Unter den 9 bisher bekannten Stämmen sind der S-Stamm und der C-Stamm weit verbreitet und pathogen. Nur pathogene Stämme zeigen das Phänomen der Hemmagglutination deutlich. Die Anwesenheit des Erregers, der in allen größeren Hühnerbeständen als existent angesehen werden kann, genügt allein nicht; zur Erzeugung des Krankheitsbildes bedarf es bestimmter Hilfsursachen (schlechte Ventilation, Virusinfektionen, mangelhafte Fütterung und Vitaminversorgung usw.). Einer Einschleppung des Erregers aus dem Ausland bedarf es nicht. Über das Brutei kann er auf die Küken übertragen werden. Die Übertragung ist beim Absterben einer auffallend großen Zahl von Küken im letzten Drittel der Bebrütung bereits zu vermuten. Die Untersuchung von 100 Eintagsküken mittels Blutuntersuchung nach Tötung liefert einen guten Überblick darüber, wieviel Reagenten unter dem gleichaltrigen Kükenbestand zu erwarten sind. Mittels Frischblut-Schnellagglutination in Form von Stichproben kann die Verbreitung im Legehennenbestand geschätzt werden. Eine Sanierung durch getrennte Haltung erwachsener Reagenten und Nichtreagenten gelingt nicht, ist aber beim Junggeflügel möglich (8–10 Wochen alte Tiere). Die Untersuchung ist alle zwei Monate zu wiederholen. Neben der Fernhaltung von Hilfsursachen ist eine prophylaktische Therapie mit Antibiotica im Wechsel mit Furazolidon wertvoll. *Mycoplasmosis*-freie Bestände lassen sich nur über kontrollierte, isoliert gehaltene Jungtiere aufbauen.

C.-U. v. Mickwitz. 9774.

4-64/04-0548 Guillon, J. C., Renault, L. und Palisse, M. (unter techn. Mitarb. von Vallée, M.). Quelques données statistiques sur la sérologie de la mycoplasmose aviaire. **(Einige statistische bekannte Größen in der Serologie der Mykoplasmose des Geflügels.)** Bull. Acad. vétérin. France [N.S.] **36** (1963) Nr. 1. S. 57–60. – 1 Tab., 15 Lit.

Mit Hilfe des Hämagglutinationshemmungstests werden 2434 Vogelseren von verschiedenaltrigen Tieren aus 1053 verschiedenen Zuchten untersucht. Als Antigen wird der Mykoplasma-Stamm D verwendet. Je nach Alter werden 4 Gruppen unterschieden, angefangen bei Küken im Alter von 1 Tag bis zu Jungtieren, die älter als 24 Wochen sind. Die jüngsten Tiere zeigen noch keine positiven Titer, die ältesten die höchsten. Es bestehen keine großen Titerunterschiede zwischen Hühnchen mit Erkrankungen der oberen Luftwege und solchen mit fibrinöser Entzündung der Luftsäcke. Das Maximum der positiven Reaktionen erscheint zwischen der 2. und 7. Woche p.inf. Eine positive oder negative serologische Reaktion berechtigt nicht zu dem Schluß, daß pathogene Mykoplasmen im Bestand vorhanden sind oder nicht.

E. Tempel. 9774.

4-64/04-0549 Sornicle, J. und Zaibet, R.; Tunis, Inst. Nat. de Rech. Vétérin. Diagnostic de la mycoplasmose – aviaire note technique. **(Diagnostik der Mycoplasmose des Geflügels. Technische Anmerkung.)** Recueil Méd. vétérin. **139** (1963) Nr. 7. S. 561–562. – 1 Tab. Zus. in Ital.
Es werden vergleichende Untersuchungen durchgeführt mit Hilfe der Agglutination einer Blutprobe vom lebenden Tier und einer Aufschwemmung eines Blutkoagulums aus dem Herzen oder den großen Gefäßen eines verendeten Huhnes. Als Antigen wird eine gefärbte Suspension von *Mycoplasma gallisepticum* verwendet. Es hat sich gezeigt, daß die Reaktion bei letzterem Ausgangsmaterial ebenso exakt und eindeutig ausfällt wie die Agglutination von Blutproben. E. Tempel. 9774.

4-64/04-0550 Singleton, T. E. The treatment of infectious sinusitis of turkeys with furazolidone. **(Die Behandlung der infektiösen Sinusitis der Puten mit Furazolidon.)** Veterin. Rec. **74** (1962) Nr. 16. S. 485–486. – 10 Lit.
Auf natürlichem Wege an infektiöser Sinusitis erkrankte Puten erhalten je Sinus eine Einzeldosis von ½ bis 1 cm^3 einer Furazolidon-Suspension, die in 1 cm^3 100 mg in feinen Partikeln aufgeschwemmtes Furazolidon enthält. Die Suspension wird in der Regel direkt in den Sinus injiziert, in besonders schweren Fällen nach vorangegangener Eröffnung und Entleerung desselben. Versuch I.: Von 49 behandelten Puten waren 33 innerhalb von 7 Tagen vollständig gesund. Von 800 weiteren Tieren wurden 700 vollkommen geheilt. Versuch II.: Von 12 besonders schwer erkrankten Tieren waren 6 nach 7 Tagen geheilt, bei einem weiteren Tier sprach erst eine erneute Behandlung an. Bei 3 Tieren wurden die Sinus geöffnet, schlossen sich unter erneuter Schwellung und konnten bei 2 Tieren nach einer zweiten Injektion ohne Eröffnung geheilt werden. Das dritte Tier sprach 7 Tage nach der zweiten Eröffnung nicht auf die Behandlung an und wurde nach einer dritten Injektion ohne Inzision gesund. 2 Tiere dienten als Kontrollen. In einem dritten Versuch begann die Heilung bei 25 behandelten Tieren am 4. Tage p.i. und ging bis zum 11. Tage in vollständige Heilung über (= 100%). Von 50 behandelten Puten eines vierten Versuches genasen 49 innerhalb von 3 Tagen p.i. vollständig, das letzte starb infolge Luftsackentzündung. Durch Behandlung mit Furazolidon ist somit eine hohe Heilungsrate bei infektiöser Sinusitis der Puten zu verzeichnen. Eine Eröffnung der Nebenhöhlen zur Entfernung der Eitermassen empfiehlt sich nur in solchen Fällen, in denen für das Medikament Platz geschaffen werden muß. Die Injektion etwa 7 Tage nach der Eröffnung hat die größte Aussicht auf Erfolg, da vorher die Suspension aus der gesetzten Wunde herausfließt. C.-U. v. Mickwitz. 9774.

4-64/04-0551 Cimoch, P. F.; Charkow, Ukrain. Forsch.-Inst. für Exp. Veterinärmed. Ėtiologija infekcionnogo sinusita (grippa) utjat. **(Die Ätiologie der infektiösen Sinusitis [Grippe] der Enten.)** Sbornik rabot molodych učenych. Doklądy na naučnoj konferencii aspirantov. Vsesojuznyj naučno-issledovatel'skij institut pticevodstva, Moskva **4** (1961, hrsg. 1962) S. 203–209. – 11 Lit.
In der vorliegenden Arbeit beschreibt Vf. die Geschichte der Erkrankung, die Epizootiologie, die klinischen und pathologischen Veränderungen, um dann ausführlich auf die Ätiologie einzugehen. Die Erkrankung wird durch ein pneumotropes Virus hervorgerufen, das sich auf Hühner- und Entenembryonen zur Vermehrung bringen läßt. Das Virus besitzt haemagglutinierende Eigenschaften und löst die Bildung von virusneutralisierenden Antikörpern im Serum rekonvaleszenter Enten aus. Diese Eigenschaften lassen sich für die Diagnose und in Zukunft auch für eine spezifische Prophylaxe auswerten. Auf Grund der gefundenen Eigenschaften rechnet der Vf. das Virus zur Gruppe der Myxoviren. E. Wittmann. 9774.

4-64/04-0552 Krauss, H.; Hannover, Tierärztl. Hochschule, Inst. für Tierhyg. und Geflügelkrankh. **Zur Bedeutung der „vertikalen“ Virusübertragung beim Huhn.** Dtsch. tierärztl. Wschr. **69** (1962) Nr. 18. S. 525–527.
Vf. weist darauf hin, welche Krankheiten des Huhnes durch das Ei übertragen werden können. Als Folgen einer kongenitalen Infektion werden insbesondere der Tod des sich entwickelnden Embryos, Entwicklung von Küken, die das Virus beherbergen, und Immuntoleranz aufgeführt. Die daraus resultierenden Folgen werden erörtert. U. Schmidt. 9782.

4-64/04-0553 Jansen, Jac., Kunst, H. und Wemmenhove, R.; Utrecht, Netherlands, State Univ., Inst. for Veterin. Virul. The active immunization of ducks against duck plague. **(Die aktive Immunisierung der Enten gegen Entenpest.)** Tijdschr. Diergeneeskunde **88** (1963) Nr. 15. S. 927–932. – 2 Tab., 2 Lit. Zus. in Franz., Holl., Dtsch.
Im Jahre 1949 berichteten Vff. erstmalig über das Vorkommen einer Viruskrankheit bei Enten, welche sie als Entenpest bezeichneten. Dieses Virus unterschied sich deutlich von dem Newcastle disease-Virus und dem Virus der klassischen Geflügelpest. Aufbauend auf frühere Untersuchungen, entwickelten Vff. jetzt einen Impfstoff zur aktiven Immunisierung. Hierbei wird das Virus zunächst auf der Chorioallantoismembran von Enteneiern isoliert und anschließend durch mehrere Hühnereipassagen die Virulenz gegenüber Enten gemindert und schließlich aufgehoben, wobei das Virus für Hühnerembryonen virulent bleibt. Von dem Impfstoff, hergestellt durch Verreiben einer Chorioallantoismembran in 15 ml physiol. Kochsalzlösung, erhielten die Enten 1 ml intramuskulär appliziert. Während die auf diese Weise immunisierten 21 Versuchsenten gegen eine künstliche Infektion gefeit waren, starben alle 14 Kontrolltiere an Entenpest. 25 bzw. 32 Tage nach der Immunisierung waren in 75% der untersuchten Entenseren virusneutralisierende Antikörper nachweisbar. W. Kuhlmann. 9785.

4-64/04-0554 Ponev, M. Infekcija po kokoškite, pričinena ot Esch. metacoloides. **(Infektion der Hühner, verursacht durch Esch. metacoloides.)** Izvestija na Veterinarnija institut za zarazni i parazitni bolesti, Sofija **7** (1963) S. 85–90. – 3 Abb., 1 Tab., 7 Lit.
Es wird ein Fall eines postvaccinalen Zwischenfalls beschrieben (Nekrose der Brustmuskeln nach der Vaccinierung gegen Newc. Dis.). Aus dem Herzen und der Leber wurde ein Stamm isoliert, der sich nach eintägigem Kultivieren in einer Dosis von 0,5 ml als pathogen für Hühner erwies. An der Injektionsstelle trat eine Nekrose auf. Mit seinen biochemischen Eigenschaften wurde der Stamm jedoch zu *Escherichia metacoloides* (?) gerechnet.
NRB/ZSNTI. 9790.

4-64/04-0555 Paulick, Ch.; Hannover, Tierärztl. Hochschule, Inst. für Tierhyg. und Geflügelkrankh. **Möglichkeiten der Einschaltung und Auswertung von Laboratoriumsuntersuchungen bei Erkrankungen der oberen Luftwege des Huhnes.** Dtsch. tierärztl. Wschr. **70** (1963) Nr. 4. S. 94–98. – 20 Lit. Zus. in Engl.
Es werden die Möglichkeiten der diagnostischen Laboratoriumsuntersuchungen im einzelnen für Newcastle Disease, infektiöse Bronchitis, infektiöse Laryngotracheitis, Pockendiphtheroid und Mycoplasmose besprochen. Eine sichere Diagnose der Erkrankungen der oberen Luftwege des Geflügels ist im allgemeinen weder allein an Hand der klinischen, noch der pathologisch-anatomischen Veränderungen möglich, weil sie meist nicht pathognomonisch sind und häufig von Sekundärinfektionen verwischt werden. Ein genauer Vorbericht über Art und Grad der festgestellten Symptome, Krankheitsverlauf und vorangegangene Impfungen ist erforderlich, da die Anwendung der verschiedenen diagnostischen Möglichkeiten vom zeitlichen Ablauf der Erkran-

kung abhängig sind. Nur dann können die zweckmäßigsten Methoden ausgewählt und richtig bewertet werden. Die Labormethoden sind für die Diagnose bei Erkrankungen der oberen Luftwege ausschlaggebend. Ihr Aussagewert ist begrenzt und bezieht sich oft nur darauf, ob ein Organismus mit einem bestimmten Erreger in Berührung gekommen ist oder nicht; es wird stets nur eine augenblickliche Situation erfaßt. Das Infektionsgeschehen kann nur durch wiederholte Untersuchungen ermittelt werden.

C.-U. v. Mickwitz. 9791.

4-64/04-0556 Bamberger, K. und Janzsó, J. u. a. A tyuk-leukosis okozta veszteségek csökkentése ingerterápiával. **(Verminderung der durch Hühnerleukose verursachten Verluste durch Reiztherapie.)** Magyar Állatorvosok Lapja [Ung. veterinärmed. Bl.] **18** (1963) Nr. 3. S. 108–111. – Aus: Ung. Agrar-Rdsch. **1963** Nr. 4.

In zwei leukoseverseuchten Großbeständen versuchten Vff. zur Verminderung der Leukoseverluste die Applikation der von Beinhauer vorgeschlagenen Fremdeiweiß-Therapie. Mehr als 2000 Tiere wurden mit je 1 ml aus Pferden hergestellten Schweinerotlaufserums s.c. geimpft; eine gleiche Zahl von Tieren des Bestandes wurde als Kontrolle ungeimpft gelassen. Der eine Bestand wurde 8, der andere 5 Mon. lang nach der Behandlung beobachtet. Während dieser Zeit konnten im nichtgeimpften Bestandteil dreimal so viel (2,6%) Verluste als im geimpften (0,8%) festgestellt werden. Der Unterschied erwies sich als signifikant (p 0,1). In der geimpften Gruppe hörten die leukosebedingten Verluste auf Grund der Beobachtungen, in einem zweiten Bestand sogar nach zweimaliger Impfung, nicht gänzlich auf. In den geimpften und nichtgeimpften Gruppen war kein meßbarer Unterschied in der Eiproduktion zu vermerken. Vff. betrachten die Applikation des aus Pferden hergestellten Schweinerotlaufserums als ein wirksames Mittel zur Verminderung der leukosebedingten Verluste. Trotzdem wird die Einführung des Verfahrens in Zuchtbeständen nicht befürwortet, denn es erschwert die Erkennung empfänglicher Tiere.

9792.

4-64/04-0557 Winterfield, R. W. und Hitchner, S. B.; Berlin, Md., Manufacturing and Res. Div. Etiology of an infectious nephritis-nephrosis syndrome of chickens. **(Ätiologie eines infektiösen Nephritis-Nephrosis-Syndroms bei Küken.)** Amer. J. veterin. Res. **23** (1962) Nr. 97. S. 1273–1279. – 1 Abb., 8 Tab., 7 Lit. Zus. in Interlingua.

Es werden zwei als Gray- und Holte-bezeichnete Virusisolate von Küken beschrieben, die nach conjunctivaler Applikation Nephritis und Nephrose erzeugen. Empfängliche Küken zeigen leichte respiratorische Erscheinungen, die denen der infektiösen Bronchitis ähneln. Nach den Ergebnissen serologischer Untersuchungen und auf Grund gekreuzter Immunisierungsversuche bei Küken sind diese Isolate mit bekannten Stämmen des Virus der infektiösen Bronchitis (IB) verwandt, unterscheiden sich jedoch serologisch vom Massachusetts-, Connecticut- und Iowa-Typ des IB-Virus. Das Gray-Isolat unterscheidet sich außerdem vom Holte-Isolat in seinen Antigeneigenschaften. Eine Korrelation zwischen Serum-Neutralisationstest und Kreuz-Immunisierungstest bei Küken fehlte. Die herkömmlichen IB Virus-Vaccinen bieten unter Laboratoriumsbedingungen nicht den erwarteten Schutz gegenüber den Isolaten. Neben Nephritis und Nephrose werden Uratabscheidungen, Wachstumsminderung, Kümmern, zerzaustes Gefieder und Krümmung des in der Entwicklung zurückgebliebenen Embryo beobachtet. Die Möglichkeit, daß ein weiteres Agens die Nierenveränderungen hervorruft, bleibt offen.

C.-U. v. Mickwitz. 9795.

4-64/04-0558 Mayr, A.; München; Ludwig-Maximilians-Univ., Inst. für Mikrobiol. und Infektionskrankh. der Tiere. **Neue Verfahren für die Differen-**

zierung der Geflügelpockenviren. Berliner Münchener tierärztl. Wschr. **76** (1963) Nr. 16. S. 316–324. – 12 Abb., 1 Tab., 12 Lit.

Die wichtigsten und sichersten Laboratoriumsmethoden zur Abgrenzung der fünf Erreger von Pockenerkrankungen beim Geflügel (Hühner- Tauben-, Kanarien- und Putenpocken sowie Vacciniavirus) sind: Differenzierung durch das Wirtsspektrum, Differenzierung im bebrüteten Hühnerei, Differenzierung in Zellkulturen aus Hühnerembryofibroblasten und Differenzierung mit Hilfe der Plaque-Technik. Dazu können noch folgende Verfahren herangezogen werden: Strukturanalyse mit Hilfe der Negativ-Färbetechnik im Elektronenmikroskop, Thermoresistenz-Bestimmung der optimalen Bebrütungstemperatur bei der Züchtung im Hühnerembryo und in der Gewebekultur sowie serologische Verfahren. H. Liebermann. 9795.

4-64/04-0559 Oláh, P. Immunizálási kisérletek baromfihimlö ellen galambtipusu vakcinával. **(Immunisierungsversuche gegen Geflügelpocken mit einer Vaccine vom Taubentyp.)** Magyar Állatorvosok Lapja [Ung. veterinärmed. B.] **18** (1963) Nr. 3. S. 116–118. – Aus: Ung. Agrar-Rdsch. **1963** Nr. 4.

Zwischen der Immunisierungsfähigkeit von zwei Stämmen I und II des Taubentyps zeigten sich bedeutende Unterschiede. Gegenüber einer i. v. Kontrollinfektion, die mit einem virulenten Geflügelpocken-Virusstamm vorgenommen wurde, erwiesen sich Junghühner, die mit dem Stamm II immunisiert werden, in 83, diejenigen aber, die mit dem Stamm I vorbehandelt wurden, in nur 24% der Fälle als immun. In den Epithelzellen von Hühnern, die mit dem besser immunisierenden Stamm behandelt wurden, konnten histologisch bedeutend mehr Bollinger'sche Körperchen nachgewiesen werden als in solchen, die mit dem schlechter immunisierenden Stamm geimpft wurden. Die durch den wirksameren Stamm hervorgerufene Resistenz zeigte sich bereits am 8. Tag nach der Impfung und war am 12. Tag vollkommen ausgebildet. Zur Entwicklung einer entsprechenden Immunität müssen mindestens 15 Federfollikel auf das Vaccinevirus reagieren. Die durch den wirksameren Stamm hervorgerufene Immunität hielt etwa ein Jahr. 9795.

4-64/04-0560 Balla, L. A hazai baromfihimlö-vakcinák immunizáló képességének vizsgálata intravénás, kután és kontakt fertözéssel. **(Prüfung der Immunisierungsfähigkeit der heimischen Geflügelpockenvaccinen durch intravenöse, cutane und Kontaktinfektion.)** Magyar Állatorvosok Lapja [Ung. veterinärmed. Bl.] **18** (1963) Nr. 3. S. 111–115. – Aus: Ung. Agrar-Rdsch. **1963** Nr. 4.

Bei allen drei Infektionswegen entwickelte sich an fast allen infizierten Tieren eine schwere Haut- und Schleimhautform der Pocken sowie auch eine Generalisation. Auf Grund der kürzeren Incubationszeit, der schwereren und ausgedehnteren Haut- und Schleimhautausschläge sowie der höheren Mortalität erwies sich die intravenöse Infektion als die wirksamste. (Die intravenöse Infektion verursachte eine Mortalität von 57,3%, die Kontaktinfektion eine von 44,4% und das Cutanverfahren eine solche von 36,9%). Die mit der Taubenpockenvaccine immunisierten Tiere zeigten bereits am 7. Tag nach der Impfung gegenüber einer massiven Infektion eine beträchtliche Resistenz, und ihre Immunität erreichte den Höhepunkt am 11. Tag. Nach einer Impfung mit der Taubenpockenvaccine entwickelten sich bei den geimpften Junghühnern meistens milde Pocken bei 45,5% der percutan infizierten Tiere. 11 und 12 Mon. nach der Vaccination konnte ausschließlich durch die i.v. Infektion ein deutlicher Rückgang der Immunität nachgewiesen werden. Gleichzeitig zeigte sich gegenüber der Kontakt- und Cutaninfektion eine feste Immunität. Die Taubenpockenvaccine rief bei der Einreibung in die ganze vordere Oberfläche des Schenkels und der Schwellung von 40 bis 80 Federfollikeln eine nachweisbar festere Immunität hervor als dann, wenn nur wenige (4 bis 15) Federfollikel reagierten. Nach der Applikation der Putenpockenvaccine durch den Flügelfaltenstich und besonders durch Einreibung entwickelte sich die Immunität langsamer als nach der Einreibung der Taubenpockenvaccine. Eine sehr feste Immunität, die auch gegenüber der i.v. Infektion schützte, konnte etwa 3 Wochen nach der Vaccination festgestellt werden. Ein bis vier Monate nach der Applikation der Putenpockenvaccine durch Flügelfaltenstich konnten nach i.v. Infektion bei 26,8 und 12 bis 13 Mon. später bei 25% der Impflinge unbedeutende Ausschläge beobachtet werden. 9795.

4-64/04-0561 Chick, Ernest W.; Durham, N. C., Duke Univ., Veterans Adm. Hospital. Enhancement of aspergillosis in leukemic chicken. **(Steigerung der Aspergillose bei leukämischen Küken.)** Arch. Pathol. **75** (1963) Nr. 1. S. 81–84. — 2 Abb., 1 Tab., 7 Lit.

Von 25 zwei Tage alten, mit Myeloblastose-Virus infizierten Küken zeigten 7 Küken am 9. Tage p.i. Leukose-Zellen im peripheren Blut. Sie und die gleiche Anzahl nicht leukotischer Kontrollküken erhielten am Tage des Auftretens der ersten Leukose-Zellen 0,003 ml „gepackter Sporen" einer jungen Subkultur *Aspergillus fumigatus* in 1 ml Kochsalzlösung intraperitoneal injiziert. Die Leukoseküken starben am 2. bis 4. Tag nach der *Aspergillus*-Infektion, die Kontrolltiere wurden zum gleichen Termin getötet. Pathologisch anatomisch fanden sich außer kleinen Abdominalabzessen bei Leukose-Küken keine Veränderungen. Histologisch zeigten die Aspergillus-Herde bei den Leukose-Küken eine wesentlich stärkere Proliferation und Hyphenbildung mit Einbrüchen in die Blutgefäße und Thrombenbildung. Die Herde reichten weiter in die zahlreicher befallenen Organparenchyme. 6 Leukose-Küken hatten auch in den Lungen Aspergillus-Herde, während nur 2 Kontroll-Küken kleine Lungenherdchen zeigten. Offensichtlich vermindert die Leukose der Küken die Resistenz der Tiere gegenüber experimenteller *Aspergillus*-Infektion.
C.-U. v. Mickwitz. 9805.

4-64/04-0562 Hendriks, J.; Rotterdam, Centr. Veterin. Inst. The use of Promintic as anthelmintic against experimental infections of Capillaria obsignata Madsen, 1945 in chickens. **(Die Verwendung von Promintic als Anthelminthicum gegenüber experimentellen Infektionen mit Capillaria obsignata Madsen [1945] bei Küken.)** Tijdschr. Diergeneeskunde 87 (1962) Nr. 5. S. 314 bis 322. — 2 Tab., 25 Lit. Zus. in Franz., Holl., Dtsch.

Das Vorkommen von *C. obsignata* bei Geflügel ist in Zunahme begriffen. Die in der Literatur angegebenen Behandlungsmethoden haben unbefriedigende Ergebnisse. Experimentell mit 15000 bis 20000 embryonierten Eiern von *C. obsignata*, einer *Capillaria*-Art mit direktem Lebenszyklus, per os im Alter von 12–22 Tagen infizierte Küken erhalten am Tage des ersten Erscheinens von Eiern im Kot (19. bis 22 Tag p.i.) 1 ml/10 lb (= 0,22 ml/gk Kgw.) Promintic (I.C.I.) subcutan. Das Medikament ist innerhalb von 4 Tagen gegen das larvale Stadium und innerhalb von 7 Tagen gegen das adulte Stadium dieser *Capillaria*-Art voll (100%) wirksam. Promintic in 3- bis 5facher Dosis ruft ernsthafte Vergiftungssymptome, bisweilen Todesfälle, hervor. Die Tiere zeigten wenige Minuten nach der Injektion Bewußtlosigkeit, erhöhte Atmung, Nasenausfluß und erholten sich nur langsam im Laufe mehrerer Stunden, nach denen auch Durchfall beobachtet wurde. Nach 24 Std. hatten sich die überlebenden Tiere (einige mit 5facher Dosis behandelte starben) vollständig erholt. Sie zeigten bei der 4–10 Tage danach erfolgten Autopsie eine Ödematisierung in der Umgebung der Injektionsstelle. Bei den verendeten Tieren wurden Schleimgehalt der Trachea und Kongestion von Leber, Milz und Ovarien beobachtet. Bei den mit einfacher Dosis behandelten Küken wurden außer einer wenige Minuten dauernden Benommenheit keine Nebenwirkungen beobachtet, es fehlten auch jegliche Veränderungen bei der vorgenommenen Autopsie. C.-U. v. Mickwitz. 9810.

4-64/04-0563 Scholtysek, Erich und Frenzen, Kurt; Bonn/Rh., Univ., Zool. Inst. **Therapieversuche und histologische Untersuchungen zur Geflügelcoccidiose. 2. Teil. Über die Anwendung und Wirkungsweise einiger Medikamente zur Bekämpfung der Blinddarmcoccidiose des Geflügels.** Angew. Parasitol. 4 (1963) Nr. 1. S. 13–29. – 14 Abb., 22 Lit. 1. Teil vgl. LZ. Abt. IV. 1 (1956) Nr. 6. S. 991.

Nach der bereits vor einigen Jahren erschienenen 1. Mitteilung zu diesem Thema behandeln Vff. in dieser Arbeit die Wirkung mehrerer Therapeutica auf die *Eimeria*-Arten im Blinddarm des Geflügels. 1. „Germanin" (Bayer), dieses Präparat verhindert weitgehend die bei der akuten Coccidiose auftretenden Blutungen nach dem Abstoßen der Schleimhaut, außerdem wird die starke Dehnung der Muscularis herabgesetzt. 2. „Plasmochin" (Byaer), es scheint die Geschlechtsformen der Coccidien nach dem Abstoßen der Mucosa mit den Schizonten in ihrer Vermehrung zu unterdrücken, denn es werden nur wenige Oocysten gebildet. 3. „Gantrisin" (La Roche), hierbei tritt nach der Abstoßung der Mucosa sehr schnell eine Regeneration des Darmepithels ein, und damit ist die Funktionsfähigkeit des Darmes kurze Zeit nach der akuten Phase wieder gegeben. Außerdem entstehen nach der Behandlung mit „Gantrisin" entzündliche Herde um die noch vorhandenen Gamonten, und es tritt auf diese Weise eine Schädigung der Parasiten auf. Abschließend kann gesagt werden, daß durch die Versuche an 300 Küken nachgewiesen wurde, daß „Plasmochin" und „Gantrisin" die Vermehrung der Coccidien im Blinddarm stören und daß „Gantrisin" nach dem Abstoßen der Mucosa mit den Schizonten sehr schnell für eine Regeneration des Epithels sorgt.
E. Werner. 9810.

4-64/04-0564 Bajdalin, A. Ja. Opyty po chimioprofilaktike kokcidioza cypljat. **(Versuche zur Chemoprophylaxe der Kükencoccidiose.)** Trudy Vsesojuznogo instituta ėksperimental'noj veterinarii, Moskva 28 (1963) S. 334–341. – 4 Tab. Zus. in Franz.

Die pharmazeutischen Präparate Sulfadimesin, Norsulfasol, Phtalosol und Aminoacrichin wurden in Feldversuchen auf ihre Anwendungsmöglichkeit zur Prophylaxe der Coccidiose an insgesamt 11774 Hühnerküken, die aus verseuchten Beständen stammen, geprüft. Die besten Resultate wurden mit Sulfadimesin in einer Dosierung von 0,05 g/kg Futter erzielt. Die Therapiedauer betrug jeweils nur einen Tag und wurde in 5tägigen Abständen insgesamt 5mal wiederholt. Während in der behandelten Gruppe nur 1,25% Verluste auftraten, lagen die Verluste der unbehandelten Kontrollgruppe im Verlauf von etwa 8 Wochen mit 35% um ein Vielfaches höher. Aminoacrichin in einer Dosierung von 0,02 g/kg Futter dreimal in Intervallen von 2 Tagen und einer weiteren Verabfolgung nach 7 und 8 Tagen ergab mit 2,5% Verlusten (Kontrolle: 18,3%) befriedigende Ergebnisse. Die kombinierte Behandlung mit Norsulfasol und Phtalosol hatte keinen Einfluß auf die Herabsetzung der Verluste in coccidienverseuchten Kükenbeständen. D. Ebner. 9810.

4-64/04-0565 Abdullin, M. G.; Kasan, Veterinärmed. Inst. Lečebno-profilaktičeskoe primenenie furazolidona pri kokcidioze cypljat. **(Die therapeutische und prophylaktische Anwendung von Furazolidon bei der Kükencoccidiose.)** Trudy Vsesojuznogo instituta ėksperimental'noj veterinarii, Moskva 28 (1963) S. 329–333. – Zus. in Franz.

Die therapeutische und prophylaktische Anwendung des Furazolidons bei der Bekämpfung der *Eimeria tenella*-Coccidiose wurde in Feldversuchen an über 9000 Hühnerküken geprüft. Die tägliche Verabfolgung von 3 bis 4 mg Furazolidon über einen Zeitraum von 10 bis 15 Tagen führte zur Herabsetzung der Verluste um etwa die Hälfte. Furazolidon erwies sich gegenüber dem Norsulfasol-Natrium, Albargin, und Urotropin als wirksamer bei der Herabsetzung der Verlustquoten. Die Verabfolgung von Furazolidon an Küken über

einen längeren Zeitraum (14 Tage) entfaltet ebenso wie Biomycin (1000 E täglich pro Küken) eine gute prophylaktische Wirksamkeit gegen die Coccidiose.
D. Ebner. 9810.

4-64/04-0566 Kutzer, E. und Grünberg, W.; Wien, Tierärztl. Hochschule, Inst. für Parasitol. und Allg. Zool.; Inst. für Pathol. und Gerichtl. Tierheilkunde. **Zur Bedeutung vogelepizoischer Acaridien.** Angew. Parasitol. 4 (1963) Nr. 1. S. 45–52. – 5 Abb., 2 Tab., 11 Lit. Zus. in Engl.
Es wird die systematische Gliederung sowie die Lokalisation, Entwicklung und pathogene Bedeutung der auf der Körperoberfläche von Vögeln lebenden Milben dargestellt. Da es sich bei einer Anzahl von Arten um echte, streng wirtsspezifische Ektoparasiten handelt, deren Bedeutung häufig unterschätzt wird, ergibt sich die Notwendigkeit einer gezielten Behandlung. Während Milben aus den Familien der *Pterolichidae*, *Analgesidae*, *Falculiferidae* und *Protophyllodidae* vornehmlich auf den Federn der Flügel und des Schwanzes leben, bevorzugen Milben der Familien *Epideroptidae* und *Heteropsoridae* die Hautoberfläche, in die sie sogar eindringen. *Dermoglyphidae* und einige Gattungen anderer Familien haben ihren Sitz in den Federspulen, deren Eier an der Basis, Larven und Protonymphen im mittleren und Tritonymphen sowie adulte Milben im oberen Teil der Spule nachweisbar sind. Die Entwicklung vogelepizootischer Milben verläuft in Form der binymphalen Metamorphose, wobei bei einigen Gattungen (*Falculifer rostratus*) ein III. Stadium – die Deutonymphe – eingeschaltet wird, die bei ihrer Wanderung zur Subcutis den mechanischen Widerstand der Haut erheblich herabsetzt. Besondere Bedeutung hat der *Epidermoptes bilobatus*-Befall beim Huhn, der eine nichtjuckende Räudeform verursacht und beim Massenbefall zum Tode des Wirtstieres führt.
D. Ebner. **9810.**

4-64/04-0567 Klimeš, B. und Klima, Fr.; Brno, Veterin.-Fak., Inst. für Geflügelkrankh. **Die Wirksamkeit des 2-Amino-5-nitrothiazols bei der Kükenkokzidiose.** Berliner Münchener tierärztl. Wschr. **76** (1963) Nr. 13. S. 259–260. – 1 Tab., 5 Lit. Zus. in Engl.
2-Amino-5-nitrothiazol, das unter den Bezeichnungen Enheptin, Histoseps, Acinitrazol, Nitramin, Melanokram erfolgreich bei der Prophylaxe und Therapie der Puten- und Kükenhistomoniase sowie zur Therapie der Taubentrichomoniasis angewendet wird, kommt auch zur Bekämpfung der Küken-Coccidiose besonders bei gleichzeitigem Auftreten der Histomoniase in Betracht. 14 Tage alte Leghornküken, die experimentell mit jeweils 50000 sporulierten *Eimeria tenella*-Oocysten infiziert wurden, erhielten das 2-Amino-5-nitrothiazol 0,125%ig (in Tablettenform mit 10%iger Weinsäure, 1,5%igem Natriumbenzoat und 18%iger Milchzuckerlösung) 24 Std. nach der Infektion 4 Tage lang über den Tränkweg bzw. 0,2%ig als Reinsubstanz im Futtergemisch verabfolgt. Während die infizierte, unbehandelte Kükengruppe innerhalb von 15 Versuchstagen eine Mortalität von 66,6% aufwies, konnte bei den behandelten Gruppen eine Senkung der Mortalität auf 11,1% erzielt werden. Daneben wurde bei behandelten Tieren eine verminderte Oocystenausscheidung und eine höhere Gewichtszunahme festgestellt. D. Ebner. 9810.

4-64/04-0568 Przyjałkowski, Zdzisław. Antybiotyki w walce z kokcidiozą drobiu. **(Antiobiotica in der Geflügelcoccidiosebekämpfung.)** Med. weteryn. **19** (1963) Nr. 8. S. 453–455. – 1 Tab., 5 Lit. Zus. in Russ., Engl., Franz., Dtsch.
In den Jahren 1961 und 1962 wurden 1720 Junghennen, davon 920 Leghorn, 460 Sussex und 340 Red-Island der Behandlung zugeführt. Bei kranken Junghennen traten folgende klinische Erscheinungen auf; Sitzen mit heruntergelassenen Flügeln und geschlossenen Augenlidern, Appetitlosigkeit mit gleichzeitig gesteigerten Durst, blutiger Durchfall. Beim Zerlegungsbefund wur-

den Blinddarmtympanie und -katarrh festgestellt. Durch Laboruntersuchungen wurden aus dem Blinddarminhalt Oocysten von *Eimeria tenella*, *Eimeria necatrix* (Johnson, 1930) und *Eimeria maxima* (Tyzzer, 1929) isoliert. Es wird betont, daß der ätiologische Faktor in diesem Falle *E. tenella* war. In der Behandlung wurde ein Sigmamycin enthaltendes Präparat angewandt (453,6 g Präparat enthält 8,33 g Oleandomycin und 16,76 Tetracyclin). Dieses Präparat wurde im Trinkwasser (2,5–5,0 g auf 5 l Wasser) verabreicht. Die Behandlungsergebnisse waren in allen Fällen günstig, wenn sie entsprechend früh und während einer genau bestimmten Zeit angesetzt wurde. In einigen Farmen wurde vor der eigentlichen Behandlung Oxytetracyclin bzw. Furacoccid angewandt. In solchen Fällen brach dann die während einer gewissen Zeit mit prophylaktischen Mitteln zurückgehaltene Krankheit plötzlich aus, und die Mortalitätsrate war sehr hoch. Jedoch auch hier wurden die hohen Verluste durch die Anwendung des Sygmamycins bereits nach einem Tag vermindert, und nach 3–4 Tagen konnten keine Verluste mehr verzeichnet werden. Die Behandlung wurde jedoch zwei weitere Tage zwecks Verhinderung von Rezidiven fortgesetzt. PRL/CBR. 9810.

4-64/04-0569 Zavadil, Rostislav. Trichomoniósa slepých střev u mladých krůťat. **(Trichomoniasis des Blinddarms bei Jungputen.)** Sborník Vysoké Školy zemědělské Brně, Řada B **11(32)** (1963) Nr. 1. S. 109–114. – 3 Abb., 12 Lit. Zus. in Russ., Dtsch.

Es wird ein Massensterben von Jungputen beschrieben, die an Trichomoniasis des Blinddarms erkrankt waren. Der Betrieb hielt 2380 Jungputen eigener Zucht. Das Sterben nahm zu, und innerhalb von 2 Mon. gingen 543 Tiere ein. Der Seuche konnte man erst nach einer mikroskopischen Feststellung der Trichomonaden in der Blinddarmschleimhaut eines soeben eingegangenen kranken Kükens und nach der Behandlung mit dem englischen Präparat Entramin A Herr werden. Das Sterben wurde auch durch eine Invasion von Syngamiden, Heterakiden sowie durch Aspergillose verursacht. Das angewandte Präparat Melanokran (2-Acetylamino-5-nitrothiasol mit der Trockenhefe Tebi vermischt) war wenig wirksam, weil es sich im Wasser nur schwer auflöste. Bei der Untersuchung dieses Falles benutzte man mit Erfolg das fahrbare Laboratorium der Veterinärmed. Fakultät Brünn. ČSSR/ÚVTI. 9810.

4-64/04-0570 Enigk, K.; Hannover, Tierärztl. Hochschule, Inst. für Parasitol. und Veterinärmed. Zool. **Die Bekämpfung wirtschaftlich wichtiger Parasiten des Huhnes.** Dtsch. tierärztl. Wschr. **70** (1963) Nr. 6. S. 154–158. – 6 Lit. Zus. in Engl.

Es wird eine Übersicht über die Bedeutung und Bekämpfung wirtschaftlich wichtiger Parasiten des Huhnes gegeben. Eine erfolgreiche Bekämpfung der Parasiten des Huhnes ist mit derzeitig vorhandenen pharmazeutischen Präparaten möglich. Zur Behandlung des *Capillaria*-Befalls eignet sich 2-(methoxyaethyl)-pyridin (Dekelmin), das in 0,25%iger Konzentration während eines Tages als Trinkwasser (je Huhn 300 ml) verabfolgt wird. Da Dekelmin leicht verdunstet, ist es zweckmäßig, Tränkglocken zu verwenden. Der Spulwurmbefall wird am besten durch 0,2%ige Piperazincitrat-Trinkwasserlösungen während 3–4 Tagen behandelt. Zur Behandlung des *Heterakis*-Befalls bleibt Phenothiazin in einer Dosierung von 0,8 bis 1,0 g/kg Futter nach wie vor das Mittel der Wahl. Neben Bariumantimonyltartrat und Pyrethrumpulver erwies sich 2-(4-thiazolyl-benzimidazol), das unter dem Namen Thiabendazol bekannt wurde, als wirksam gegen *Syngamus trachea*. Das Präparat wird mit dem Futter 3 Wochen lang in 0,065%iger oder über eine Woche in 0,29%iger Konzentration verabfolgt. Der *Dermanyssus*-Befall wird nach Entfernen der Einstreu durch einmaliges Versprühen einer 1%igen Asuntolsuspension auf Fußböden und Wände (150 ml/m^2) bekämpft. Das zweimalige Baden im Abstand von 8–10 Tagen in 0,15%iger Neguvonlösung oder 0,5%igem Alldolanwaschmittel ist am wirksamsten zur Tilgung des Befalls mit *Ornithonyssus sylviarum*. Kotkästen im Hühnerstall sind Fliegenbrutstätten. Neben der Verwendung von Kontaktinsekticiden in hohen Konzentrationen (4 g Diazonon/m²) ist es zur Bekämpfung der Fliegenplage vorteilhafter, wenn die Kotmasse regelmäßig mit Kalkstickstoff (2–6 Pfund/10 m²) bestreut wird. Im letzten Teil der Arbeit wird auf die Problematik der Coccidiose-Bekämpfung hingewiesen. Die durch ständige Verabfolgung von Coccidiostatica in subtherapeutischen Dosen entstandene Arzneimittelresistenz macht die Anwendung weiterer Coccidiostatica, z.B. Amprolium (125 g/t) und Zoalen (80 g/t), erforderlich. Daneben sind jedoch noch weitere prophylaktische Maßnahmen, insbesondere Desinfektionsmaßnahmen notwendig. D. Ebner. 9810.

4-64/04-0571 Monov, M. Proučvane vŭrchu epizootologijata na spirochetozata vŭv Vračansko okrŭg i opiti za borba s neja. **(Untersuchung der Epizootiologie der Spirochaetose im Gebiet Wraza und Versuche zu ihrer Bekämpfung.)** Izvestija na Veterinarnija institut za zarazni i parazitni bolesti, Sofija **7** (1963) S. 201–206. – 1 Abb., 1 Tab., 11 Lit.
Bei der Bekämpfung der Hühner-Spirochaetose wurden bei der gruppenweisen Beifütterung des Geflügels in den gefährdeten Wirtschaften mit Osarsel in einer Dosis von 0,10 pro Tier, bei gleichzeitiger Vernichtung der persischen Zecken, gute Ergebnisse erzielt. Das kranke Geflügel wurde isoliert und im Tagesintervall mit zweifachen Gaben Osarsel innerlich behandelt, und zwar mit einer Dosis von 0,25 pro Kopf.
NRB/ZSNTI, übersetzt v. N. Kuhlberg. 9810.

4-64/04-0572 Sanger, V. L.; Wooster, Ohio Agric. Exp. Stat. Six-azauracil treatment of experimental avian lymphomatosis. **(Die Behandlung der experimentellen Lymphomatosis der Vögel mit 6-Azauracil.)** Canad. J. comparat. Med. veterin. Sci. **26** (1962) Nr. 1. S. 3–6. – 2 Tab., 13 Lit.
In Untersuchungen an insgesamt 300 Küken wird die Wirkung von 6-Azauracil auf den aviären Lymphomatose-Tumor RPL untersucht. Die intramuskuläre Injektion von ca. 4,5 Mill. frisch aufbereiteter Tumorzellen je Tier führte zur Entstehung desselben Tumors bei den inoculierten Küken. Die i.m. Injektion von 330 mg 6-Azauracil, verteilt auf 6 aufeinanderfolgende Tage, beginnend 24 Std. nach der Tumorinoculation, hatte keine tumorhemmende Wirkung und führte auch zu keinen histologischen Abweichungen gegenüber unbehandelten Tieren. Tumorgewebe eines behandelten Tieres ließ sich mit dem gleichen Erfolg weiter übertragen. Eine einstündige Incubation der Tumorzellen mit 1,25 bis 10 mg 6-Azauracil je ml Tumorzellsuspension (22,5 Mill. Zellen) bei 80 °F verzögerte etwas das Tumorwachstum und den Eintritt des Todes, ohne beides verhindern zu können. Nur in der Gruppe mit 10 mg 6-Azauracil/ml blieben von 15 Tieren 8 am Leben. Eine Behandlung oder Verhinderung der Lymphomatose des Geflügels mit 6-Azauracil kann trotz guter Verträglichkeit der angewandten Dosen nicht empfohlen werden.
C.-U. v. Mickwitz. 9850.

4-64/04-0573 Asplin, F. D. und Carnaghan, R. B. A.; Weybridge, Centr. Veterin. Lab. The toxicity of certain groundnut meals for poultry with special reference to their effect on ducklings and chickens. **(Die Toxizität gewisser Erdnußmehle für Geflügel unter besonderer Berücksichtigung ihrer Wirkung für Enten- und Hühnerküken.)** Veterin. Rec. **73** (1961) Nr. 46. S. 1215–1219. – 7 Abb., 1 Tab., 12 Lit.
Nach zahlreichen Verlusten unter Entenküken einer Farm konnte in Fütterungsversuchen nachgewiesen werden, daß das als Proteinquelle verwendete brasilianische Erdnußmehl (BEM) eine toxische Wirkung hat. Mit 10% BEM gefütterte, 7 Tage bis 4 Wochen alte Entenküken starben innerhalb von 2–4 Wochen fast alle, die Kontrollen mit Fischmehl blieben am Leben. Von 20 mit

10% BEM gefütterte Entenküken verendeten zwischen dem 6. und 24. Tag nach der Fütterung alle, 5 mit 10% indischem Erdnußmehl gefütterte Entenküken entwickelten sich normal. Nach Beginn der BEM-Fütterung traten Inappetenz und geringes Wachstum auf, die Tiere wurden schwach, hellhäutige Enten zeigten Cyanose an den Beinen und Füßen; junge Enten wurden ataktisch und starben nach Konvulsionen kurz vor dem Tode im Opsthotonus. Pathologisch-anatomisch finden sich petechiale Blutungen (vor allem in Nieren, Pankreas), Ansätze einer Lebercirrhose, Hydropericard und Ascites. Bei älteren Tieren ist die Lebercirrhose deutlicher. Histologisch treten Degeneration der Leberzellen und vor allem ausgedehnte Proliferationen des Gallengangsepithels auf. Nach 3wöchiger BEM-Fütterung sind nur noch wenige Parenchyminseln in einer dichten Masse von Fibrin und Gallengangepithel zu finden. Eine Phlebitis obliteriert in manchen Fällen die Gefäße. Im Pankreas treten neben Degenaration der acinösen Zellen Karyorrhexis und tinktorische Abweichungen auf. Die Blutungen in der Niere beschränken sich auf das Interstitium. An anderen Organen fehlen Veränderungen. Mit 10% BEM gefütterte 38 Eintagsküken blieben am Leben, wogen aber nach 6 Wochen 20% weniger als mit indischem EM gefütterte Küken. Von 45 bis zum Alter von 9 Mon. mit 15% BEM gefütterte Eintagsküken starben in den ersten 3 Wochen 4 Küken. Die pathologisch-anatomischen und histologischen Veränderungen glichen denen der verendeten Entenküken. Bei getöteten Tieren fanden sich nach 4 Mon. umschriebene lymphoide Hyperplasien. Die gleichen Veränderungen wurden bei Enten gefunden, die in Kenia und Uganda mit dort hergestelltem Erdnußmehl gefüttert wurden. Gegenüber den Veränderungen bei der sog. X-disease der Puten bestehen einige Unterschiede. C.-U. v. Mickwitz. 9850.

4-64/04-0574 Sanger, V. L. und Hamdy, A. H.; Wooster, Ohio Agric. Exp. Stat. A strange fright-flight behavior pattern (hysteria) in hens. **(Ein eigentümliches Schreck-Flug-Verhalten [Hysterie] bei Hennen.)** J. Amer. veterin. med. Assoc. **140** (1962) Nr. 5. S. 455–459. – 3 Abb., 4 Lit.

In mehreren Herden legender Hennen weißer Leghorn wurde ein eigentümliches, an Hysterie erinnerndes Verhalten beobachtet. Die Tiere liefen blindlings wild herum, verloren die Federn, krochen unter Futterbatterie und Wasserbehälter, verbargen sich in Nestern oder kreischten, flogen so hoch wie möglich auf die Sitzstangen. Aufregungszustand und das Bestreben, sich zu verbergen, wechselten einander ab. Jede beliebige Henne einer Herde konnte den Beginn einer neuen Schreckwelle auslösen. Nur ein geringer Teil in jeder Herde blieb verschont, es waren jedoch nicht alle Herden derselben Farm befallen. Die befallenen Tiere stammten aus verschiedenen Schlupfen. Die Legeleistung ging fast vollständig zurück. Behandlungen mit verschiedenen Substanzen und Beruhigungsmitteln versagten. Das beschriebene Verhalten trat nur bei Licht auf. Eine vollständige Beseitigung konnte durch radikale Änderung der Umweltverhältnisse und Zusammensetzung der Herde erreicht werden. Die Ursache ist bisher ungeklärt. C.-U. v. Mickwitz. 9850.

4-64/04-0575 Krauss, H.; Hannover, Tierärztl. Hochschule, Inst. für Tierhyg. und Geflügelkrankh. **Moderne Impfmethoden beim Geflügel — ein Erfahrungsbericht aus Amerika.** Dtsch. tierärztl. Wschr. **70** (1963) Nr. 4. S. 104 bis 109. – 14 Lit. Zus. in Engl.

In den USA werden Lebendvaccinen unter Anwendung von Massenmethoden zur Immunisierung von Hühnern gegen die verschiedensten Viruskrankheiten bevorzugt, doch wird auch die individuelle Applikation solcher Vaccinen häufig gebraucht. Inaktivierte Vaccinen werden selten angewandt. Die Bestimmungen bezüglich der Anwendung von Geflügelpräparaten sind in den einzelnen Staaten sehr unterschiedlich. Medikamente und Impfstoffe sind im Handel frei erhältlich und werden von den Farmern selbst angewandt. Die verschiedenen zur Verfügung stehenden Methoden der Vaccinierung gegen

Newcastle Disease, infektiöse Bronchitis, aviäre Encephalomyelitis und infektiöse Laryngotracheitis werden eingehend besprochen und ihre Erfolgsaussichten sowie Unterschiede gegenüber in Deutschland angewandten Methoden erörtert. C.-U. v. Mickwitz. 9850.

4-64/04-0576 Magwood, S. E. und Bray, D. F.; Hull, Canada Dep. of Agric., Animal Diseases Res. Inst.; Ottawa, Ontario, Canada Dep. of Agric., Animal Res. Inst. Disease condition of turkey poults characterized by enlarged and rounded hearts. **(Eine durch vergrößerte und kugelförmige Herzen charakterisierte Krankheit bei Putenküken.)** Canad. J. comparat. Med. veterin. Sci. **26** (1962) Nr. 11. S. 268–272. – 4 Abb., 3 Tab., 10 Lit.
In zwei voneinander entfernt gelegenen Farmen trat unter jungen Puten eine Krankheit auf, die durch eine Vergrößerung des Herzens und Dilatation des rechten Ventrikels charakterisiert war. In einer Herde wurden nur männliche Tiere befallen und starben zu etwa 5%. Die Herzveränderungen konnten bei einem Teil der Nachkommen einiger Puten gleichfalls beobachtet werden. In dem zweiten Bestand starben etwa 1% der weiblichen Tiere, der Anteil männlicher Tiere glich dem in der ersten Herde. Bei Tieren über 6 Wochen traten keine Todesfälle ein, bei einzelnen geschlachteten Puten im Alter von 6–10 Wochen war der rechte Ventrikel normal, der linke Ventrikel dagegen vergrößert und abgerundet. Übereinstimmende histologische Befunde konnten nicht erhoben werden. Abweichend von der Rundherzkrankheit der Hühner fiel die starke Erweiterung des rechten Ventrikels, die Beschränkung der Todesfälle auf Jungtiere und vornehmlich männliche auf. Die Ätiologie ist bisher ungeklärt, genetische Zusammenhänge wurden nicht beobachtet. Histologische Untersuchungen und Übertragungsversuche werden fortgesetzt.
C.-U. v. Mickwitz. 9850.

4-64/04-0577 Bauditz, R.; Hannover, Tierärztl. Hochschule, Inst. für Tierhyg. und Geflügelkrankh. **Möglichkeiten der Einschaltung und Auswertung von Laboratoriumsuntersuchungen bei Stoffwechselerkrankungen des Huhnes.** Dtsch. tierärztl. Wschr. **70** (1963) Nr. 4. S. 101–104. – 22 Lit. Zus. in Engl.
Die Diagnose der Stoffwechselkrankheiten des Huhnes, die sich noch in den Anfangsstadien befindet, kann nach Ausschluß von Infektionskrankheiten durch histologische Organuntersuchungen und Heranziehung biochemischer, elektrophoretischer u.a. Untersuchungsmethoden erfolgen. Letztere können zur Zeit jedoch nur als Ergänzung der histologischen Untersuchungen, die die Grundlage bilden, angesehen werden, zumal die in der Literatur verstreut angetroffenen Normalwerte noch einer Überprüfung bedürfen. Es werden die Laboratoriumsmöglichkeiten zur Erkennung von Mangelkrankheiten der Vit. A, E, Riboflavin, Aneurin und K, von Encephalomalacie, exsudativer Diathese, hämorrhagischem Syndrom, aplastischer Anämie, Methioninmangel, „Turkey-X-Disease“, „Toxic-Fat-Condition“, Blaukammkrankheit, „Gumboro Disease“ und Käfigmüdigkeit, z.T. mit Differentialdiagnosen beschrieben. C.-U. v. Mickwitz. 9850.

4-64/04-0578 Krauss, H.; Hannover, Tierärztl. Hochschule, Inst. für Tierhyg. und Geflügelkrankh. **Möglichkeiten der Einschaltung und Auswertung von Laboratoriumsuntersuchungen bei Erkrankungen des zentralen Nervensystems des Huhnes.** Dtsch. tierärztl. Wschr. **70** (1963) Nr. 4. S. 98–101. – 5 Lit Zus. in Engl.
Es werden die diagnostischen Möglichkeiten der Laboratoriumsuntersuchungen bei Marek'scher Lähme „Vorübergehender Lähmung“ (transient paralysis), Leukose, aviärer Encephalomyelitis, Toxoplasmose, Amerikanischer Pferdeencephalomyelitis, Newcastle Disease, Mycoplasmose und Botulismus besprochen. Nur durch sie ist eine gesicherte ätiologische Diagnose beim Auftreten nervöser Symptome möglich, die eine unbedingte Voraussetzung für

Auswahl geeigneter Behandlungsmethoden und anderer Maßnahmen sowie für Schadensersatzansprüche darstellt. Auf die Bedeutung eines ausführlichen Vorberichtes wird hingewiesen. Auf die aviäre Encephalomyelitis wird besonders eingegangen. C.-U. v. Mickwitz. 9850.

4-64/04-0579 Huchzermeyer, F.; Hannover, Tierärztl. Hochschule, Inst. für Tierhyg. und Geflügelkrankh. **Die Stress-Situation beim Geflügel aus der Sicht des Tierarztes.** Dtsch. tierärztl. Wschr. **70** (1963) Nr. 4. S. 109–111. – Zus. in Engl.

Das moderne, auf einseitige Höchstleistung gezüchtete Huhn ist vegetativ labil und neigt zu überschüssigen Reaktionen und Entgleisungen. Die Auslösung des Anpassungssyndroms ist daher durch eine große Anzahl von Stressoren beim Geflügel beschrieben worden. Außer allen Infektionskrankheiten kommen hier im wesentlichen Störungen im Sozialgefüge beim Umstallen oder zu dichter Haltung, Transport, Trauma, Muskelanstrengung, Hitze, Kälte, Nässe und Kälte, Unterdruck, O_2-Mangel, Wassermangel, Futterentzug, Mineralentzug, Futterzusätze wie Coccidiostatica, Thyreostatica, Injektionen von NaCl-Lösung, Formalin, Adrenalin, Vaccinierungen gegen Newcastle Disease und Pocken in Betracht. Je nach Art des Stressors ist die Reaktion unterschiedlich, da die Hypophyse nicht häufig thyreotropes und adrenocorticotropes Hormon gleichzeitig sezerniert. Die Bursa Fabricii spielt im Anpassungssyndrom eine wichtige Rolle, indem sie zu Beginn eine stärkere Reaktion der Nebennieren verhindert. Längere Einwirkung von ACTH, Cortison und Desoxycorticosteron führt zu verfrühter Involution der Bursa Fabricii, was sich auf die von ihr ausgeführte Antikörperbildung nachteilig auswirkt. Unter dem Einfluß der erhöhten Hormonspiegel kommt es auch beim Huhn zu tiefgreifenden Veränderungen. Die Nebennieren des Huhnes arbeiten autonomer als die des Säugers. Als unerwünschte Nebenreaktionen beim Ablauf des Anpassungssyndroms sind von praktischer Bedeutung vor allem Wachstumsverzögerung, Abfall der Legeleistung, verfrühte Mauser sowie Involution von Milz und Bursa Fabricii, verbunden mit verminderter Infektionsabwehr. Die Therapie muß vor allem kausal sein, indem die Summe der Stressoren abgestellt wird. Medikamentös kann eine Normalisierung der vegetativen Regulation durch Vitamine, deren Bedarf stark erhöht ist, und Antibiotica angestrebt werden. Transquillizer sollen der vegetativen Dämpfung dienen. Vor einer fehlgeleiteten Auffassung und Anwendung der mit der Stress-Situation in Zusammenhang stehenden Begriffe wird gewarnt. C.-U. v. Mickwitz. 9850.

4-64/04-0580 Studnicki, Wojciech. Badania nad narkozą potęgowaną u gołębi. **(Untersuchungen über die potenzierte Taubennarkose.)** Med. weteryn. **19** (1963) Nr. 8. S. 431–432. – 3 Lit.

Die für chirurgische Zwecke angewandte Vogelnarkose bleibt noch immer ein ungelöstes Problem. Eine beträchtliche Empfindlichkeit gegenüber Procain schließt die Lokalanästhesie (außer Chloaethyl) aus. Die Inhalationsnarkose ist gefährlich, weil das in den Luftsäcken sich ansammelnde Narkosemittel zur Überdosierung führen kann. Vf. unternahm Versuche mit Tranquillin, einem Phenothiazinabkömmling, sowie mit gemischten Narcotica an Tauben. Die für den Versuch verwendeten Tiere wurden in drei Gruppen geteilt; bei der 1. Gruppe wurde nur Tranquillin in der Menge von 25 mg pro Taube i.m. angewandt. Die 2. Gruppe erhielt einen Mischung von Chloralum hydratum 5,0, Magnesium sulphur. 2,5. 10%iges Eunarkon 2,0 Aq. dest. ad 100,0 je 3–4 ml i.p. Bei der 3. Gruppe wurde vor der Verabreichung der Narkoticamischung eine Prämedikation mit Tranquillin, je 25 mg pro Stück vorgenommen, wobei die Menge der Narkoticamischung auf 2–2,5 ml abhängig vom Taubengewicht vermindert wurde. Auf Grund der Untersuchungsergebnisse wurde festgestellt, daß sich die in der 2. Gruppe angewandte Methode am besten bewährte. Bei der Tranquillinprämedikation kann die Mischungsmenge um $^1/_3$ vermindert werden, was die Anwendung in relativ geringer toxischer Dosis ermöglicht. Die Reflexaufhebung wird 20 Min. nach Verabreichung erreicht. Das chirurgische Toleranzstadium dauert 1½–2 Std. An der Injektionsstelle wurden keine Entzündungsveränderungen festgestellt, die auf eine Reizwirkung der Narkoticamischung zurückzuführen wären.

PRL/CBR. 9850.

XXV. KRANKHEITEN DER TIERE ZOOLOGISCHER GÄRTEN, DER PELZTIERE, DES WILDES, DER FISCHE

4-64/04-0581 Eckert, J.; Hannover, Tierärztl. Hochschule, Inst. für Parasitol. und Veterinärmed. Zool. **Versuche zur Anwendung von Thiabendazol als Anthelminthicum bei Zootieren.** Kleintier-Prax. 8 (1963) Nr. 2. S. 34–40. – 2 Tab.

Die Chemotherapie der Helminthosen bei Tieren, die in Zoologischen Gärten gehalten werden, erfordert Anthelminthica mit breitem Wirtsspektrum und geringer Toxizität. In vorliegender Arbeit wird über Untersuchungen mit dem Imidazolabkömmling Thiabendazol = 2-(4'-Thiazolyl-)benzimidazol an 9 Zebras, 9 Mufflons, 6 Mähnenspringern, 3 Pferdeantilopen, 3 Pronghornantilopen, 1 Grantgazelle, 8 Menschenaffen, verschiedenen anderen Affenarten (24 Tiere) und Wasserenten des Zoologischen Gartens Hannover berichtet. Das suspendierbare Thiabendazol-Pulver (Wirkstoffgehalt 50% und 52,5%) wurde den Tieren auf oralem Wege entweder dem Futter beigemischt oder in Suspensionsform mit einer Dosierungsspritze appliziert. Thiabendazol erwies sich als hochwirksam in einer Dosierung von 50 und 100 mg/kg Kgw. gegen *Trichostrongyliden* bei Mufflons und Mähnenspringern, dagegen bei einigen Antilopen nicht als ausreichend zur Beseitigung des *Trichostrongyliden*- und *Strongyloides*-Befalls und als durchweg gut wirksam in einer Dosis von 50, 75 und 100 mg/kg Kgw. gegen *Strongyliden sp.* bei Affen und Menschenaffen. Askariden-, Hakenwurm- und *Trichuris*-Infektionen bei Affen und Menschenaffen wurden nicht, *Oesophagostomum*-Befall nur teilweise beseitigt. Ein Befall mit Kratzern der Gattung *Polymorphus* bei Wasserenten wurde durch Thiabendazol nicht beeinflußt.

Th. Hiepe. 9862.

4-64/04-0582 Dietz, O. und Kuntze, A.; Berlin, Humboldt-Univ., Chirurg. Tierklin.; Tierpark. **Die Anwendung der Muskelrelaxantien unter besonderer Berücksichtigung der Zootiere.** Nord. Veterinärmed. 14 (1962) Nr. 3. Suppl. Nr. 1. S. 30–46. – 4 Tab., 27 Lit. Zus. in Engl., Dän.

Die Mittel der D-Tubocuraringruppe sind für die Zootierpraxis wegen des sehr späten Wirkungseintrittes und der langanhaltenden Wirkungsdauer weniger geeignet. Präparate aus der Succinylcholin- bzw. Dekamethoniumgruppe werden dagegen viel häufiger angewandt. Nachteilig ist jedoch die relativ geringe therapeutische Breite sowie das Fehlen eines Antidots. Sie sollten nur dort verwendet werden, wo technische Voraussetzungen zur künstlichen Beatmung gegeben sind. Die zentralangreifenden Muskelrelaxantien (Guajakolglycerinaether) eignen sich gut zur Myorelaxation der Zootiere, sie müssen jedoch wegen ihrer gewebereizenden Komponente intravenös appliziert werden. In Kombination mit Analgetica bzw. Narkotica können sie als Narkoseadjuvans eingesetzt werden.

A. Kuntze. 9862.

4-64/04-0583 Kaben, U.; Rostock, Univ.-Hautklin. und Poliklin. **Griseofulvintherapie bei einem an Mikrosporie erkrankten Weißhandgibbon.** Mh. Veterinärmed. 18 (1963) Nr. 17. S. 667–670.

Am Vorderkopf eines etwa 2jährigen, 3 kg schweren Weißhandgibbons (*Hylobates lar*) wurden haarlose, schuppenbildende Bezirke gefunden. Aus den vom Rand der Herde entnommenen Haarproben wurde mykologisch eine Variante des *Microsporum canis* nachgewiesen. Lokal wurde zuerst Actol, später Fungichthol, parenteral Griseofulvin appliziert. Doch erwies sich die Anfangsdosierung mit 40 mg/kg Griseofulvin als zu niedrig, so daß die Dosis verdoppelt werden mußte. Nach 41 Wochen Behandlung wurde klinische und mykologische Heilung erzielt. A. Kuntze. 9862.

4-64/04-0584 Castleberry, Merida W., Converse, John L. und Favero, John E. del; Fort Detrick, Md., U.S. Army Chem. Corps. Coccidioidomycosis transmission to infant monkey from its mother. **(Die Übertragung der Coccidioidomykose auf einen infantilen Affen von seiner Mutter.)** Arch. Pathol. **75** (1963) Nr. 5. S. 459–461. – 3 Abb., 4 Lit.
Die Coccidioidomykose, eine endemisch vorkommende, außereuropäische Mykose, wird im allgemeinen nicht von Mensch zu Mensch, Tier zu Tier oder von Tier zu Mensch übertragen. Die Vff. berichten jedoch über einen Fall von Lungencoccidioidomykose bei einem neugeborenen Affen, der sich bei seiner künstlich am Unterarm mit *Coccidioides immitis* infizierten Mutter angesteckt hatte. Der junge Affe war im Alter von 2 Mon. von seiner Mutter getrennt worden. Im Alter von 5 Mon. wurden am linken Arm gangränöse Veränderungen beobachtet. Bei der Sektion wurden in der Lunge typische Granulome nachgewiesen. Es ist der erste bewiesene Fall einer direkten Tier-zu-Tier-Übertragung mit *C. immitis*. P. Kielstein. 9862.

4-64/04-0585 Khan, A. Quddus und Fawi, M. Tawfik; Khartoum, Fac. of Veterin. Sci.; Min. of Animal Resources. Salmonella muenster as a probable cause of diarrhoea in a lion cub. **(Salmonella muenster als wahrscheinliche Ursache von Diarrhoe bei einem jungen Löwen.)** Veterin. Rec. **75** (1963) Nr. 31. S. 791–792. – 5 Lit.
Ein männlicher Löwe erkrankt im Alter von 2 Mon. an Trägheit und Appetitlosigkeit. Trotz Behandlung mit Sulfadimidin stirbt er 2 Tage danach. Bei der Sektion wird folgender Befund erhoben: schlaffes Herz, subepicardiale Blutungen, Nekroseherde in der Leber und Dünndarmentzündung. Mit Hilfe von MacConkey-Agar und Selenit F-Medium wird *Salmonella muenster* aus dem Darminhalt, den Mesenteriallymphknoten und der Leber, nicht aber aus dem Herzblut isoliert. Bereits vorher ist der gleiche Erreger bei einer Hyäne des Zoologischen Gartens von Khartoum, aus dem der Junglöwe stammt, nachgewiesen worden. E. Tempel. 9862.

4-64/04-0586 Jaczewski, Zbigniew und Zaniewski, Leon. Działanie Combelenu na jelenia szlachtnego – Cervus elaphus L. **(Combelenwirkung auf den Edelhirsch [Cervus elaphus L.].)** Med. weteryn. **19** (1963) Nr. 7. S. 379–381. – 1 Tab., 2 Lit. Zus. in Russ., Engl.
Die Arzneimittel aus der Tranquillizergruppe finden nicht nur Anwendung in der Behandlung der Haustiere, sondern auch der Wildtiere. Combelen (Phenothiazinabkömmling N-3-Dimethylaminopropyl-3-propionyl-phenothiazinum) und andere Präparate dieser Gruppe wurden bis jetzt bei der Gemse (*Rupicarpa rupicarpa*), Grant'schen Gazelle (*Gazella t. granti* Broke), Tomson'schen Gazelle (*Gazella t. Thomsoni* Günther) und bei der Gnu-Antilope (*Connochaetus taurinus* Thomes) angewandt. Die vorliegende Mitteilung betrifft die Beobachtungen über die Combelenwirkung beim Edelhirsch (*Cervus elaphus* L.). Zum Versuch wurden eine Hirschkuh und fünf Hirsche benutzt. Die Tiere weilten längere Zeit in geschlossenen Verzäunungen von ca. ½ ha Größe und wurden mit Hafer, Grünfutter, Heu und Hackfrüchten zusätzlich gefüttert. Die Dosierung des Präparates begann mit 5,3 ml pro 100 Kgw. Die Dosis wurde allmählich gesteigert. Das Präparat wurde anfangs i.m. und dann auch i.v. appliziert. Auf Grund der Beobachtungen konnte festgestellt werden, daß sich die i.m. Injektion dieses Präparates bei diesen Tieren nicht bewährt hat, bei einer Dosis von 23,3 ml pro 100 kg Kgw. konnte keine Wirkung erzielt werden. Nach der i.v. Injektion wurde ein Zustand der Teilnahmslosigkeit bei

der Hirschkuh nach einer Dosis von 10,6 ml pro 100 kg Kgw. und bei Hirschen erst nach 20 ml pro kg Kgw. erzielt. Daraus folgt, daß Combelen beim Hirsch in viel größeren Dosen als bei den Haustieren angewandt werden muß. Die Ursache dieses Phänomens bleibt unerkannt. Es scheint, daß die mit dem Angst- und Aggressivitätsgefühl verbundenen Zentren bei diesen Tieren viel schwerer gehemmt werden können. PRL/CBR. 9862.

4-64/04-0587 Frank, Werner. **Zur Kenntnis von Monodontella giraffae Yorke and Maplestone 1926 (Nematodes, Ancylostomatidae), einem Parasiten der Gallengänge von Giraffen und Okapis (Mammalia, Giraffidae). 2. Beschreibung der Eier, Larven und Adulten.** Z. Parasitenkunde **23** (1963) Nr. 2. S. 181 bis 196. – 1. Mitt. vgl. 4-64/02-0596. 9862.

4-64/04-0588 Buzinov, I. A. und Čižov, V. A. Gepatity pušnych zverej. **(Hepatitiden der Pelztiere.)** Krolikovodstvo i zverovodstvo, Moskva **6** (1963) Nr. 3. S. 22–23.
Bei der Mehrzahl der Pelztiere verlaufen die Hepatitiden chronisch und ohne charakteristische klinische Symptome. Aus diesen Gründen bleiben sie lange Zeit unerkannt. Eine Reaktivierung kann bei verschiedenen negativen Einflüssen, z.B. gegen Ende der Laktationsperiode und bei hinzukommenden Infektionen, zustande kommen. In diesen Fällen sind auch klinische Anzeichen im äußeren Erscheinungsbild der Tiere zu erkennen. Akute Hepatitiden dauern 6–10 Tage bis zum plötzlichen Exitus letalis. Die Leber ist i.d.R. degeneriert, leicht vergrößert, brüchig und von lehmiger oder hellgelber Farbe. Im subcutanen Gewebe und an den inneren Organen ist ein leichter Ikterus zu beobachten. Die Ätiologie konnte bis in die letzte Zeit hinein nicht endgültig geklärt werden. Die Ähnlichkeit mit der infektiösen Hepatitis der Hunde (HCC) läßt jedoch den Schluß zu, daß es sich auch bei den Pelztieren um infektiöse Hepatitiden handelt. Am empfänglichsten für das Hepatitisvirus der Hunde erwiesen sich Silber- und Blaufüchse, die akut erkrankten und Organveränderungen wie bei der natürlichen Infektion zeigten. Auch Einschlußkörperchen wurden gesehen. Jedoch sind nicht alle Leberveränderungen mit denen bei der HCC zu identifizieren. Es werden Empfehlungen für den Ausbau von Diagnostik, Prophylaxe und Therapie bei der infektiösen Hepatitis der Pelztiere gegeben. H. Rauch. 9870.

4-64/04-0589 Kler, R. V.; Balaschicha, Gebiet Moskau, Landwirtsch. Unions-Inst. für Fernstudium. Metody izučenija vnutriutrobnoj gibeli plodov u serebristo-černych lisic. **(Methoden zur Untersuchung des intrauterinen Fruchttodes bei Silberfüchsen.)** Krolikovodstvo i zverovodstvo, Moskva **6** (1963) Nr 6. S. 25–27. – 5 Tab.
Die Bestimmung der Anzahl der corpora lutea (c.l.) stellt eine der Methoden zur Bestimmung der potentiellen Fruchtbarkeit dar. Im Gegensatz zu Nerzen, Zobeln und verschiedenen anderen Pelztieren entspricht die Zahl der c.l. ziemlich genau der möglichen Wurfgröße. In den Jahren von 1933–1962 untersuchte Vf. 529 Fähen in mehreren Farmen bei Moskau. In diesen Jahren stieg die durchschnittliche Zahl der c.l. ungeachtet der Verbesserungen der Haltungsbedingungen und Fruchtbarkeit der Tiere von nur 4,93 im Jahre 1932 auf 6,19 1962 an (Jahresmittel = 5,72). Eine andere Methode zur Bestimmung der potentiellen Fruchtbarkeit besteht darin, die Placentaresiduen zu ermitteln. Bei 64 im Dezember wegen anderer Defekte getöteten Stammfähen wurden durchschnittlich 4,51 Placentareste gefunden bei einer mittleren Welpenzahl von 4,14. Demnach betrug die intrauterine Sterblichkeit in der 2. Graviditätshälfte 8,2%. Bei 100 in der Zeit vom 9.–15. 12. 1961 altershalber getöteten Stammfähen ergaben die Untersuchungen, daß die intrauterine Sterblichkeit im Durchschnitt 29% im Verhältnis zur Zahl der c.l. ausmachte; dabei entfallen auf die 1. Trächtigkeitshälfte (27.–29. Tag) 19%. Die Totgeburtenquote betrug 3,4%. Die Anwendung beider Methoden gestattet die Bestimmung

der potentiellen Fruchtbarkeit bei 90–95% der in der ersten Dezemberhälfte getöteten Füchse und wird somit zu einem wertvollen Hilfsmittel bei der Selektion der Zuchttiere nach Fruchtbarkeit. Die Untersuchungstechnik einschließlich Fixation wird im einzelnen beschrieben. H. Rauch. 9870.

4-64/04-0590 Juzovickij, Ja. A. und Levčenko, P. I. Opyt kompleksnoj vakcinacii pušnych zverej. **(Erfahrungen mit der Simultan-Vaccination von Pelztieren.)** Krolikovodstvo i zverovodstvo, Moskva **6** (1963) Nr. 4. S. 23.
Nerze wurden gleichzeitig gegen Botulismus und die Aujeszkysche Krankheit, Silber- und Blaufüchse gegen Paratyphus und Aujeszkysche Krankheit vacciniert. Die Jungtiere erhielten die Vaccine im Alter von 50–60 Tagen, die Muttertiere 1 Woche nach dem Absetzen. Die einzelnen Impfstoffe wurden nicht vermischt, sondern jeweils in die Oberschenkelmuskulatur eines Beines injiziert (bis 700 Tiere je Tag). Die Immunisierung erwies sich als wirksam und ausreichend lang. H. Rauch. 9870.

4-64/04-0591 Soldatova, P. E.; Sibir. Veterinärmed. Forsch.-Inst. Primenenie gamma-globulina protiv bolezni aueski. **(Die Anwendung von Gamma-Globulinen gegen die Aujeszkysche Krankheit.)** Krolikovodstvo i zverovodstvo, Moskva **6** (1963) Nr. 4. S. 24.
Im Bezirk von Nowosibirsk wurde diese Behandlungsform in zwei Pelztierfarmen erprobt, wo die Seuche enzootisch auftrat. Eine Wirkung war nur im Anfangsstadium zu verzeichnen. Nach prophylaktischer subcutaner Verabfolgung von 2,5 ml Antiserum in Kombination mit 0,5 ml Gamma-Globulin an 440 Silber- und 930 Blaufüchse traten keine Verluste auf, während bei alleiniger Serumgabe weiterhin Tiere verendeten. In einer enzootisch befallenen Farm wurden die klinisch gesunden Füchse (2328) nach Isolierung der Kranken erfolgreich aktiv immunisiert. H. Rauch. 9870.

Redaktionsschluß: 24. 1. 1964

Herausgeber: Deutsche Demokratische Republik · Deutsche Akademie der Landwirtschaftswissenschaften zu Berlin, Institut für Landwirtschaftliche Information und Dokumentation, Berlin W 8, Krausenstraße 38/39; Fernsprecher: 22 51 61. Chefredakteur: Dr. Ursula Wittbrodt, stellvertretender Chefredakteur: Dr. Werner Kleeberg, Berlin W 8, Krausenstraße 38/39; Fernsprecher: 22 51 61. Redaktion der Abteilung IV-Veterinärmedizin: Oberveterinärrat Dr. Kurt Reinhardt und Prof. Dr. Ekkehard Wiesner, Berlin W 8, Krausenstraße 38/39; Fernsprecher 22 51 61. Verlag: Akademie-Verlag GmbH, Berlin W 8, Leipziger Straße 3–4; Fernsprecher: 22 04 41, Telex-Nr. 011773, Postscheckkonto: Berlin 350 21. Bestellnummer dieses Heftes: 1030 IV–IX/4. Das Landwirtschaftliche Zentralblatt, Abt. Veterinärmedizin, erscheint monatlich. Einzelheft DM 20,–; einseitig bedruckte Ausgabe DM 24,–. Jahresbezugspreis DM 240,–; einseitig bedruckte Ausgabe DM 288,– einschl. Register, zuzüglich Porto- und Versandkosten. Gesamtherstellung: VEB Druckerei „Thomas Müntzer" Bad Langensalza. Veröffentlicht unter der Lizenznummer 1292 des Presseamtes beim Vorsitzenden des Ministerrates der Deutschen Demokratischen Republik.

www.ingramcontent.com/pod-product-compliance
Lightning Source LLC
LaVergne TN
LVHW042239300926
849161LV00003B/402